# 網膜硝子体手術SOS
## トラブルとその対策

■監修
**RETINAの会**

■編集
**喜多美穂里** 兵庫県立尼崎病院眼科部長

■編集協力（五十音順）

| | |
|---|---|
| 石田　晋 | 北海道大学大学院医学研究科眼科学教授 |
| 井上　真 | 杏林大学医学部眼科学准教授 |
| 王　英泰 | 兵庫県立尼崎病院眼科医長 |
| 桐生純一 | 川崎医科大学眼科学教授 |
| 小泉　閑 | 京都市立病院眼科部長 |
| 櫻井真彦 | 埼玉医科大学総合医療センター眼科教授 |
| 櫻庭知己 | 青森県立中央病院眼科部長 |
| 篠田　啓 | 帝京大学医学部眼科学准教授 |
| 野田　徹 | 国立病院機構東京医療センター眼科医長 |
| 原　信哉 | 五所川原市立西北中央病院眼科科長 |
| 前野貴俊 | 東邦大学医療センター佐倉病院眼科教授 |
| 渡部大介 | 静岡県立総合病院眼科主任医長 |

医学書院

網膜硝子体手術SOS―トラブルとその対策
発　行　2012年1月15日　第1版第1刷Ⓒ

監　修　RETINAの会

編　集　喜多美穂里
　　　　きたみほり

発行者　株式会社　医学書院
　　　　代表取締役　金原　優
　　　　〒113-8719　東京都文京区本郷 1-28-23
　　　　電話　03-3817-5600(社内案内)

印刷・製本　横山印刷

本書の複製権・翻訳権・上映権・譲渡権・公衆送信権(送信可能化権を含む)
は㈱医学書院が保有します．

ISBN978-4-260-01417-5

本書を無断で複製する行為(複写，スキャン，デジタルデータ化など)は，「私
的使用のための複製」など著作権法上の限られた例外を除き禁じられています．
大学，病院，診療所，企業などにおいて，業務上使用する目的(診療，研究活
動を含む)で上記の行為を行うことは，その使用範囲が内部的であっても，私的
使用には該当せず，違法です．また私的使用に該当する場合であっても，代行
業者等の第三者に依頼して上記の行為を行うことは違法となります．

JCOPY 〈㈳出版者著作権管理機構　委託出版物〉
本書の無断複写は著作権法上での例外を除き禁じられています．
複写される場合は，そのつど事前に，㈳出版者著作権管理機構
(電話 03-3513-6969，FAX 03-3513-6979，info@jcopy.or.jp)の
許諾を得てください．

# 執筆者一覧

執筆順

| | |
|---|---|
| 木村　英也 | 医療法人社団誠明会永田眼科副院長 |
| 前田　利根 | 前田眼科クリニック院長 |
| 舘　奈保子 | 真生会富山病院アイセンター部長 |
| 池田　恒彦 | 大阪医科大学眼科学教授 |
| 渡部　大介 | 静岡県立総合病院眼科主任医長 |
| 小泉　閑 | 京都市立病院眼科部長 |
| 野田　航介 | 北海道大学大学院医学研究科眼科学講師 |
| 篠田　啓 | 帝京大学医学部眼科学准教授 |
| 櫻井　真彦 | 埼玉医科大学総合医療センター眼科教授 |
| 齋藤　航 | 北海道大学大学院医学研究科眼循環代謝学特任講師 |
| 山田　孝彦 | 山田孝彦眼科院長 |
| 山川　良治 | 久留米大学医学部眼科学教授 |
| 檀上　眞次 | 檀上眼科院長 |
| 喜多美穂里 | 兵庫県立尼崎病院眼科部長 |
| 石田　晋 | 北海道大学大学院医学研究科眼科学教授 |
| 岩﨑　琢也 | 東京医科大学茨城医療センター眼科教授 |
| 原　信哉 | 五所川原市立西北中央病院眼科科長 |
| 林　篤志 | 富山大学大学院医学薬学研究部(医学)眼科学教授 |
| 井上　真 | 杏林大学医学部眼科学准教授 |
| 桐生　純一 | 川崎医科大学眼科学教授 |
| 斉藤　喜博 | さいとう眼科院長 |
| 高木　均 | 聖マリアンナ医科大学眼科学教授 |
| 河合　憲司 | 東海大学医学部眼科学教授 |
| 栗山　晶治 | 大津赤十字病院眼科部長 |
| 堀尾　直市 | 朝日大学歯学部附属村上記念病院眼科教授 |
| 北野　滋彦 | 東京女子医科大学糖尿病センター眼科教授 |
| 門之園一明 | 横浜市立大学附属市民総合医療センター眼科教授 |
| 鈴間　潔 | 長崎大学大学院医歯薬学総合研究科眼科・視覚科学准教授 |
| 王　英泰 | 兵庫県立尼崎病院眼科医長 |
| 大路　正人 | 滋賀医科大学眼科学教授 |
| 今井　雅仁 | 山梨大学医学部眼科学准教授 |
| 筑田　眞 | 獨協医科大学越谷病院眼科教授 |
| 安原　徹 | 京都府立医科大学眼科学客員講師 |
| 船津　英陽 | 東京女子医科大学八千代医療センター眼科教授 |
| 堀江　英司 | 医療法人社団浩仁会矢田眼科医院副院長 |
| 安藤　伸朗 | 済生会新潟第二病院眼科部長 |
| 櫻庭　知己 | 青森県立中央病院眼科部長 |
| 平形　明人 | 杏林大学医学部眼科学教授 |
| 白神　史雄 | 香川大学医学部眼科学教授 |
| 石田　政弘 | 帝京大学医学部附属溝口病院眼科教授 |
| 恵美　和幸 | 大阪労災病院副院長／眼科部長 |
| 前野　貴俊 | 東邦大学医療センター佐倉病院眼科教授 |
| 野本　浩之 | 香川大学医学部眼科学 |
| 張野　正誉 | 淀川キリスト教病院眼科部長 |
| 中静　裕之 | 日本大学医学部視覚科学系眼科学 |
| 野田　徹 | 国立病院機構東京医療センター眼科医長 |
| 秋山　邦彦 | 国立病院機構東京医療センター眼科 |
| 齋藤伊三雄 | 北野病院眼科部長 |
| 塚原　逸朗 | 竹内眼科クリニック副院長 |
| 前田　耕志 | 前田眼科医院副院長 |
| 高須　逸平 | 高須眼科院長 |
| 新里　悦朗 | 阪南中央病院眼科部長 |
| 池田　誠宏 | 兵庫医科大学眼科学教授 |
| 澤　浩 | さわ眼科院長 |
| 鈴木　純一 | 北都眼科院長 |
| 小椋祐一郎 | 名古屋市立大学大学院医学研究科視覚科学教授 |
| 塚原　康友 | 神戸大学大学院医学研究科眼科学准教授 |
| 北岡　隆 | 長崎大学大学院医歯薬学総合研究科眼科・視覚科学教授 |
| 寺崎　浩子 | 名古屋大学大学院医学系研究科眼科学教授 |
| 渡邉　朗 | 東京慈恵会医科大学眼科学講師 |
| 日下　俊次 | 近畿大学医学部堺病院眼科教授 |
| 島田　宏之 | 駿河台日本大学病院眼科診療教授 |
| 八木橋朋之 | 八木橋眼科医院副院長 |
| 中野　賢輔 | 中電病院眼科部長 |
| 大島　佑介 | 大阪大学大学院医学系研究科眼科学講師 |
| 根木　昭 | 神戸大学大学院医学研究科眼科学教授 |

# 序

　留学，大学院を終えて臨床復帰して間もない頃，小椋祐一郎先生に連れられて初めて RETINA の会（おそらく第 2 回）に参加した．札幌の某所，そうそうたるメンバーが硝子体手術を熱く語り，檀上眞次先生が拡声器をもって進行をされていた．その迫力に圧倒された．大学が異なれば，手術手技もコンセプトも随分違う．衝撃的だった．

　RETINA の会は，故田野保雄先生，竹内忍先生，故樋田哲夫先生，荻野誠周先生たちが中心となって昭和 58 年頃に立上げられた眼科 Surgeons の会を，平成 3 年頃，池田恒彦先生が檀上眞次先生，小椋祐一郎先生たちとともに，名称を変えて引き継がれた会とお聞きしている．現在は昭和 60 年卒以降が世話人となり，日眼と臨眼の折，年 2 回の集まりを開いている．

　札幌の衝撃から 20 有余年が経過した今，私は，最多出席，最多発表者に名を連ねているらしい．RETINA の会で揉まれながら，なんとか網膜硝子体術者にしてもらったと感謝している．会での本音の討論は，学会発表や論文になりにくいものも多く，もったいないといつも思っていた．

　硝子体手術は，小切開の時代に移行した感がある．20G 手術を知らない若い世代も増えている．彼らは非常に器用でスマートな手術をする．一方で，想定外の状況に遭遇した時には驚くほどもろさを露呈してしまう．考えてみれば，起こしたことも，見たこともない合併症の対処を要求するのは酷である．今こそ網膜硝子体手術合併症を扱った本が必要ではないか，RETINA の会での討論をここで活かせるに違いないと考えた．

　RETINA の会のスタイルを respect して，私たち第 2 代目世話人世代のメンバーが症例を提示し，会の先輩方にアドバイスをいただく形式とした．会での臨場感を感じていただくことができれば幸いである．

　この本を出版するにあたっては，本当に多くの方々にお世話になった．お忙しいところ快く執筆をお引き受けいただいた先生方，編集にご協力いただいた RETINA の会の世話人の先生方，書籍化にご尽力いただいた根木昭先生，企画をお引き受けいただき，さまざまな我儘をきいてくださった医学書院の皆様に心から感謝申し上げたい．この本の企画会議をしていた博多臨眼で，出席を予定されていた RETINA の会直前に体調を崩され，ご逝去された河野眞一郎先生も出版を喜んで下さっていると信じている．

2012 年 1 月

喜多　美穂里

# 目 次

## I 術中 SOS

### A 強膜バックリング手術

1. 網膜裂孔が同定できなくなった ……………………………（木村　英也）3
   - アドバイス ……………………………………………………（前田　利根）5
2. 網膜凝固斑が出ない ……………………………………………（舘　奈保子）6
   - アドバイス ……………………………………………………（池田　恒彦）10
3. 網膜凝固時の強膜穿孔 …………………………………………（渡部　大介）12
   - アドバイス ……………………………………………………（小泉　閑）14
4. 通糸時の穿孔 ……………………………………………………（野田　航介）16
   - アドバイス ……………………………………………………（篠田　啓）20
5. 網膜下液排液時のトラブル ……………………………………（櫻井　真彦）22
   - アドバイス ……………………………………………………（小泉　閑）24
6. 子午線ひだ，フィッシュマウス ………………………………（齋藤　航）26
   - アドバイス ……………………………………………………（山田　孝彦）29
7. 眼圧上昇，低眼圧 ………………………………………………（篠田　啓）31
   - アドバイス ……………………………………………………（山川　良治）34
8. ガスのトラブル …………………………………………………（小泉　閑）36
   - アドバイス ……………………………………………………（檀上　眞次）40

### B 硝子体手術

1. 上脈絡膜出血，駆逐性出血 ……………………………………（喜多美穂里）41
   - アドバイス1 …………………………………………………（石田　晋）44
   - アドバイス2 …………………………………………………（岩﨑　琢也）45
2. 灌流ポートのトラブル …………………………………………（原　信哉）47
   - アドバイス ……………………………………………………（林　篤志）49
3. 網膜嵌頓 …………………………………………………………（井上　真）51
   - アドバイス ……………………………………………………（喜多美穂里）54
4. 視認性低下 ………………………………………………………（桐生　純一）55
   - アドバイス ……………………………………………………（斉藤　喜博）59
5. 医原性裂孔 ………………………………………………………（小泉　閑）61
   - アドバイス ……………………………………………………（井上　真）65

**6** 網膜下出血 ……………………………………………………………（高木　均）67
　アドバイス …………………………………………………………（河合　憲司）70

**7** IOL脱臼 ……………………………………………………………（栗山　晶治）71
　アドバイス …………………………………………………………（篠田　啓）74

**8** 水晶体損傷 …………………………………………………………（渡部　大介）76
　アドバイス …………………………………………………………（櫻井　真彦）79

**9** レーザーが出ない …………………………………………………（堀尾　直市）81
　アドバイス …………………………………………………………（北野　滋彦）84

**10** 内境界膜(ILM)が染まらない ……………………………………（櫻井　真彦）85
　アドバイス …………………………………………………………（門之園一明）88

**11** 後部硝子体剥離(PVD)が起こせない ……………………………（鈴間　潔）90
　アドバイス …………………………………………………………（石田　晋）93

**12** 網膜がずれる
　　巨大裂孔網膜剥離でのずれ ……………………………………（王　英泰）95
　　黄斑部を含む上方胞状網膜剥離でのずれ ……………………（木村　英也）98
　アドバイス …………………………………………………………（大路　正人）100

**13** 網膜剥離が復位しない ……………………………………………（今井　雅仁）102
　アドバイス …………………………………………………………（筑田　眞）105

**14** 術中出血 ……………………………………………………………（安原　徹）107
　アドバイス …………………………………………………………（船津　英陽）110

**15** 増殖膜が取れない
　　増殖糖尿病網膜症(PDR)の膜 …………………………………（堀江　英司）112
　　増殖硝子体網膜症(PVR)の膜 …………………………………（堀江　英司）115
　アドバイス …………………………………………………………（安藤　伸朗）118

**16** 高度な脈絡膜剥離眼への対処 ……………………………………（井上　真）120

## C　麻酔に関するトラブル ……………………………………………（原　信哉）124
　アドバイス …………………………………………………………（前田　利根）127

## D　手術機器・器具関連のトラブル
　灌流液がなくなった ………………………………………………（王　英泰）128
　広角観察システム使用時にセンタリングがずれる ……………（王　英泰）130
　アドバイス …………………………………………………………（櫻井　真彦）131

## II 術後 SOS

1 バックル感染・脱出 ……………………………………………………（櫻庭　知己）135
　アドバイス …………………………………………………………………（斉藤　喜博）138

2 眼球運動障害 ……………………………………………………………（喜多美穂里）139
　アドバイス …………………………………………………………………（平形　明人）144

3 再剝離 ……………………………………………………………………（櫻庭　知己）146
　アドバイス …………………………………………………………………（白神　史雄）149

4 黄斑パッカー ……………………………………………………………（石田　政弘）150
　アドバイス …………………………………………………………………（恵美　和幸）154

5 前部増殖硝子体網膜症（anterior PVR），増殖硝子体網膜症（PVR）……（前野　貴俊）157
　アドバイス …………………………………………………………………（池田　恒彦）160

6 循環障害 …………………………………………………………………（野本　浩之）162
　アドバイス …………………………………………………………………（張野　正誉）166

7 シリコーンオイルに伴う合併症 ………………………………………（中静　裕之）167
　アドバイス …………………………………………………………………（野田　　徹）171

8 脈絡膜剝離 ………………………………………………………………（秋山　邦彦）174
　アドバイス …………………………………………………………………（齋藤伊三雄）178

9 眼圧上昇 …………………………………………………………………（塚原　逸朗）180
　アドバイス …………………………………………………………………（櫻井　真彦）184

10 硝子体出血 ………………………………………………………………（野田　　徹）186
　アドバイス …………………………………………………………………（前田　耕志）190

11 前房出血 …………………………………………………………………（高須　逸平）192
　アドバイス …………………………………………………………………（新里　悦朗）196

12 フィブリン析出 …………………………………………………………（前野　貴俊）197
　アドバイス …………………………………………………………………（池田　誠宏）200

13 黄斑浮腫 …………………………………………………………………（澤　　　浩）202
　アドバイス …………………………………………………………………（鈴木　純一）205

14 再増殖 ……………………………………………………………………（野田　　徹）207
　アドバイス …………………………………………………………………（小椋祐一郎）213

15 黄斑円孔非閉鎖・再開孔 ………………………………………………（塚原　康友）214
　アドバイス …………………………………………………………………（北岡　　隆）218

16 内境界膜（ILM）剝離に伴う合併症 ……………………………………（前野　貴俊）219
　アドバイス …………………………………………………………………（寺崎　浩子）222

17 低眼圧，創閉鎖不全 ……………………………………………………（渡邉　　朗）224
　アドバイス …………………………………………………………………（日下　俊次）228

18 感染性眼内炎 ……………………………………………………………（桐生　純一）230
　アドバイス …………………………………………………………………（島田　宏之）233

| | | | |
|---|---|---|---|
| **19** | ガス白内障 | （桐生　純一） | 235 |
| **20** | 視野欠損 | （八木橋朋之） | 237 |
| | アドバイス | （中野　賢輔） | 239 |
| **21** | 網膜光障害 | （大島　佑介） | 241 |
| | アドバイス | （根木　昭） | 244 |
| **22** | 角膜上皮障害 | （小泉　閑） | 246 |

索引 …… 251

装丁：糟谷一穂

# I 術中 SOS

- A  強膜バックリング手術
- B  硝子体手術
- C  麻酔に関するトラブル
- D  手術機器・器具関連のトラブル

強膜バックリング手術

# A-1 網膜裂孔が同定できなくなった

> **対策**
> - 術前眼底スケッチで裂孔と血管との位置関係から裂孔の位置を判断する
> - 強膜圧迫をしながら裂孔を探す
> - 硝子体手術にコンバートする

> **予防策**
> - 術前にしっかりと眼底をスケッチして，裂孔の位置を確認しておく
> - 白内障がある場合は，白内障手術を併施する
> - 硝子体混濁・硝子体出血がある場合は，最初から硝子体手術で対処する

> **症例**　32歳　女性
>
> 　2週間前から変視症と視力低下に気づき，近医を受診したところ左眼網膜剥離と診断された．両眼には顆粒状角膜変性による角膜混濁を認めた．視力はLV(0.1)で左眼底は角膜混濁があるものの透見可能で約3象限の網膜剥離を認め，赤道部には格子状変性巣が多数認められた．格子状変性巣には明らかな円孔が5つ観察された(**図1**)．
> 　強膜バックリング手術を施行したが，術中に角膜上皮浮腫を伴い，眼底の透見性が著しく低下し，円孔の位置の確認が困難になった．術前の眼底スケッチを見ながら，双眼倒像鏡を用いて，強膜圧迫をしながら円孔を確認し，冷凍凝固を施行した(**図2**)．網膜は復位し，LV(0.5)に改善した．

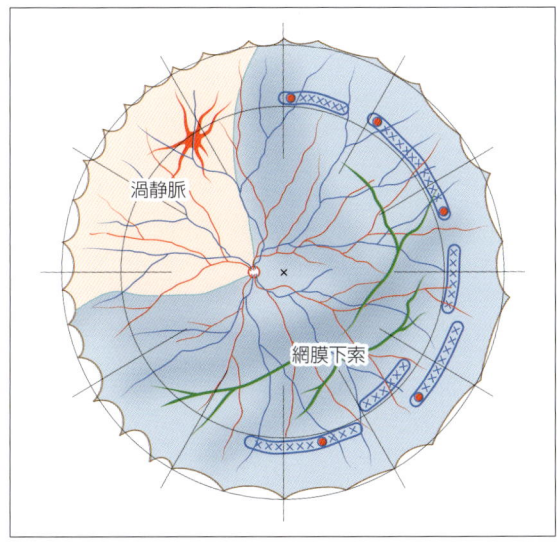

**図1　術前の眼底スケッチ**
約3象限に網膜剥離を認め，赤道部には格子状変性巣がある．格子状変性巣内に5つの萎縮円孔を認める．網膜下索を伴っており，黄斑部は剥離している．

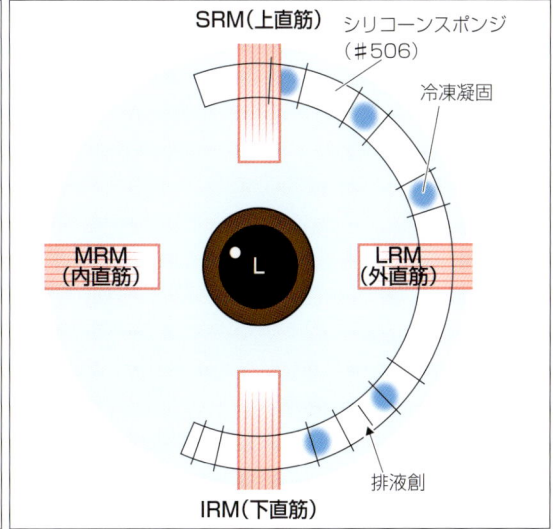

**図2　手術模式図**
円孔部を冷凍凝固し，上直筋と下直筋を越えるようにシリコーンスポンジ#506を置いた．4時30分部から下液排液を行った．

**解説**　強膜バックリング手術でアプローチする場合は，術前に眼底の状態を完全に把握して臨まなければならない．裂孔の見落としが命取りになる．術前の詳細な眼底スケッチが重要である．術前には必ず術者が眼底を見て，自ら眼底スケッチをするか，担当医の書いた眼底スケッチを確認して，チェックすることが必要である．術前からその眼底に慣れ親しむことが大切である．そうすれば術中に裂孔の場所を見失うことはほとんどない．裂孔原性網膜剝離の場合，1日で剝離が拡大したり，硝子体出血したり，新裂孔が形成されたりする可能性があり，自分が外来で見た眼底と術中の眼底の状態が違うことがあるので，手術当日の眼底チェックは怠らないようにする．

　本症例では角膜混濁があったが，術前の眼底透見性はまずまずで，萎縮円孔に伴う若年者の典型的な網膜剝離であったので，経強膜アプローチを選択した．術中には消毒薬による角膜上皮障害や乾燥によって，角膜上皮浮腫を起こし，眼底透見性が低下することがあるため，常に角膜の状態には注意をして手術する必要がある．角膜上皮浮腫が強い場合は，上皮を剝離することによりかなり眼底透見性が改善する．本症例のように角膜混濁がもともとある症例では，軽い角膜上皮浮腫でもかなり眼底透見性が低下する．複数の円孔がある場合は，すべての円孔を凝固していく必要があるので，そのオリエンテーションには術前の詳細な眼底スケッチが必要不可欠である．

　眼内レンズ，硝子体出血などの中間透光体の影響で術中の眼底観察が困難になると予想される場合は，白内障手術を併施したり，硝子体手術によるアプローチに変更したりする必要がある．

〔木村英也〕

## アドバイス

　術中に，裂孔が同定できないかな，と感じた瞬間にいやな汗が背中を流れる．皆，通ってきた道であろう．術中の透見不良眼の多くは角膜上皮に問題がある．ときに，前房出血，硝子体出血が原因のこともある．

### ● 角膜上皮浮腫の対処法

　角膜上皮浮腫が生じた場合は，角膜上皮を剥離すればよいが，その前に一度綿棒で角膜上皮をローリングして，上皮内の水の圧出を試みてもよい(図1)．程度の軽い角膜上皮浮腫では改善することが多い．

### ● 角膜上皮障害の予防

　角膜上皮障害を予防する目的で手術開始時に，粘弾性物質を角膜に塗布しておくと，術中に角膜乾燥予防の水かけをしなくてすむ(図2)．角膜上皮障害は，角膜乾燥によって引き起こされる場合もあるが，冷凍凝固や裂孔同定などの際の強膜圧迫を繰り返すことによる眼圧の急激な上下動でも上皮浮腫は生じる．術者が手慣れてくれば，無駄な圧迫，無理な圧迫がなくなり，角膜上皮障害という問題はほとんど生じなくなると思われる．

### ● 細かな所見がとれなくなったが，どうしても裂孔を同定したい場合

　角膜障害以外の原因で，術中に裂孔が同定できなくなるのは，前房内の混濁，硝子体の混濁であろう．わずかの出血が前房内に舞った場合，前房洗浄が行われる場合がある．硝子体混濁が術中にひどくなってきて裂孔の同定が不可能になったのであれば，速やかに硝子体手術へと切り替えるべきであろう．

　一番いやなのは，ギリギリぼんやりと網膜血管，裂孔が見えそうで，見えない場合である．そのようなときに一番役に立つのは，大きな目安となる眼底所見である．格子状変性であったり，静脈であったり，渦静脈であったり，症例によりさまざまだが，本文のように，「術前からその眼底に慣れ親しむこと」は大切である．その眼底になれてさえいれば，多少透見度が悪くなってもさほど動揺することはない．

〔前田利根〕

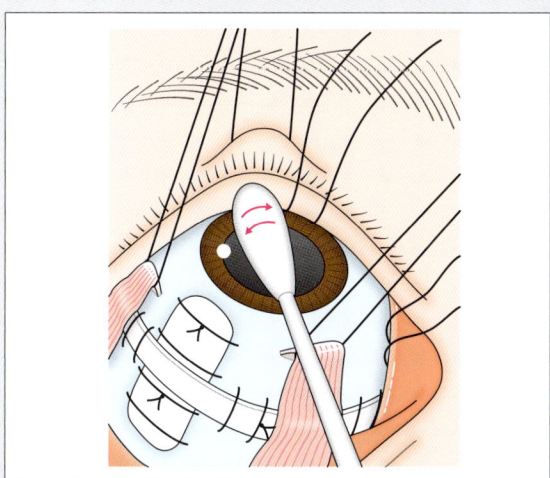

図1　角膜上皮浮腫に対する綿棒による対処法

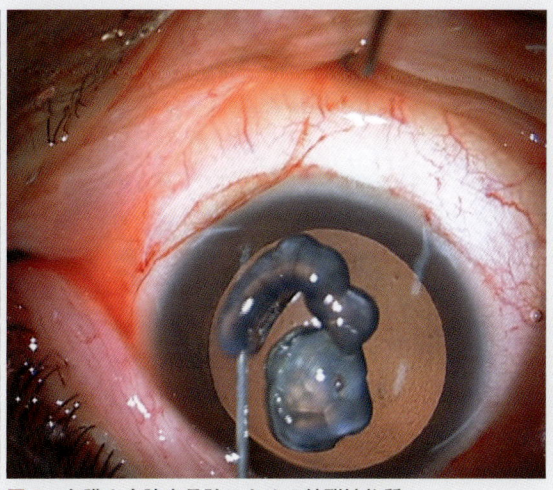

図2　角膜上皮障害予防のための粘弾性物質

## A-2 網膜凝固斑が出ない

強膜バックリング手術

> **対策**
> - むやみに圧迫を続けず，プローブの先端とプローブ周囲を確かめる
> - 器具の設定を確認する
> - 眼底を見て，網膜剝離の丈の低い裂孔周辺側から凝固を開始する

> **予防策**
> - 術前に仰臥位での眼底スケッチを行い，裂孔の位置と外眼筋，渦静脈などとの位置関係を把握して手術計画をたてる
> - 術前安静により網膜下液を減らしておく
> - 器具の凝固条件が適切か確認し，外眼筋付着部を把持して眼球の中心に向かって圧迫しながら凝固する

**症例1　32歳　男性**

数年来，左眼の上方視野が何となく暗いと感じていたが，1か月前から右眼が見えにくいと感じて受診．RV(0.3)．下方赤道部格子状変性巣内の円孔による下方の陳旧性網膜剝離を認めた(**図1**)．ジアテルミーにより格子状変性巣縁の凝固を試みたところ，凝固斑が出ない．ジアテルミー凝固の穿孔部から粘稠な網膜下液が少量排液されたので，引き続き網膜下液の排液を行った．その後再度ジアテルミー凝固を行ったところ凝固斑を認めた．

**症例2　55歳　男性**

1週間前からの右眼の飛蚊症を主訴に受診．RV(1.2)．耳上側に格子状変性巣縁の裂孔に起因する胞状網膜剝離を認めた(**図2**)．裂孔縁の後極よりを冷凍凝固しようとしたら，予想した位置に凝固斑が出ない．
予想より深部に凝固斑が出現したのでプローブの位置を確認すると，先端がすべて深部に達していた．周辺側から改めて凝固を行った．

**解説**

通常裂孔閉鎖に用いられる冷凍凝固とジアテルミー凝固の長所と短所を理解して，適宜選択する．
ジアテルミー凝固は強膜上に跡が残り，バックルの位置決めに有利である反面，強膜への傷害が強く再手術の際には強膜穿孔を起こしやすい．冷凍凝固は，強膜や周囲組織への損傷が少なく，網膜が完全に復位していなくても凝固でき，裂孔かどうか凝固してみると判別しやすい(**図3**)などの利点がある．一方，強膜に跡が残らないため，バックルの位置決めが難しく，凝固直後に眼底に凝固跡を確認できないため過剰凝固になりやすく，凝固瘢痕縁に新たな裂孔を形成することがある．

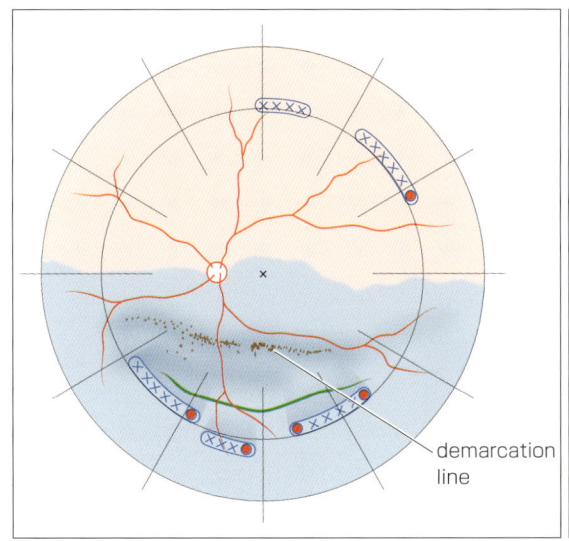

図1 術前の眼底スケッチ（症例1）
若年者の格子状変性巣内の円孔に伴う網膜剝離．demarcation lineを伴っている陳旧例では粘稠な網膜下液を伴っていることが多い．

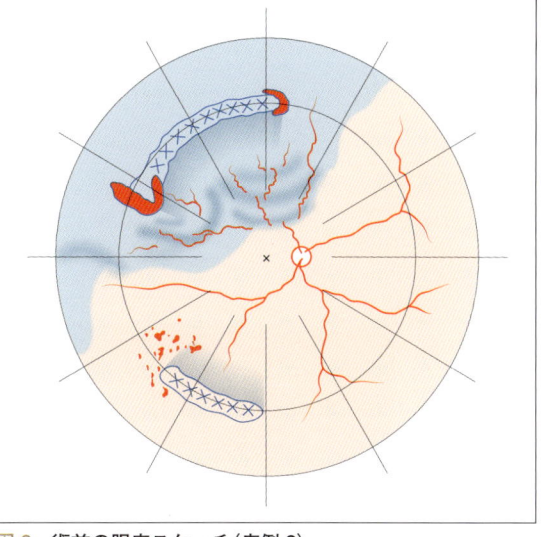

図2 術前の眼底スケッチ（症例2）
後部硝子体剝離に伴って格子状変性巣縁に形成された牽引性裂孔に起因する網膜剝離．多量の網膜下液で胞状の網膜剝離となり，網膜剝離の丈が高い．

　また，冷凍凝固では色素上皮細胞散布により増殖性変化をきたしやすい．したがって裂孔内の凝固は避ける．ジアテルミー凝固を目印にマットレス縫合を置き，バックルを仮置きして位置を確認する．その後，糸をゆるめて冷凍凝固を行い本結紮とすることで，バックル設置操作による色素上皮散布を減らすことができる．

## ● 術前の準備

　術前の眼底スケッチは重要である．手術時に仰臥位になると網膜下液の移動により見かけが異なり裂孔の同定に手間取ることがあるので仰臥位での観察は重要である．外眼筋付着部はジアテルミーより冷凍凝固が凝固斑を得やすい．裂孔と眼筋との位置関係も考慮して，手術に臨むとよい．強膜上と眼底と左右が反転することにも注意を要する．また，**症例2**のように胞状網膜剝離で剝離の丈が高いと，眼底観察時に裂孔を実際より深部に見誤る（**図4**）．

　硝子体手術の普及で，胞状剝離を強膜バックリング手術で治療する機会が少ない今日，術前安静の意義と方法を確認しておく．黄斑部への網膜剝離の波及を防ぐとともに，凝固や排液に伴う術中合併症の危険を少なくできる．手術開始12時間前から，開放眼に共動する遮蔽眼の動きも制限すべく，両眼帯ベッド上仰臥位安静を指示し，その体位のまま手術台に移動させる．硝子体ゲルの重みによる圧迫で一時的裂孔閉鎖が得られ，網膜下液が減少する．移動時に坐位になると，裂孔を介して硝子体液が網膜下にまわり，その時点までの安静が無意味になる．スタッフにも意義と方法の理解を得ておく必要がある．

## ● ジアテルミー凝固

### 1）器具の設定

　細い上強膜血管に触れると血柱が途絶えるが，強膜が焦げず軽く収縮する程度の電流とし，プローブ付属のスイッチを押して通電している間の凝固となる「manual」に設定する（**図5a**）．

### 2）ジアテルミー凝固の手技

　通常0.5 mmの針状電極（**図5b**）を用いて穿刺凝固とし，裂孔縁に相当する部位の強膜を眼球中心に向けて圧迫しながら4秒間程度凝固する．針による出血を防ぐため，通電しながら強膜を圧迫し，強膜より電極を離してから通電を止める．凝固斑が出ない場合，剝離の丈が高ければ，1 mmの電極（**図5b**）に変えてみるが，それ以上長い針は使わないでおく．凝固を繰り返すと網膜下液が排液され，剝離の丈が減少して，長い針電極で凝固した凝固斑中央の穿孔が新たな裂孔となり（**図6**），これをのせるため大きなバックルが必要になるからである．

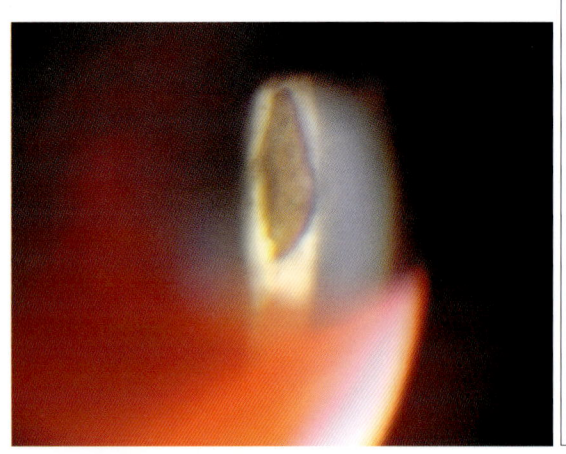

図3　冷凍凝固された小裂孔
周囲の凝固により，裂孔であることがはっきりする．

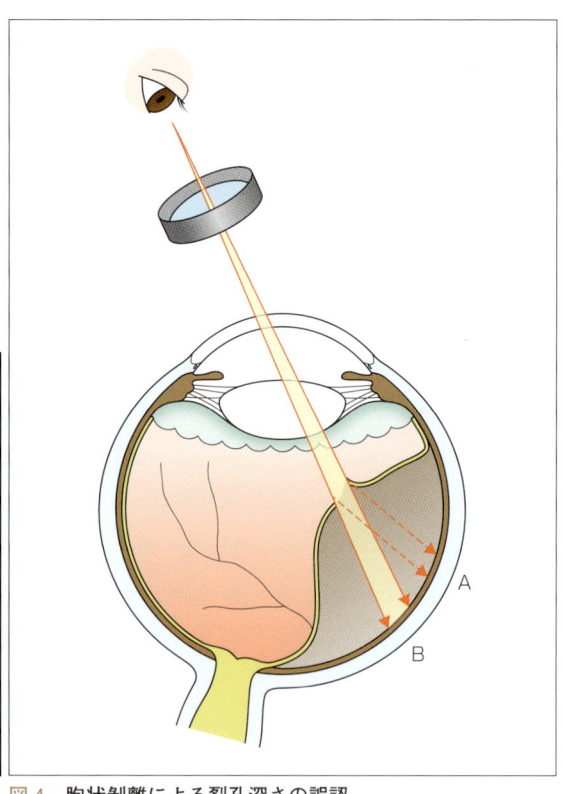

図4　胞状剝離による裂孔深さの誤認
丈の高い胞状網膜剝離は眼底観察時Bの深さに見えるが，実はAの位置に復位する．

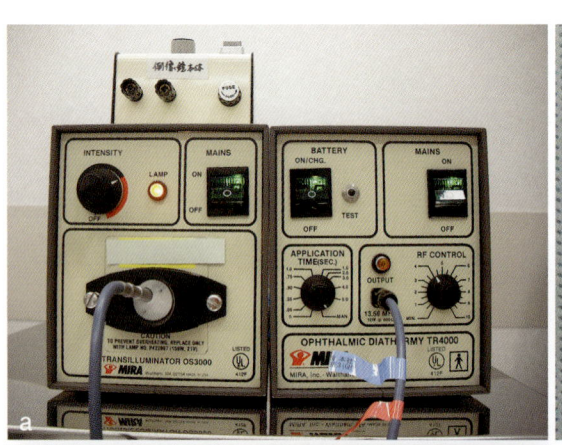

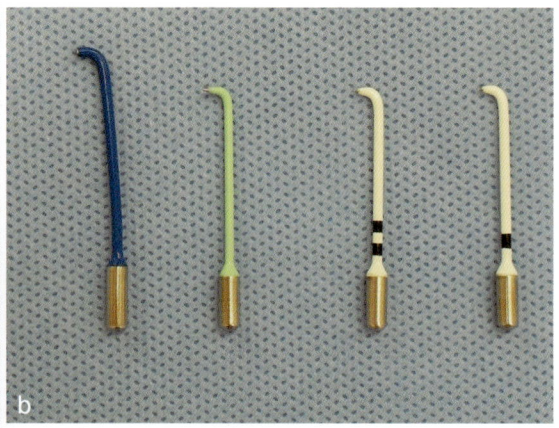

図5　ジアテルミー凝固装置
a：左は光源装置，右はジアテルミー凝固装置本体．
b：ジアテルミー針．左から，①平坦電極光源付(裂孔位置の同定に便利)，②太い円錐状電極(開窓した強膜床の凝固に用いる)，③1.0 mm(2本黒線，T1B)，④針状電極0.5 mm(1本黒線，T1A)．

図6　ジアテルミー針による網膜穿孔
ジアテルミー凝固中央の穿孔は新たな裂孔とみなす．

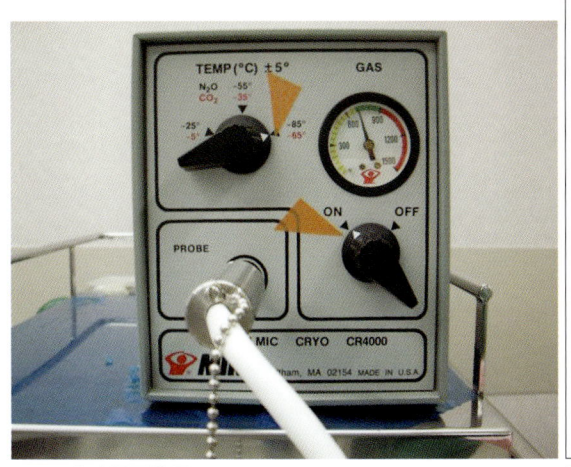
図7 冷凍凝固装置
ケーブルを接続してボンベのバルブを開き，ガス圧が規定の範囲内と確認してから装置をオンにする．

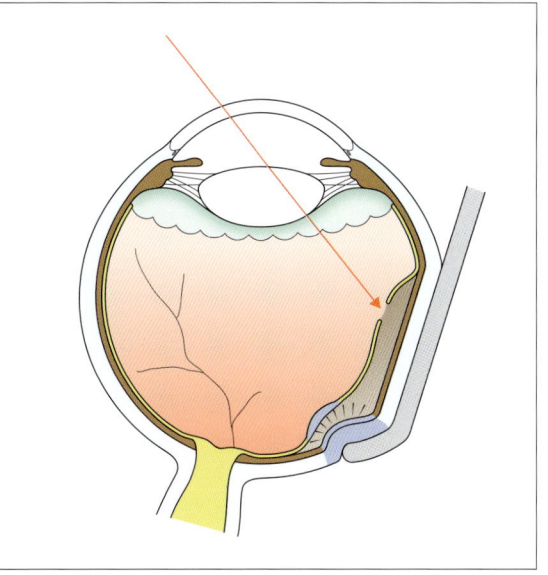
図8 冷凍凝固プローブのすべり
冷凍凝固プローブが強膜上をすべって，先端が最深部に達していることがある．

## ● 冷凍凝固

### 1）器具の設定

　ケーブルを本体に接続した後，ボンベのバルブを開く．ガス圧が規定の範囲内と確認してから装置をオンにする（図7）．ガス圧が低ければレギュレータで調節し，なお規定圧未満なら，装置をオフにしてバルブをいったん閉じ，ボンベを交換する．フットスイッチを踏むと，プローブの先端に急速にアイスボールができ，スイッチを離すと速やかに解けるか確かめる．なおボンベからプローブにガスが満ちるのに数回ペダルを踏む必要があり，何度か踏むうちに凍りはじめる．

### 2）冷凍凝固の手技

　裂孔縁に相当する強膜上にプローブをあて，周囲の水滴などを除去した上で，眼球中心に向かって軽く圧迫しながらフットスイッチを踏み，眼底の凝固斑を確認する．双眼倒像鏡を用いて眼底を確認しながら凝固するか，助手がプローブを持ち，術者が眼底を確認しながら行う．脈絡膜から色素上皮に凍結が及ぶと淡いオレンジ色になり，その中心部から白色になったときが，網膜に凍結が及んだときであり，この白色が色素上皮の凝固斑の大きさになる直前にフットペダルを離す．網膜表面が全く乳白色になったり，その上に氷塊が見えるまで凝固しては過凝固である．フットスイッチを離してプローブの周囲の冷凍が解けてからプローブを動かす．性急にプローブを動かすと，新たな裂孔を生じたり，氷塊が渦静脈に及んでいれば，出血をきたすことがある．

　冷凍凝固のプローブは強膜表面ですべりやすく，比較的深部の裂孔を凝固しようとするとき，プローブのシャフトの部分が強膜を圧迫して，先端は思わぬ最深部に達していることがある（図8）．ダクトのねじれのため先端が横を向いていて，思わぬところに凝固斑が出ることがある．プローブが正しく眼球中央に向かっていれば数秒でその中央で真っ先に凝固斑が出現するはずであり，そうならないときにはむやみにプローブを押し続けず，シャフトを軸に回転させてみて，先端がまさしく眼球中心を向く位置をさがす．

### 3）周囲組織をよける

　周囲組織を巻き込んで冷凍凝固するとそれらを凝固した後網膜の冷凍凝固が始まるので，凝固に時間がかかるとともに，周囲組織を損傷し，術後に著明な浮腫をきたす．鈎により結膜やテノン嚢をよける．また，再手術で強膜上に肉芽組織があれば除去しておく．

　角膜の乾燥防止の点眼や出血がプローブの周囲に貯留するとそれらの凍結後に網膜の凍結となるため，網膜の冷凍に時間がかかる．プローブを強膜上の目的の位置にあててから，プローブ周囲の水や出

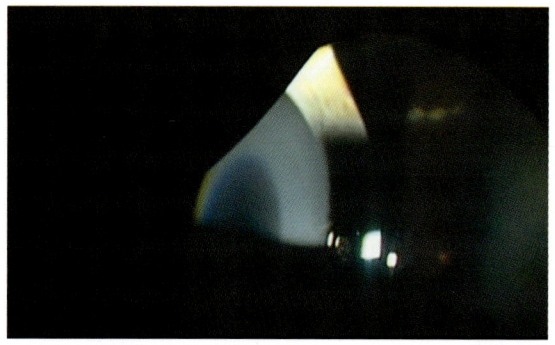

図9 広角接触レンズと顕微鏡スリット照明による眼底観察

血を吸引することで，網膜の凝固斑を得やすくなる．空気注入後に冷凍凝固を行う際は，逆に凝固が早まることに注意を要する．

　単眼あるいは双眼倒像鏡による眼底観察は，硝子体手術における視認性に比較して眼底像の視認性は悪い．顕微鏡のスリット照明と広角接触レンズの組み合わせで眼底観察を行うと，顕微鏡下に詳細な眼底観察が可能で凝固斑の確認がしやすい（図9）．経強膜網膜復位術の操作のすべてを顕微鏡下で行うことも可能である．

**参考文献**
- Williams, GA, et al : Techniques of Scleral Buckling. Ryan SJ, et al（Eds）: Retina ver.4. Elsevier Mosby, 2035-2070, 2006.
- Michels RG, et al : Retinal Detachment. 1990. 松井瑞夫，他（監訳）：マイケルス網膜剥離．文光堂，pp347-351, pp414-424, pp498-510, 1995.
- Ohji M. Tano Y : Vitreoretinal surgery with slit-lamp illumination combined with a wide-angle-viewing contact lens. Am J Ophthalmol. 137 : 955-956. 2004.

（舘奈保子）

## アドバイス

### ●仰臥位での双眼倒像鏡検査と強膜圧迫による周辺部眼底検査に慣れよう

　強膜バックリング手術は基本的に双眼倒像鏡で行うべきものと筆者は考えている．その理由としては，術者のコントロール下で直視下に裂孔を観察しながら的確な経強膜冷凍凝固が施行できること，眼底最周辺部（鋸状縁～毛様体扁平部）の観察が容易で裂孔の見落としが少なくなること，立体視ができるのでバックル設置後の隆起の程度の把握が容易であること，などがあげられる．そのためにも，普段から患者を仰臥位にして双眼倒像鏡で眼底検査をすることに慣れておく必要がある．普段から双眼倒像鏡を使用していない術者が，いきなり手術の時に双眼倒像鏡を被っても，的確な手術を施行することは困難であるし，仰臥位の眼底検査に慣れていない場合もしかりである．

日本では双眼倒像鏡で強膜圧迫を行いながら眼底最周辺部を確実に診ることのできる眼科医がまだまだ少ないと思われる．

### ●retinopexy前の眼圧調節が大切

　筆者はジアテルミー凝固によるretinopexyの経験がほとんどないので，以下，経強膜冷凍凝固に関するアドバイスになる．

　経強膜冷凍凝固を施行する前に，前房穿刺を適度に施行し，眼圧を低下させることは非常に重要な手技である．扁平な限局性網膜剥離や網膜下液が粘稠な症例では，強膜圧迫を行っても裂孔部位に冷凍凝固の隆起が届きにくいことはしばしば経験する．このような場合に少し眼圧を下げておくだけで，容易に裂孔周囲に必要最小限の冷凍凝固を施行することができる．

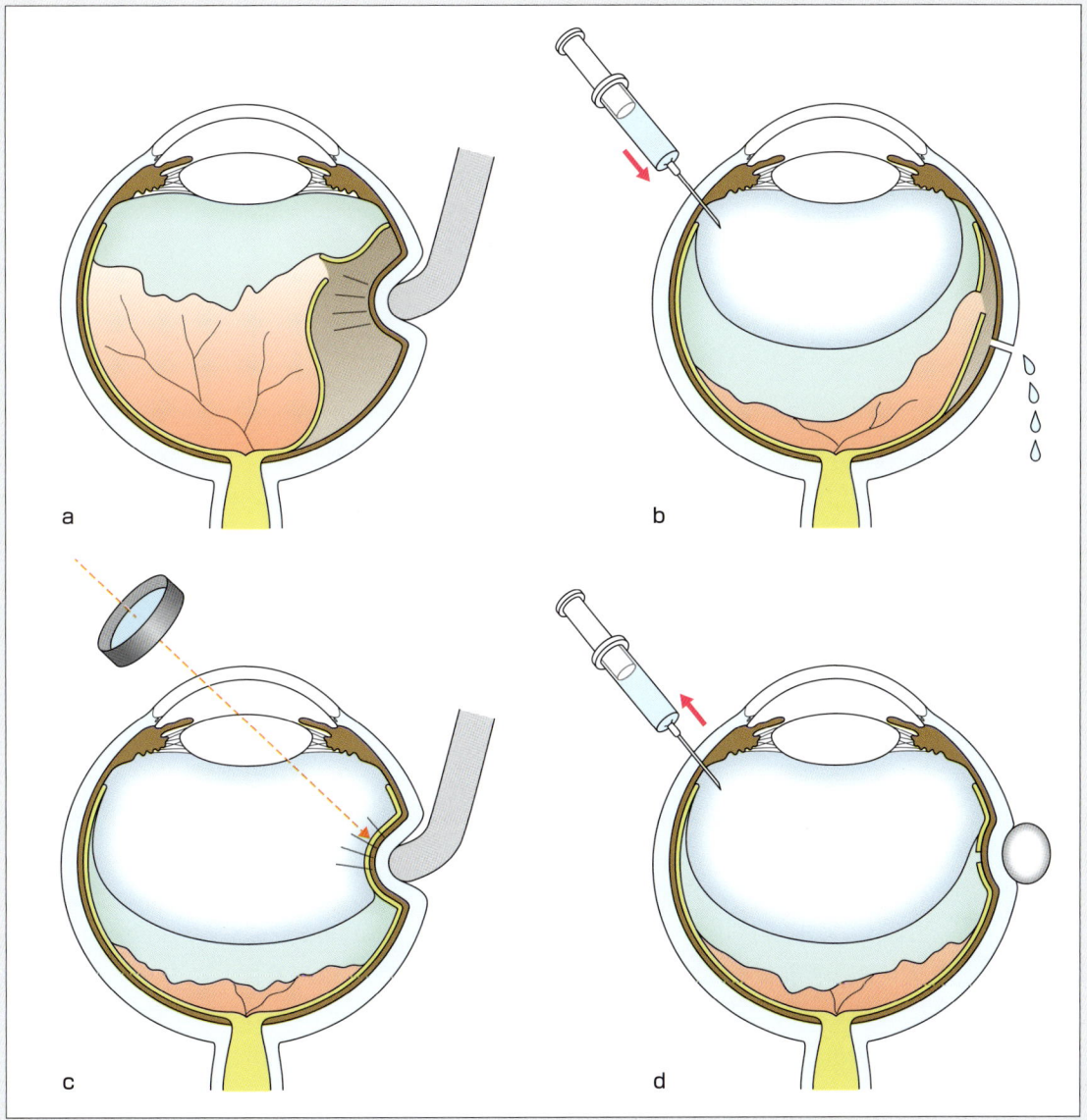

図1　D-ACE法
a：網膜剥離が胞状だと冷凍凝固プローブの隆起が裂孔部位に届かない．
b：網膜下液排液を行いながら，硝子体腔内に空気を一塊となるように注入していく．網膜は徐々に復位する．
c：網膜がほぼ復位した時点で，双眼倒像鏡眼底観察下に空気を通して裂孔部位に冷凍凝固を施行する．裂孔の位置決めが容易になる．
b：バックルを設置し，空気を適宜抜去して眼圧を調整する．

● D-ACE法を習得しよう

　胞状の網膜剥離では，上記のような前房穿刺を施行しても，冷凍凝固の隆起が裂孔に届かないことが多い．このような症例では，基本的に筆者はD-ACE法で対応している．

　D-ACEとは，網膜下液ドレナージ（drainage），空気注入（air injection），冷凍凝固（cryoretinopexy），エクソプラント（exoplant）の頭文字をとったもので，胞状の裂孔原性網膜剥離に対する強膜バックリング手術の一つの変法である．経強膜冷凍凝固の前に網膜下液排液を行い，硝子体腔内に空気を注入して網膜をある程度復位させ，空気を通して経強膜冷凍凝固とバックリングを行う（図1）．双眼倒像鏡による眼底観察に慣れていないと空気を通しての眼底検査が難しいが，慣れれば非常に有用な術式である．コツは網膜下液排液を十分にして眼圧をかなり下げてから硝子体腔内に空気を注入する点であり，眼圧が高いと空気が泡状になってしまい，その後の眼底観察が困難となる．

（池田恒彦）

強膜バックリング手術
# A-3 網膜凝固時の強膜穿孔

### 対策
- 強膜穿孔部はナイロン糸で縫合する

### 予防策
- ジアテルミーによる過剰凝固は避ける
- 再手術時では組織の剥離や凝固などの操作を慎重に行う
- ジアテルミー後の再手術は特に注意が必要
- 前回手術の情報を得る

**症例　46歳　男性**

　右眼の視野欠損を自覚し来院．1年前に右眼上方の裂孔原性網膜剥離にて，ジアテルミー凝固＋強膜バックリング手術を施行した（図1）．初回手術時の原因裂孔は子午線方向に長い馬蹄形裂孔であった．今回，原因裂孔の周辺側への裂孔拡大による再剥離を認めた（図2）．手術は結膜切開後，前回設置したシリコーンスポンジ（#506）を除去．新裂孔部位に冷凍凝固をするときに，慎重に操作したにもかかわらずクライオプローブにより強膜を穿孔し，硝子体が脱出した（図3）．強膜創は約2mmであった．ただちに脱出した硝子体をスプリングハンドル剪刀を用いて切除し，強膜創を8-0ナイロンで連続縫合した（図4）．硝子体出血のため視認性が悪化したため，さらなる凝固は危険と判断し，冷凍凝固の追加はしなかった．裂孔が上方なので，後日ガスで押さえられると考え，バックリングは行わず，BSS PLUS®を毛様体扁平部から注入し，眼圧を回復させて手術終了．

　硝子体出血が吸収しないため，1週間後に水晶体温存硝子体手術を行ったところ，網膜剥離は広がっておらず，創部への脱出硝子体を眼内から切除し，穿孔部周囲の未凝固の部分に眼内レーザー光凝固を施行してガスタンポナーデした．術後網膜は復位し視力回復を得た．2年後に核白内障が進行したため，白内障手術を行った．RV(1.0)．

**解説**

　強膜バックリングの再手術時において，強膜穿孔は注意すべき合併症のひとつである．再手術においては，術野の露出が非常に困難であることが多い．また，バックル周囲には非常に強固な線維性増殖組織が形成されて，癒着が強く，どれが直筋なのかはっきりしないこともある．術野を露出するときに，十分注意しないと，直筋の断裂，強膜の穿孔，バックル縫着糸の断裂などが起こりうる．このようなことを避けるためには，細心の注意をはらって，できるだけていねいに，結膜，テノン囊，結合組織を鈍的に剥離していくしかない．剪刀を使うときには，刃先に十分注意する．

　以前にジアテルミー電気凝固を行っている強膜は，菲薄化しており，強膜壊死に陥っていることもあり，手術操作により強膜穿孔を起こす危険性が高い．組織の剥離には特に注意し，このような場所にジアテルミー凝固あるいは冷凍凝固を行うときには，強膜を穿孔しないように細心の注意を払う．Meyer Schwicherath（MS）鈎やジアテルミー針および冷凍プローブはあまり強く強膜に押し付けないようにす

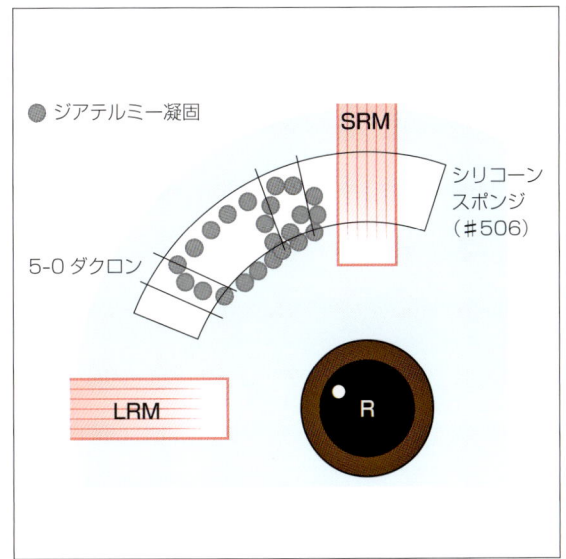

図1 初回手術時の手術模式図

図2 初回手術時の眼底スケッチ
原因裂孔の周辺部への拡大から網膜再剥離を認める．

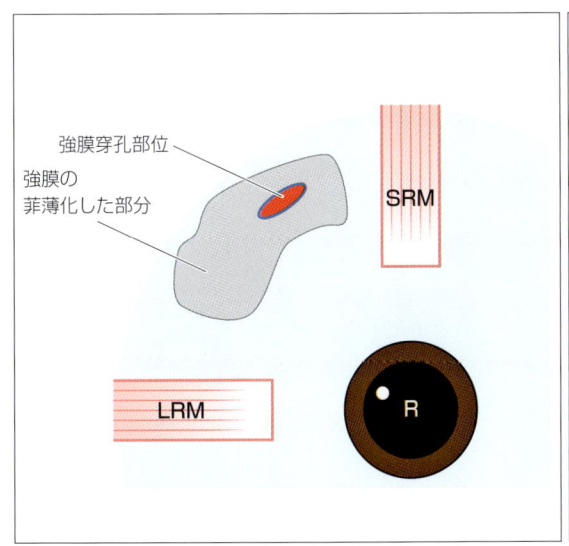

図3 再手術時の手術模式図
バックルを除去すると，強膜が菲薄しており，冷凍プローブで強膜穿孔を起こした．

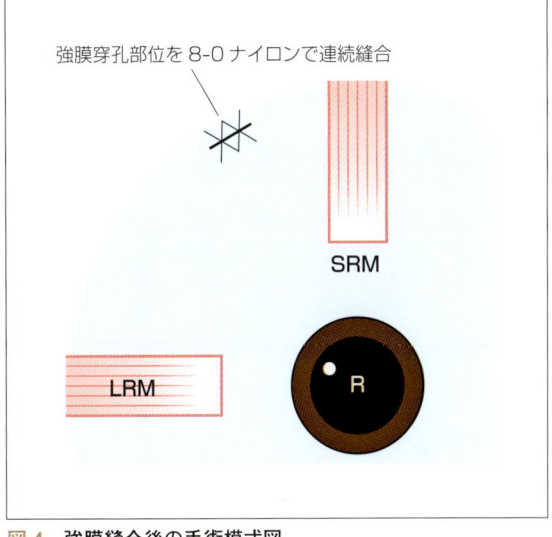

図4 強膜縫合後の手術模式図
脱出した硝子体を切除し，穿孔部位を8-0ナイロンで連続縫合した．

る．もし強膜穿孔が起こったら，8-0ナイロンでしっかりと連続縫合する．硝子体が脱出すれば剪刀あるいは硝子体カッターで切除する．眼内への出血が少なく，強膜バックリング手術が続行できるようなら，再穿孔しないように十分に気をつけて裂孔および穿孔部位を凝固し，凝固部位および強膜穿孔部位を完全にバックルにのせるようにする．凝固が困難なら無理をせず，穿孔部位の縫合だけをしておき，硝子体手術を考慮する．

　強膜バックリングの再手術では，前回の手術記録を見て，凝固方法，凝固部位，バックルの種類，長さ，縫着部位などをしっかりと頭に叩き込んでおく必要がある．またこのようなことのためにも普段から手術記録は詳細に書いておくことが大切である．前回の手術が他院で行われていても，可能であれば手術記録を取り寄せて参考にするのが望ましい．

　過剰なジアテルミー凝固や同一部位へのジアテルミー凝固は，強膜の菲薄化や強膜壊死，強膜穿孔の原因となる．ジアテルミー凝固の際は，適切な凝固斑が出るように調整する（凝固斑の出し方についてはA-2，6ページを参照）．同部位の凝固はできるだけ避け，わずかに位置をずらすようにする．

**参考文献**

- 田野保雄：合併症の対策．田野保雄，他：網膜復位術［Book & Video］—パターンとアプローチ．医学書院，pp58-72，1989．
- 垰本 慎：ジアテルミー．田野保雄，他（編）：眼科プラクティス30 理に適った網膜復位術．文光堂，pp58-62, 2009.

（渡部大介）

## アドバイス

　本文にあるように網膜剥離再発症例の再手術時には，初回手術としてどのような手術が行われているかを可能な限り調べておいたほうがよい．強膜バックリング手術が既に行われている場合には，強膜の状態やバックル周囲の瘢痕化などは眼底所見からだけでは完全にはわからない．裂孔閉鎖に用いられたのはジアテルミー凝固か冷凍凝固か，バックリングはインプラントかエクスプラントか，バックル素材はシリコン素材かマイラゲルか，直筋をはずして再縫着されていないかなど，術式の違いで眼外の状態は様々である．エクソプラントでジアテルミー凝固が用いられている場合には，凝固部で強膜が脆くなっていることが多く，再手術時には眼球穿孔に対して注意が必要である．

● **ジアテルミーによる裂孔凝固**

　ジアテルミーは，強固な裂孔閉鎖が得られること，裂孔凝固の位置が強膜上に薄黒い焼け跡としてマークされ，バックル設置時の位置決めの助けになること，単眼倒像鏡を用いたマンツーマンでの手術でも過剰凝固になりにくいこと，穿刺凝固中に網膜下液が漏出して網膜剥離が術中に減少してくる可能性があることなど，それなりの利点があり，過去から現在に至るまで少なからず行われている．しかしジアテルミー凝固では，凝固部の強膜壊死が起こり，眼球壁が非常に脆くなることが最大の欠点である．ジアテルミーで手術されている眼の網膜剥離再発時には，再手術でのジアテルミー操作やクライオプローブによる圧迫で，強膜が簡単に穿孔する．強膜に外力がかからない術式を計画していくことが重要となる（**図1**）．

● **ジアテルミー既往眼での再手術術式選択**

　以前の手術記録や眼底の凝固所見からジアテルミー凝固が行われていることがわかった場合には，その部に圧迫を加えることは厳禁である．通常は凝固部の直上にバックルが縫着されていることになるので，バックルをそのまま残した手術が無難であろう．現在では，このような眼の再手術としては硝子体手術が用いられることが多くなっており，眼内側からの手術のほうが安全である．しかし周辺部硝子体の圧迫切除時には，圧迫鉤がジアテルミー凝固部にかかるとやはり

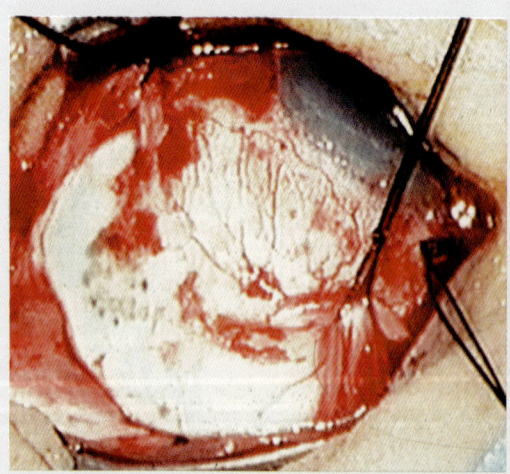

**図1 ジアテルミーで手術されている眼の強膜上の所見**
強膜上に整列する薄黒いスポットとして観察される．凝固斑の間隔は強膜上で1 mm弱で，大きな裂孔の場合には二重に囲まれていることもある．再手術時の眼球圧迫で容易に穿孔するため注意が必要である．

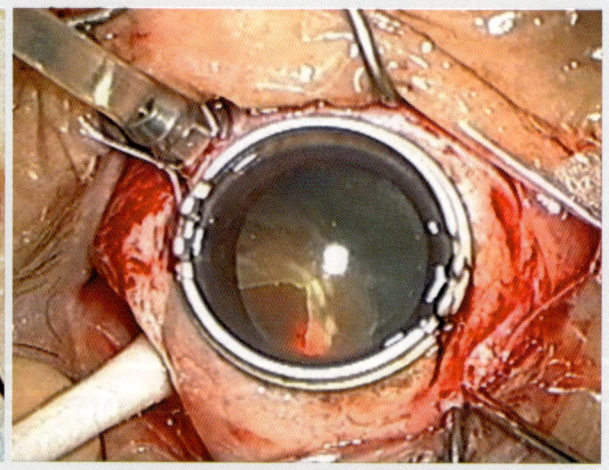

**図2 バックルをはずさず硝子体手術で対処する**
強膜穿孔を避けるため硝子体手術で対処する．バックルをはずさず，周辺部の圧迫操作時もバックル上から注意して圧迫する．

穿孔の危険があり，十分な注意が必要である（図2）．

### ● もし穿孔が起こったら

再手術時にもしも強膜穿孔が起こったら，眼球虚脱，硝子体脱出，眼内への大量の出血が起こる．状況的に動転してしまいがちであるが，ここはまず，本文にあるように落ち着いて穿孔部を眼外から確認し，8-0以上の太さのナイロン糸で強膜創を縫合閉鎖する．隣接するジアテルミー凝固斑の部に通糸してしまうと脆くなっている強膜が切れて有効に閉鎖できないため，できるだけ健常な強膜の部分を狙って通糸していく必要がある．ある程度閉鎖できたら，脱出した硝子体をスプリング剪刀で切除し，眼圧をある程度調整して，その後をどうするべきか考える．術者の能力や時間，器械に余裕があれば，引き続き硝子体手術を施行するが，無理な場合には，ここでいったん手術を終了する．そして1週間以内くらいでの硝子体手術を計画する．穿孔外傷眼と同じ状態であるから，いたずらに長く待つと，創に嵌頓した硝子体の収縮や網膜剝離，眼内での増殖が起こり，難治となることが多い．

**参考文献**
- 眼科Surgeonsの会：網膜剝離の手術—さらなる復位率の向上をめざして 第2版．医学書院，1996.
- 永田　誠，他：眼科マイクロサージェリー．ミクス，1988.

（小泉　閑）

強膜バックリング手術
# A-4 通糸時の穿孔

> **対策**
> - 穿孔が疑われたら，まず牽引糸を緩めて眼底検査を行う
> - 脈絡膜出血などが認められる場合は，綿棒などで圧迫止血する
> - 大量の網膜下出血が認められる場合は，頭位を変えて黄斑部を守る
> - 通糸してしまった糸は切断し，組織損傷を最小限とするように除去する
> - 網膜穿孔している場合は，裂孔として処理する

> **予防策**
> - 視認性の悪い状態で手術操作をしない
> - 針を適切に持針器で把持する
> - 切れない針を使用しない
> - 針の先端を強膜に対して立てない
> - 強膜内を通過する針の先端を目視しながら運針する
> - 必要であれば手術用顕微鏡を用いる

**症例** 63歳 男性

　約2週間前から進行する右眼の下方視野欠損を主訴に来院した．初診時RV(0.1)．眼底検査で，11時赤道部前方の格子状変性内に生じた馬蹄型裂孔を原因とする網膜全剝離(図1)を認めたため，同日入院の上で強膜バックリング手術を施行した．

　シリコーンスポンジ(#506)を設置するための5-0ダクロン糸を通糸する際に，通糸部から少量の漿液成分が流出するような所見があった(図2)．穿孔を疑ってすぐさま眼底検査を行ったところ，網膜下出血(図3)が認められたが，網膜穿孔は認められなかった．綿棒を用いて圧迫止血を行った後に，術前計画(図4)に従ってシリコーンスポンジ(#506)を設置し，網膜下液排液を行った．

　術後経過は良好であり，網膜は復位した．網膜下出血は術後1か月の時点で消失し(図5)，RV(0.4)と改善した．

**解説**

　強膜バックリング手術において強膜通糸した際に穿孔した症例を提示した．

　強膜通糸の理想的な深さは強膜厚の1/2〜1/3とされる．その理由は，十分な深さの通糸ができていないと結紮する際に強膜が裂けたり，バックルの固定が不十分になるためである．しかしながら，その一方で強膜穿孔を生じると以下に述べるような合併症が生じる上に，眼圧低下をきたして手術の難易度が上がってしまうことがある．そのため，適切な深さの強膜通糸を安定して行えることは，強膜バックリング手術において大変重要となる．

　強膜通糸における穿孔のリスクファクターには，術眼側と術者側の要素がある．術眼側の要素として，

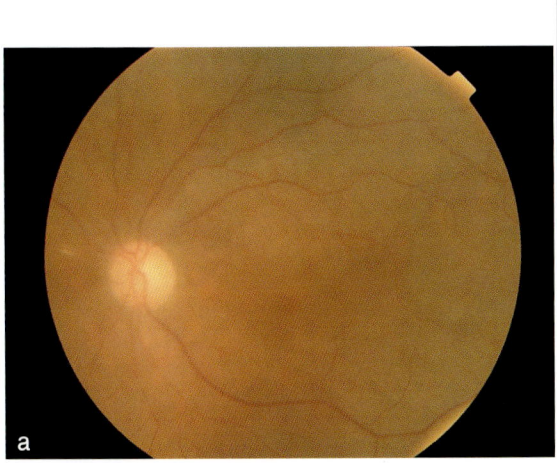

図1　術前の眼底写真と眼底スケッチ
網膜全剝離を呈している.

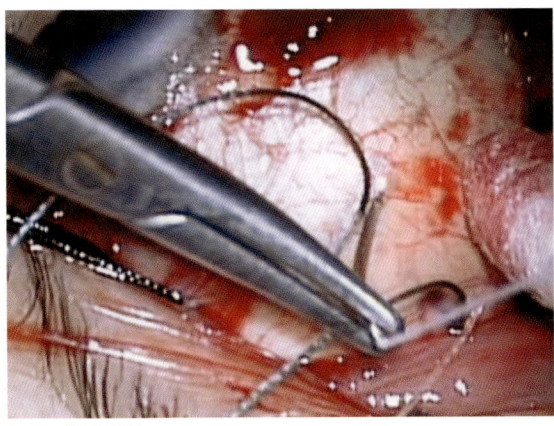

図2　術中所見
スウェッジを把持しており不安定である．また，針が強膜に対して立ちすぎている．この後，通糸部に網膜下液の漏出を認めた．

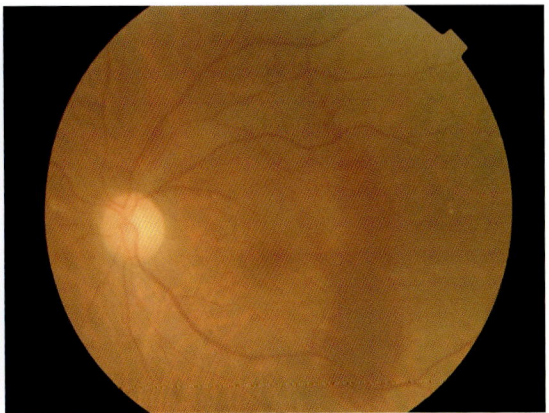

図3　穿孔後の眼底所見（写真は術後に撮影）
穿孔部からの網膜下出血を認める．

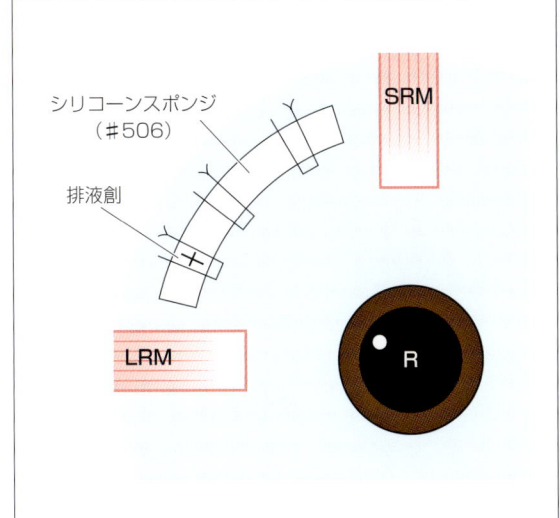

図4　手術模式図

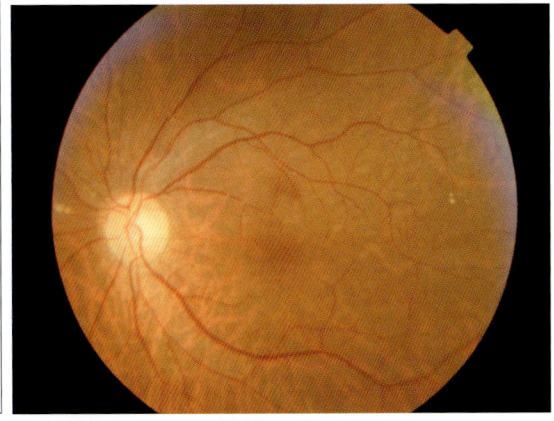

図5　術後2か月の眼底写真
網膜は復位し，網膜下出血も消失した．

強度近視眼や再手術眼などでは強膜穿孔のリスクが高いことが過去に報告されており，このような症例に対しては十分注意してあたるしかない．しかしながら，術者側の要素，すなわち手技上の問題は術野の視認性を改善したり，運針を安定させるために必要な対策を講じたりすることでそのリスクを軽減できる．また，言うまでもなく前述のリスクが高い症例に対してもその対策は有用となる．

## ● 穿孔しないための工夫

### 1）視認性のよい術野を確保する

　一般論として，視認性が悪い状態での手術操作は行うべきではない．強膜バックリング手術においても，術野をしっかりと展開して強膜表面が「よく見えている」状態で通糸すべきである．強膜通糸は，強膜内を通過する針の先端を目視し，針の通った部分の強膜がやや透けて盛り上がるのを確認しながら行う．その作業が行えるためには，いくつかの条件がある．

　まず，通糸する強膜が十分露出されていることが必要である．つまり，最初の結膜およびテノン嚢のpreparationを正確に行っていることが強膜通糸を安全に行える条件となる．次に，展開された術野に液性成分が貯留していないことが必要である．術野の血液や水はM.Q.A.®や綿棒で助手に積極的に拭いてもらうようにする．穿孔部からの出血や眼内液の漏出で穿孔に気がつく場合もあり，術野から液性成分を除去しておくことはその観点からも重要である．ただ，慣れていない助手だと貯留液を拭く際にスパーテルが動いてしまい，せっかく術野がよく展開されていたスパーテルが入れ直しとなってしまうことも多い．そこでつい「この位の状態ならば」となって，よく見えない環境で通糸してしまうというのが落とし穴となる場合がある．そのような状況を避けるために，術者は根気よくスパーテルを入れ直すべきである．

　最後に，通糸過程がよく明視できることが条件である．筆者自身は無影灯と双眼倒像鏡を用いて強膜バックリング手術を通常行うが，よい視認性を確保するために手術顕微鏡を用いるのもよい方法であると考えている．実際に，強度近視眼，再手術眼のような症例では状況に応じて手術顕微鏡を用いている．

### 2）安定した運針を行う

　安定した運針のために必要な要素は，針の適切な使用と通糸の方向であると考える．強膜の通糸には5-0ダクロン糸のようなへら型の針が適している．また，手術針には持針器で把持するべき部分，把持してはならない部分がある．少なくとも針先とスウェッジの部分は持つべきではない．針先を持てば切れが悪くなり，通糸時の感覚が変化するとともに無理な力をかける必要が生じる．切れなくなった針は使用しないのが無難である．また，スウェッジの断面は通常円形となっているため，持針器での把持が不安定となる．安定した運針をするために，針の後部から1/3程度の位置を把持するのがよいとされている．

　強膜に通糸する際は針先を強膜に対して立てる必要はなく，直筋の付着部をしっかりと把持し眼球を固定しながら，針先の引っかかりと背を利用して少し強膜を凸となるようにしてから針先を進める．その後，ゆっくりと針が強膜を通して軽度に透けて見える程度の深さで，一定の深さを保ちながら強膜内を水平に針先が進むように運針する．

## ● 穿孔した際の対処法

　注意して通糸を行っても，穿孔することがある．穿孔した場合には合併症を拡大させないことが重要となるが，まず大切なことは穿孔に一刻も早く気づくことである．教科書には，「糸に茶色の付着物があった場合は穿孔のサイン」とよく記載されているが，注意して針先を観察しながら進めた場合は完全に通糸してしまう前に穿孔に気づくことが多い．また，穿孔した際には針先の抵抗が「すっ」と消失する特有の感覚があり，出血や眼内液の漏出を伴うことが多い．そのような感覚あるいは所見があったときにはそれ以上運針せず，眼球に力がかからないようにそっと針を抜いた後に眼底検査をするべきである．通糸してしまってから前述の茶色の付着物や急激な眼圧低下で穿孔に気づいた場合には，刺入部ぎりぎりで糸を切断して除去する．5-0ダクロンなどの編み糸を通過させると組織をさらに損傷するためである．

　穿孔が疑われた場合は，まず直筋牽引糸をゆるめて眼底検査を行う．チェックポイントは，①眼内

出血があるか，②出血は経時的に増加するか，③網膜穿孔しているかの3点である．出血が認められたならば，すぐに綿棒などで穿孔部を圧迫して止血操作を行う．そして，出血の増加量や位置などから黄斑部に到達する可能性があると考えられるならば，患者頭位を黄斑部が穿孔部より上方に位置するように急いで変換する．

　また，網膜にも針先がヒットしていないかを確認する．通常は網膜が剥離している部分で通糸が行われるため，網膜損傷のない場合が多い．しかし，扁平な網膜剥離の場合，あるいは網膜剥離の丈が低い部分で穿孔した場合には網膜も穿孔していることがある．輪状締結を施行する際に網膜非剥離部に通糸する場合も同様である．網膜穿孔した部位は網膜出血や色調の変化を伴っている．また，穿孔部に網膜嵌頓が生じている場合にはその部分に放射状の皺襞が生じている．そのような部分が観察された場合には，必ず網膜裂孔として処理する．すなわち，圧迫を最小限に抑えながら冷凍凝固を施行し，その部分もバックルにのるようにバックル素材を幅広のものに変更する．

**参考文献**
- Michels RG, et al : Complications of retinal detachment. Retinal Detachment, CV Mosby, St. Louis, pp959-1057, 1990.
- 島田宏之：バックル操作時の合併症．丸尾敏雄，他（編）：眼科診療プラクティス 26　網膜剥離の診療指針．文光堂，pp144-147, 1996.
- 大路正人：強膜穿孔．丸尾敏雄，他（編）：眼科診療プラクティス 53　網膜硝子体手術のトラブルシューティング．文光堂，p21, 1999.
- Kurihara T, et al : New retractor capable of aspirating fluids during scleral buckling surgery. Retina 29 : 1542-1544, 2009.

〈野田航介〉

## アドバイス

強膜通糸は強膜バックリング手術の必須手技である．冷凍凝固，裂孔の位置決定，網膜下液排液などと比べて習熟や技術を要しないと思われがちであるが，通糸時の穿孔は強膜バックリング手術では約5％，斜視手術では約7％に生じるとされ，術者の経験によらないという報告もある．穿孔が生じた場合，手術予後や視機能を左右する可能性があり，復位が得られても長期間たってから思わぬ合併症を招くこともあるので注意したい．

● 術野の確保

すべての手術に共通することであるが良好な視認性とワーキングスペースの確保は個々の手技の難易度を大きく左右する．強膜バックリング手術では制御糸による眼球の展開と固定，術者の立ち位置などはもとより，介達の影響が大きい．そして本文でも触れているが，術野から液性成分を除去しておくことは重要である．貯留液を拭こうにもいわゆる手が足りない状態でしかし手術進行を優先するあまり視認性不良のまま続けてしまう，という状況は避けたい．吸引付きスパーテル〔アスピレーティングスパーテル：Aspirating Spatula，イナミ（株）〕を用いると，術野の確保と貯留液の除去が同時に行え，特に人手不足の折にはおすすめである（図1）．

● 適切な運針

確実な眼球固定は重要で，そのために有鉤鑷子で直筋の付着部をしっかり把持するとよい．強膜の厚さのおよそ1/2～3/4の深さを目安として針先を刺入し，強膜表面を通して強膜内の針を見ながら運針を行う．へら型針では比較的強膜断裂は起こりにくいが斜めに入ると強膜を破損することもあるので注意したい（図2a）．また低眼圧では運針は難しいので綿棒などで圧迫して眼圧を上げる．針の深さを決めたら，強膜を通して見える針の先端の見え方が一定になるようにしながら，針先が出るまでその深さを保った状態で平行に運針を行う．角膜や強角膜縫合の場合とは異なり，決して針を回転させない．

子午線バックルの場合，基本的に後極側に向かって運針する．両端針でない場合は，特に赤道部より後方の通糸は後ろから前には難しいので，通糸後に糸を切断してマットレス縫合となるよう工夫するのもよい（図2c）．

予定通糸部位の強膜が薄い場合，渦静脈やその枝がある場合はそれらを避けて短い幅の通糸を両側に置く方法もある（図2b）．また，乾燥で強膜が薄い場合は生理食塩水などで厚みを回復させるとよい．

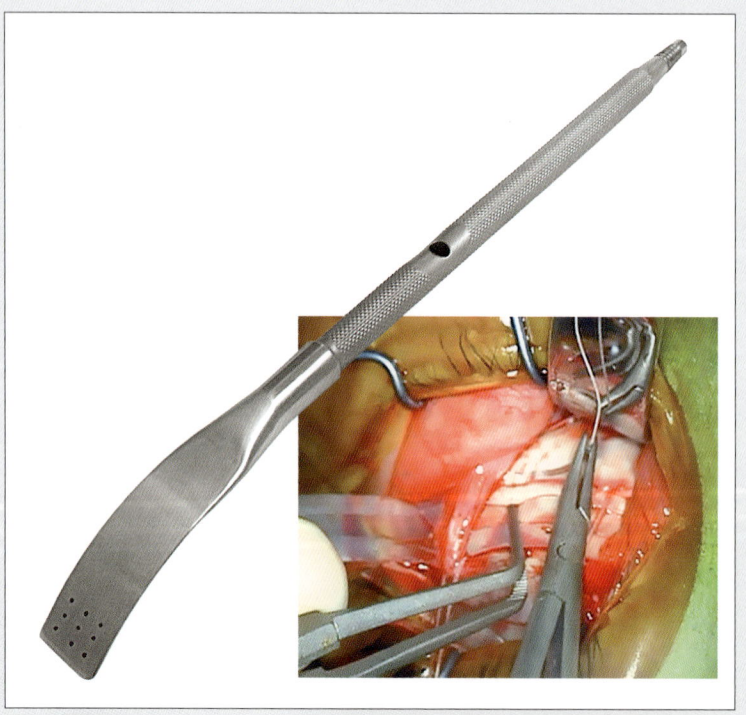

図1　吸引付きスパーテル
顕微鏡下で用いる際に反射を軽減するためにブラックコーティングを施したものもある．

● 穿孔したら

　成書の強膜穿孔に関する potentially disastrous という表現はもっともであるが，実際には網膜損傷もなく，予定の網膜下液排液と同等の効果が得られることも少なくない．低眼圧に注意すること（眼内に人工房水を注入するなど：A-7, 31 ページを参照）と，予定していた他の手技の順番を変更することで，ことなきを得られる場合も多い．対処法は本文の通りである．

　また術後年単位の経過を経て，糸の眼内への侵入が生じ，時に硝子体出血や再剥離の原因になることもある．糸による炎症惹起，近視，白内障手術や緑内障による高眼圧の強膜へのストレス，そして深い通糸や穿孔などの術者の技量不足が原因と考えられている．糸が脈絡膜あるいは網膜下腔内にあり，出血や網膜損傷がない場合はそのままでもよしとする術者もいるが，このような晩期合併症の観点からも除去して置き直すべきであろう．

**参考文献**

- Williams GA, et al. : Techniques of Scleral Buckling. Ryan JS(ed), 4th ed, RETINA vol III. Elsevier Mosby, Philadelphia, pp2035-2070, 2006,
- Kurihara T, et al. : New retractor capable of aspirating fluids during scleral buckling surgery. Retina 29 : 1542-1544, 2009.
- Dang Y, et al. : Scleral penetrations and perforations in strabismus surgery and associated risk factors. J AAPOS 8 : 325-331, 2004.
- Weinberger D, et al. : Intraocular intrusion of sutures after retinal detachment buckling surgery. Retina 15 : 417-421, 1995.

〈篠田　啓〉

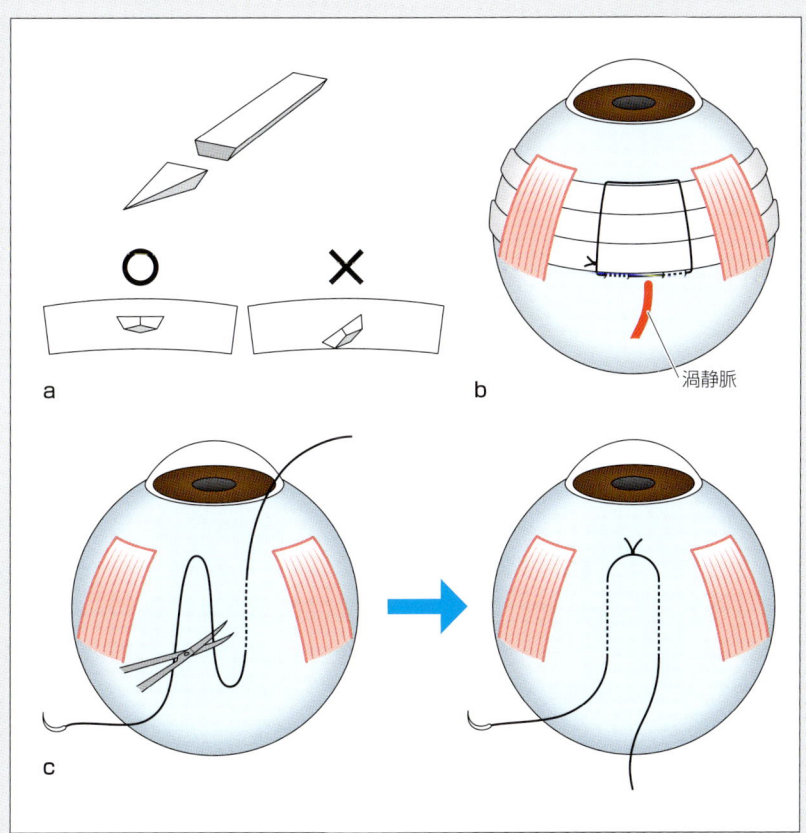

**図2　適切な運針**
a：へら型針（サージダック™）の断面図（上）．スパーテル型の針は幅が広く横方向への切れが鋭いため斜めに入ると強膜を損傷しやすかったが，へら型針ではこの点も考慮してデザインされており強膜断裂は比較的起こりにくい．しかしやはり強膜に平行に入るように注意したい（下）．
b：強膜通糸の工夫．通糸を避けたい部位がある場合，短い幅の通糸を両側に置く．
c：強膜通糸の工夫．両端針でない場合，通糸後に糸を切断してマットレス縫合にする．

強膜バックリング手術

# A-5 網膜下液排液時のトラブル

> **対策**
> - 網膜下液が出ない場合は再度，眼底を検査して出ない原因を検討する
> - 網膜下出血を生じた際には直ちに創を縫合し，眼球を圧迫して止血する
> - 排液創に網膜が嵌頓した場合は直ちに強膜圧迫をやめて網膜を眼内に戻す

> **予防策**
> - 長後毛様動脈がある3時，9時，および渦静脈のある部位を避け，排液直前に眼底検査をして網膜下液が十分にある部位から排液する
> - 顕微鏡下で排液予定部位の脈絡膜血管の所在を十分に観察できるようになるまで強膜を広めに確実に切開して，太い脈絡膜血管がないところから排液する
> - 過度の強膜圧迫を避け，排出される液の性状を注意深く観察しながら排液する

> **症例** 19歳 男性
>
> 近医で左眼網膜剝離を指摘され受診．LV(1.2)．網膜格子状変性内4時方向の萎縮円孔を原因裂孔とする扁平な網膜剝離(図1)．後部硝子体剝離は起こっていない．網膜剝離はまだ黄斑部には及んでいないが，アーケード血管付近まで剝がれているため強膜バックリング手術を施行(図2)．
>
> 　外直筋，下直筋に制御糸をかけ円孔を含む格子状変性部を冷凍凝固した後，円孔部に相当する強膜表面をマーキング．シリコーンスポンジ(#506)縫着のための前置糸を設置．4時半方向のバックル設置予定部から排液を行った．強膜を子午線方向に3.5〜4mmほどクレッセントナイフにて切開．この際，脈絡膜を傷つけないよう注意しながら少しずつ切開を深くし，血管が観察できるようになるまで脈絡膜表面を十分露出した．8-0ナイロン糸にて強膜創に前置縫合を設置．電気分解針を用いて脈絡膜の太い血管がない部位を穿刺．強膜圧迫を加えると粘稠な下液の排出をみた．
>
> 　下液が粘稠で排出しづらいため，強膜圧迫の力を少し強めたところ，下液の排出に続き，透明な膜状組織がドーム状に出てきたかと思った瞬間，膜状組織が破れて硝子体様の透明組織が出てきた．眼底をみると網膜下液はほぼ排出され消失していたが，排液部に網膜と硝子体が嵌頓しているのを認めた．圧迫が強かったためか排液創に網膜が嵌頓し，これが破れて硝子体脱出を生じたものと考えられた．M.Q.A.®と剪刀を用いて脱出硝子体を切除しつつ網膜は可能な限り眼内に戻すようにした．強膜創の前置糸を結紮した後，再度眼底検査．網膜硝子体嵌頓の程度は軽度であることを確認．嵌頓部に冷凍凝固をおき，予定通りバックルを設置(仮縫合)．途中，眼圧上昇のため27G針にて前房穿刺した．原因裂孔，格子状変性部，嵌頓部のいずれもがバックル上にのっているのを確認した後，バックル縫合糸を本結紮．結膜を縫合して手術を終えた．

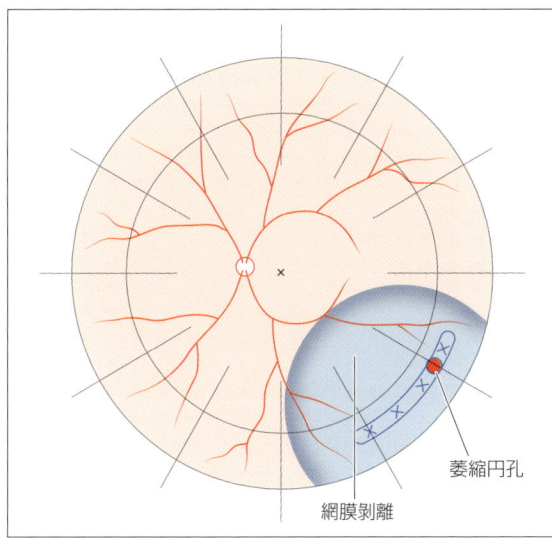

**図1　術前の眼底スケッチ**
下耳側にある格子状変性内の萎縮円孔から生じた扁平な網膜剥離．後部硝子体剥離はなく，黄斑はまだ剥離していない．

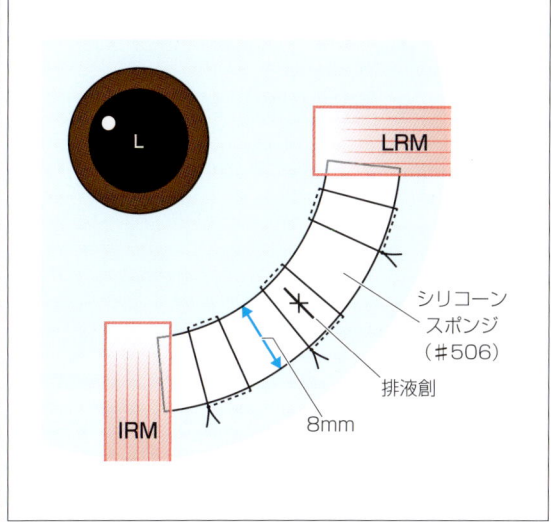

**図2　手術模式図**
排液創に嵌頓した硝子体を切除し，排液創を縫合後，#506 バックルを設置した．

## 解説

### ● 主なトラブル

網膜下液排液時の主なトラブルとしては，以下1)～3)のようなものがあげられる．

#### 1) 網膜下液が出ない

下液が出ない原因としては，①排液使用としている部分に下液があまりない，②脈絡膜の穿刺の深さが不十分，③穿刺した穴に硝子体が嵌頓しているなどが考えられる．したがって下液が出ない場合は，再度，眼底をよく観察して上記のいずれの原因で出ないのかを確認したうえで対処法を検討しなくてはならない．

①に対しては下液が多量にある部位に排液の場所を移す，②に対しては穿刺を追加する，③に対しては脱出した硝子体は剪刀で切除した上で強膜創を縫合し，新たな網膜裂孔を生じているようであれば新裂孔部に冷凍凝固を置きバックルにのせるなどで対処する．

#### 2) 網膜下出血

排液時に網膜下出血を生じた際には直ちに創を縫合し，しばらくの間，眼球を圧迫して眼圧を上げ，出血が広がらないようにする．万一，出血した際に直ちに縫合できるように強膜創には前置縫合を設置しておくほうがよい．縫合後は圧迫しつつ黄斑部に出血が行かないように頭位を調整する．このようにして止血したうえで，下液の残存がまだ多量にあるようなら，別の部位からの排液を試みる．この際，下液の排出とともに血液が流出する場合がある．

#### 3) 排液創への網膜嵌頓

網膜嵌頓は排液創から透明な膜が少し膨らんで出てくることで発見される．その時点で気づいて排液のための強膜圧迫をやめれば網膜は眼内に戻ってくれる可能性があるが，気づくのが遅れて圧迫を続けると網膜が破れ，硝子体あるいは硝子体液が出てくる．脱出した硝子体は剪刀で切除し，網膜は可能な限り眼内に戻した上で強膜創を縫合し，新たに生じた網膜裂孔部には冷凍凝固を置きバックルにのせる．

### ● 排液する部位の選び方

網膜下出血を生じないように，長後毛様動脈がある3時，9時，および渦静脈のある部位を避ける．万一，出血した際に黄斑部に出血が及びにくいという観点からは，耳側よりは鼻側，上方よりは下方のほうが望ましい．また，網膜嵌頓，新裂孔形成を生じた場合のことを考えると，可能であればバックル設置予定部でバックルの頂点に相当する部位がよい．ただし，硝子体脱出を予防する観点からは裂孔から離れた部位がよい．

起坐位と仰臥位では網膜下液が多量にある場所が変わっている場合もあるので排液直前にも眼底検査をした上で，前述のことを考慮しつつ，網膜下液が十分にある部位から排液する．

### ● 電気分解針を用いた排液法

電気分解針を用いた排液法は竹内によって提唱された方法で，原法では強膜切開を行わず，強膜上から直接，強膜，脈絡膜，網膜色素上皮を穿刺して排液する方法である．本法は強膜切開が不要である，網膜嵌頓を生じない，仮に網膜下出血しても縫合することなく直ちに圧迫して止血することができるため大事には至りにくいなどの長所を有する．

筆者も長らくこの方法で排液を行ってきたが，穿刺部の脈絡膜血管を確認できないため，時に血管を傷害して網膜下出血を生じる場合がある．扁平な網膜剝離で排液部の網膜剝離の丈が低い場合は十分留意して穿刺しても網膜まで穿孔してしまう場合がある．強膜が厚い例では排液が困難であるなどの欠点があった．このため筆者は最近では「症例」のところで述べたように強膜切開をして脈絡膜表面を露出させ血管の所在を確認しながら電気分解針にて穿刺し排液するようにしている．

このように強膜を切開して排液する場合，脈絡膜の穿刺には縫合針，注射針，ジアテルミーなどを用いてもよいのだが，筆者は電気分解針を用いている．その利点は，①脈絡膜に垂直に軽くあてがい押しつけるだけで穴があいてくれるので血管を傷害したり，網膜を穿孔したりしくいこと，②ジアテルミーでは熱凝固により脈絡膜が白濁，収縮して穿孔部の観察がしにくくなるが本法では脈絡膜穿孔部の穴の状態が観察しやすいことなどがあげられる．

**参考文献**
・眼科 Surgeon の会編著：網膜剝離の手術―確実な復位をめざして 第1版．医学書院，1986．

（櫻井真彦）

---

## アドバイス

網膜下液排液は，強膜バックリング手術の手技の中で，最も合併症が起こりやすい部分である．穿刺部の脈絡膜からの出血が網膜下に回ったり，穿刺部に網膜嵌頓をきたしたり，網膜が破れて液化硝子体が出たり，いずれも深刻な事態を招く．そのため，裂孔閉鎖がある程度できていれば無理して排液することにこだわらずに，手術を終了することが勧められる場合もある．しかし，網膜下液排液が上手く行われ，手術中に網膜がほぼ復位すれば，より良好な術後経過が期待できるため，安全な網膜下液排液方法で確実に施行できることが望ましい．

### ● 安全確実な脈絡膜穿刺の方法

強膜切開は小さすぎると脈絡膜の視認性が不良で，かえって危険である．十分な長さの切開を行い，切開部の底の脈絡膜をよく観察する(図1)．暗赤色の脈絡膜血管が認められるので，血管と血管の間を狙って27G針などですくうように穿刺する．この際，いわゆる穿刺というイメージよりは，針先でかすかに引っかけて血管の間の組織をほぐしていくような操作で行うと安全である(図2)．うまくほぐれると，脈絡膜組織のすぐ下にはブルッフ膜と思われる半透明の灰白色の組織が認められることが多く，それが破れると網膜下液の排出がみられる．穿刺孔が小さすぎて下液排除がゆっくり過ぎる場合には，穿刺孔内に針先をほんの少し入れ，引っかけるようにしてやや拡大すると，十分な排液が得られる．これらの操作の際には，穿刺部位の詳細な観察下に確実に穿刺，排液をするため，筆者はジアテルミーによる脈絡膜凝固は一切行わない．興味深いことに，ジアテルミーで凝固した場合よりも，凝固せずに穿刺した場合のほうが，最終的に出血で困ることは少ないように思われる．

### ● 排液の終了

綿棒などで強膜をやさしく圧迫し，網膜下液を排出する(図3)．網膜下液の排出が終わりに近づくと排液に色素が混じるようになるので，排液終了の一応の目安になる．網膜剝離の範囲が広い症例では，穿刺部付近の網膜下液のみ排液され，離れた部位にはまだ網膜下液が存在するのに，穿刺部で網膜が復位して排液

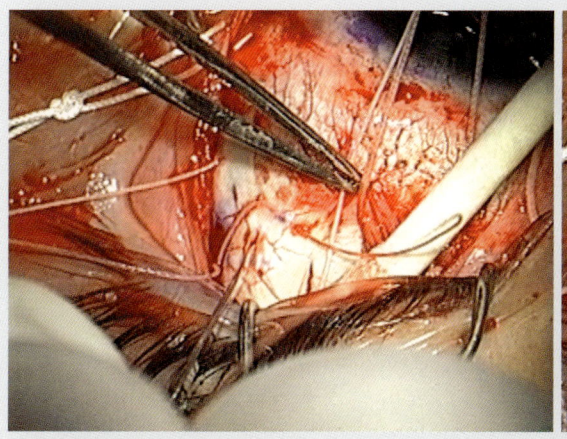

**図1 強膜切開**
先の尖ったメスよりは，ゴルフ刀のように丸い歯を持ったメスのほうが安全である．十分な長さの切開を行う．

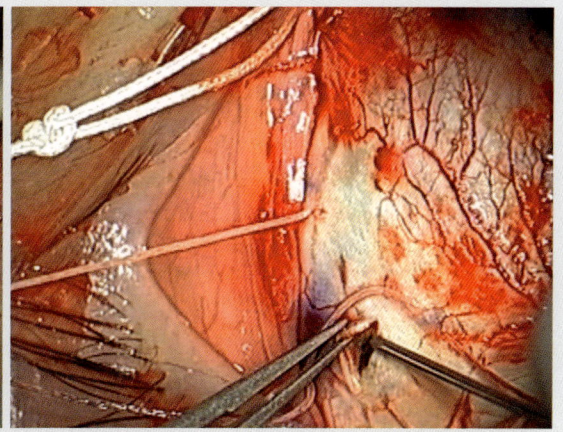

**図2 脈絡膜穿刺**
27Gの注射針で脈絡膜を穿刺している．脈絡膜血管の間をねらい，針を寝かせて接線方向に動かし，組織をほぐすようにして排液孔を作る．

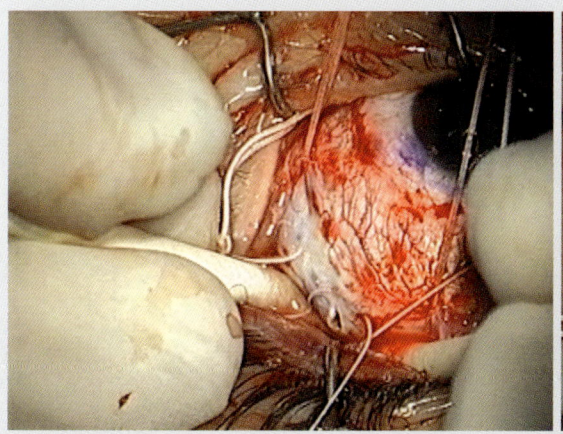

**図3 網膜下液の排液**
綿棒などを用いて強膜をやさしく圧迫し，網膜下液を排液する．ぐいぐいと乱暴に圧迫してはいけない．

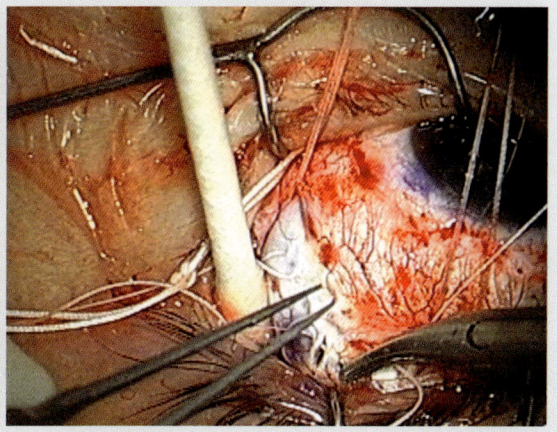

**図4 強膜創の縫合**
圧迫しての眼底確認や強膜へのバックル縫着の前には，強膜創は縫合閉鎖しておく．この場合は8-0の吸収糸で縫合している．

が止まることがある．そのような時には，強膜切開を仮縫合(図4)し，眼底を倒像鏡で確認する．綿棒で穿刺部の強膜をやさしく圧迫すると，穿刺部付近の状況もわかる．もし続けて排液できそうであれば，強膜縫合の仮縫合を解いて，再度排液を試みる．眼底確認中に網膜下液が少し移動し，再び排液されてくる場合も多い．どうしても一か所の穿刺で十分な排液ができない場合には，残存下液のある他の部で，新しく強膜切開，脈絡膜穿刺して，網膜下液の排液を試みる．

### ● 粘稠な網膜下液

若年者の萎縮性円孔による網膜剝離の場合，長期間存在する網膜下液は粘稠度が増して排液が難しいことがある．このような場合には，穿刺孔を少しだけ拡大してゆっくりとていねいに圧迫して網膜下液排液を促す．穿刺部とその周囲の網膜下液しか排出されないことも多いので，穿刺部は原因裂孔にやや近い位置で行い，その部のみ網膜下液がなくなればよしとする．

〔小泉　閑〕

強膜バックリング手術

# A-6 子午線ひだ，フィッシュマウス

> **対策**
> - 硝子体内に空気など気体を注入
> - 子午線バックルの追加・置き直し，または硝子体手術

> **予防策**
> - 可能なら子午線バックルを行う
> - 円周バックルや輪状締結の高さを高くしない
> - 90°以上の長い円周バックル設置を避ける
> - 裂孔とバックルの位置を適切に

> **症例** 57歳 男性
> 　左眼下方視野欠損を自覚し，眼科受診．LV(0.2)．左眼底には約2.5乳頭径大の網膜裂孔が上方赤道部にあり，周囲は網膜が胞状に剝離し，黄斑部も剝離していた(図1)．強膜バックリング手術を計画し，裂孔に対し冷凍凝固後シリコーンタイヤ(#287)で裂孔を閉鎖，網膜下液を排液しシリコーンバンド・スリーブ(#240・#270)で輪状締結を行った．術後網膜裂孔にフィッシュマウスが生じており，裂孔が閉鎖していなかったため(図2)，前房穿刺後，空気を硝子体内に注入したところフィッシュマウスは消失し，網膜は復位した．

**解説**

### ●子午線ひだ・フィッシュマウスの定義と病態

　子午線ひだは，弁状裂孔に対する強膜バックリング手術中，円周バックルを設置したときに生じる裂孔からバックルの子午線方向に生じるひだである．そのひだによってバックル上の裂孔と後極側の網膜剝離が交通している状態を，その形状からフィッシュマウスと言う．フィッシュマウスになると液化硝子体と網膜下液が裂孔を介して交通するため裂孔は閉鎖せず，初回手術は無効になる．原因として，輪状締結や円周バックルは巻かれた部位の眼球内壁の長さを短縮させるので，その結果，網膜が子午線方向に余ってしまうことに起因する(図3)．

### ●子午線ひだ・フィッシュマウスを予防するには

　予防が重要であり，後述することを常に考えながら強膜バックリング手術に臨むべきである．手術を受ける眼側の因子としては，子午線ひだは裂孔が大きかったり裂孔への硝子体牽引が強い症例に起こりやすい．
　術中に注意すべき点であるが，まず可能なら子午線バックル(radial buckle)を選択する．円周バックルと違い子午線バックルでは子午線ひだは起こりにくい．復位術中にバックル設置のデザインを決める際，マーキング終了時に裂孔の位置や大きさ，網膜硝子体癒着など考慮して，子午線バックルが置けそ

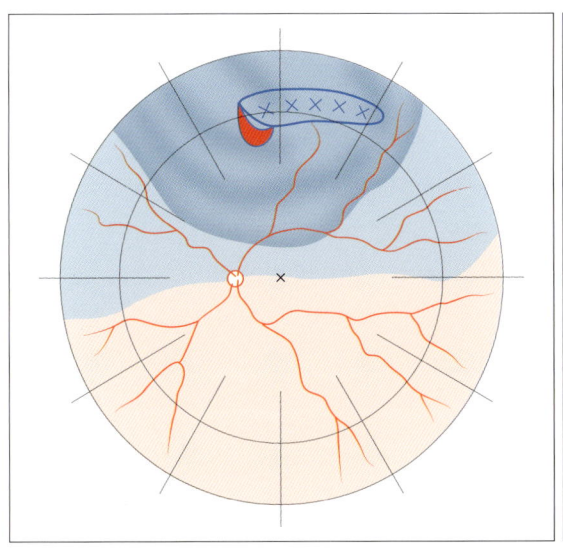

**図1 初診時眼底スケッチ**
左眼底には11時の赤道部に網膜裂孔があり，黄斑剥離を伴う胞状網膜剥離がある．

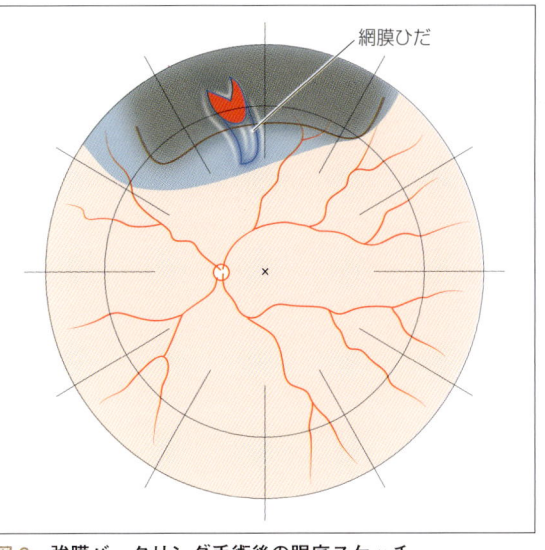

**図2 強膜バックリング手術後の眼底スケッチ**
裂孔と円周バックルとの位置関係は良好であるが，裂孔の子午線方向に網膜ひだが生じることで，裂孔とバックルより後方の網膜との間にひだによる下液の交通がある．いわゆるフィッシュマウスの状態になっている．

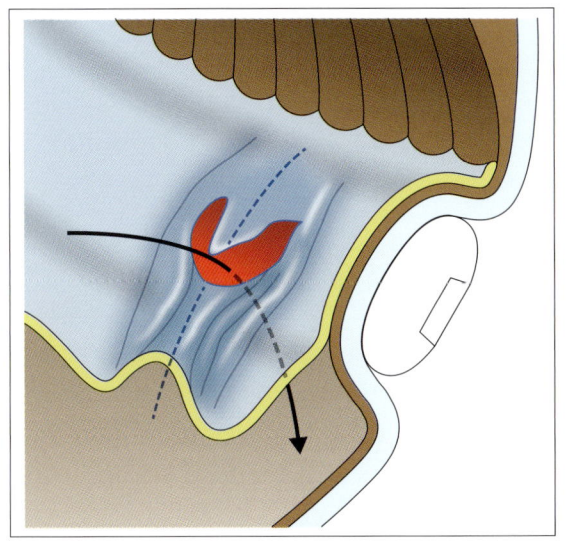

**図3 子午線ひだ・フィッシュマウスのシェーマ**
円周バックルは眼球内壁の長さを短縮させるので，結果網膜が子午線方向に余ることで子午線方向（点線）の網膜にしわができる．しわが生じた部位に裂孔があれば，裂孔と後方の網膜剥離との間にしわを通して液化硝子体の流入があることで裂孔は閉鎖しない．

うなら置くことを考える．通常，裂孔が単一で大きすぎず，直筋にバックルが接触しない位置にあるとき，裂孔周囲に円周上に網膜硝子体癒着がない時などがよい適応である．
　次に，円周バックルを行うときはバックルの隆起を高くしすぎないようにする．特に網膜下液排液後にバックルの本結紮を行うときは，眼圧が低下しているので締まりすぎないよう注意する．眼圧が低すぎると感じた場合，眼内にBSS PLUS®を注入してもよい（BSS PLUS®を注入しすぎると注入したBSS PLUS®が裂孔下に入ってしまい網膜剥離の丈が増えるので注意する）．また円周バックルの設置時，裂孔に対し不必要に長いバックルを置かない．90°以上の長さのバックルは子午線ひだを生じやすい．裂孔周囲のみならず網膜下液のある範囲に円周バックルを置いてある症例をみることがあるが，不必要に長いバックルは子午線ひだ形成による裂孔閉鎖不全や網脈絡膜循環障害を生じる可能性があり好ましくない．バックルの材料として，シリコーンスポンジとタイヤではスポンジのほうが隆起が高く出るので，

大きな裂孔に対してはシリコーンタイヤの使用を考える．さらに排液をしたほうが子午線ひだは起こりにくいし，裂孔に対するバックルの位置が適切でないと起こりやすい．

● 対処法

　子午線ひだは基本的に術中に確認して術中に対処するのがよい．術中バックルを設置後，フィッシュマウスの有無を含めて裂孔とバックルの位置関係を確認するが，その際裂孔とバックルの位置関係の確認が難しい時がある．その対策として，低眼圧になっていればBSS PLUS®を最小限注入し眼圧を正常化させて確認することや，バックルを鑷子で押しながら観察することでバックルの隆起を確認する．フィッシュマウスと間違いやすい所見に，裂孔の後極側とバックルの斜面に網膜下液が残存しているが，その後極側網膜に剝離がないときがある．しかし，この場合は裂孔に対するバックルの位置がよければ経過観察で大抵網膜下液は消失する．

　明らかなフィッシュマウスがある場合は，まずバックルの位置が裂孔に対してこれでよいかを確認する．当然バックルの位置や大きさが適切でないとフィッシュマウスは起こりやすいし，空気を硝子体内に注入すればいったん網膜は復位するかもしれないが，いずれ再剝離するであろう．バックルが適切な位置であれば，バックルを緩める，バックルが短くできそうなら短くすることを考える．裂孔部の後方に子午線バックルを追加することも有効である（具体的にはバックルを一部厚みを半分にして，半層部分を円周バックルの強膜側に挟み込む）．

　網膜下液排液が不十分であれば排液をさらに行うこともある．それでも改善しない場合，空気またはSF6ガスなどの気体を硝子体内に注入することを考える．具体的には，眼圧を前房穿刺などでなるべく低くしてから注入する．硝子体があるので入っても0.5 mL程度である．注入時，注入スピードが速すぎると硝子体を牽引し，新裂孔を形成するので注意する．しかし，遅すぎると気体が泡状になって視認性が低下する．適切なスピードでかつ気体が一塊になるよう注入することを心がける．また，注入後の一過性高眼圧にも注意が必要である．

　術後にフィッシュマウスになっていることを確認した時は，バックルの大きさ，位置が適切である場合，前述のように眼内に空気またはSF$_6$ガスを注入する．行う時は消毒洗眼後前房穿刺を行いできるだけ眼圧を下げてから注入する．注入直後の体位は腹臥位が望ましい．上方の裂孔に対しては立位でもよいように思えるが，立位だと気体が硝子体を牽引させることで，対側に硝子体網膜癒着がある場合新裂孔を形成するおそれがある．注入後には高眼圧，新裂孔形成や眼内炎の有無などに注意する．上方の網膜裂孔の場合はこれで復位するが，下方裂孔に対しては基本的に再手術で適切な位置にバックルを置き直すか，子午線バックルを追加する．裂孔が深くバックル追加などが困難な場合，硝子体手術を行うことを考える．

**参考文献**

・Michels RG, et al：Retinal Detachment, 1990. 松井瑞夫，他（監訳）：網膜剝離の治療．マイケルス網膜剝離．文光堂，pp443-448，1995
・髙塚忠宏：高すぎるバックルとフィッシュマウス．丸尾敏雄，他（編）：眼科診療プラクティス53　網膜硝子体手術のトラブルシューティング．文光堂，p48，1999
・島田宏之：バックル操作時の合併症．丸尾敏雄，他（編）：眼科診療プラクティス26　網膜剝離の診療指針．文光堂，pp144-147，1996

〈齋藤　航〉

## アドバイス

子午線ひだは，強膜バックリング手術による裂孔原性網膜剥離手術では最も避けたい合併症のひとつである．輪状締結や1象限以上の長い円周バックル (circumferential buckle)を設置した場合，円周方向に網膜が余るため子午線方向の縦ひだが剥離網膜に生じると考えられる．強すぎる輪状締結や高すぎる円周バックルが原因と思われるが，裂孔付近に生じやすいため硝子体の牽引も関与していると推測される．裂孔に子午線ひだを生じると裂孔縁がギザギザの形状となりいわゆるフィッシュマウスの状態に陥る．こうなると裂孔の閉塞は困難となり，多くの場合再手術が必要になる．

### ● 子午線ひだ形成原因の病理組織からの考察

網膜弁状裂孔の形成には網膜への硝子体による牽引が関与している．弁状裂孔は網膜格子状変性付近にできることが多い．これは網膜格子状変性の構造上の特徴に起因すると思われる．網膜格子状変性の組織像では，巣内の網膜は菲薄化し，直上の硝子体は液化してポケットを形成し，変性巣の辺縁部とその周囲は網膜硝子体の癒着が著明である．局所で網膜と硝子体の癒着のある部分とない部分が混在する場合，網膜の裂け目が生じやすく，さらに急速に拡大しやすいと考えられる(**図1**)．裂孔縁の網膜への不規則な硝子体牽引が，網膜の子午線ひだ・フィッシュマウスが形成される要因のひとつと考えられる．これは硝子体手術で網膜格子状変性付近の硝子体を切除する時に実感する構造である．1象限に達するような弁状網膜裂孔であってもフィッシュマウスとはならない場合もあり，裂孔の大きさだけがフィッシュマウス形成の原因ではないと思われる．子午線ひだの解消に子午線バックルの追加が有効なのは，ジオメトリーの改善(眼球内壁側と剥離網膜のサイズ合わせ)に加えて局所での硝子体牽引の軽減ができるからと思われる．

### ● 子午線ひだ形成後の網膜下液の排液

手術中に子午線ひだを生じて網膜が復位しなくなり，さらに網膜下液を排液する場合には十分な注意を要する．硝子体腔中に灌流液を注入してもフィッシュマウスを通って網膜下に液が交通するようになったら，眼外からの排液は断念して硝子体腔へのガス注入か硝子体手術を検討すべきである．深追いするとフィッシュマウスの部分から硝子体が網膜下に嵌頓するおそれがあるからである．もしこのような状態になったら硝子体手術へのコンバートしか方法はない．

### ● 子午線ひだを放置した場合のリスク

手術後に子午線ひだがあると網膜裂孔縁がバックル上にのっていてもフィッシュマウスを通して液の交通があるため，安静を保っても網膜剥離が治らないばかりか網膜色素上皮細胞(RPE)の硝子体腔への散布を招く．そして増殖硝子体網膜症(PVR)を高率で生じることになる．術中に網膜冷凍凝固術を施行している場合は剥離網膜からのRPEの散布はさらに加速され，PVR発症のリスクはさらに高まる．

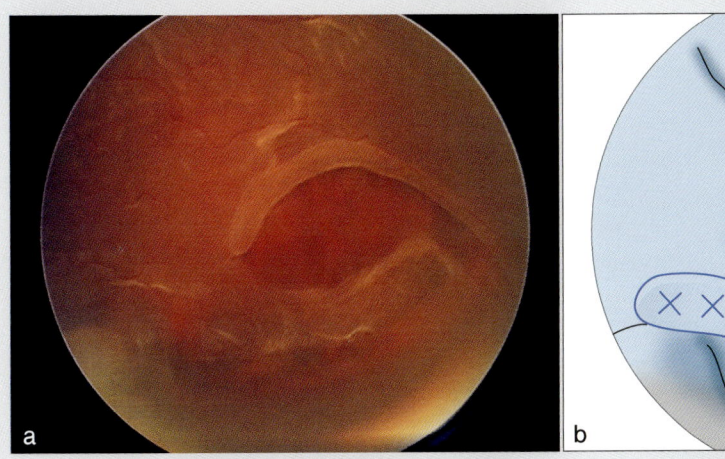

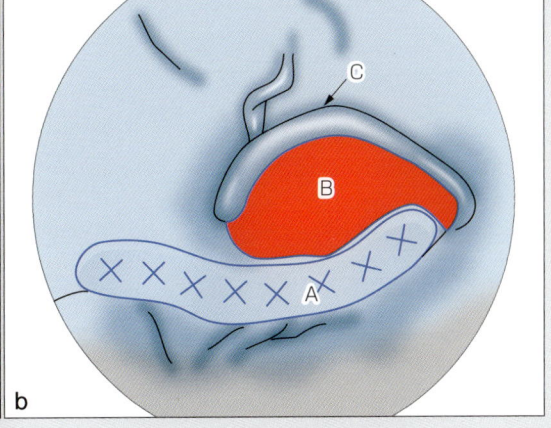

**図1　53歳男性の左眼下方に生じた裂孔原性網膜剥離**
網膜格子状変性(A)とその耳側縁から後極縁に生じた網膜弁状裂孔(B)を認める．
裂孔の後極縁の剥離網膜は眼底の後極側へカールしており(C)硝子体の牽引を示唆する．
後に施行した硝子体手術中に網膜格子状変性の後極側と周辺側に網膜と硝子体の強い癒着を認めた．

(次頁につづく)

● 再手術のタイミング

　手術翌日に子午線ひだが生じていた場合，裂孔が上方で下方に網膜変性がない症例では硝子体腔へのガス注入を行う．さらに2～3日経過をみても網膜剥離が改善傾向にない場合は，硝子体手術を施行して硝子体による牽引の除去と速やかな下液の排液を行う．浅い剥離でも面積が広ければかなりの量のRPEの遊走を招き，裂孔を通じて硝子体腔への散布，ひいてはPVRを生じることになる．裂孔が下方にあったり裂孔が大きい場合は，早期に硝子体手術に踏み切ったほうがよい．

● 再手術の術式

　硝子体腔へのガス注入やバックルの追加や置き直しは奏効する場合もあるが，確実性を重視するのであれば硝子体手術のほうが望ましい．特にバックルの追加や置き直しは，最初の手術後間もない時期に行うため，出血や疼痛で手術が困難と思われる．硝子体腔へのガス注入ではフィッシュマウスを通してガスが網膜下にまわってしまうことがあるので注意を要する．下方の大きな裂孔に対しては，速やかな復位によるPVR予防としてシリコーンオイルによる硝子体腔タンポナーデも有効である．既にバックルを設置しているので，下方の裂孔に対してもシリコーンオイルによるタンポナーデ効果が期待できる．

### 参考文献

・Schepens CL : Retinal detachment and allied diseases. WB Saunders, 1983
・David RG, et al : Retina-Vitreous-Macula. pp14-18, WB Saunders, 1999
・眼科 surgeons の会：網膜剥離の手術　第2版．医学書院，1996

（山田孝彦）

## 強膜バックリング手術

# A-7 眼圧上昇，低眼圧

> **対策**
> - 高眼圧の対策は前房穿刺，網膜下液排液，高浸透圧薬点滴，部分硝子体切除など状況によって適切な方法を単独または組み合わせて行う
> - 低眼圧の対策は人工房水や気体の硝子体内注射，バックルによる内陥，制御糸の牽引を行う

> **予防策**
> - 常に触診で眼圧を確認する習慣をつける，大きな眼圧変動を疑ったらすぐに眼底を確認する
> - 高眼圧
>   ・排液を行わない場合は術前から高浸透圧薬点滴や内服を投与したり，バックルを締める前に前房穿刺をする
>   ・緑内障眼，循環不良眼，高齢者では特に注意する
> - 低眼圧
>   ・網膜下液と排液量をイメージしながら，また，必要に応じ強膜縫合を前置して網膜下液排液を行う

**症例**　28歳　男性

　2日前から左眼の飛蚊症を自覚し来院した．初診時 LV(1.2)．眼底検査で11時方向赤道部付近の弁状裂孔とその周囲に限局した網膜剝離を認めたため(図1)，強膜バックリング手術を施行した．
　網膜下液排液の後，裂孔部分にシリコーンタイヤ(#287)を設置し，シリコーンバンド・スリーブ(#240・#270)で輪状締結を行った(図2)が，裂孔が前方に牽引されていたため，前房水を排出させてから(図3)硝子体腔に空気を注入した．触診で高眼圧を感じたが，裂孔が大きかったため0.5 mL を注入したところで眼底確認を行った．動脈の拍動は認められなかったが，タイヤ部分の縫合糸の一部が，強膜通糸部から糸が外れていた(図4)．
　#240は長さを調整した後であったので，眼圧下降を図ってもう一度前房水を排出させ，再度タイヤを縫着した．

**解説**

### ● 術中高眼圧

1) どういう場面で生じるか
　①冷凍凝固時，プローブで強膜を圧迫しすぎると眼圧が上昇し，角膜上皮浮腫による眼底視認性低下をきたすという悪循環を生じる．
　②バックルによる眼球容積置換量は試算によると，中等度の高さの場合，バンドは0.5 mL，5 mmの子午線バックルは0.2 mL，7〜10 mm 幅のタイヤは高さにより1.1〜1.8 mm，高さ4 mm の7〜

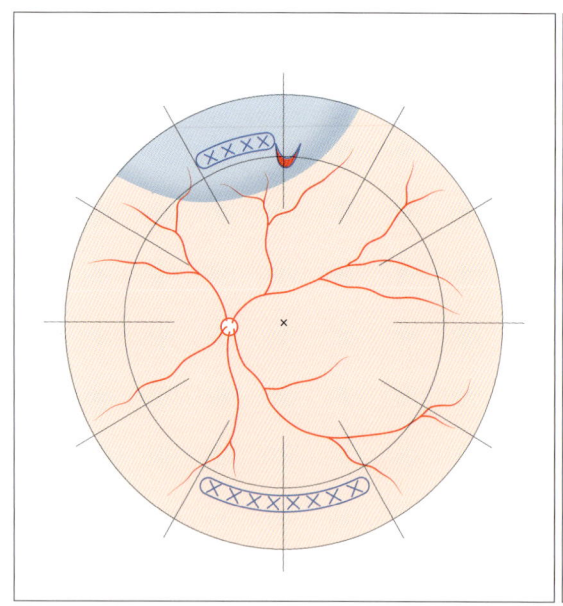

**図1　術前眼底スケッチ**
12時の赤道部付近の弁状裂孔を原因裂孔とした網膜剝離を認めた．

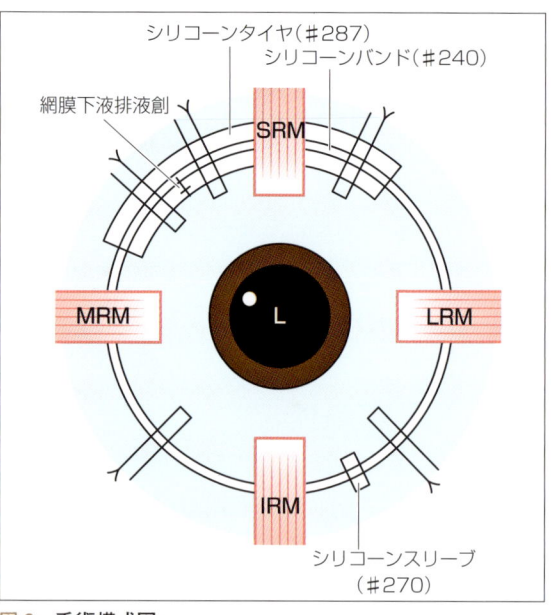

**図2　手術模式図**
裂孔部分にシリコーンタイヤ(#287)を設置し，#240，#270で輪状締結を行った．

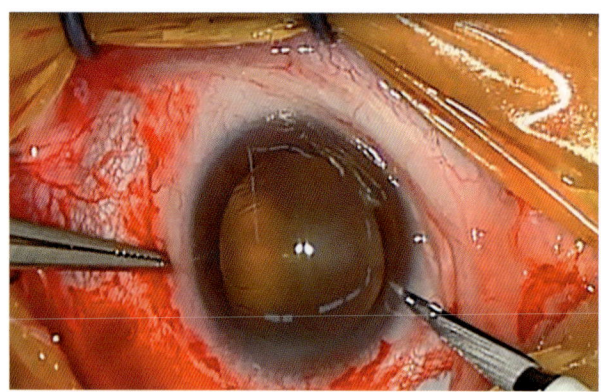

**図3　前房水穿刺**
排液の量が少なく大きなバックル材料を縫着するため前房水穿刺を行った．

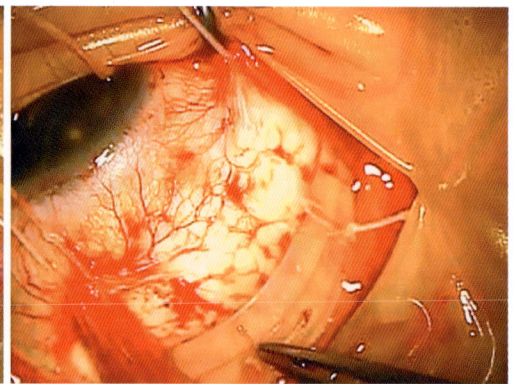

**図4　硝子体腔への空気注入**
バックル縫着後，裂孔付近に網膜下液が残存したため空気注入を行ったところ著明な高眼圧となり，バックルの縫着糸が切れてしまった．

　10 mm幅円周バックルは眼球容積の45％以上とされ，これらに応じた眼圧上昇作用がある．バックル固定の糸を締める際，輪状締結で端端を縫合する際はもちろんであるが，例えば輪状締結の際にバックル材料を各直筋下に通すだけでも眼圧が上昇する．
　③眼内に人工房水や気体注入をする際にも注意が必要．
　④網膜下液を十分排液したのに眼圧が急激に上がったら脈絡膜出血を疑う．再手術例や術前低眼圧症例では脈絡膜がうっ血していて易出血である．渦静脈の損傷やバックルによる圧迫も一因となる．

### 2）高眼圧による弊害
　眼底の視認性低下，その後の操作による急激な圧変動による脈絡膜出血のリスク上昇，内頸動脈系の循環不全をもつ症例では眼動脈閉塞のリスクが高くなる．

### 3）対策
　眼圧上昇を疑ったら眼底検査をする．血管拡張期圧より眼圧が高いと動脈の拍動が認められる．
　排液をしない場合は特に前述の予防策を講じる．また，マットレス縫合を緩められるように仮縫合としておくのもよい．
　点滴用の高浸透圧薬にはD-マンニトールとグリセオールがあり，眼圧が最低値に達するのはそれぞ

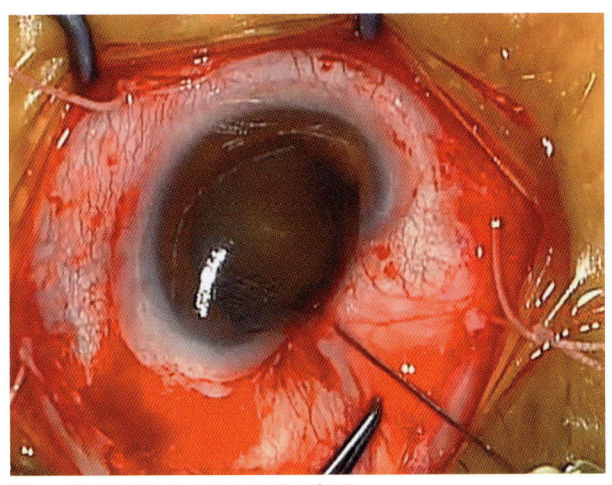

**図5 硝子体腔注射の際の眼球の変形**
硝子体腔注射用の針を刺入する際に低眼圧の状態ではたとえ新品の針を用いても瞬間的に眼球がかなり変形することがある．

れおよそ60～90分，30～135分後とされている．またそれぞれ，利尿作用や腎臓への負荷，血糖上昇などの点に十分留意して使用する．

　前房穿刺は，27Gないし30G針を用い，耳側輪部から虹彩面に平行に刺入する．角膜を斜めに貫くため角膜内の距離があることを意識して針を進め，針先が前房中に入ったことを確認した後，シリンジを固定してゆっくりと吸引する．内筒を外して自然に排液させてもよいが前房虚脱による虹彩嵌頓や水晶体損傷に注意する．また，マイクロフェザーなどでサイドポートを作製し，その刃を抜きながら刃先をやや押し下げるなどして創を広げて房水を排出させてもよい(図3)．

　眼圧効果のみを目的とした部分硝子体切除は，灌流ポートは設置せず触診による眼圧モニター下で行う．近年スモールゲージカッターが使用可能となったが，適応は他の処置で十分眼圧が下がらない場合や，扁平な剥離で広範囲のバックル設置が必要な場合などに限られる．

　脈絡膜出血の場合，多くは全周に脈絡膜剥離を認める．渦静脈の締めつけがあれば緩めてから強膜穿刺をする．さらに前房穿刺，高浸透圧薬点滴でも眼圧が十分下がらない場合，麻酔，全身状態，術眼の状態などによって手術の延期を検討することも必要である．

## ● 術中低眼圧

### 1）どういう場面で生じるか
　網膜下液排液時，脈絡膜上液排液時，そして術前からの低眼圧などがある．

### 2）低眼圧による弊害
　縮瞳，角膜デスメ膜皺襞による眼底の視認性低下，脈絡膜出血のリスク上昇，強膜通糸時の穿孔のリスク上昇，バックルの高さ調節困難など．

### 3）対策
　排液時に低眼圧を防ぐ工夫として，制御糸を引っぱる，綿棒などを眼瞼と強膜の間においておく，あらかじめバックルを前置しておいて排液をしながら少しずつ締めるなどがある．

　硝子体腔内注射では，
① 剥離の丈の高い部分を避け，強膜に垂直に刺入する．針先の位置が適切でないと医原性裂孔，水晶体損傷，脈絡膜剥離や網膜剥離を生じる(特に脈絡膜剥離のある場合は注意)．
② バックルとの順番は注射によりある程度眼圧を上げてからバックルを締めるか，バックルを緩めに締めておいてその後注射で補正する．
③ 注射をしながら排液を行う場合は，裂孔が大きく硝子体牽引の強い場合，注入した液体が裂孔から網膜下腔を通って排液されることがあり，その場合気体注入が有用である．
④ 低眼圧の状態で切れない針を用いると瞬間的ではあるが予想外に眼球が虚脱ないし変形することがある(図5)．この防止のために，切れる針を用い，刺入の際に近くの強膜を有鈎鑷子でしっか

り把持するか，5-0や6-0糸などをおいてこれを保持して行うとよい．
　⑤内径の小さなシリンジを用い，術者か助手が針先を確認したうえで外筒を固定して，ゆっくりと注入していき，時々触診で眼圧を確認する．

　低眼圧を補正した場合，眼球壁の伸展により網膜剝離の状態が変化することがあるので注意を要する．子午線皺襞が伸び，皺襞によって閉鎖されていた裂孔が開いたり，強膜ひだの伸展によって復位していた網膜が再剝離したり，輪状締結が予想より高くなって裂孔がフィッシュマウスとなる，などである．低眼圧補正後には触診で眼圧を確認するだけでなく眼底を確認する．

　低眼圧の補正のためにバックル材料を大きくしたり追加したりという方法もあるが，筆者は眼圧補正以外の点で不必要なバックルを選択するよりもできるだけ他の方法で対処したほうがよいと思っている．

　低眼圧が原因で縮瞳を生じた場合は眼圧補正である程度は改善するが，散瞳薬の頻回点眼やボスミン®(1万倍希釈)の前房内注射も時に有用である．

**参考文献**

・桂　弘：術中合併症．眼科Surgeonsの会(編著)：網膜剝離の手術　確実な復位をめざして　第1版．医学書院，pp139-144, 1986.
・Thompson JT, et al : Volume displacement of scleral buckles. Arch Ophthalmol ; 103 : 1822-1824, 1985.
・日本緑内障学会緑内障診療ガイドライン作成委員会：第5章緑内障の病型別治療．緑内障診療ガイドライン　第2版．日眼会誌110 : 799-804, 2006

（篠田　啓）

## アドバイス

　現在の眼科手術はほとんどが眼圧を術中一定に保つclosed eye surgeryとなっているが，強膜バックリング手術は術中の眼圧変動をきたすので注意を要する．眼圧変動で最も怖いのは血管閉塞，あるいは出血(特に上脈絡膜出血)をきたすことである．合併症なく行われても，網膜下液排液したときには低眼圧，バックリング材料を縫着したとき，眼内にガスやBSS PLUS®などを注入したときには高眼圧をきたすので，その時間をできるだけ短時間とするように心がける必要がある．

● **高眼圧をきたしたときの前房穿刺について**

　ほとんどがバックルを締めたときに起こる．必ず眼底をチェックし，眼底動脈の拍動がある場合は眼圧を下げる必要がある．

　前房穿刺が最も手っ取り早く，有効である．注射

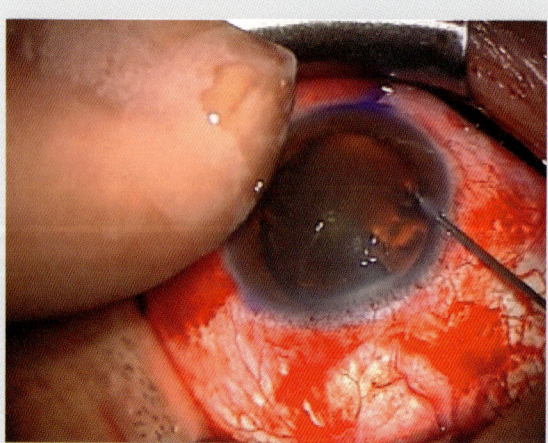

**図1　27G注射針による前房穿刺**
角膜の接線方向に近く，虹彩に平行に行う．

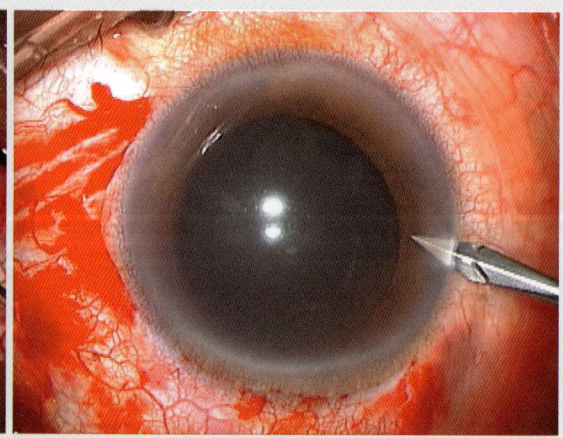

**図2　20GのVランスによる前房穿刺**
Vランスを引き抜く際に前房水が漏れて出てくる．

針は安価ではあるが，製品むらによって切れが悪くまた閉鎖しにくいことがある．27Gあるいは30Gを使用する場合は，**図1**のように瞳孔中心に向かうように穿刺するのではなく，角膜の接線方向に近いように穿刺する．そうすると水晶体を損傷することなく，また創が閉鎖しやすい．

コストがかかるが何よりもよく切れるものを使うべきである．筆者はよく切れるVランス（20～24G）を使用している．穿刺の仕方は虹彩に平行に行い，創が1mmぐらいになれば抜くと同時に，下に押さえつけるようにすると前房水が漏れて眼圧が下降する（**図2**）．

● 低眼圧の時の眼内注入について

前房から注入するのもひとつの方法である．網膜下液が大量に抜け，バックル縫着を行ってもまだ低眼圧であることがある．このような場合，空気，長期滞留ガス，BSS PLUS®を眼内に注入するが，毛様体扁平部から注射針で行うには低眼圧のため穿刺が困難で，水晶体損傷や網膜損傷を起こすことがある．前房穿刺してBSS PLUS®を前房から少しずつ注入し，眼圧を戻す方法もある．特に眼内レンズ挿入眼ではすぐに硝子体腔へBSS PLUS®が入っていく．この場合，よく切れるVランスを使用すると前房穿刺も容易でBSS PLUS®を注入しやすい．

低眼圧の状態で，毛様体扁平部から空気あるいは長期滞留ガスを注入する場合は，**図3**のように綿棒で眼球の深いところを圧迫し，眼圧を上昇させ眼球形態を復元してから注入するとよい．穿刺できれば綿棒を離し，ゆっくり注入していく．

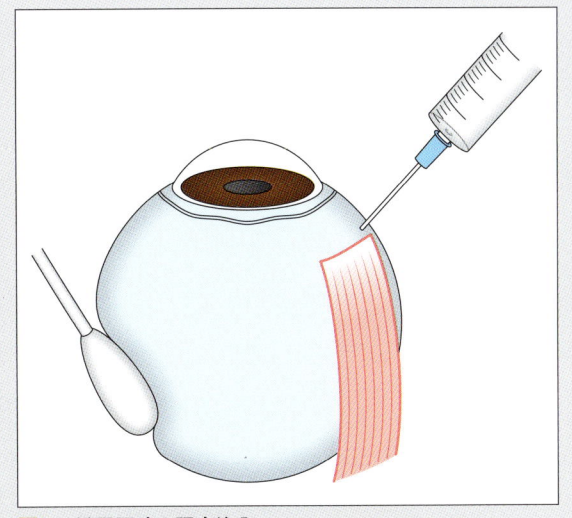

**図3　低眼圧時の眼内注入**
綿棒で眼球を深いところで圧迫し，眼圧上昇・眼球形態を戻して穿刺する．

### 参考文献

・松井淑恵，他：エクソプラント法による網膜剥離手術．永田　誠（監修）：眼科マイクロサージェリー　第6版．エルゼビア・ジャパン，pp525-538, 2010．

（山川良治）

## A-8 強膜バックリング手術
# ガスのトラブル

> **対策**
> - 注入したガスが多数の小さな泡粒状（フィッシュエッグ）となったときには，ガスの小さな気泡（バブル）が網膜下に入らないように注意
> - 網膜下に入ったバブルは眼球を動かして裂孔からの排出を試みる
> - フィッシュエッグとなりかけた場合には，再度眼圧を下げてから再注入する
> - 注入ガス量が多すぎて眼圧が上昇した場合には，網膜動脈血行停止がないかを眼底チェックする

> **予防策**
> - 針先を確実に硝子体腔へ挿入する必要があるが，入れすぎるとフィッシュエッグが起こりやすい
> - 注入前に眼圧を下げておき，ガスバブルがなるべくひとつになるようにする
> - 扁平部の無色素上皮剥離を伴っている症例では，網膜下にガスが注入されないように針先を十分に挿入する
> - 触診で眼圧をモニターしながらガスを注入する

### 症例1　58歳　男性

　左眼下方からの視野欠損が急速に進行してきたため，眼科を受診し，網膜剥離を指摘された．格子状変性端の大きな裂孔からの網膜剥離で，耳上側から黄斑部に及ぶ網膜剥離をきたしていた（図1）．水晶体が比較的きれいであったため，強膜バックリング手術を選択したが，剥離の丈が高いために裂孔縁に冷凍凝固が届かず，凝固を後回しとして，先に網膜下液排液を施行した．穿刺位置の選択が悪かったためか，網膜下液は十分には排液されず，眼圧はやや下がったものの，まだかなりの網膜下液が残存していた．そこで，1時部の毛様体扁平部から，27G針をつけた2.5 mLシリンジで，50％$SF_6$ガスを注入したところ，細かい多数のバブルとなった．バブルを避けて倒像鏡で見ながら網膜裂孔に冷凍凝固を施行し，シリコーンスポンジ（#506）を仮縫着後，眼底を確認したところ，網膜下にガスバブルが複数個迷入していることがわかった（図2）．

　裂孔が大きかったため，裂孔位置を最上部にくるように眼球を動かす操作を数回繰り返すことで大部分のガスバブルを硝子体腔へ戻すことができた．バックル縫着位置がやや深すぎたため，やや周辺側へ置き直して，手術を終了した．

　術後，硝子体腔内には術前よりも多数の色素細胞（タバコダスト）の散布を認めたが，網膜は無事に復位した．その後の経過観察中に，黄斑上膜や増殖性硝子体網膜症を続発することはなかった．

### 解説
#### ●フィッシュエッグが起こる場合

　裂孔原性網膜剥離に対する強膜バックリング手術の際には，補助的に眼内にガスを注入する場面にしばしば遭遇する．網膜下液排液後の低眼圧を是正するとともにタンポナーデ効果を期待する場合や，

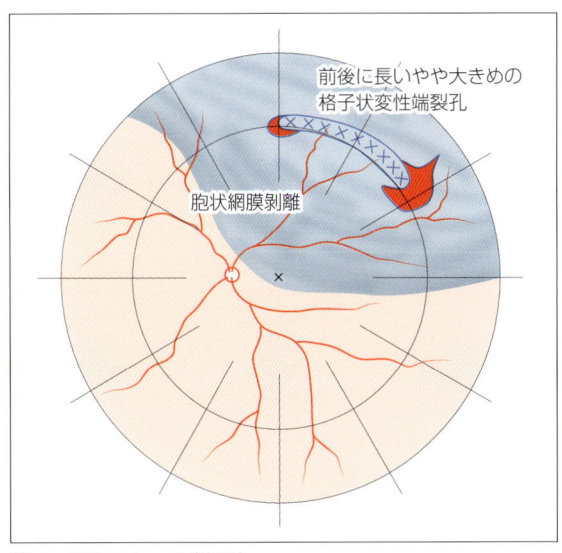

**図1　眼底スケッチ（術前）**
耳上側に格子状変性端の大きな裂孔を認め，前後方向にも大きく開いていた．

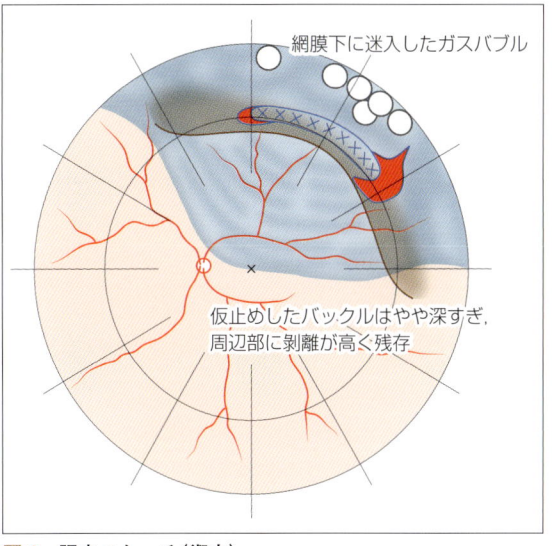

**図2　眼底スケッチ（術中）**
冷凍凝固，強膜バックル設置の眼外操作後，眼底を確認したところ，網膜下に迷入したガスの小気泡を複数個認めた（硝子体腔内のガスバブルの記載は省略）．

バックル設置後，フィッシュマウスによる裂孔閉鎖不全を予防するために房水を少量抜去して注入する場合などがある．うまく注入されたガスは非常に有用であるが，眼内にガスを注入する際には注意を要する．

　眼圧が十分に下がっていない状態での注入では，ガスの気泡（バブル）は小さくなりやすく，一気に注入してしまうと多数の細かいバブルが注入されることになる．網膜下液排除ができる状態なら，網膜下液を十分に排除し，確実に低眼圧を得ておく．バックル設置後で，手術の最後に注入するときには，房水を少量抜去することになるが，できるだけ房水を十分に抜いて低眼圧を得る必要がある．

　穿刺された針の深さも重要である．不十分な穿刺を恐れて奥へ進めすぎると，注入されたバブルは針先からすぐに離れて細かいバブルが多数できることになる．確実に穿刺しつつ，奥へ入れすぎない針の位置，深さが大きな一つのバブルを作るために重要である．

## ● 網膜下へのガスの迷入

　大きな裂孔が開いた状態で，注入されたガスバブルが小さい場合には，その後の眼外操作時に裂孔から網膜下に迷入することがある．ガスが迷入すると，バブルは網膜下を移動し，網膜色素上皮細胞を眼内へ散布するとともに，網膜復位を妨げ，増殖硝子体網膜症発症の危険が高まる．網膜下液を十分に排液しておくことや，ガスをなるべく大きいバブルとして注入することが，網膜下ガス迷入の予防となる．

　細かいバブルができてしまった場合には，その後の眼外操作をなるべく優しく行うことで，ガスが網膜下へ入り込むのを予防する．もし網膜下へガスが迷入した場合には，可能なら裂孔位置が上になるように眼を動かして，硝子体腔へ戻すことを試みる．ごく少量のバブルの網膜下残存は，硝子体腔内のガス量が十分に多ければ網膜下ガスの動きが抑制され，硝子体腔のガスが十分にあるうちに網膜下ガスの吸収が期待でき，問題ない場合が多い．

　アトピー性網膜剥離などで，毛様体無色素上皮剥離を伴っている場合には，ガス注入時に針先が十分に硝子体腔へ到達していないと，網膜下へガスが注入される場合が起こり得る．このような症例では，針先が瞳孔領に見えるところまで進めて，ガスを入れ始めてから少し戻してなるべく大きなバブルになるように気をつける．大量のバブルが網膜下へ注入されてしまった場合には，これらのバブルを抜去することは難しく，新たに裂孔形成されている可能性もあり，硝子体手術への変更を考慮したほうがよいと思われる．

## ● 術式の選択（強膜バックリング手術か硝子体手術か）

　ガスの併用が必要となるような網膜剝離は，硝子体液化が強く，網膜剝離の丈が高く，網膜下液の量が多い症例がほとんどで，このような症例に対しては最近では硝子体手術を第一選択とするのがよいと思われる．23Gや25Gのスモールゲージのシステムを用いれば，結膜の損傷を最小限に抑えつつ，硝子体の牽引を解除して硝子体腔全体を気体に置換することで，速やかに網膜復位を得ることができ，合併症はむしろ少なくなる．中年期以降の症例に硝子体手術を選択した場合には，術後の白内障の進行が問題となるが，これら硝子体液化が強い症例では，もともと白内障が進行しつつある年齢であることが多いので，白内障手術と硝子体手術の同時手術で問題はない．

　強膜バックリング手術では強膜面を露出するために結膜を大きく切り開くこととなり，術後に遷延する充血や結膜瘢痕が残るため，術後の愁訴も多くなる．バックリング材料としてのシリコーン素材は，半永久的に結膜下に埋め込みとされるため，患者本人が眼瞼上からバックルの隆起を触知することもあり，嫌がられる場合がある．

### 症例2　61歳　男性

　突然右眼の中心部がグレーに見えるようになったとのことで眼科を受診し，加齢黄斑変性からの網膜下出血が眼底後極部に認められた（図3）．外来でのガス注入による血腫移動術を考慮し，その日のうちに施行することになった．初診時RV(0.3)であった．

　あいにく$C_3F_8$ガスがなかったため，100%$SF_6$を注入することにした．結膜嚢を消毒後，前房穿刺を行って房水を少量抜去した後，2.5 mLシリンジに30G針をつけてガスを硝子体腔に注入した．注入ガス量は0.8 mLであったが，注入直後から眼が真っ暗になったとの訴えがあった．

　触診では眼圧は著明に高値で，倒像鏡で眼底を確認したところ網膜動脈の著明狭細化を認めた．高眼圧による網膜動脈血行停止と判断し，すぐに新しい30G針を付けたシリンジで，眼球を下転させて上方の毛様体扁平部の位置で穿刺，ガスを一部抜去した．すぐに明るくなったとの訴えがあり，眼底でも網膜動脈の正常化を認めた．網膜下血腫は下方へ移動し，約1週間後にはRV(1.0)を得た（図4）．

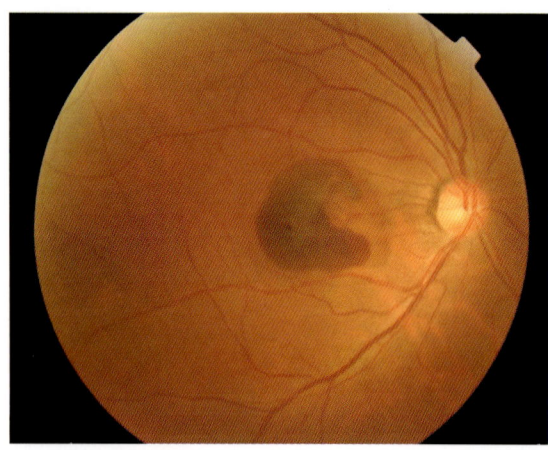

**図3　眼底写真（術前）**
中心窩を含む網膜下に，血腫を認める．加齢黄斑変性からの網膜下出血を考えられた．

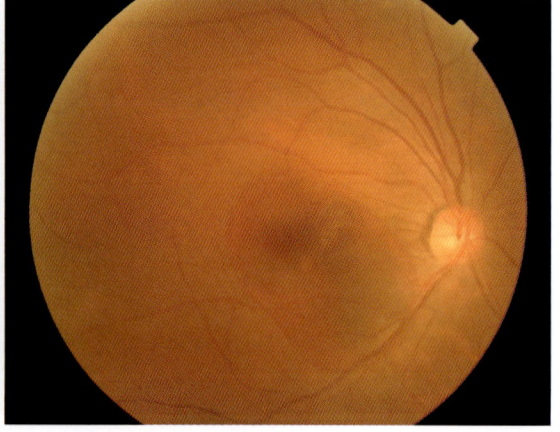

**図4　眼底写真（術後1週間）**
ガスによる血腫移動により，血腫は扁平になってやや下方へ移動した．

**解説**

### ● ガスの過剰注入による網膜動脈の血行停止

　網膜下血腫のガスによる移動術や，網膜剝離に対する pneumatic retinopexy，2段階手術としての初回ガス注入術などの場合には，前房穿刺で眼圧を下げただけの状態でガスを注入することになり，1.0 mL 以上の注入は難しいことが多い．有水晶体眼では偽水晶体眼にくらべて抜去できる房水の量はかなり少なく，硝子体腔へ注入可能なガス量は多くない．ガスを過剰注入して網膜動脈の血行停止が起こった場合，患者は暗く見えなくなったことをはっきりと自覚する．このような訴えがあった場合には，速やかに過剰のガスを抜去する必要があり，ガスバブルがある位置の毛様体扁平部から，針をつけたシリンジでガスを吸引抜去する．

### ● ガスの膨張率に注意する

　眼内に注入する気体が，$SF_6$ や $C_3F_8$ のような長期滞留性膨張性ガスの場合，眼内での膨張率についても気をつける必要がある．眼内に注入された後，$SF_6$ では約2倍に，$C_3F_8$ では約4倍に膨張する．有硝子体眼に注入する際には，注入量が多いほど濃度を下げる必要がある．$SF_6$ ならば通常50〜100％程度に調整して注入することが多い．一方で，無硝子体眼で硝子体腔を全置換する場合には膨張しない濃度を選択する必要があり，$SF_6$ で20％，$C_3F_8$ で12％程度となる．

### ● ガス注入眼の全身麻酔下再手術時の注意

　笑気を用いた全身麻酔下で眼内に気体が存在する場合には注意が必要である．麻酔導入時には笑気が急速に眼内のバブル内へ流れ込み，一方，麻酔からの離脱時には眼内の気泡から笑気は急速に流れ出ていく．これは笑気が血液に極めて溶解しやすいため，閉鎖腔内のバブルの笑気濃度が，吸気ガスの笑気濃度に速やかに近づいていくためである．ガスの入った眼の再手術時など，眼内が気体で満たされていて，かつ閉鎖腔となっている場合には，全身麻酔導入時に笑気が眼内のバブル内に流れ込んで膨張して，著明に眼圧が上昇する可能性がある．高眼圧の持続で失明に至る可能性もあるため，手術開始時に眼内腔の大部分を気体が占めている場合には，手術開始時に笑気を使わないように麻酔科にお願いしておくと安全である．

**参考文献**
● 症例1
・永田　誠，他：眼科マイクロサージェリー．ミクス，pp228-235, 1988.
・恵美和幸，他：硝子体内気体注入による裂孔原性網膜剥離の治療．眼紀 38：629-635, 1987.
● 症例2
・Wilkinson CP, et al. : Michels Retinal Detachment second edition. Mosby, pp424-442, St. Louise 1997.
・Ohji M, et al : Pneumatic displacement of sub retinal hemorrhage without tissue plasminogen activator. Arch Ophthalmol 116：1326-1332, 1988.

（小泉　閑）

## アドバイス

　網膜剥離に対して，復位を目的に気体を硝子体腔内に注入することは有効な手段である．しかし，それに伴う合併症についても理解しておく必要がある．また，近年は抗VEGF抗体などの硝子体腔内投与も頻繁に行われており，気体注入の場合と同様に留意すべき点は多々ある．

　気体の硝子体腔内注入では，本文で紹介されているように，感染症，網膜下への気体迷入，極端な高眼圧，注入針による誤刺入などがある．

　現在はほとんど行われていないと思われるが，pneumatic retinopexyを多数例経験しているので，その時に留意していたことを中心に述べる．

### 1）感染症

　pneumatic retinopexyは手術室を使用せずに網膜剥離の治療ができることが利点であり，処置室で気体を硝子体腔内に注入していたので，まず感染に留意していた．点眼麻酔後，ポビドンヨード溶液（現在ではPAヨード液）で洗眼した後に気体を注入し，処置後，抗菌眼軟膏点入，数日抗菌薬を投与していた．処置後の感染は記憶にない．

### 2）網膜下への気体迷入

　気体を硝子体腔内に注入する際に有硝子体眼の場合，注入量は限られる．網膜裂孔を閉鎖するためには，気体が一塊になるのが望ましい．フィッシュエッグになった場合は，1時間程度うつむき姿勢にしてできるだけ一塊にしてから必要な頭位に移動してもらっていた．本文の症例のように手術中に行う場合は1時間程度うつむき姿勢はできないので，気体注入時にそうならないように針先を確認しながら，少量の気体を入れ，その気泡の中に針先があることを確認した上で気体をできるだけ注入するのがフィッシュエッグにならない方法かと思われる．ただし，フィッシュエッグにならなくでも，網膜下への迷入はあり得る．不幸にして，網膜下へ気体が迷入した場合は一応，本文で述べられているように硝子体腔に移動させるよう努力し，どうしても網膜下から出ない場合は硝子体手術に踏み切るべきであろう．

### 3）極端な高眼圧

　閉鎖腔に気体を注入するので当然ながら，眼圧が上昇する．といいながら，硝子体腔内にできるだけ大容量の気体を入れたい．そのためには前房穿刺によって眼圧を下げておき，その後に気体をできうる限り注入する．そして，その時点で，まだ極端な高眼圧であれば，もう一度前房穿刺を行い，眼圧を調整する．実際は，うつむき姿勢になると前房を圧迫しなくなるので眼圧はある程度下降する．万一，本文のような高眼圧の状態になれば，どのような手段をとってでも眼圧を下降させるべきである．

　術中注入するときには，網膜下液排液，冷凍凝固時の強膜圧迫などで眼圧が下降しているので多量の気体を注入することが可能である．また，注入する気体の種類においては，強膜バックリング手術時にはいったん網膜を復位させることが目的なので，空気だけでもいい（膨張性，長期滞留性をそれほど必要としない）場合があると考える．

　長期滞留させる必要がある場合，膨張させる必要がある場合はそれなりの濃度の気体を選択する必要があるが，臨機応変に考えるべきである．

### 4）注入針による誤刺入

　注射針を硝子体腔内に刺入するが，通常の網膜剥離眼では刺入位置，方向により水晶体を損傷することがあり得るくらいだが，本文にもあるように，毛様体剥離や脈絡膜剥離があると毛様体上皮を貫通しない場合があり，この状態で気体を注入することは危険極まりない．

　注射針は眼球中央部に向かって刺入し，針先を慎重に確認してから気体を注入することが肝要である．

〔檀上眞次〕

硝子体手術

# B-1 上脈絡膜出血，駆逐性出血

> **対策**
> - 超音波検査を指標に発症後7〜10日に再手術
> - 大きく強膜開窓を行いながら，前房から硝子体灌流へつなぎ，液体パーフルオロカーボン（PFCL）やt-PAを用いて血腫を圧出
> - シリコーンオイル置換で終わる

> **予防策**
> - 突然の痛みの訴えを見逃さない
> - 上脈絡膜出血が疑われたら，速やかに創を閉じる
> - 眼球虚脱を起こさない

**症例** 62歳　女性

右眼糖尿病網膜症による硝子体出血に対する23G硝子体手術中に，突然，痛みの訴えとともに，脈絡膜の盛り上がりが生じてきた．灌流ポートは硝子体腔にあることを確認．上脈絡膜出血が疑われたため，急いですべての創を閉鎖し，手術を終了した．

術後，超音波Bモードにて，上脈絡膜出血を確認した．RV（光覚弁）．ERGはflatであった．

10日後，強膜開窓術併用二次的硝子体手術を図1のように施行し，シリコーンオイル注入で手術を終えた．徐々に上脈絡膜出血が吸収されたため，2か月後にシリコーンオイル抜去術を施行し，RV（0.3）と改善した．

**解説**

### ● 駆逐性出血の前駆症状とその病態

突然の痛みの訴えを見逃してはならない．上脈絡膜出血は，短・長毛様動脈の破綻で起こるとされ，出血によって脈絡膜や毛様体が強膜から剝離するときの毛様痛が激痛の原因とされる．

限局性の上脈絡膜出血（suprachoroidal hemorrhage）の段階で気づいて，速やかに創閉鎖を行えば，駆逐性出血（expulsive hemorrhage）は未然に防ぐことができ，1〜2か月で血腫も自然吸収されることが多い．

ここで判断を誤る，あるいは気づくことなく眼内操作が続行されれば，見る見るうちに上脈絡膜出血はkissingの状態となり（appositional suprachoroidal hemorrhage），眼球は石のように硬くなって，開放創からの，眼球内組織の脱出が始まる．つまり駆逐性出血の状態に至る．

### ● 上脈絡膜出血の危険因子

closed surgeryである硝子体手術時には，上脈絡膜出血のリスクは高くないと考えられるが，空気灌流下の器具の入れ替え時に，眼球虚脱を起こし，出血を生じることもあるため，クロージャーバルブ付

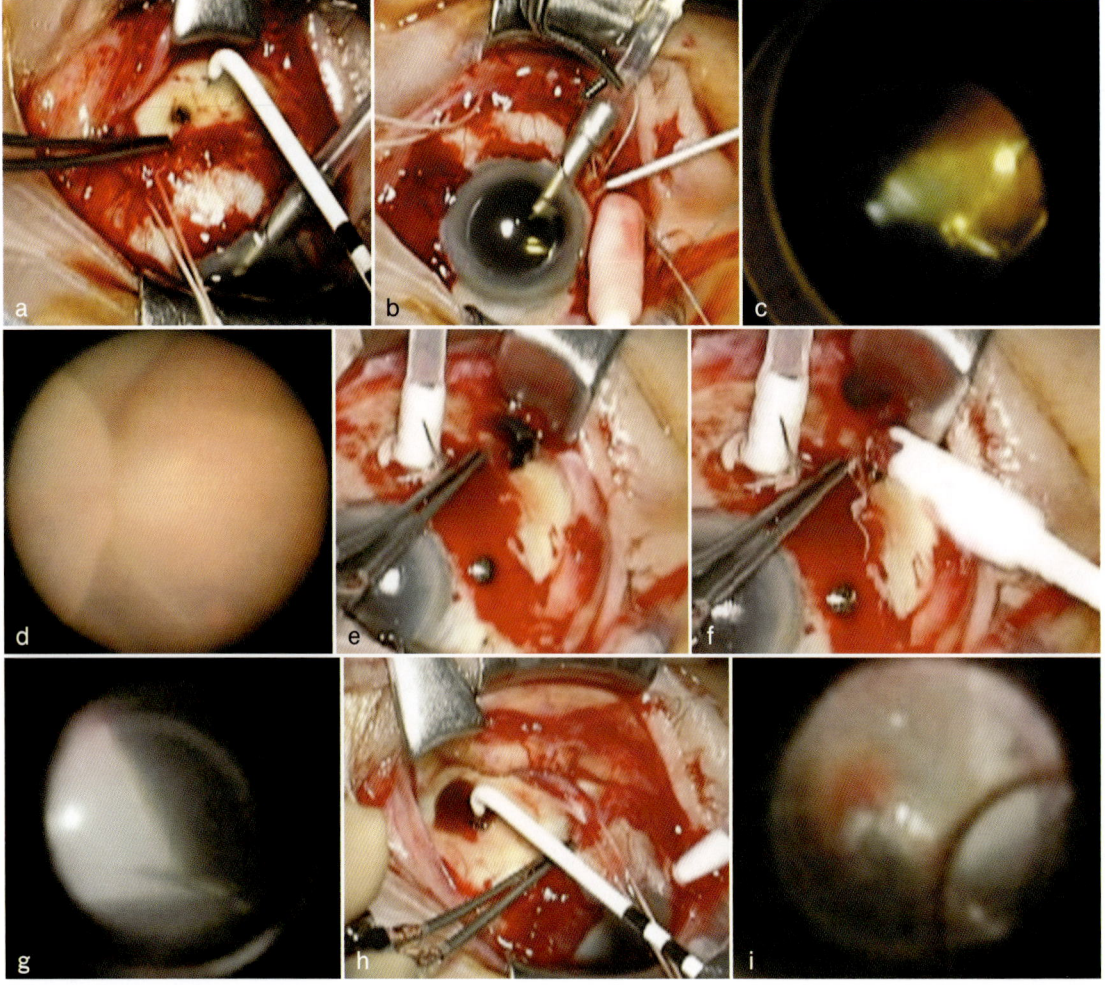

**図1 二次的硝子体手術**
a：前房メンテナーを挿入して眼圧を上げながら，上強膜をジアテルミー針で止血しながら，メスで大きめの強膜創を作ると，大量の黄色の上脈絡膜液が排出した．
b：硝子体腔に6 mmの灌流ポートを入れる．
c：硝子体出血を切除・吸引した．
d：眼内の状況を確認したところ，kissing choroidの状態であった．
e, f：強膜創に段差をつけるようにして再び強膜創から上脈絡膜出血を排出した．
g：硝子体腔にPFCLを注入．
h：再び強膜創から出血を排出した．強膜創から隆起してきた凝血塊の表面をジアテルミー針で破くと大量の血液が排出した．
i：PFCLとシリコーンオイルを直接置換した．

きエントリーを用いる，プラグをするなどの注意が必要である．最近では，25Gなどの小切開硝子体手術（MIVS）での上脈絡膜出血の報告も散見される．

　強度近視，無水晶体眼，網膜剝離手術，術中バックル設置，長時間手術，全身麻酔時のバッキング，高齢者，高血圧などがリスクファクターとなりうる．また，術中のみならず，術後に上脈絡膜出血をきたすこともあり，注意が必要である．

### ● 緊急処置

　駆出性出血，あるいはその前駆症状である上脈絡膜出血が疑われた時には，直ちに，創を閉鎖する．創に眼内組織が多少嵌頓していても，ともかく縫合する．細い糸では，眼内圧に負けて切れてしまうので，8-0以上の太い糸で手早く縫合する．

　上脈絡膜出血のみの場合，強膜を開創して，血腫除去を試みてもよいが，既に凝血しており除去は難しいことが多い．

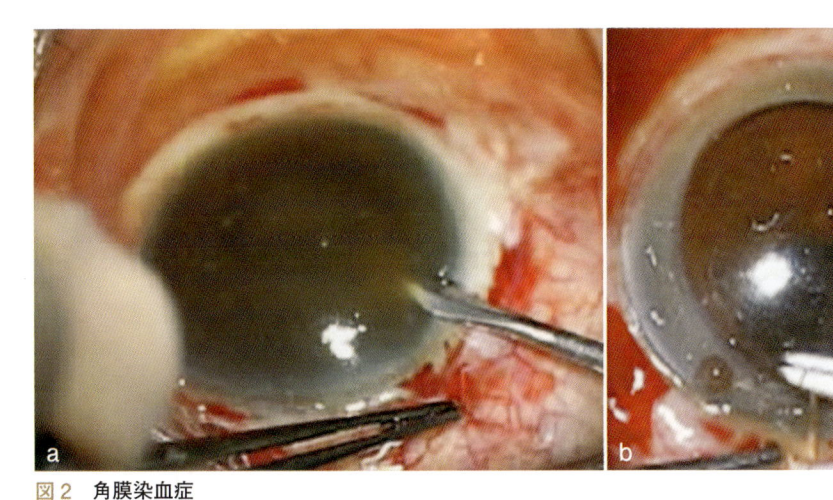

**図2 角膜染血症**
a：瞳孔も見えない．
b：Eckardt 代用角膜を縫着している．

## ● 二次的硝子体手術

### 1）時期
　血腫が溶解し，眼内の増殖性変化が進行する前の，発症後7～10日が，二次的手術の好機といわれる．頻繁に超音波検査を行い，その好機をうかがうことが肝要である．

### 2）手技
　まずは，前房灌流の上，毛様体扁平部の強膜開窓，上脈絡膜液排出を行い，硝子体灌流ポートの設置を可能にする．盲目的ポート設置によって，脈絡膜下灌流を起こしてはならない．灌流には6mmのポートを使用する．

　眼内圧を上げながら，より深部に大きめの強膜開窓を行い，両手で創に段差をつけながら，血腫・液の排出を行う．後極にも出血が及んでいる時には，PFCL注入で血腫を圧出する．強膜創は，複数箇所作製する必要があることが多い．血腫の溶解が不完全で排出が困難な時には，t-PA（組織プラスミノーゲンアクチベータ）の注入が有効との報告もある．

　PFCLとシリコーンオイルを直接置換する．筆者は，灌流ポートからviscous fluid control（VFC）でシリコーンオイルを眼内に注入しながら，右手のバックフラッシュニードルから，PFCLの排出を行うデュアルモードを用いている．さらに観察系に内視鏡が使えれば，液・空気・シリコーン・PFCLが混在して経瞳孔的に視認性が不良になった際にもあわてずにすむ．

　角膜染血症で，前房や眼底視認性が不良で，手術が困難と思われたときには，Eckardt 代用角膜を用いて手術を施行し，眼内操作を終えた後に角膜移植を行う手もある（図2）．

#### 参考文献
・岩崎琢也：駆逐性出血の治療．眼科手術 22：361-363, 2009.
・Chu TG, et al：Suprachoroidal hemorrhage. Surv Ophthalmol 43：471-486, 1999.
・Moshfeghi DM, et al：Appositional suprachoroidal hemorrhage：a case-control study. Am J Ophthalmol 138：959-963, 2004.
・Liu JC, et al：Treatment of experimental suprachoroidal hemorrhage with intravitreous tissue plasminogen activator. Int Ophthalmol 14：267-270, 1990.

（喜多美穂里）

## アドバイス1

硝子体手術中に発症した上脈絡膜出血の特殊な対処法として，術翌日の硝子体腔へのガス注入が解剖学的・機能的に奏効した自験例を紹介する．本法は経強膜ドレナージのような汎用性に欠けるが，侵襲の少ない手技であり症例を選んで応用する価値はあろう．

> **症例　70歳　男性**
>
> 　眼内レンズ(IOL)硝子体腔脱臼に対する 20G 硝子体手術中に発症した上脈絡膜出血例．落下 IOL を硝子体カッターにて自己閉鎖創から摘出．新たな IOL 縫着のため毛様溝への通糸後，急速に進行する脈絡膜剝離を認め(**図1**)，強膜切開部の毛様体創から硝子体腔へ大量の血液が流入した．角膜輪部に灌流ポートを新たに設置，高圧灌流により止血した後，硝子体腔の出血隗を切除した．眼底耳側と鼻側に大きな出血性脈絡膜剝離を認めた．
>
> 　術翌日，眼内に血液が充満しており，かつ低眼圧であったため，細隙灯顕微鏡観察下で下方の角膜輪部より 30%$SF_6$ ガスを注入しながら同部より 1 針法で血液をドレナージした(**図2**)．ガスの膨張により上脈絡膜腔から硝子体腔へ血液が圧出されるのを待ち，同手技を繰り返したところ術後 2 週間で眼底は正常化し，LV(0.8)まで回復した．

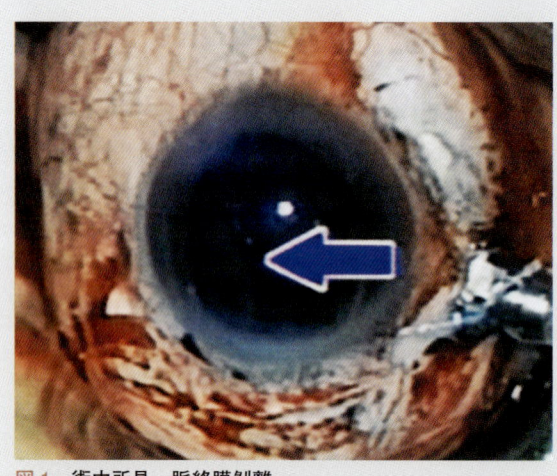

**図1　術中所見　脈絡膜剝離**
毛様溝に通糸した縫着糸を自己閉鎖創より引き出した際，急速に進行する脈絡膜剝離(青矢印)が出現した．

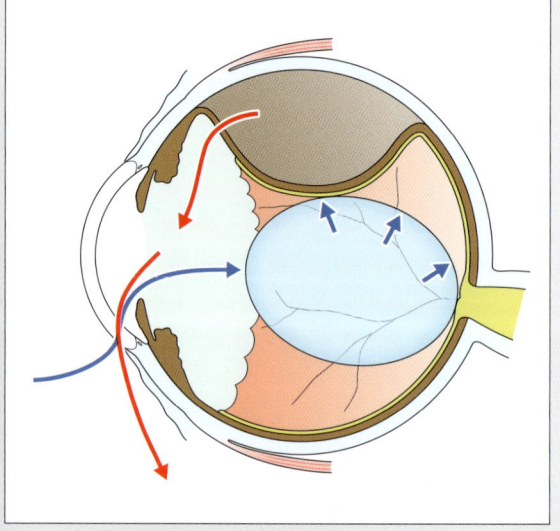

**図2　経角膜輪部膨張ガス注入＋血液ドレナージ**
6時の角膜輪部より膨張ガスを注入し，ガスの膨張に伴い硝子体腔へ圧出された上脈絡膜腔の血液を同部よりドレナージした．

　本症例には以下に列挙したように，この術後処置が奏効するための有利な条件が存在していた．
① 網膜が創へ嵌頓するような重症例ではなかった．
② 硝子体切除眼のため，十分なガス注入による血腫圧排が可能であり，一方，ガス注入の合併症としての裂孔が発生する可能性は低かった．
③ 毛様体創の存在により，経強膜ドレナージをしなくても，上脈絡膜腔→硝子体腔というルートを活用できた．
④ 水晶体囊という隔壁がないことから，硝子体腔→眼外というルートとして経角膜輪部ドレナージが可能であった．

　ここで紹介した経角膜輪部「膨張ガス注入＋血液ドレナージ」は当然すべての上脈絡膜出血に対し常用できる手技ではなく，上記の 4 条件が少なくとも揃っている必要がある．また，血液の凝固・線溶の状態に左右され，常に施行可能とは限らず，さらに術後感染の危険性など，今回の奏効例のみからは明らかにされないマイナス面もある．しかし，水晶体切除・眼内レンズ挿入術併施硝子体手術の際に後囊破損した場合な

ど本症例と同様の条件が揃う可能性はある．このように限られた条件ではあるが，本手技が今後も適用される機会はあると考えられる．

**参考文献**
- 石田　晋，他：硝子体腔落下眼内レンズに対する手術中に発症した上脈絡膜腔駆逐性出血の1例．眼紀 50：66-69, 1999.

（石田　晋）

## アドバイス2

　駆逐性出血や上脈絡膜出血の発症頻度は内眼手術全体では0.19％，超音波乳化吸引術や緑内障濾過手術ではやや低く0.15％と報告されている．そのため，本症は連続千件の内眼手術で"運悪く遭遇する"重篤ではあるが稀な合併症と考えがちである．しかし，同報告における網膜硝子体手術での発症率は0.4％であり，網膜硝子体のボリュームサージャンにとって，本症は数百件ごとに遭遇する，"不可避な合併症"といっても過言ではない．

### ● 創を閉じてやめるか，それとも強膜開窓を行うか

　硝子体手術は眼底を視認しながら手術を行うclosed surgeryである．そこで，上脈絡膜出血や前駆病変であるchoroidal effusionを示す眼底の隆起が生じた時点で勇気をもって手術中止という選択肢がある．翌日，出血で眼底が見えなくても超音波Bモード検査で眼底の隆起が赤道部より前方，つまり渦静脈を越えていなければセーフで数週後に出血の自然吸収と良好な視力予後が期待できる．ただし，白内障手術中の出血や緑内障濾過手術後に多い晩発性の上脈絡膜出血では眼底の隆起は瞳孔領まで迫り，眼圧も極限まで上昇して眼球はあたかもボールのようにカチンカチンに硬くなってしまう．この場合には躊躇することなく強膜開窓に踏み切らなければならない．

### ● 強膜開窓のコツ

　血腫摘出のための強膜開窓と網膜下液排液を混同してはいけない．上脈絡膜腔は強膜と脈絡膜間のスペースであり強膜開窓で網膜色素上皮を切るのは禁忌である．そこで，尖刃による穿刺ではなく，ゴルフ刀やクレセントナイフで輪部から5 mm後方を（赤道部まで強膜を露出している時間はない！）タテに約4 mm（より深く！），強膜のみを切開する．どす黒い凝血塊が隆起してきたらそれを鑷子で破ると血液がドブドブと流れ出てくるはずである．血液の流出がないのは，その部に出血がないか（隆起間の谷を開窓したが）既に凝血しているためであり，開窓部を変えるか，次に述べる組織プラスミノーゲンアクチベータ（t-PA）による血腫溶解を試みる．

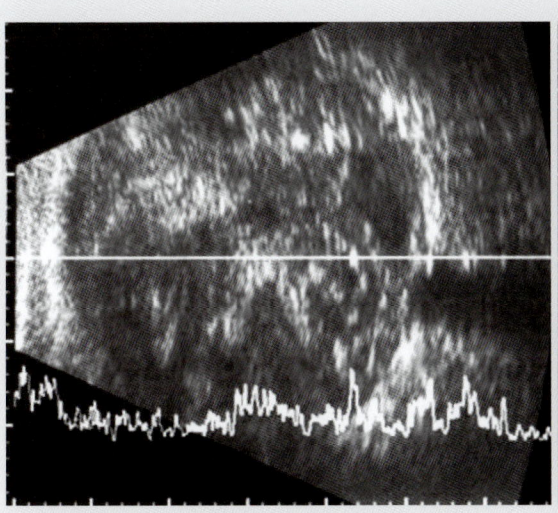

**図3　発症当日の上脈絡膜出血の超音波Bモード像**
凝血塊を示す充実性のエコー像がみられる．

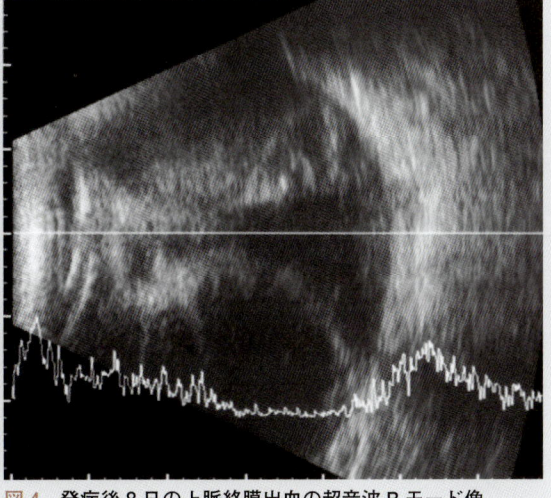

**図4　発症後8日の上脈絡膜出血の超音波Bモード像**
出血は溶解している．

（次頁につづく）

### ● t-PA による血腫溶解

t-PA には強い網膜毒性がある．第一世代のアルテプラーゼは動物眼で実験的に網膜毒性がみられないのは 25 μg 以下であり，50 μg では視細胞の脱落や ERG で b 波の減弱が生じたと報告されている．筆者が以前使用していたプラスベータ® は用法どおりに溶解すると 8 万 IU/mL（160 μg/mL）の濃度であり，眼内使用での t-PA の安全域は 0.1～0.15 mL（8,000～12,000 IU：16～24 μg）と極めて微量なことに留意すべきである．さて，t-PA による血腫溶解には 30～60 分を要する．そこで，強膜開窓内に t-PA を 27G 鈍針で 0.1 mL 注入したら，患者にそのことを告げてリラックスしてもらい，術者やスタッフともども，しばらく休憩に入るようにしている．さらに，t-PA には角膜染血症予防目的での前房内投与や二次的硝子体手術前日の硝子体腔投与といった使用法もある．

### ● 二次的硝子体手術のタイミング

二次手術の好機は 10 日前後と言われているが，眼外傷のそれと同じく，あくまで運と結果論から導かれた数値である．ただし，早期手術では血腫が凝固して完全摘出が困難なばかりでなく，濃厚な硝子体出血は網膜や隆起した眼底の識別を事実上不可能にする．逆に 1 か月以降の晩期手術では出血は十分に溶解して吸収傾向にあっても，取り残された網膜は全剥離し，一塊に紐状となって創に嵌頓していることが多い．これらの経験からの妥協案が 10 日前後であり，超音波 B モード像による血腫の変化や網膜剥離の有無を逐次観察しながら（図 3，4）手術の好機を狙うわけであるが，t-PA を初回発症時や早期に適時使用することで，この治療方針に若干の変更が生じる可能性がある．今後の検討課題としたい．

#### 参考文献

- Speaker MG, et al : A case-control study of risk factors for intraoperative suprachoroidal expulsive hemorrhage. Ophthalmology 98 : 202-210, 1991.
- Johnson MW, et al : Retinal toxicity of recombinant tissue plasminogen activator in the rabbits. Arch Ophthalmol 108 : 259-263, 1990
- Hrach CJ, et al : Retinal toxicity of commercial intravitreal tissue plasminogen activator solution in cat eyes. Arch Ophthalmol 119 : 659-663, 2000.
- 菊島　渉，他：硝子体腔を占拠する駆逐性出血を線維素溶解酵素を用いて除去し，視力を維持できた 1 例．眼臨紀 3：92, 2010.

（岩﨑琢也）

硝子体手術

# B-2 灌流ポートのトラブル

> **対策**
> - 術中の隆起病変の出現や徹照の消失に注意
> - 脈絡膜下灌流が起こったらすぐに灌流を中止，前房からBSS PLUS®を注入して眼圧を維持する
> - 灌流チューブが抜けた場合はすぐにトロッカーにプラグを挿入し他のポート（角膜サイドポートでもよい）からBBS PLUS®を注入，できるだけ早く眼圧を上昇させる

> **予防策**
> - 術前に網膜・脈絡膜剥離の有無をしっかり評価する（UBMなども用いて）
> - 低眼圧でのポート作製を避ける
> - ポートの先端が硝子体腔内にあることを確認できるまで灌流を開始しない
> - 顕微鏡視野外のセッティングに注意する

**症例**　43歳　男性

　増殖糖尿病網膜症に伴う硝子体出血のために，術前は眼底が観察できなかった．超音波水晶体乳化吸引術＋23G硝子体手術を行った．
　core vitrectomyを行っている際に急に眼球が虚脱した．眼圧はすぐに回復したが，耳側約1/3周に脈絡膜剥離を生じていた（図1）．灌流ポートを確認したところ，先端は硝子体腔内にあったが，ベベル面の一部が完全に露出しておらず，一部が脈絡膜下に灌流されている状態であった．対側のポートからVランスを挿入し，カニューラを包む毛様体を切開し，先端を完全に硝子体腔に挿入して手術を続行した（図2）．

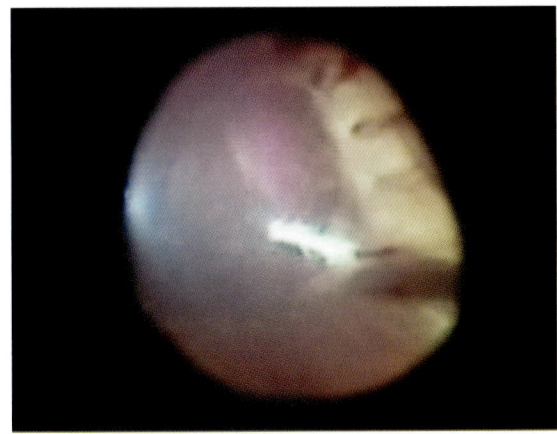

**図1　硝子体切除開始直後**
耳側に隆起が出現し，急激に拡大した．

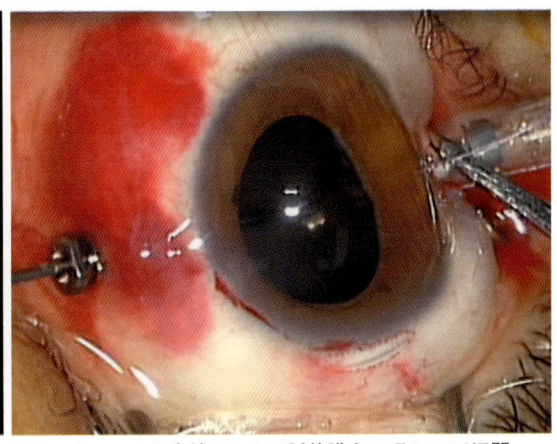

**図2　カニューラ先端にかかる脈絡膜をVランスで切開**
ベベル面の一部が脈絡膜下にあったため，Vランスで切開し硝子体腔に完全に挿入した．

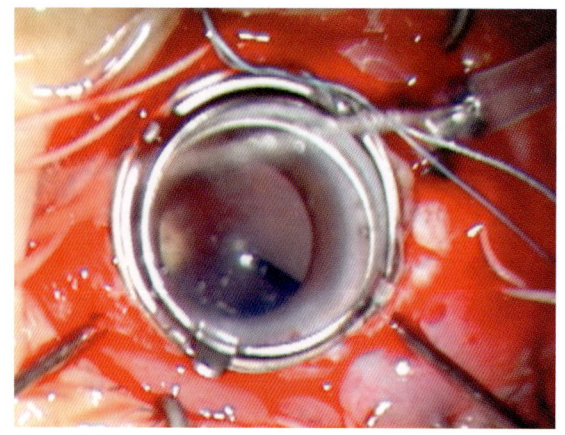

**図3 破損した灌流チューブ**
硝子体切除中に低眼圧となったために確認したところ，接続部付近の灌流チューブに穴があいて水がもれていた．

**解説**

灌流ポートは硝子体手術の命綱といっても過言ではなく，灌流が不十分な場合は低眼圧により上脈絡膜出血など重篤な合併症につながる．硝子体手術では，灌流ポートを含めてポートに関するトラブルには十分注意する必要がある．

### ● ポート作製時のトラブル

不完全な強膜〜毛様体切開により，器具または灌流ポートの先端が十分に硝子体に挿入されていない場合がある．特に近年のMIVS(micro incision vitrectomy surgery)では，インサーター先端は鋭であるが，トロッカー自体は大きな摩擦を生じながら強膜〜毛様体内を進むため，硝子体腔内に達していないこともある．低眼圧の場合や網膜剥離や脈絡膜剥離を伴う症例ではさらに危険が増す．術前に超音波生体顕微鏡(UBM)などで毛様体剥離がないか確認しておく．灌流ポートは耳下側に作製するのが一般的であるが，必ずしもこだわる必要はない．

すべての硝子体手術で，灌流開始前にポートの先端が確実に硝子体内にあることを必ず確認する．

### ● 手術中のトラブル

手術は暗室で行うため，顕微鏡視野外のトラブルは見過ごされがちである(図3)．以下の点に注意を要する．
① 灌流チューブに折れ，圧迫，破損がないか
② 灌流液の残量は十分か(術者はもちろん，外回りの人員にしっかり留意してもらう)
③ 器具の出し入れの際に灌流チューブを引っかけるおそれがないか(チューブの取り回しを把握し，テープなどでしっかり固定しておく)

### ● 予防策

MIVSではトロッカー刺入のために適度な眼圧が保たれている必要があるため，まず灌流ポートを設置した後に白内障手術を行うのも1つの方法である．20Gシステムではできれば灌流チューブはしっかり強膜に縫合しておくことが望ましく，筆者らは20Gシステムの場合は7-0バイクリルを用いて縫合を行っている．self-retaining cannulaを使用する場合はテープなどでしっかり固定しておく．また一部のカニューラは先端のベベル面が細長いため，先端が硝子体腔内に入っていても完全に挿入されていないことがあるため注意を要する．網膜剥離，毛様体上皮剥離，脈絡膜剥離がある場合は，術前に超音波Bモード，UBMを用いて安全な場所を探しておき，必要に応じて前房からの灌流や先端の長いカニューラ(6mmなど)を選択する．3時，9時を避け，剥離がない部分に設置する．設置後にポートの先端が確実に硝子体腔内に出ていることを確認する．毛様体などで被覆されている場合には対側のポートからVランスを挿入し切開する．確実な眼圧コントロールのためにVGFIシステム(vented gas forced infusion system)を用いるとよい．金属製のトロッカーは変形しないため，手術中の操作により自然に

抜けてくる場合があり，注意が必要である．手術中に灌流チューブが抜けてしまった場合，すぐにプラグを挿入し，別のポート（角膜サイドポートでもよい）からBSS PLUS®を注入し，早期に眼圧を正常化させる．

### ● 網膜・脈絡膜下灌流になったら

手術中に眼底に隆起病変が生じた場合，徹照が急に消失した場合には，網脈絡膜下灌流を疑う．
① まず灌流を中止
② 低眼圧防止→前房メインテナーまたは27G鈍針を用いて前房からBSS PLUS®を注入し眼圧維持
③ 新しい灌流ポートを作製
　・できるだけ眼底を確認し，脈絡膜剝離や網膜剝離のないところを選ぶ
　・先端が長いインフュージョンカニューラ（6mm）も有効
　・MIVSでもsingle stepではなく，Vランスを用いて2stepでトロッカーを新たに設置する．
④ 眼底の状態を確認
　・脈絡膜下灌流の場合：上脈絡膜出血に準じて強膜切開創を作製し，排液を行う
　・網膜下灌流の場合：網膜剝離と同様に網膜下液を排出する．意図的裂孔作製を要することが多い
いずれの場合もガス置換（必要に応じてシリコーンオイル注入）を行って手術を終了する．

一度網膜・脈絡膜下灌流を生じると容易に再発するために，その後は灌流ポートをこまめに確認しながら手術を継続する．

**参考文献**
・Grisolano J, et al : Technique for trouble-free removal of pars plana infusion cannulas. Arch Ophthalmol 104 : 1550, 1986
・Hilton G : A Sutureless self-retaining infusion cannula for pars plana vitrectomy. Am J Ophthalmol 99 : 612, 1985

〔原　信哉〕

## アドバイス

20G硝子体手術では灌流ポートを強膜創に縫着していたため，灌流ポートのトラブルは比較的まれであった．しかし，小切開硝子体手術（MIVS）が主流になってからは，灌流ポートを強膜創に設置したカニューラに挿入するだけであるため灌流ポートによるトラブルが起こりやすい状況にあると思われ，術中に注意が必要である．以下に補足的にMIVS時のタイミング別の注意点についてまとめる．

### ● ポート作製時の注意点：灌流を開始する前に必ず灌流ポートの先端を確認

脈絡膜剝離，毛様体剝離のある場合には特に注意が必要である．増殖硝子体網膜症などで低眼圧の続いている症例では，脈絡膜剝離，毛様体剝離が生じていると考えるべきである．眼底検査だけでなくUBMがあれば術前に毛様体の状態を調べておくのがよい．ポートの先端が硝子体腔内に出ていない場合は，反対側の強膜創からVランスなどを用いて毛様体を切開してかならずポートの先端を硝子体腔内に出してから灌流を開始する．MIVSでは，創閉鎖をよくするためにカニューラを強膜面に対して斜めに挿入するが，毛様体剝離のある症例では，強膜面に垂直に挿入してもよい．

### ● 術中の注意点

#### 1）灌流ポートがカニューラからはずれないように注意

MIVSの灌流ポートは通常縫合をせず，カニューラに挿入するだけであるため，術中に助手の手や器具に引っかかったり，周辺部の観察のために眼球を圧迫した際にはずれることがある．当然眼球は虚脱し非常に危険な状態になる．

これを防止するためにはインフュージョンチューブをテープなどでドレープ上に止めておき（図1），そし

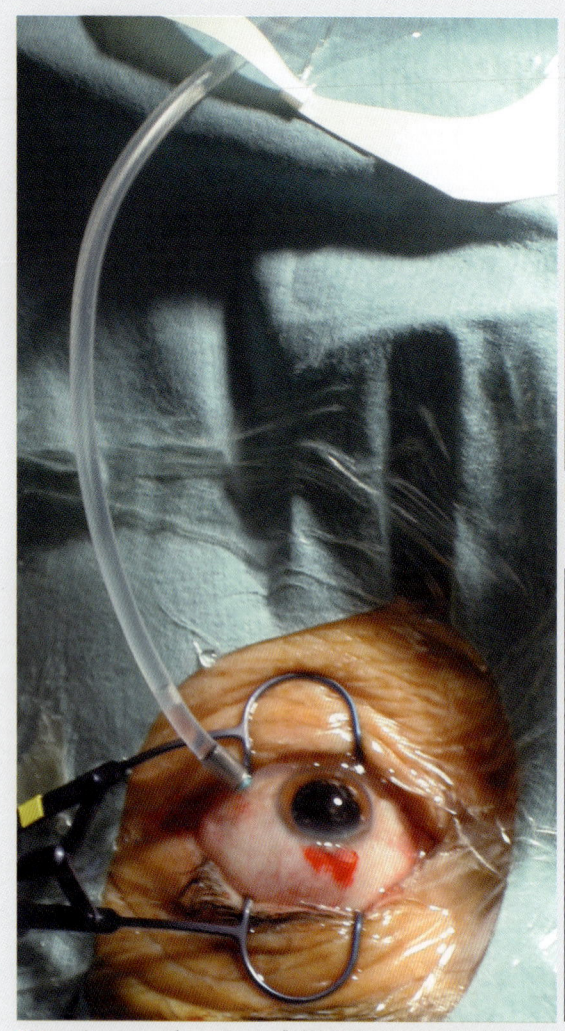

図1 インフュージョンチューブが倒れないようにして、ドレープ上にテープで固定.

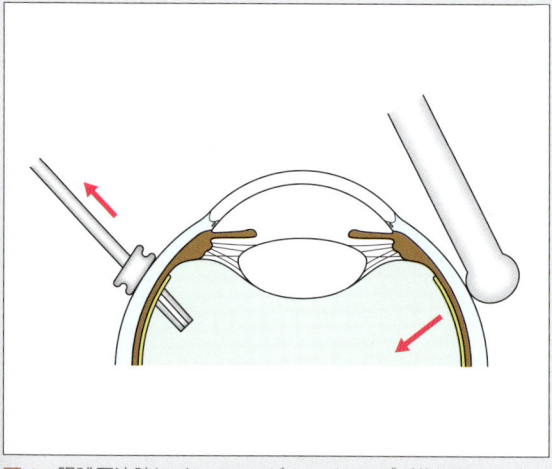

図2 眼球圧迫時にインフュージョンチューブが抜けないように注意.

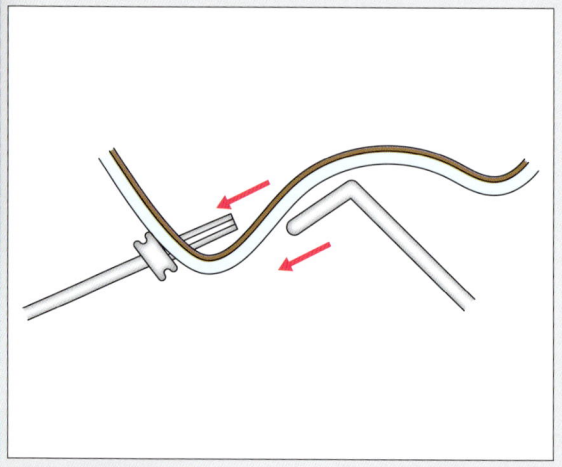

図3 眼球圧迫時にインフュージョンカニューラの先端が網膜に接近することがある.

て眼球圧迫する際にはゆっくりと圧迫し，急激な眼圧上昇を起こさないように注意する（図2）．

### 2）眼球圧迫時に圧迫の方向やチューブを巻きこまないように注意

MIVSではカニューラを強膜面に対して斜めに刺入しているため，灌流ポートの先端は，眼内ではやや網膜側へ向いている．そのため，周辺部の処理のため眼球を圧迫する方向によっては，ポートの先端が網膜に非常に接近することがあり，先端が網膜下あるいは脈絡膜下に迷入して網膜下灌流，脈絡膜下灌流，上脈絡膜出血などを生じる危険性がある（図3）．

また，斜視鉤などを結膜上で移動させながら周辺部を圧迫する場合，斜視鉤に灌流ポートのチューブを巻きこんでしまい，灌流ポートがはずれないように注意する．

### 3）灌流圧の設定値に注意

術中の灌流圧には特に注意が必要である．現在のシステムでは術中の眼圧変化がリアルタイムではわからない．25Gサイズのインフュージョンで灌流を行う場合には，VGFIシステムを用いることが多いが，それでも設定値が低ければ，硝子体切除中に眼圧がゼロに近くなったり，眼球圧迫後に眼圧が回復するのに時間がかかる場合がある．灌流圧の設定は安全に手術を行うために非常に重要である．筆者は25Gシステムで通常の硝子体切除時や圧迫時には眼圧を20〜30 mmHgに設定している．

**参考文献**

- Ooto S, et al : Suprachoroidal fluid as a complication of 23-gauge vitreous surgery. Br J Ophthalmol 92 : 1433-1434, 2008.
- Shimada H, et al : 25-gauge scleral tunnel transconjunctival vitrectomy. Am J Ophthalmol 142 : 871-873, 2006.
- Moorhead LC, et al : Dynamic intraocular pressure measurements during vitrectomy. Arch Ophthalmol 123 : 1514-1523, 2005.

（林　篤志）

## 硝子体手術

# B-3 網膜嵌頓

### 対策
- 後極に液体パーフルオロカーボン(PFCL)を注入して，網膜嵌頓を解除する
- 液空気置換を行い，眼球後方の網膜裂孔から排液して，嵌頓した網膜を押し下げて解除する
- 網膜が強膜創に嵌頓すると，網膜に接着している硝子体も一緒に嵌頓しているので，その硝子体を切除して，網膜だけでなく硝子体の嵌頓も解除する
- 強膜バックリング手術では，網膜下液の排液を行っている際に頻回に眼底チェックを行い，網膜下液の残存を確認する

### 予防策
- こまめに強膜プラグを用いて，強膜創からの眼内液の流出を防止する
- 強膜創から器具を抜去する際には，眼内灌流圧を下げるか灌流を止める
- 小切開硝子体手術(MIVS)ではクロージャーバルブを使用する
- 増殖硝子体網膜症では，後極の増殖膜を除去した後に，PFCLを使用して，後極網膜を押さえて網膜の挙動を少なくする
- 周辺部を圧迫するような手術操作の際には眼内灌流圧を下げる
- 圧迫を解除するときには，眼球を虚脱させないようにゆっくりと解除する
- 強膜バックリング手術では，排液できないからといって決して過度に強膜を圧迫しない

### 症例1　38歳　男性

2週間前から右眼の視力低下が出現し徐々に進行した．近医で網膜剥離と診断され受診した．強度近視でRV(0.01)，LV(0.2)，眼圧は右3mmHg，左17mmHgであった．右眼は10時と12時の網膜に弁状裂孔があり，網膜は全剥離していた(図1)．硝子体切除を開始するとフレアの高い硝子体液があった．プリズムレンズを用いて硝子体を切除していると10時に毛様体剥離があった．強膜創に硝子体が嵌頓した際に毛様体上皮が強膜創に嵌頓して鋸状縁断裂となった(図2)．圧迫して周辺部硝子体を切除しているとインフュージョンカニューラの先端に剥離網膜が嵌頓した(図3)．最終的には嵌頓した部分に網膜切開を加えてPFCLを注入して網膜を復位させた．液空気置換の後に光凝固を行いシリコーンバンド(#240)で輪状締結した．ガスタンポナーデにより網膜は復位した．

網膜剥離発症からしばらく経過していて軽度の脈絡膜剥離があった可能性があり，そのため網膜の動揺が大きくなる可能性を考慮すべきであったと思われる．一度網膜が強膜創に嵌頓すると周囲の剥離した網膜が不安定になる．眼内灌流の方向や眼圧の変動などでも剥離網膜が変動するため，最初に強膜創に網膜が嵌頓した時点で後極にPFCLを注入して剥離した網膜の動きを少なくすれば2回目の網膜嵌頓は起こらなかった可能性がある．

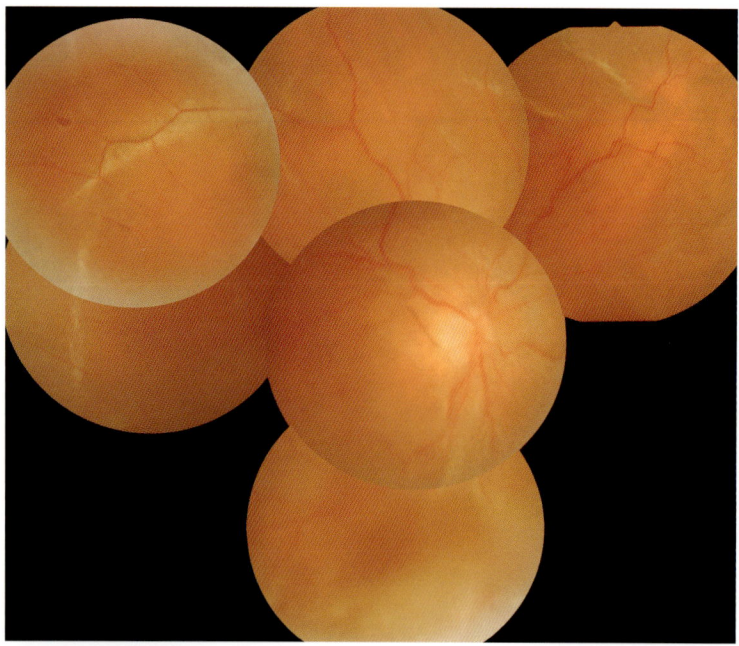

図1 術前眼底写真
網膜は全剝離している．10時の小裂孔がみられる．

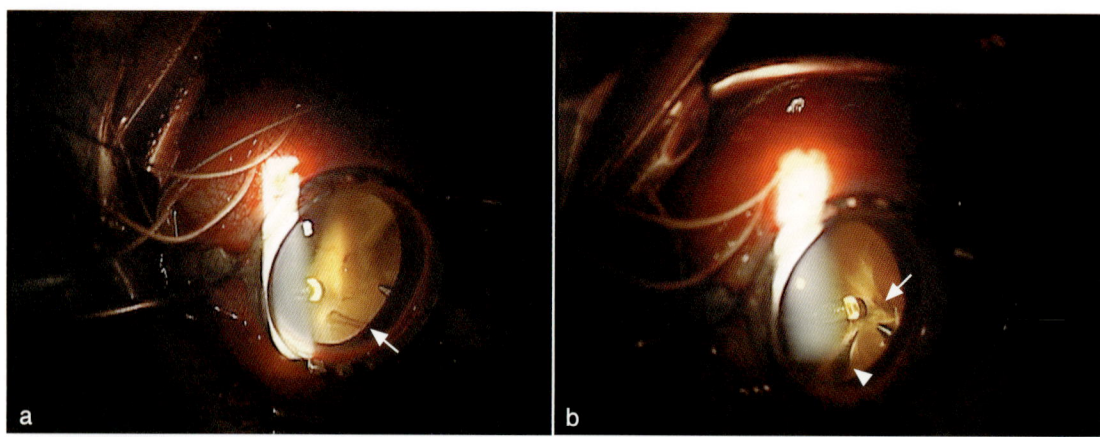

図2 術中写真①
a：10時の強膜創周囲に毛様体剝離があり，強膜創に毛様体上皮が嵌頓している（白矢印）．
b：嵌頓した硝子体（矢頭）と毛様体上皮（白矢印）を一緒に切除した．

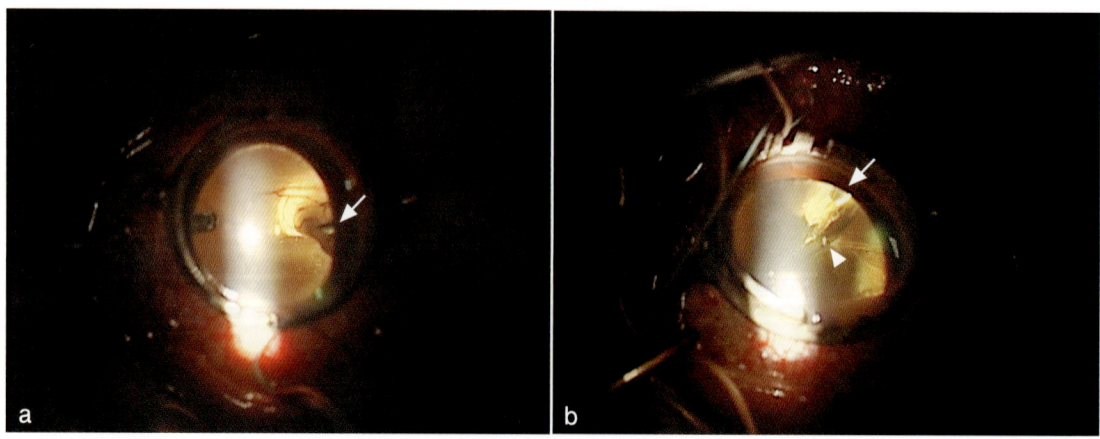

図3 術中写真②
a：剝離した網膜がインフュージョンカニューラ先端に嵌頓している（白矢印）．
b：硝子体カッター（白矢頭）で嵌頓した網膜を切除している（白矢印）．

> **症例2** 40歳 男性
>
> 　左眼の鼻側に2か所の弁状裂孔があり鼻側に限局性の網膜剥離があった．近医で強膜バックリング手術を施行されるも，網膜下液を排液する際に網膜が嵌頓し，網膜裂孔となったため受診した．硝子体手術時には鼻側の網膜に不定形の網膜裂孔があり，裂孔の断端は白色化していた．強膜を圧迫して裂孔周辺部を観察すると，網膜が嵌頓したと考えられる箇所に網膜出血がみられた（図4）．裂孔周囲に後半に光凝固を行い，シリコーンバンド（#240）で輪状締結して14%$C_3F_8$でガスタンポナーデを行った．術後に網膜は復位した．

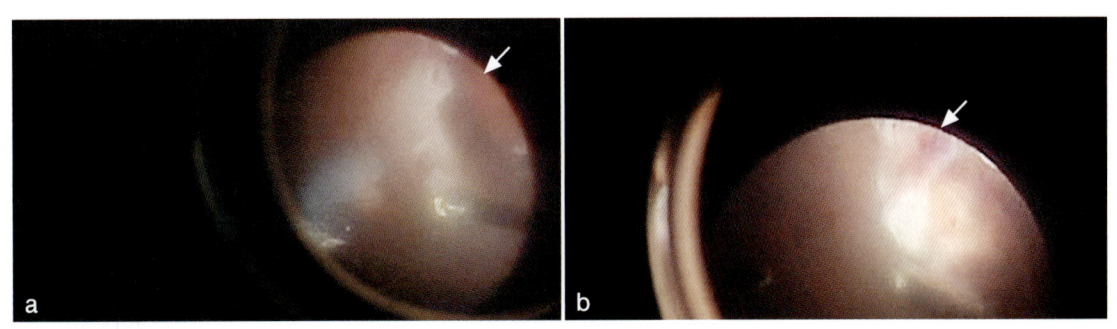

**図4　術中写真③**
a：鼻側に不定形の網膜裂孔（白矢印）がみられ，その断端は白色化していた．
b：強膜を圧迫して裂孔の周辺部を観察すると網膜が嵌頓したと思われる箇所に網膜出血（白矢印）があった．

**解説**

　硝子体手術で硝子体がある程度除去されると強膜創から漏出する眼内灌流液量も増加する．そこに強膜圧迫などの操作が加わると強膜創に硝子体が嵌頓する．周辺部の操作で眼球を回旋させて手術を行っていると，強膜創が器具で押されたり引かれたりしてその隙間から眼内灌流液が漏出しやすくなる．網膜が胞状に剥離している場合，網膜の可動性が増加するため強膜創への網膜の嵌頓が生じやすい．眼圧の変動があったり，眼内灌流量が増加すればさらに起こりやすくなる．術中に網膜や脈絡膜から出血し，止血目的で眼内灌流圧を上げると強膜創に硝子体が嵌頓しやすくなる．

　網膜が嵌頓してしまうと，一度その嵌頓を解除しても何回も嵌頓してしまう．これは網膜の嵌頓の前に硝子体が強膜創に嵌頓しているためである．網膜の嵌頓を修復しても硝子体の嵌頓が残存している場合があり，そこから網膜が牽引されて再び嵌頓する．最終的には牽引解除のため嵌頓した網膜周囲の網膜切除が必要になることが多い．

　小切開硝子体手術（MIVS）ではカニューラシステムを用いているため強膜創に硝子体が嵌頓しにくい．しかし胞状網膜剥離があって網膜の可動性が高ければカニューラシステムでも網膜が嵌頓してしまう可能性がある．クロージャーバルブ付きカニューラがあれば強膜創から流出する灌流液が減少するため網膜は嵌頓しにくくなる．

　強膜バックリング手術では網膜下液の排液時に網膜が嵌頓する場合がある．強膜を切開し，脈絡膜を穿針した後は強膜を少し圧迫して排液することが多いが，強く圧迫したりすると網膜が嵌頓することがある．頻回に眼底チェックを行い，たとえ網膜が嵌頓しても合併症を最小限にすることが必要である．網膜下液がまだ十分に残存していると過信すると思わぬ落とし穴に落ちる．網膜が嵌頓しても軽度であれば自然に解除されることが多い．この場合は嵌頓した部分を中心に求心性の皺襞となって観察される．ここで圧迫をやめれば自然に嵌頓が解除される場合もある．しかし，網膜の嵌頓に気づかずに強膜をさらに圧迫してしまうと，網膜が嵌頓した強膜穿針部位から硝子体が脱出して不定形の網膜裂孔となる．そうなれば強膜バックリング手術では治療困難となる．

　穿孔性眼外傷でも網膜が穿孔創に嵌頓することがある．硝子体手術時にはすでに強く癒着していることが多く，整復することは困難で多くの場合で網膜切開が必要となる．穿孔性眼外傷では硝子体が嵌頓した対側に網膜裂孔を生じる可能性があることも知っておく．

（井上　真）

## アドバイス

### ● 網膜嵌頓のサインをキャッチ

さきほどまで，ひらひらしていた網膜が，あまり動かなくなって，ポートの方向に向かって直線的になっていたら，大変！　強膜創に硝子体や網膜が嵌頓しているサインである．

まず，そのサインに気づくことが大切だ．

### ● 状況の把握，内視鏡があれば心強い

さて，本当に嵌頓しているか否か，いったいどんな状況になっているのか確かめなければならない．しかし，硝子体や網膜が嵌頓しているときに，強膜を圧迫したら，余計に嵌頓させてしまう危険性は否めない．強膜圧迫はなるべく控え目にして，眼球を傾けて，周辺部を観察する．

こんなとき，もし内視鏡が使えれば心強い．内視鏡をいつもより寝かせて，強膜創部を観察すればよい．

### ● 嵌頓の解除にも内視鏡が強い味方になる

状況がわかればこっちのものだ．内視鏡で観察しながら嵌頓している硝子体をカットする(図1)．もう1ポート設置して，攝子で硝子体を把持して，嵌頓した網膜を引っぱり出す．液体パーフルオロカーボン(PFCL)を入れて網膜を後極に引っぱって，嵌頓を解除する．いずれのシチュエーションにおいても，リアルタイムで観察できるメリットは大きい．網膜に切開を加える必要性も減少する．さらには，できてしまった医原性網膜裂孔の処理も内視鏡下に行えば，再嵌頓のリスクも減少する．

### ● まずは，網膜嵌頓を起こさないように気を配ろう

20G硝子体手術では，手術開始時に，強膜創からライトガイドやカッターが入りにくいと，つい強膜創を広げたくなる．しかし，それは，硝子体や網膜嵌頓，医原性裂孔の原因となるからよろしくない．

一方，小切開硝子体手術(MIVS)では，白色化して硬くなった硝子体出血がカニューラに入り込むと，カッターが抜き差しできなくなったり，無理に抜こうとして網膜裂孔ができたりする(図2)．カニューラに網膜が嵌頓するとこれまた厄介である．クロージャーバルブ付きのカニューラを用いるとこうしたストレスが少なくて済む．

20G，MIVSともに，道具の出し入れや強膜圧迫の際には灌流圧を下げること，強膜創にはこまめにプラグをすることも大切だ．道具の出し入れも極力少なくするのが好ましい．強膜創周囲の硝子体を最初に処理しておくのも硝子体嵌頓の予防に役立つ．

#### 参考文献

- Kreiger AE, et al : Incision complications in pars plana vitrectomy. Mod Probl Ophthalmol 18 : 210-223, 1977.

（喜多美穂里）

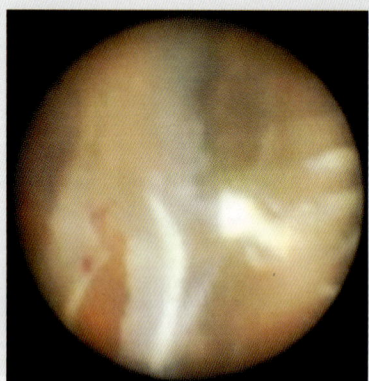

**図1　20G硝子体手術での強膜創への硝子体嵌頓**
強膜創に嵌頓した硝子体を内視鏡下に切除している．既に生じている医原性網膜裂孔は拡大しなかった．

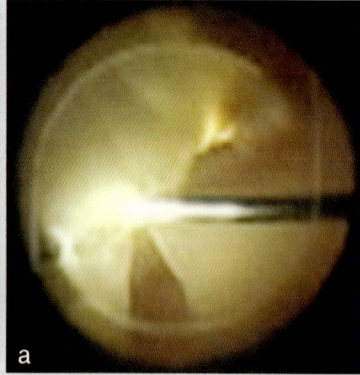

**図2　MIVSでの硝子体嵌頓**
a：白色化した硝子体出血が，23Gカニューラに嵌頓した．
b：網膜裂孔(矢印)を生じた(内視鏡像)．

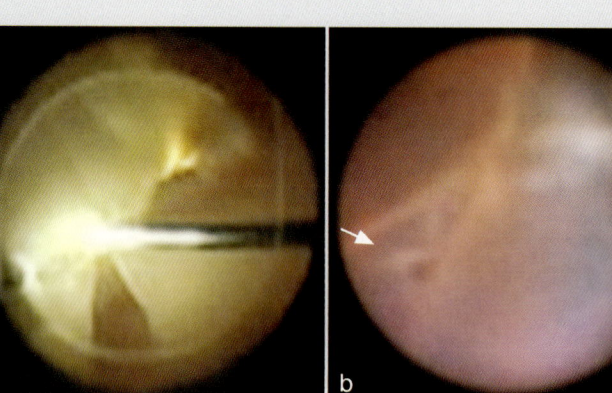

## 硝子体手術

# B-4 視認性低下

> **対策**
> - 術中の視認性の低下にいち早く気づく
> - 正しく原因を鑑別する
> - 速やかに対処する

> **予防策**
> - 確実なドレーピング
> - 角膜を乾燥させない
> - キセノン光源を使う
> - 広角観察システムを使う

　手術の原則は「見えないところに手を出さない」ことであり，良好な視認性の維持は手術の成功の必要条件である．術野の視認性が極端に不良なまま手術を続行する術者はまれであるが，軽微な視認性不良に気づかないまま手技を進めて合併症を起こすことはまれではない．術中の視認性の低下にいち早く気づくことが重要である．

　硝子体手術の術中の視認性低下の原因はさまざまである（表1）が，正しく原因を鑑別して，速やかに対処することが肝要である．小切開硝子体手術（MIVS），広角観察システム，高付加価値眼内レンズなどの新しい技術が導入され，視認性低下は従来みられなかった形で起こるようになり，その対処法も大きく変わってきている．

表1　術中視認性低下の原因

| | |
|---|---|
| 1. 手術観察系関連 | 非接触型広角観察システムのレンズの結露<br>コンタクトレンズのくもり／傷<br>コンタクトレンズの位置ずれ，レンズ周辺の浮き上がり |
| 2. 中間透光体関連 | 角膜の乾燥，角膜上皮浮腫，びらん<br>角膜上皮浮腫<br>デスメ膜皺襞（空気灌流下）<br>水晶体混濁あるいは損傷<br>眼内レンズの結露（空気灌流下）<br>眼内レンズのグリスニング<br>多焦点眼内レンズ，トーリック眼内レンズ<br>術中前房，硝子体出血<br>前房内，硝子体中への空気迷入<br>アジュバンドの過剰使用，除去不足 |
| 3. その他 | 縮瞳，前嚢収縮<br>低眼圧 |

> **症例 1**　67歳　女性
>
> 左眼裂孔原性網膜剥離に対して非接触型広角観察システムを用いた 23G 硝子体手術を施行した．術中，前置レンズが結露して(図1)視認性が低下した(図2)．室温を 30℃ 近くまで上げて，さらにレンズを角膜から離すと，結露は解消した．

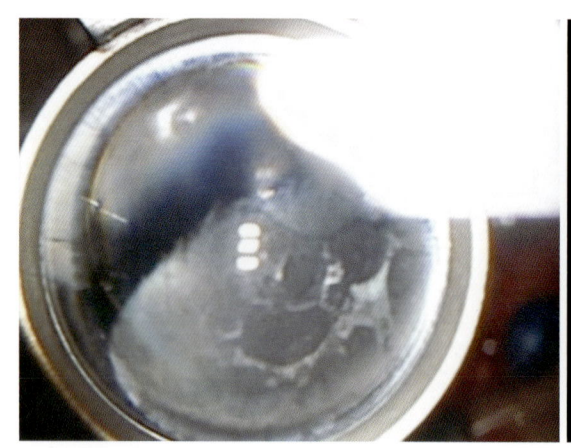

**図1　前置レンズの結露**
前置レンズをセットして角膜に近づけると結露が生じた．

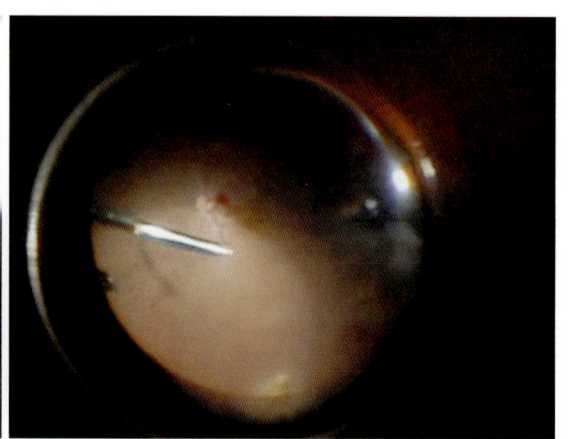

**図2　結露による視認性の低下**
上方の網膜が見にくくなっている．

## 解説

### ● 非接触型広角観察システムに特有の視認性低下

　頻度が高いのは前置レンズの結露である．体温と前置レンズの温度差が原因となる．内視鏡用くもり止め〔ドクターフォッグ®(アスペンサージカル社)〕の塗布，吸引付き開瞼器の使用，室温(場合によっては前置レンズの温度)を上げることで解決できることもあるが，前置レンズを角膜から離して手術を続行せざるをえないことも多い．確実なドレーピングが重要なのは言うまでもない．

　角膜の乾燥による視認性の低下も起こりやすい．頻回に BSS PLUS® をかけるのは面倒であるし，前置レンズに水滴がつくと存外見にくくなる．使用可能ならばビスコート® やアルツ® を角膜上に塗布するとよい．逆に水がたまっても見にくくなる．吸引付き開瞼器，吸水スポンジ，外眼角リトラクターなどを症例に応じて組み合わせる．

　非接触型広角観察システムの前置レンズは角膜で焦点を結ぶため，角膜びらんや限局性の浮腫，前房内の空気や血液の迷入は，たとえ小さなものであっても，視認性を大きく妨げる．面倒がらずに前置レンズを跳ね上げて，原因を確かめることが重要である．乾燥や接触による角膜びらんは特に糖尿病網膜症の症例で起こりやすいため，早めに粘弾性物質を塗布するなど角膜愛護に努める．白内障同時手術(とりわけ角膜切開)で hydration によって生じる限局性の角膜浮腫は部分的な視認性低下の原因となるので，過剰な操作は禁物である．

### ● MIVS に特有な視認性低下

　特に初期の 25G システムでは器具の剛性が低かったため，眼球を回旋させて周辺部を観察するのが難しかった．また結膜切開をしないために強膜圧迫を行うのも難しい．このような周辺部視認性の問題は広角観察システムを導入すれば，ほぼ解決できる．スモールゲージでは光源がハロゲンでは視認性が不良になりやすく，キセノン光源を導入することも重要である．

　眼内レンズ眼の小切開硝子体手術では液空気置換の開始時に前房内に空気が迷入しやすく，広角観察システムを使っていると意外と面倒である．空気灌流量が少ないために小さな空気の粒ができやすいのであろう．液空気置換の開始時にインフュージョンチューブを立てておき，硝子体カッターで吸引すると，迷入は生じにくい．毛様小帯近傍の硝子体を徹底的にとってあると前房は簡単に空気で満たされて

しまう．視認性を回復させるためには前房内を粘弾性物質で満たしておくほかない．

術中の低眼圧も視認性低下の原因となる．灌流量と吸引量のアンバランスや創口からのリークをチェックする必要がある．23G手術でエントリーシステムの滅菌再使用を繰り返しているとインフュージョンカニューラから灌流量が低下してくることがある．

---

**症例2** 74歳　男性

増殖糖尿病網膜症による硝子体出血に対して23G硝子体手術を施行した．以前に白内障手術が施行されていたが，CCCが著明に収縮しており眼底の視認性は不良であった．角膜内皮細胞密度が約500/mm$^2$まで低下していたため，前房内操作は極力行わない方針で手術を行った．眼底観察用コンタクトレンズでは眼底のオリエンテーションがつかない状況だったが（図3），非接触型広角観察システムでは広い視野を確保することができた（図4）．液空気置換をすると後囊切開部の眼内レンズが結露して視認性が低下したが，粘弾性物質の塗布によって視認性は回復し，無事手術を終了した．

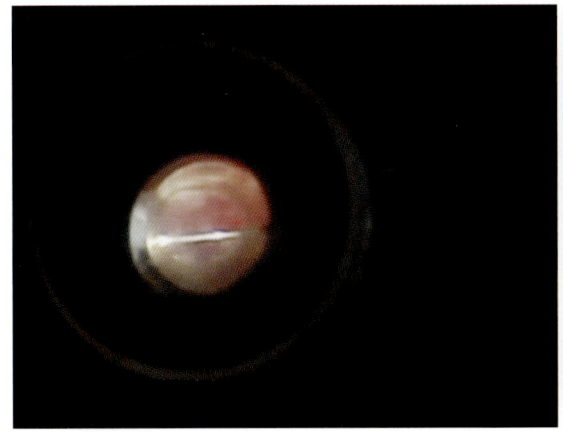

---

**図3　眼底観察用コンタクトレンズ**
著明な前囊収縮のため眼底のオリエンテーションがつかない．

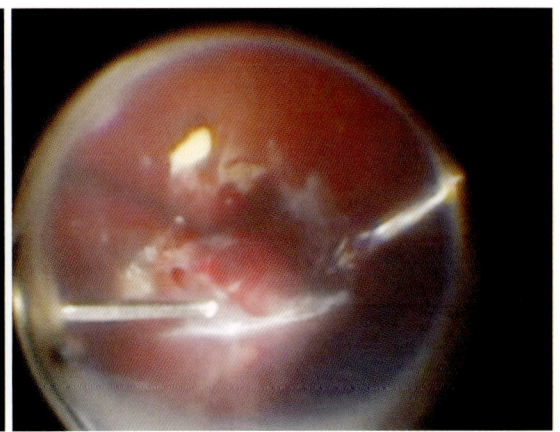

**図4　非接触型広角観察システム（BIOM®）による広視野観察**
最周辺部付近まで，増殖膜と網膜の位置関係を一度に観察することができる．

---

**解説**

### ● 縮瞳・前囊収縮による視認性低下

多くの場合，広角観察システムの使用で解決できる．縮瞳が著しい場合や眼底観察用コンタクトレンズを使わなければならない場合はmultiple sphincterotomy単独あるいはアイリスリトラクターの併用で瞳孔を強制的に拡張する．前囊収縮は粘弾性物質を注入して前囊下の増殖を剝離してからCCCを拡大するか，硝子体カッターや剪刀で切開を入れて拡張する．広範な毛様小帯断裂のある症例や前部増殖性硝子体網膜症では眼内レンズは抜去して，前後囊は切除する．

### ● 空気灌流下の視認性低下

後囊が切開されている範囲に眼内レンズの結露が起こっても広角観察システムなら結露のない部分を通して手術を続行できることも多い．どうしても見にくければ，粘弾性物質を塗布すれば視認性は回復する．

無水晶体眼でデスメ膜皺襞があるときも空気灌流下の視認性が著しく損なわれる場合がある．手術中の眼球虚脱，角膜を変形させる操作などをできるだけ避ける．粘弾性物質の塗布で視認性はある程度改善するが，強い角膜混濁を伴う場合には内視鏡などの特殊なツールが必要になることもある．

**症例3** 70歳　男性

　右眼黄斑円孔に対して23G硝子体手術を施行した．以前に白内障手術を施行されていてトーリック眼内レンズが挿入されていた．眼底観察用コンタクトレンズで黄斑部の膜剥離を施行しようとしたところ，術野の視認性にムラがあり，部分的にぼやけている状態であった(**図5**)．インドシアニングリーン(ICG)で染色して膜剥離を続行した．

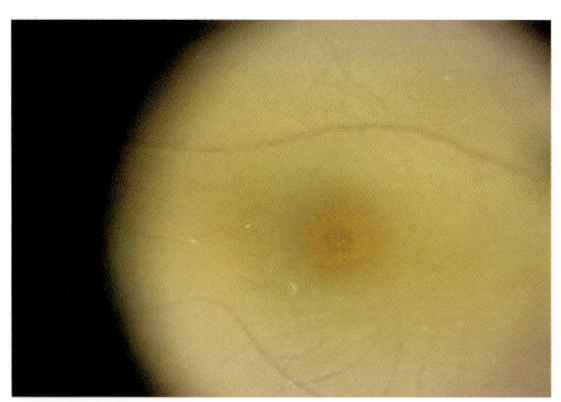

**図5　トーリック眼内レンズ移植眼**
焦点が合う部分と合わない部分が混在する．

**解説**

## ● トーリック眼内レンズと眼底視認性

　眼底観察用コンタクトレンズでは角膜の屈折力が中和されてトーリック眼内レンズの乱視がそのまま反映される．1.5D程度の乱視度数のレンズでも黄斑部の見え方にはムラがあって，無染色の内境界膜剥離術は難易度が高い．ブリリアントブルーG(BBG)で染色すると焦点が多少合っていなくてもコントラストの違いを頼りに剥離を進めることができる．広角観察システムを使えば眼底の視認性はさほど悪くないが，現行の前置レンズでは深さがわかりにくいので内境界膜剥離は難しい．

## ● 多焦点眼内レンズと眼底視認性

　Yoshinoらの報告では，回折型の多焦点眼内レンズ挿入眼で眼底観察用コンタクトレンズを用いて手術を行うとコントラストが低下して焦点を合わせるのに時間がかかる．トリアムシノロンアセトニドや器具の反射に起因するゴーストも気になる．難度の高い手技は困難を伴うかもしれない．

### 参考文献
- Yoshino M, et al : Diffractive multifocal intraocular lens interferes with intraoperative view. Clinical Ophthalmology 4 : 467-469, 2010.
- Kawamura R, et al : Intraoperative findings during vitreous surgery after implantation of diffractive multifocal intraocular lens. J Cat Ref Surg 34 : 1048-1049, 2008.

(桐生純一)

## アドバイス

この数年23Gや25Gの小切開硝子体手術（MIVS）が普及し，手術の低侵襲化や安全性が大きく改善して，網膜剥離においての再手術率やシリコーンオイル使用率も低下しているようである．

将来の硝子体手術は本文のように広角観察システムや内視鏡併用手術に移行していくように思われるが，初期費用がかかる点から現時点ではいままでのシステムを使用している施設が圧倒的に多い．

今後もさまざま硝子体手術の進歩によって，術中の視認性低下の頻度はさらに低くなることが期待されるが，視認性が低下する場合はその原因を知り，対策を知識としてもっておくことが大切である．いままで知られている種々の原因を列挙して，今後の対策の参考にしてみたい．広角観察システムの場合は問題点の多くが解決され，本文に詳述されているので，ここでは特に接触型コンタクトレンズを使用する従来法での，問題点と対策について述べる．

### ● 接触型コンタクトレンズの問題

コンタクトの表面の傷，適正な表面角度・凹凸面といったレンズ選択の問題，リングホルダーの中心からのずれが視認性を悪化させる．

レンズ交換やホルダーの適正な固定にて対応する．凹面レンズを使用すると拡大率はよくないが，シャンデリア照明を併用すれば視野が広くなり，周辺部操作が容易になる．

### ● 角膜が原因となる場合

もともとの角膜混濁や，洗眼液・消毒液による上皮障害，術中乾燥による上皮浮腫，また長時間の手術，灌流量，無水晶体眼での内皮障害などが原因となる．

浮腫を起こした角膜上皮の中央部を中心に除去する．上皮の基底細胞である輪部まで除去してはいけない．

### ● 前房内が原因となる場合

出血性緑内障での前房出血，眼内炎などの前房炎症，水晶体再建手術を併施した場合の前房混濁などが原因となる．

輪部に2か所の小切開をしてバイマニュアル洗浄が対策の基本であるが，意外と厄介なのが，虹彩新生血管からの出血性緑内障である．時に虹彩にジアテルミーが必要になることもあるが，隅角からの出血にはそれも困難であり，アドレナリンを混合した灌流液での洗浄で止血を待つしかない．

### ● 水晶体再建術直後の問題

水晶体再建術との併施では，眼内レンズを挿入した場合，挿入しない場合のどちらでも微細な水晶体皮質や虹彩色素などにより視認性が低下する．また切開創からのリークにより前房の消失も起こりうる．

前房の消失による不都合には，縫合，それを起こさない切開面形成などで対応する．また水晶体再建を行った後は，散瞳が不良になることが多い．一般に水晶体切除のみで眼内レンズを挿入していない状態のほうが視認性は良好であるが，周辺部や前部の硝子体処理中に誤って後嚢を切除する可能性があり，好まれないことが多い．眼内レンズをどの時点で挿入するかは，術者の好みによるが，挿入後は眼内レンズのエッジにより光学的な不連続が起こり，周辺部硝子体処理に不都合が起こるため注意が必要である．またトーリックレンズ，多焦点レンズなどの特殊レンズの悪影響もあるが，その点は本文を参照していただきたい．

### ● 瞳孔に起因する問題

偽落屑症候群や糖尿病などの散瞳不良により瞳孔径が十分に得られないのが，視認性の悪い大きな原因となる．

虹彩拡大には，強制的に拡大させるアイリスリトラクターを使用する．癒着した虹彩はフックなどではずすが，時には思い切って虹彩を切除することもある．小瞳孔に対応できる広角観察システムを導入することを考慮する．

### ● 毛様小帯の問題

毛様小帯が一部断裂していると空気灌流時に前房内へ空気が迷入，またシリコーンドロップレットが迷入することがある．

毛様小帯の再建は不可能だが，灌流空気を低圧にして，硝子体腔で吸引をかけて空気置換するとうまくいくことが多い．また，前房を低分子の粘弾性物質で置換することも可能であるが，術後の眼圧上昇に注意を要する．

### ● 水晶体の問題

水晶体再建術との併施を行わない場合には，術中の白内障が起こりうる．糖尿病例で多いため浸透圧差が原因と思われる．またガス置換時間が長いと同様にガ

ス白内障がみられるが，これは一過性のことが多い．
　これらに対する対策には水晶体再建を併施する．50歳以上では有水晶体眼への硝子体手術後の核白内障が有意に増加することから，2度の手術を避けるためにも水晶体再建術併施が一般化している．

● **既存の眼内レンズの問題**
　後発白内障，前嚢の混濁と収縮．シリコーンレンズ挿入眼では空気灌流下での結露が有名である．
　前房内操作をして混濁している前嚢を切開，またカッターで後嚢を切除することで，視認性は格段によくなる．シリコーンレンズでの結露問題は眼内レンズ後面に粘弾性物質を塗布すると改善する．

〔斉藤喜博〕

硝子体手術
# B-5　医原性裂孔

### 対策
- 術中にできた医原性裂孔はすべて閉鎖する
- 裂孔ができたら，すぐにジアテルミーでマークするか，できるようなら先にレーザー凝固や冷凍凝固などしてしまう
- 下方半周の医原性裂孔に対しては，光凝固よりも冷凍凝固のほうが接着がよい
- 裂孔周囲に接線方向の牽引が残存する場合には，適宜強膜バックリング手術を併用する

### 予防策
- 鋸状縁断裂予防には，器具の出し入れ時に灌流ボトルを十分に低く下げる，器具挿入時に周辺部硝子体を引っぱっていないかゆっくり確認しながら挿入する，強膜創部の前部硝子体を前もって十分に切除しておく，などの注意が必要
- 広範な網膜剥離がある例や無色素上皮に剥離が及んでいる例では，強膜創への周辺部硝子体や周辺部網膜の嵌頓に注意する
- 網膜は周辺にいくほど薄く，破れやすくなるため慎重に処理する
- 陳旧性網膜静脈閉塞症では，閉塞領域の網膜が極端に薄くなっていることが多く，裂孔ができやすいので注意を要し，深追いはしないことが肝要

### 症例1　55歳　男性

　右眼に飛蚊症を自覚したが放置し，何となく見にくい感じが持続していた．症状発症から2か月して視力が低下し，視野も暗く狭窄しているとの主訴で来院した．白内障手術が他院で施行され，眼内レンズがin-outに挿入されて，後発白内障による後嚢切開も行われていた．眼底所見では，網膜は鼻上側のわずかのみを残して黄斑部も含めて剥離しており，特に下方で丈が高かった（図1）．硝子体腔に色素細胞が多数散布されていたが，裂孔は不明で，剥離の形から耳下側周辺部の裂孔を疑った．術前RV(0.05)であった．
　20Gシステムで手術を開始し，core vitrectomyの後，周辺部硝子体を切除する際に，灌流カニューラを逆流する水流にのって周辺部硝子体が引き込まれて（図2），その周囲に網膜の小裂孔が形成された．強い圧迫を控えて，硝子体カッターでそのあたりの周辺部硝子体を切除し，灌流強膜創周囲は落ち着いたが，今度は器具の出し入れの際に操作強膜創へも周辺部硝子体および網膜嵌入を生じた．これに対しては，対側強膜創からカッターを挿入し，周辺部硝子体および網膜をカッターで吸引をかけて眼内に戻し，戻りにくい網膜については一部切除して再嵌頓しないようにした．
　その後全周にわたって周辺部硝子体切除を行い，原因裂孔を下方の鋸状縁のすぐ後極側に複数個発見した．
　意図的裂孔を2か所作製し，気圧伸展して網膜を復位させた後，原因裂孔，灌流強膜創周辺，および嵌頓したために網膜を小切除した部に，冷凍凝固の上，すべての創を閉鎖して手術を終了した．術後に網膜は復位した（図3）が，術後2か月でRV(0.2)にとどまっている．

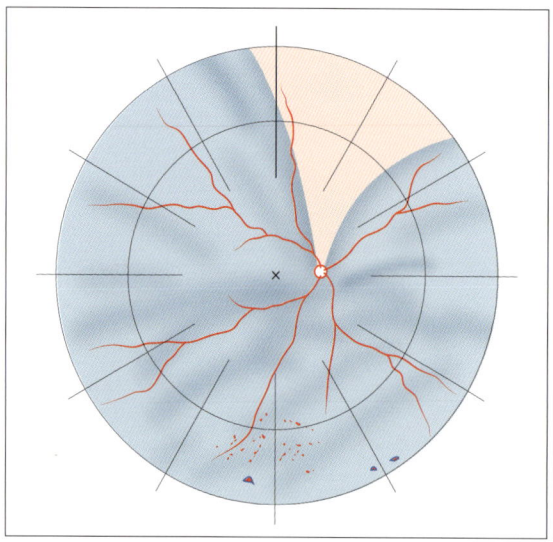

**図1 術前の眼底スケッチ**
広範な胞状網膜剝離を認めた．下方周辺部に複数の裂孔があったが，術前には発見できなかった．

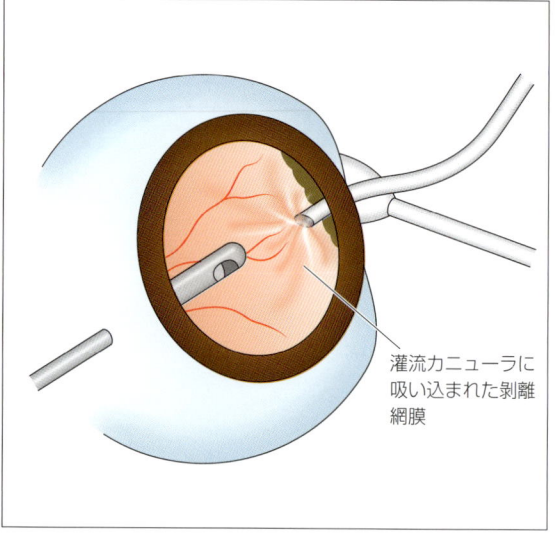

**図2 灌流強膜創への網膜の吸引**
強膜圧迫操作の際に，灌流強膜創部の網膜がカニューラ内へ吸引され，引き込まれている．手荒な操作を繰り返すと，灌流強膜創周囲に小裂孔が形成される．

灌流カニューラに吸い込まれた剝離網膜

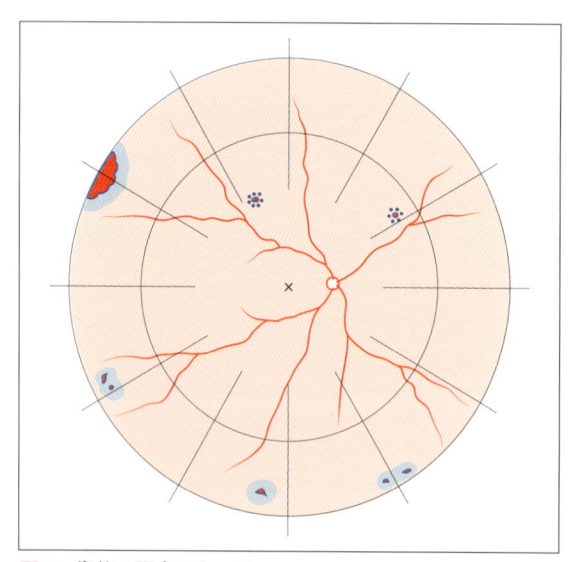

**図3 術後の眼底スケッチ**
原因裂孔と灌流強膜創付近の医原性裂孔，操作強膜創部での網膜切除部を冷凍凝固で処置し，2か所の意図的裂孔は眼内レーザーで凝固閉鎖し，網膜は復位した．

---

| 解説 | ● 毛様体扁平部に作製した各強膜創部での医原性裂孔 |

　網膜剝離の硝子体手術で，剝離の丈が高いときには，強膜を圧迫して周辺部硝子体を切除する際に，硝子体カッターを操作して十分に減圧しながら圧迫しないと，灌流カニューラ内を逆流していく眼内灌流液に引っぱられて前部硝子体が灌流ポート部に嵌頓し，同部の網膜に裂孔を形成することがある．圧迫操作を始める前に，灌流カニューラ周囲の前部硝子体を切除しておくと予防になる．

　眼内への器具の出し入れの際に，眼内圧が高いまま器具の出し入れをすると，器具を抜去した際に強膜創へ嵌頓した周辺部硝子体を，器具を再挿入する際に内側へ引っぱることで医原性鋸状縁断裂を生じる．耳上側，鼻上側の強膜創からの器具の出し入れの際には，灌流ボトルを十分に下げて創への周辺部硝子体の嵌頓を最小限にすることが重要である．垂直剪刀や水平剪刀などの先の大きな器具を出し入れする前には，強膜創近くの周辺部硝子体切除を先に処理し，創から灌流液がフリーに流出するくらいにしておくとよい．器具を眼内から出しているときには，こまめにプラグをして，創を閉鎖しておくこと

も必要である．もし創に周辺部網膜が嵌頓してしまった場合には，眼内側からカッターで吸引して眼内に戻すことを試みるが，しばしばうまくいかず，嵌頓網膜を眼外からカッターで切除し，この医原性裂孔を凝固閉鎖する必要がある．

23Gや25Gなどの小切開硝子体手術が普及することで，操作強膜創への周辺部硝子体や網膜の嵌頓の危険は減ったと考えられるが，灌流カニューラでの網膜損傷は手荒な圧迫操作を行うと起こり得るので注意が必要である．

### ● 周辺部と後極部の網膜の厚さの違いによる裂孔形成の起こりやすさ

網膜は後極で厚く，周辺にいくほど薄くなる．眼底後極部付近で人工的後部硝子体剝離を作製する際には，網膜血管から出血することはあっても網膜裂孔が形成されることは，中心窩を除いてはほとんどない．しかし後部硝子体剝離を周辺まで起こしていく際には，赤道部近くからは網膜が薄くなるために，強引に後部硝子体剝離を作ろうとすると網膜が裂けてしまうことがある．増殖糖尿病網膜症や増殖硝子体網膜症で，中間周辺部から周辺にかけて増殖膜がある場合には，膜処理の際に少々強くテンションをかけすぎることで簡単に裂孔ができてしまうので，慎重に処理する必要がある．

### ● 医原性裂孔の処理

周辺部の裂孔に対しては，冷凍凝固かレーザー光凝固を選択できるが，適正に凝固された場合には冷凍凝固のほうが瘢痕化するのが若干早い印象がある．そのため下方の医原性裂孔の場合には，タンポナーデが有効に働く期間の短さから冷凍凝固を選択したほうが，接着がよいと思われる．医原性裂孔付近に接線方向の牽引力が残存する場合には，上方の場合にはしっかりとタンポナーデが効くため問題が少ないが，下方半周に医原性裂孔が存在する場合には適宜強膜バックルを設置したほうが安全である．

---

**症例2** 49歳　男性

約半月前から左眼がかすんだような感じがあり，それが持続するために眼科を受診．LV(0.4)．限局した硝子体出血と，上方血管アーケードに線維血管性の増殖膜と牽引性の網膜剝離を認めたため(図4)，手術目的で紹介された．既往歴に糖尿病はなく，高血圧が指摘されており，無症候性の網膜静脈分枝閉塞後の増殖膜形成と診断した．硝子体手術適応と考えて硝子体白内障同時手術を施行したが，手術中，増殖膜と網膜との接着が強く，剪刀の先が網膜と増殖膜の間に入らず，segmentationもdelaminationもできないところがあり，四苦八苦した際に周囲に医原性裂孔を数個作ってしまった．結局，増殖膜はそのまま残し，医原性裂孔をレーザーで凝固閉鎖し，ガスタンポナーデを施行した．

術後経過中にガスを追加注入し，3週間のタンポナーデ期間を経て，凝固斑は瘢痕化，網膜復位を得た(図5)．術後1年で，LV(1.2)と改善したが，黄斑部はやや上方に偏位しており(図6)，変視症が残存している．

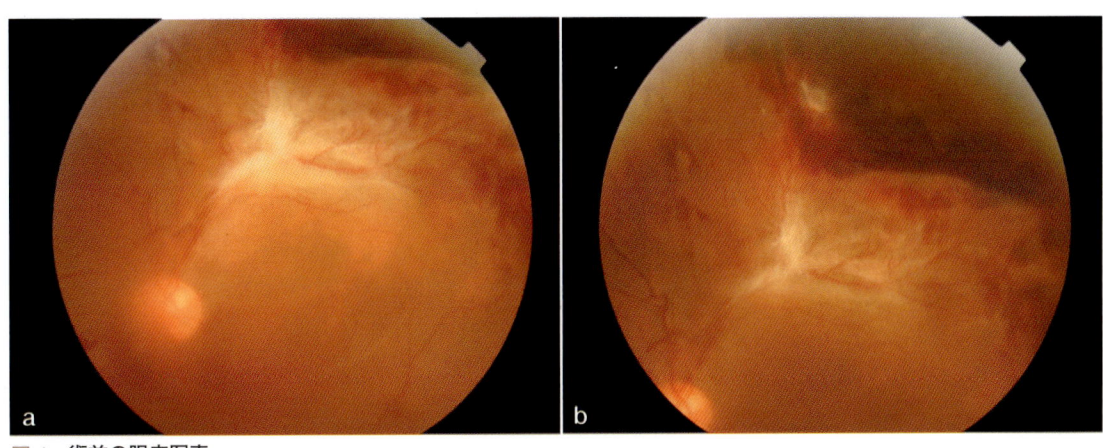

---

**図4　術前の眼底写真**
上方の血管アーケードに強い増殖膜形成(a)を認め，硝子体出血(b)，牽引性網膜剝離が起こっている．

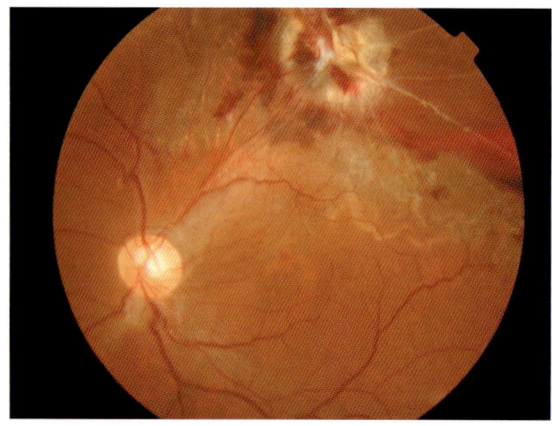

**図5　退院時の眼底写真**
残存増殖膜は収縮し，網膜前への膜形成も認められる．周辺のレーザー光凝固は瘢痕化良好であるが，今後の再増殖が心配な段階であった．

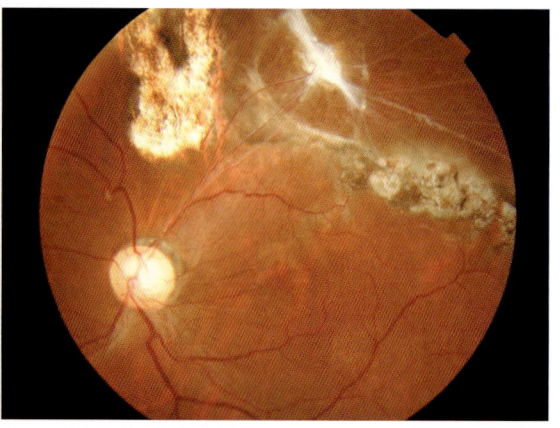

**図6　術後1年の眼底写真**
幸いにも強い再増殖は起こらず鎮静化した．網膜静脈の閉塞領域では網膜が菲薄化して，一部萎縮して円孔が形成されている．

## 解説

### ● 陳旧性網膜静脈閉塞症の増殖膜

　陳旧性網膜静脈閉塞症に網膜血管新生や増殖膜を認めた場合，閉塞領域の網膜は菲薄化してもろくなっているため，網膜硝子体癒着剥離や増殖膜処理には細心の注意を要する．増殖膜も硬い場合があり，網膜との癒着もしばしば強いため，剪刀での処理が難渋する．増殖膜を可能な限り処理し，垂直方向，および接線方向の牽引を解除するのが原則だが，どうしても難しい場合には裂孔形成する前に撤退したほうが無難な場合がある．深追いして医原性裂孔ができ，しかも増殖膜処理が不十分に終わった症例では，術後に網膜再剥離から増殖硝子体網膜症に至る場合があるので，十分に注意して経過を見ていく必要がある．

### ● 後極部での大きな裂孔に注意

　眼底後極部の医原性裂孔では，裂孔縁に網膜前膜が形成され，裂孔が再開して再剥離したり，増殖硝子体網膜症に至ったりする可能性が高い．後極部網膜は厚く血管組織も豊富なため，医原性裂孔が形成された場合には，網膜損傷による侵襲が大きく，その後の創傷治癒の組織反応が強いものと思われる．後極部から血管アーケード付近までの網膜は厚くて比較的丈夫であるが，頑固な増殖膜が存在する場合にはときに大きな裂孔を作ってしまうことがある．きちんと凝固閉鎖した上で，十分なタンポナーデ期間が必要で，いったん治癒した後も約3か月は増殖の有無を慎重に経過観察する必要がある．

**参考文献**
● 症例1
・Wilkinson CP, et al：Michels Retinal Detachment 2nd ed. Mosby, pp878-883, St. Louis, 1997.

（小泉　閑）

## アドバイス

医原性裂孔はまず第一に作らないことである．しかし，もし作ってしまったら処理を確実に行うことがリカバリーの秘訣である．手術操作の中で強膜を圧迫して周辺部硝子体を切除しているときは，眼圧の変動が激しく合併症を起こしやすい段階である．特に強膜を圧迫しているときと圧迫を解除したときに合併症が起こりやすい．圧迫操作を開始するときは，まず眼内灌流圧を少し下げる．周辺部操作をしているときには眼球を傾けたりして強膜創に無理な力がかかりやすい．器具と強膜創との間に間隙ができると眼内灌流液が漏出し，眼球内での手術操作の閉鎖性 (closed surgery) が破られがちである．そうするとその間隙に硝子体が嵌頓して合併症を起こしやすくなる．灌流圧を少し低めにすると，その間隙からの灌流液の漏出がある程度予防できる．

眼球圧迫を行うと眼圧が急上昇するため，硝子体カッターで硝子体を切除しながらゆっくり圧迫を行う．また圧迫を急に解除すると眼圧が急激に低下して，それを補正するために灌流ポートから眼内灌流液が一気に眼内に流れ込む．この水流によって剥離網膜の安定性がなくなり，灌流ポートと対側に網膜裂孔があれば，そこから網膜下腔に灌流液が注ぎ込まれて急激に胞状剥離になることがある．

● **網膜が嵌頓しそうであれば液体パーフルオロカーボン (PFCL) を重石にする**

網膜が強膜創に嵌頓すると，周辺の硝子体を確実に処理してもまたすぐに嵌頓しそうになる．この場合は後極網膜の上に少量の液体パーフルオロカーボン (PFCL) を注入すると剥離網膜の挙動が少なくなる (図1)．PFCLは網膜上で一塊となっているように気をつけないといけない．PFCLを注入しすぎると周辺部の硝子体が切除しづらくなるだけでなく，周辺部操作の際に眼圧の変動によって網膜下にPFCLが迷入しやすくなる．特に圧迫を解除する際に灌流ポートからの水流でのPFCLが細かい粒子になり，その重い比重によって眼内でとどまろうとする力以上に灌流液の流れに乗って思わぬ場所に飛ばされてしまう．PFCLの量が少なくなれば再び網膜が嵌頓しやすくなるため，手術操作中は網膜上でのPFCLの量に留意しなくてはならない．

PFCLの保険適用が巨大裂孔による網膜剥離と増殖硝子体網膜症だけであるのが難点であるが，網膜が嵌頓し始めると医原性裂孔がどんどん大きくなり不可逆性の視力障害になりかねないので早めに対策をとっておくことが重要である．

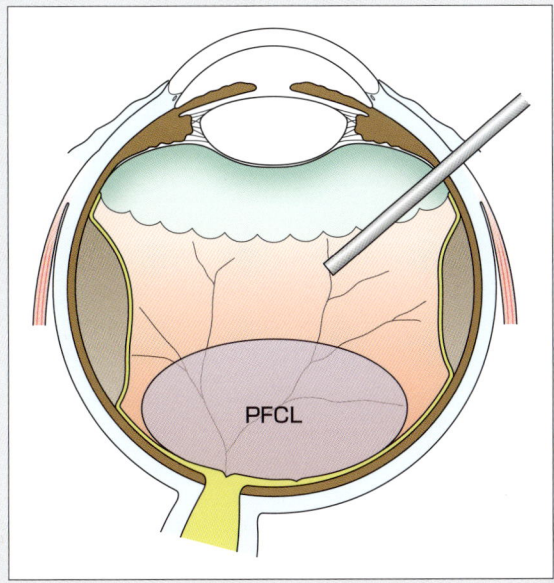

**図1 液体パーフルオロカーボン (PFCL) の注入**
剥離網膜の挙動を押さえて網膜嵌頓をさせないためにPFCLを後極網膜上に注入する．

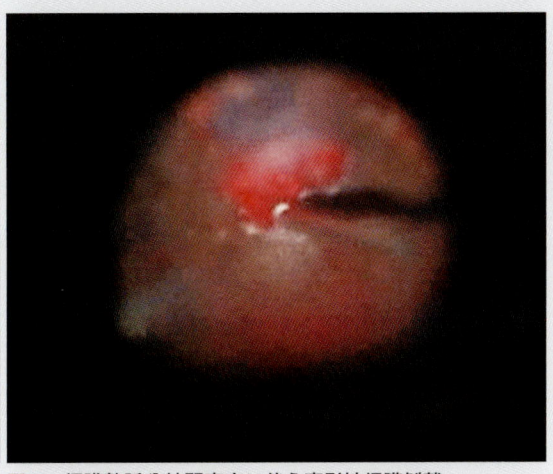

**図2 網膜静脈分枝閉塞症に伴う牽引性網膜剥離**
増殖組織は肉芽状となり網膜にべったり癒着している．

(次頁につづく)

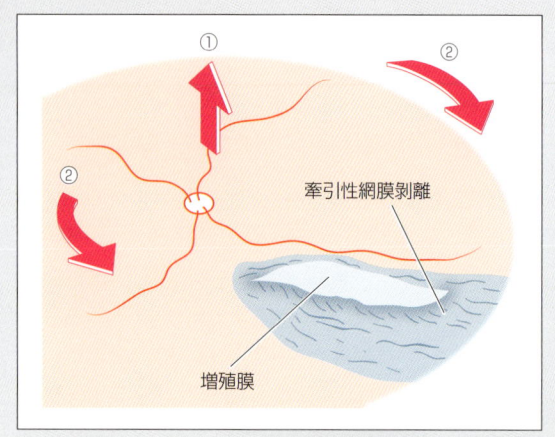

**図3** PVDが生じていない網膜静脈閉塞症を伴った牽引性網膜剥離
視神経乳頭からPVDを起こし，牽引性網膜剥離の方に向かって周辺からPVDを起こしていく．

### ● 実は怖い網膜静脈分枝閉塞症に伴う硝子体出血

網膜静脈分枝閉塞症で硝子体出血を合併した場合には，一般的に後部硝子体剥離（PVD）が生じている場合が多く，予後が良好なことが多い．しかしPVDが全くなく，牽引性網膜剥離や，しばしば裂孔併発網膜剥離となった場合には非常に難治性である（図2）．

難治性であるという理由で牽引性網膜剥離を経過観察しているとある時点で裂孔を併発して一気に増殖硝子体網膜症（PVR）となる場合もあるため，タイミングをみて治療に踏み切らないといけない．特に光凝固が施行されていない場合は，PVDが生じておらず後部硝子体皮質がべったり癒着していることがある．

血管閉塞領域は網膜が脆弱化しているため，視神経乳頭上で後部硝子体皮質を立ち上げた後に血管閉塞領域を避けて，その周囲からPVDを作製する（図3）．これは血管閉塞領域で医原性裂孔を生じた場合には周辺部での硝子体剥離作製の継続が困難となるためである．先に周囲でPVDを起こせていれば医原性裂孔を生じた場合でも硝子体牽引が術後に生じて網膜剥離が生じるリスクが軽減できる．ただしPVD作製時に血管閉塞領域の網膜を牽引しないようにPVDを作製しないとかえって医原性裂孔を作ってしまうことがある．周囲にPVDを起こせたら血管閉塞領域の後極側からPVDを起こしていく．後部硝子体皮質と網膜との間隙はほとんどないことが多く，水平剪刀や硝子体カッターの先端が入っていかないので針を曲げたマイクロフックトニードルで癒着の少なそうなところからゆっくり剥離していく．赤道部を越えたら網膜が薄くなってくるので剥離しづらそうであれば，あえて無理なPVDの作製は行わず，血管閉塞領域に光凝固を行っておけばよい．

しかし医原性裂孔ができてしまえば，医原性裂孔周囲だけでも硝子体牽引を解除しておかないと術後に網膜剥離が生じる原因となってしまう．硝子体牽引を除去しておかないとその部分で術後に収縮が起こってくるため黄斑部に牽引を生じた場合にはたとえ網膜が復位しても強い変視症が残存することがある．その場合には硝子体牽引がある癒着部位ごと網膜を切除して医原性裂孔を拡大する網膜減張切開（relaxing retinotomy）を行う場合もある．

濃厚な硝子体出血を伴った症例にMIVSを行う際に，カニューラの中に出血を伴った硝子体線維が嵌頓して硝子体カッターやライトガイドが固着してしまう場合がある．網膜静脈分枝閉塞症や加齢黄斑変性に伴う硝子体出血で起こる場合が多い．無理に固着を取り除こうとすると強膜創近傍に鋸状縁断裂が生じる．対応としてはcore vitrectomyを行う前に十分にカニューラ近傍の硝子体を切除してから眼内に器具を進めていくことである．カニューラ近傍の硝子体を前もって切除してあると，仮に嵌頓が生じた場合でも鋸状縁断裂まで至らないことが多い．

（井上　真）

## 硝子体手術

# B-6 網膜下出血

> **対策**
> - 灌流圧の上昇と出血源のジアテルミー凝固により止血を素早く行う
> - 軽度であればチャールズテーパードニードルにて吸引除去
> - 黄斑部を含む場合や広範囲であれば，液体パーフルオロカーボン(PFCL)にて硝子体腔に出血を排出させ除去する
> - 凝血塊となっている場合には，硝子体鑷子で牽引除去，硬い血腫では硝子体カッターで切除しつつ除去する

> **予防策**
> - 新生血管膜ではエピセンターの断端に線維膜を少し残すか，こまめにジアテルミー凝固して大量の出血を起こさせない
> - 出血した場合，できるだけ早期に灌流圧を上げ止血
> - 網膜剥離の液空気置換では裂孔縁に事前にジアテルミー凝固を十分行い，過吸引は避ける
> - 増殖硝子体網膜症(PVR)では双手法などにより網膜損傷を避け，網膜下増殖除去では脈絡膜や網膜損傷に注意する

**症例** 46歳 女性

　右眼増殖糖尿病網膜症により硝子体出血をきたし，6か月間放置の後，初回手術となる．RV(0.01)であった．硝子体出血除去後，巨大な網膜前および網膜下血腫を認める．増殖膜除去後，血腫を硝子体カッターにて切除除去を図るも血腫中の新生血管膜に牽引がかかり破綻出血する．血腫内は止血部位が同定できず，さらなる網膜下出血から血腫を形成する．
　瘢痕化したもともとの網膜下血腫を硝子体カッターにて切除除去，新鮮な出血はPFCLを用いて硝子体腔に排出除去した．光凝固およびPFCL・シリコーンオイル置換して手術を終了した．
　1か月後シリコーンオイル抜去し，網膜下出血なく網膜復位を得た．

**解説**

### ● 網膜下出血の原因

　網膜下液が存在する状態での網膜血管・新生血管の破損，脈絡膜損傷が原因となる．代表例では増殖糖尿病網膜症(PDR)の増殖膜処理において十分な止血が行われないまま，あるいは部位的に止血が困難な状態で網膜剥離が存在すると網膜下に急激に血腫が形成される．また，網膜剥離手術の際の裂孔縁血管の誤吸引や脈絡膜への吸引ニードルの強い接触により出血が網膜下に拡大する．増殖硝子体網膜症(PVR)の増殖膜処理においても網膜の断裂や網膜下増殖処理における脈絡膜損傷も原因となりうる．これらの場合には急激に血腫を形成することはない．

## 網膜下出血を起こさない工夫

　増殖糖尿病網膜症や陳旧性静脈閉塞症の増殖膜処理では，新生血管のエピセンターを切除する際，増殖膜の根部を残しておくことで強い出血は避けられる．また，出血する際にはこまめに止血操作を行うことが肝心である．灌流液ボトルを上げるかVGFI(vented gas forced infusion)システムを使用している場合には足操作により灌流圧を上昇させること(50〜60 mmHg)が可能であり，1分間ほどの圧負荷時間をおいた後，眼内ジアテルミーにて出血部位をピンポイントに凝固する．双手法で処置している場合には吸引と凝固を時間差なく行うことが可能でありピンポイントの止血が容易である．

　網膜剝離手術においては網膜下液吸引に先立ち裂孔縁をジアテルミーにて十分に凝固しておくことが肝要である．網膜血管を止血するのみならず裂孔縁に沿った牽引力が生まれ裂孔縁が安定化することにより，下液吸引の際に裂孔縁を誤吸引して網膜を損傷することが少なくなる．胞状剝離の際には裂孔縁への誤吸引が起こりやすいが，灌流液下であらかじめ網膜下液を吸引しておき網膜をフラットの状態にしてから液空気置換を行うとよい．下液がほぼ吸収されてからは能動的吸引をやめ受動的吸引でやさしいタッチで裂孔縁にバックフラッシュニードルをあて吸引する．能動的吸引で過吸引しすぎると裂孔縁の網膜や脈絡膜を損傷して出血原因となるので注意を要する．液空気置換後は出血しやすく短時間で作業を終了することも肝要である．

　PVRなどの増殖膜処理においては単手法では網膜の断裂が起こる場合があり，双手法やPFCLを用いることによって網膜局所への強い牽引操作を避けることが肝要である．網膜下増殖膜の処理では脈絡膜への接触に留意することと網膜下からの網膜損傷を起こさないよう注意する．紐状の増殖膜では容易に網膜より分離するため問題ないが膜状増殖の場合には，網膜自体も誤って把持してしまうことがあり特に注意を要する．

## 網膜下出血の処置

### 1) 出血早期の場合

　出血早期で出血源が確認できる場合には，灌流圧の上昇とジアテルミー凝固により出血源を凝固し止血する．網膜下の出血はシリコーンチューブが先端についたグリザード針やチャールズテーパードニードルなどを剝離網膜下に裂孔から挿入することである程度出血除去が可能である．剝離が黄斑部に及んでいない場合には，この処置で手術を完了しても大きな問題はない．黄斑部に剝離が及んでいる場合には，軽度であれば，ガス置換後にうつむき姿勢を取ることにより出血は黄斑部から移動し硝子体中に拡散吸収される．

　しかし，黄斑部を含み大量の出血が存在する場合には，これらの処置では不十分で術後の黄斑下出血を残し視力障害の原因となる．こうした場合，PFCLを使用して後極より出血の除去を十分図る必要がある．具体的には灌流下に27G鈍針を装着した5 mLシリンジによりPFCLを注入する．できるだけ注入したPFCLがバブルを作らず一塊となるよう注入された液胞のなかにさらに追加するようにしてPFCLを増加させていく．後極の出血は網膜裂孔から硝子体腔内に排出されるが，裂孔が小さく出血が残存する場合にはPFCLを少なめに注入し裂孔の対側位より裂孔側にローリングさせることにより裂孔から出血をできるだけ排出させる．排出された出血はPFCLとともに吸引除去することが可能である．

　増殖糖尿病網膜症手術などでは血液性状の異常もあり出血後直ちに凝固塊を網膜下に形成してしまう場合もある．こうした場合は凝血塊の端を硝子体鉗子にて把持しゆっくりと牽引除去する．裂孔縁より深部に凝血塊が残存する場合には網膜下鉗子を裂孔縁より挿入し，牽引除去することも可能である．しかし，凝血塊の粘性が高く網膜癒着が強くなっている場合にはさらなる網膜損傷を起こし，出血を増悪させることとなる．出血が血腫を形成している場合には，完全な除去は困難と考えある程度の除去にとどめ，手術を終了するほうがよい場合もある．重篤な血腫を残す場合には組織プラスミノーゲンアクチベータ(t-PA)により血腫の溶解を図ることも可能であるが，さらなる易出血性となるので増殖糖尿病網膜症など新生血管からの出血の際には一期的に処理することは困難である．

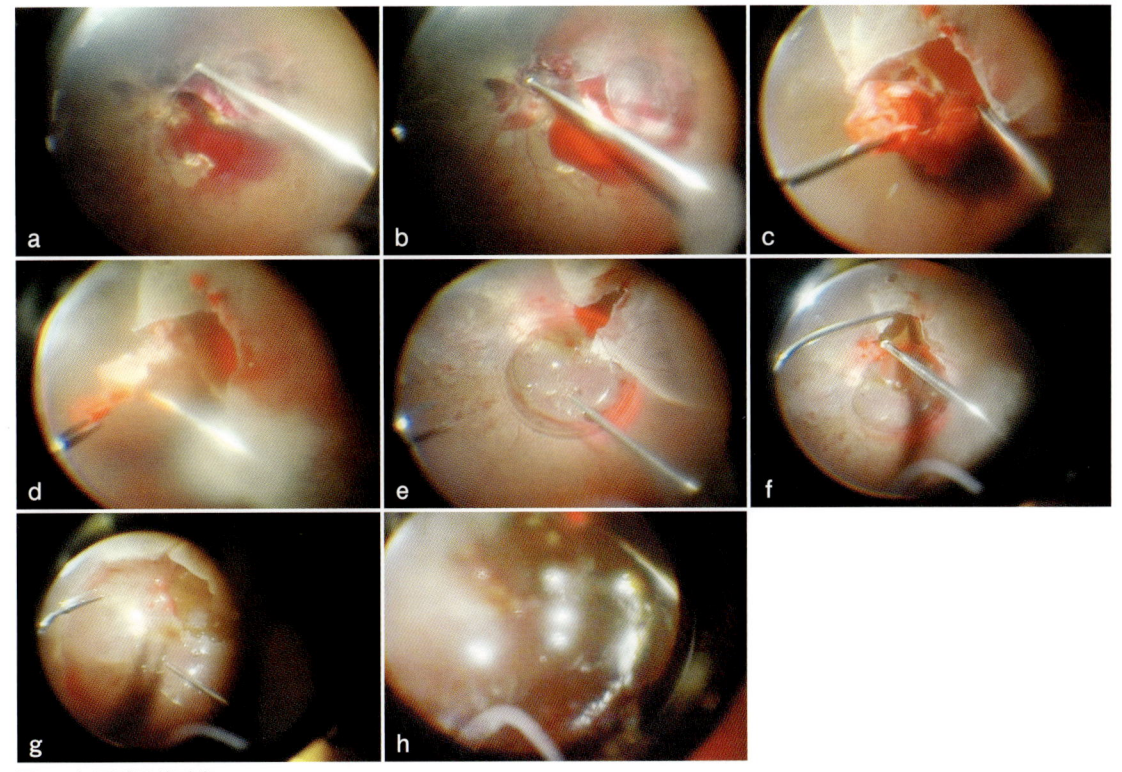

**図1 初回硝子体手術**
a：白内障手術，硝子体出血除去後，黄斑部を含む血管アーケードから下方に巨大な血腫を認める．
b：血管増殖膜を双手法にて除去し，露出した網膜上血腫を硝子体カッターで切除．
c, d：網膜下血腫は硝子体鉗子で把持しながら硝子体カッターにて切除除去した．既存血腫除去中に新生血管より新鮮出血が生じたが，血腫内の血管膜は止血処置ができず，網膜下出血をきたした．
e：PFCLを乳頭・黄斑部より注入開始．
f：少量を(e)⇄(f)のように移動させることで網膜下出血を裂孔部より排出させた．
g：さらにPFCLを追加し網膜を復位させる．
h：周辺部は液空気置換を行い，眼内光凝固を施行した．

### 2）網膜下血腫に対する二期的手術の場合

　初回手術によりきたした網膜下出血を二期的に処理する場合は出血が血腫となっており早期であれば前述の方法で除去可能であるが，凝血塊となっている場合にはt-PAにより血腫溶解を行う必要がある．t-PAを網膜下血腫内に32G網膜下注入針を用いて注入する．注入後30～60分の溶解時間を取り，溶解後はPFCLを用いて裂孔縁から除去を図る．上述の場合と同様であるが，血腫より少なめのPFCLを注入し，ローリングによりできるだけ硝子体腔への排出を図る．こうした処理の前に出血源となる部位には十分に眼内ジアテルミーにて凝固を行い再出血を予防しておくことは言うまでもない．

　血腫がt-PAによっても溶解できない場合には，周辺部網膜切開を120°から必要に応じて行い網膜を翻転し硝子体カッターにて除去する必要がある場合もある．翻転網膜はPFCL下に復位させPFCL・シリコーンオイル置換を行って終了する．

#### 参考文献
・Kamei M, et al : Surgical removal of submacular hemorrhage using tissue plasminogen activator and perfluorocarbon liquid. Am J Ophthalmol 121 : 267-275, 1996.

（高木　均）

## アドバイス

硝子体手術中に網膜下出血が発生した場合，まずあわてないこと．網膜や脈絡膜の血管を傷つけ硝子体内ばかりでなく，網膜下に出血がおよび予期せぬ出来事に我を忘れるからである．まず灌流液のボトルをできるだけ高く上げて 10～15 秒ほど止血を試み，その高さで硝子体カッターを稼働させれば視界が広がり，全体像がつかめる．吸引付き眼内ジアテルミーを使用するのもよい．時に患者が抗凝固薬を使用している場合，いったん眼内を空気に置き換え止血する方法もある．

### ● 予期せぬ網膜下出血をどこで抑えるか

網膜剝離の液空気置換術時，後極部に下液が残ることが多い．意図的網膜裂孔を作製，ジアテルミーにて辺縁を凝固してあるも，空気下での操作にて裂孔から網膜下に出血し，煩雑な手術になることがある．無理に網膜下の血腫を除去しようとすると，裂孔が拡大したり，再出血を起こすため，眼内レーザーの凝固パワー，照射時間を長くし(筆者は 120～140 mW，0.3 sec の条件)凝固する．網膜下に血液が流れることを抑えることができる．

抗凝固薬を使用している患者はできるだけ積極的に攻めない．糖尿病網膜症における線維性増殖膜処理はカッターを用い牽引を除去し，エピセンターを残しその周囲を眼内レーザー凝固(先ほどの条件)するとよい．眼内ジアテルミーは時に先端と組織が癒着し，より出血することがある．

### ● 網膜下出血が起こってしまった場合

網膜下出血が後極まで流れてきた場合は，時に黄斑部近くの網膜に意図的裂孔を作りソフトテーパードニードル(吸引ニードルの先にシリコーンチューブがついたもの)で吸引するか，眼球を傾けながら少なめの液体パーフルオロカーボン(PFCL)を注入し，これを重石として黄斑を保護し，さらに眼球を傾けながら PFCL による圧出効果を利用して，裂孔部より血液を吸引除去することを心掛ける．裂孔周囲に再度眼内レーザー凝固を行う．

脈絡膜新生血管を抜去する際出血が発生するが，吸引が難しい症例では網膜下に血腫が拡大し凝血塊となるまで待って一塊として網膜下鉗子で除去を行う．

これらの症例では，液空気置換後，100% $SF_6$ ガスを 1～2 mL 追加し，できるだけ網膜下出血が黄斑部に移動しないよううつむき姿勢を指示をする．

#### 参考文献
・Fu AD, et al：Anticoagulation with warfarin in vitreoretinal surgery. Retina 27：290-295, 2007

〔河合憲司〕

## 硝子体手術

# B-7　IOL脱臼

> **対策**
> - 前部硝子体膜に破損部を作製する
> - 空気灌流下の場合，灌流圧を下げ粘弾性物質で前房を形成したうえで脱臼した眼内レンズ（IOL）を in the bag に戻す
> - 硝子体手術中の後嚢破損による IOL の後方への脱臼に対しては，IOL 支持部を嚢外もしくは嚢内固定したうえで光学部を破損した後嚢に capture させる

> **予防策**
> - IOL は硝子体手術の最後に挿入する．もしくは，後日二次挿入する
> - 連続円形切嚢（CCC）は IOL より小さく，IOL は径が大きいものほどよい
> - 眼内内視鏡や広角観察システムを使用して，IOL 挿入下での強膜圧迫などの操作をなるべく避ける

> **症例**　64歳　女性
> 右眼裂孔原性網膜剝離に対して水晶体再建術併施 23G 硝子体手術を施行．
> まず角膜切開にて水晶体超音波乳化吸引術を施行し，眼内レンズ（IOL）を水晶体嚢内（in the bag）に挿入．その後，23G システムのスリーポートを設置し，硝子体切除を施行．強膜圧迫にて周辺部硝子体を切除している最中に前房虚脱が生じ，IOL が前房に脱臼してきたため，いったん操作を中止し，前部硝子体膜を眼内内視鏡にて確認しながら切除した．再び強膜圧迫しながら周辺部硝子体をほぼ切除した後，液空気置換して剝離網膜を復位させ，裂孔を眼内レーザーにて処理．カッターポートに近い部位の裂孔は網膜冷凍凝固にて処理しようとするがクライオプローブによる眼球圧迫により再び IOL が前房へ脱臼したため灌流圧を 10 mmHg まで下げ，前房に粘弾性物質を充填．IOL を in the bag に戻したのち網膜冷凍凝固を完成させた．最後に前房内の粘弾性物質を I/A にて除去するも灌流液が硝子体腔にかなり回っていったためバックフラッシュニードルにて後極部に貯まった灌流液を吸引して手術を終了した．

**解説**

### ● 硝子体手術中の IOL 脱臼とは

ここで解説する IOL 脱臼とは，水晶体再建術併施硝子体手術に伴う合併症のことであり，つまり術中 in the bag に挿入した IOL が嚢からとび出て嚢外へと偏位してしまうことをいう．

### ● 硝子体手術中に IOL 脱臼しやすい条件とは

**1）白内障手術切開**

近年，23G や 25G といった小切開による経結膜硝子体手術（MIVS）の普及とともに，水晶体再建術併

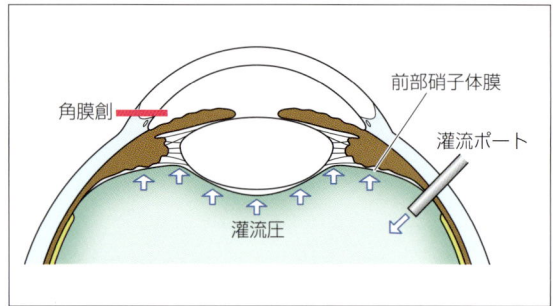

図1 前部硝子体膜がintactの場合
灌流液の圧は前部硝子体膜を介して前房を圧す．

図2 前部硝子体膜に破損がある場合
前部硝子体膜の破損部を通って灌流液が前房へ流れていく．

施硝子体手術においても白内障手術は角膜切開で施行されることが多くなりつつある．創のadaptationから考えると，強膜切開＞輪部切開＞角膜切開の順にtightであり，創からの前房水漏出に伴う前房虚脱も生じにくい．

### 2）IOL挿入時期

一般には白内障手術が終わり硝子体手術に入る前に挿入する（先入れ）方法と硝子体手術がすべて終わって挿入する（後入れ）方法に分けられる．さらに，後入れは空気置換する場合に①空気置換前に挿入する（後入れ置換前）場合，②空気置換後に挿入する（後入れ置換後）場合に分けられる．IOLを後に入れれば入れるほど当然ながら脱臼が生じにくい．

### 3）IOLの種類，CCCの大きさ

IOLの素材としては，支持部（haptics）はPMMAのほうがアクリルやシリコーンより硬く脱臼しにくいと考えられる．IOLの径としては大きいほうが水晶体嚢内で安定するためよいが創が大きくなるという欠点がある．CCCがIOLより大きくなった場合によりIOLはより脱臼しやすくなる．CCCはIOLより小さくというのが原則でありそのため径の大きいIOLのほうが有利である．また，後嚢破損などによりIOLを水晶体嚢外（on the bag）に固定しなければならなくなった場合は原則硝子体手術時には挿入せず，後日二次挿入したほうがよいと思われる．

### 4）手術操作

強膜圧迫などの眼球を圧迫変形させる操作をすると，白内障手術創からの前房水の漏れなどによりIOLも脱臼しやすくなる．眼内内視鏡や広角観察システムを使用して眼球圧迫操作をなるべく少なくしたほうがよいのは言うまでもない．

### 5）灌流圧

23Gや25GのMIVSでは硝子体切除効率を補うために高灌流圧に設定していることが多く，そのためにIOL脱臼も生じやすくなっている．

## ● 前房深度が安定化する条件とは

まず前房が虚脱する仕組みを図1に示した．灌流液が硝子体腔に流れるとその圧は前部硝子体膜を介して伝えられ，角膜創のadaptationが弱い場合はその圧によって前房水が創より漏出し前房虚脱を生じる．一方，前部硝子体膜に破損があると灌流液はその破損部を通って後房・毛様小帯・前房へと流れていく（図2）．したがって，たとえ角膜創からの前房水の漏出があっても灌流液の流入によって前房が虚脱することはない．つまり，前部硝子体膜に破損があるかどうかが前房安定のための条件となる．周辺部硝子体を切除している場合は，意図的であろうとなかろうとこの前部硝子体膜を破損している可能性が高く，ゆえに前房深度が安定していることが多いということになる．しかし，周辺部硝子体を徹底的に切除した場合でも前部硝子体膜がintactということもあり，その際前房は虚脱することになる．確実に前部硝子体膜を破損するには眼内内視鏡を使用して確認するのがよい．そうすれば黄斑疾患などでも周辺部硝子体を切除しなくとも前部硝子体膜にさえ破損部を作れば術中の前房深度は安定化する．

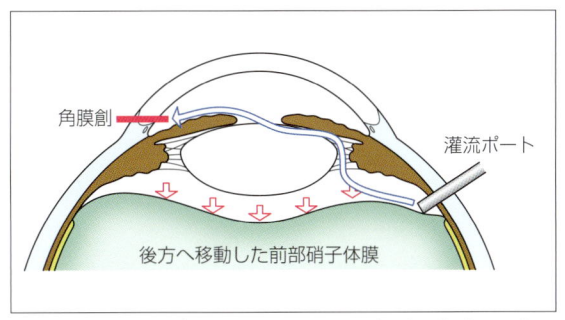

**図 3 インフュージョンカニューラが前部硝子体膜より前に挿入された場合**
灌流液は硝子体腔に入らず前房に流れる.

## ● 特殊な例（図 3）

　前部硝子体剝離が生じている場合は，前部硝子体膜が後方に下がっていることが多く，この場合はインフュージョンカニューラの開口部が前部硝子体膜の前に置かれることが生じ得る．この場合は，灌流圧が後房・毛様小帯・前房へと流れるので硝子体を切除しなくとも初めから前房が虚脱することはない．

## ● IOL 先入れか，後入れか

　それぞれの利点欠点をあげると，先入れでは IOL によって囊がピンと張っているため硝子体切除時に後囊破損をする率が低く，たとえ破損したとしても IOL の安定には問題ないが，術中操作による IOL の毛様体や角膜内皮への接触や IOL 脱臼のリスクは後入れよりも高く，また眼底視認性も IOL がない場合よりも若干低下する．後入れでは眼底視認性は IOL がある場合よりはよいが，硝子体切除時の後囊破損のリスクが高く，後囊破損した場合は IOL の挿入が難しくなる．また，空気灌流下での IOL 挿入はかなり難しい．

　IOL 脱臼のリスクを避けるためなら IOL は後入れに越したことはないが，上記のそれぞれの利点欠点を考慮したうえで各人が判断すればよいであろう．

### 参考文献

・堀口正之：白内障硝子体同時手術（phaco-vitrectomy）のコツ．眼科診療のコツと落とし穴 2 手術―後眼部・眼窩・付属器．中山書店，p106, 2008.

（栗山晶治）

## アドバイス

日本では，海外と比較した場合，従来から白内障と硝子体手術を同時に行う割合が高い．硝子体サージャンが至極当然のごとく白内障手術を行うためと考えられるが，欧米のいくつかの国ではこれは必ずしも一般的ではない．したがって，術中の眼内レンズ(IOL)脱臼を含む同時手術の際の前眼部合併症，同時手術時の白内障手術のコツ，同時手術を意識した選択などについて，海外での報告は必ずしも多くはなく，本文のような経験豊富な術者のコツは日本特有の貴重な知識であると思う．

本文で述べられているように，白内障手術切開，IOL挿入時期，IOLの種類，CCCの大きさ，手術操作，灌流圧といった細部にわたる注意が脱臼を未然に防ぐポイントである．

### ● 白内障手術切開創

強角膜切開，経結膜輪部切開，角膜切開のいずれであれ，また先入れ後入れにかかわらず，硝子体手術操作の際に周辺圧迫や器具出し入れの際の眼圧変動などを考慮して，不安があれば切開創に仮縫合をおいて前房虚脱予防（先入れの場合はIOL脱臼予防にもなる）をしておくのもよい．白内障手術切開創のトンネルが短い，輪部サイドポート部位や切開創のedgeの層間浮腫作製をしても十分な眼圧上昇が得られないなど自己閉鎖が甘いと判断した場合，などは一操作増えても予防の意義がある．

また，IOL先入れの場合は硝子体手術に移る前に粘弾性物質を除去して前房内を灌流液で満たしても，その後の硝子体手術に支障はなく終了時に再度前房操作を行わなくてすむ利点がある．しかし自己閉鎖が甘いと判断した場合は粘弾性物質除去を手術の最後にするのも一案である．

### ● 手術操作

CCC作製時，眼底疾患であることから大きめのCCCを心がける場合が多いが，同時に，用意したIOLの特徴：支持部(haptics)の素材，角度，1 pieceか3 pieceか，光学部(optics)の直径などを考慮してCCCの大きさを配慮するとよい．

後入れの場合，無硝子体眼のIOL挿入と言うことになる．IOL脱臼のリスクとは関係ないが，特に硝子体手術中に前部硝子体剥離を生じさせた場合は前後房の隔壁である水晶体嚢と毛様小帯にかかる圧変動に注意するとよい．例えば，IOL挿入時直前に硝子体圧を少し下げておく，IOL挿入後の粘弾性物質除去時I/A tipを挿入する際に，硝子体圧を少し戻す（上げる），ないしI/Aの灌流圧を少し低めにするなどである．

### ● 後嚢破損したら

後入れの場合，後嚢破損などによりIOLを嚢外〔out

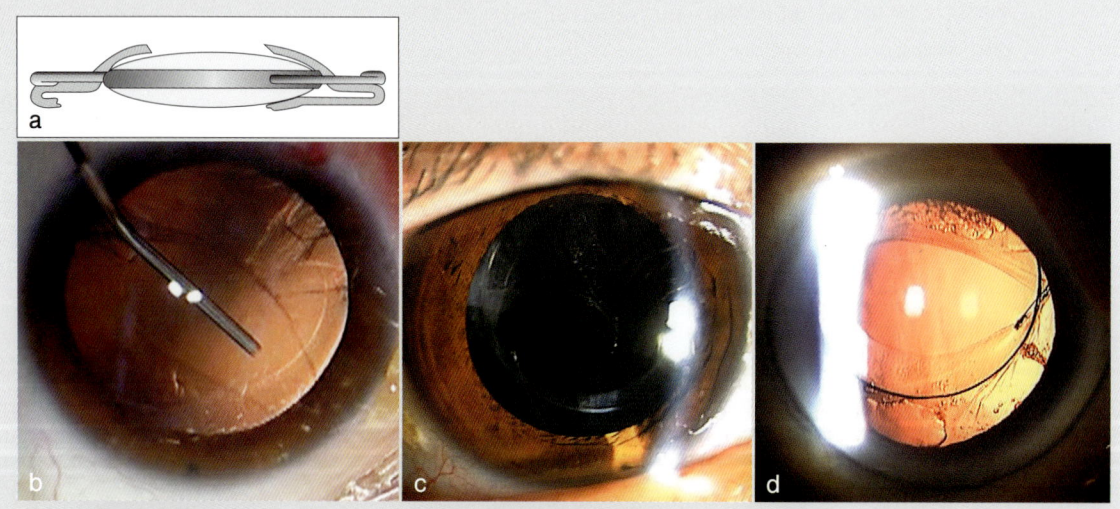

図1 後嚢破損の際にhapticsをsulcusに挿入した状態で，opticsをCCCの後方に位置させて前嚢にcaptureさせる方法（optic capture）
a：横から見た模式図（Gimbelらの文献の図より転載）
b：術中写真，後嚢破損が認められた．
c：bの術後写真，術3年後であるが，optic captureによりIOLは固定されている．CCCが正円でopticsよりわずかに小さめであり，前嚢収縮後も混濁はoptics辺縁にわずかに認められるのみである．
d：別の症例の術後写真．CCCが小さいため，前嚢縁は猫の眼のような形になっているが，視力障害や眼底観察上の支障は特にない．

of the bag，あるいは on the bag とも呼ぶ(B)〕に固定しなければならなくなった場合は無理をせず，後日二次挿入するとよい．しかしもし CCC が complete しているならば，いずれにせよ sulcus(S)固定(out/out)が前提なので，一期的に IOL を S/S(ないし B/B)に挿入した上で，CCC に optics のみ capture させるという選択肢もある(図1)．

これは，以前から独自に行っていた術者も多いと思われる．報告の上では，後発白内障予防のために一期的に後嚢に CCC を作製(primary posterior CCC：PPCCC)して，嚢内挿入した IOL の optics のみを capture させると言う方法(posterior optic buttonholing)が小児そして大人の白内障手術の際に行われるようになり，これが硝子体白内障同時手術にも応用された形で報告された方法である．術後の IOL の固定もよく，しっかりした前後房の隔壁が得られることで，液空気置換やシリコーンオイル注入の際にもこれらタンポナーデ物質が前房に迷入することが少なく，また，高度な虚血性眼底疾患の際の虹彩新生血管のリスクも下げられると考えられている．

CCC が小さすぎると手技が難しく，大きすぎると外れやすい．極端に非対称だと IOL 偏位を生じることがある．予定手技ではないので神経質になる必要はないが，「備えあれば…．」という観点から，白内障手術の際に，CCC の大きさは挿入予定 IOL 光学部よりやや小さめでできるだけ円形に作製するという，通常のことにも注意を払うとよい．

### 参考文献
・Gimbel HV, et al：Intraocular lens optic capture. J Cataract Refract Surg 30：200-206, 2004.
・Lee JE, et al：Optic capture in the anterior capsulorhexis during combined cataract and vitreoretinal surgery. J Cataract Refract Surg 36：1449-1452, 2010.

（篠田　啓）

硝子体手術
# B-8 水晶体損傷

> **対策**
> - 白内障同時手術の場合は，適切な方法で水晶体を処理する
> - CCC を完成させ，IOL を囊外固定できるようにする

> **予防策**
> - 有水晶体眼での手術では，カッターなどの器具が水晶体に当たらないように，極力気をつける

**症例 1**　45 歳　女性

　*Klebsiella* 肺炎で呼吸器内科入院中，右眼視力低下を自覚し眼科受診．RV（手動弁）．高度な硝子体混濁を認めた．内因性眼内炎と診断し，白内障＋硝子体手術を行った．硝子体液からの起炎菌培養のため，まず 3 ポートを設置し，白内障手術の前に硝子体を採取した（図 1a）．そのとき，カッターで後囊を破損した（図 1b）．CCC を行い，超音波で核を処理する途中に，硝子体が前房に脱出．サイドポートおよびカッターポートから硝子体カッターを用いて核，および皮質を処理（図 1c）．核の一部は眼底に落下し，カッターで処理した（図 1d）．混濁した硝子体を切除した．後囊は完全に切除し，前囊は残した．眼内レンズ（IOL）は挿入せずに手術終了した．術後，炎症は消退し，IOL を囊外に二次挿入した．最終 RV（0.7）．

**解説**　硝子体液の biopsy を行うために，無灌流下で硝子体液を採取するには次のように行う．カッターの吸引チューブにある接続部を外し，3 方活栓を接続し，1 mL のシリンジをつないでおく．灌流チューブを設置，灌流はとめたままで，術者は右のポートからカッターを硝子体腔に挿入し，眼球が虚脱しないように左手で綿棒などで眼球を圧迫しながら，硝子体をカットする．この際，細胞破壊を防ぐため，カットレートは 200〜500 cpm と低値にしておく．助手がゆっくりとシリンジを引いていき，硝子体をシリンジ内に吸引する．0.3 mL ほど吸引したら，助手は吸引するのをやめる．灌流を再開する．術者は左手の圧迫をゆっくり解除し，灌流によって眼圧が回復するようにする．カッターを抜き，プラグをする．シリンジを引き，カッターの吸引チューブ内に残存した硝子体液をシリンジ内に回収する．おおむねこのように行うが，白内障手術の前に行うときには注意を要する．左手で眼球をかなり圧迫するので，水晶体も移動し，カッターが水晶体に当たったり，後囊を破損したりする場合がある．それを防ぐためにはカッターの方向に注意する．後囊に当たらないように，通常よりも後極側に向ける．後囊を破損した場合，まずは CCC を完成させ，水晶体を処理していく．IOL を囊外固定で挿入することを考えると CCC は完成させておくことが望ましい．

● **破囊の処理について**

　超音波乳化吸引（US）あるいは I/A 中に破囊し，硝子体が脱出してきた場合，硝子体を処理しなければならない．US あるいは I/A のチップに硝子体が嵌頓した場合は，できるだけ硝子体を引っぱらない

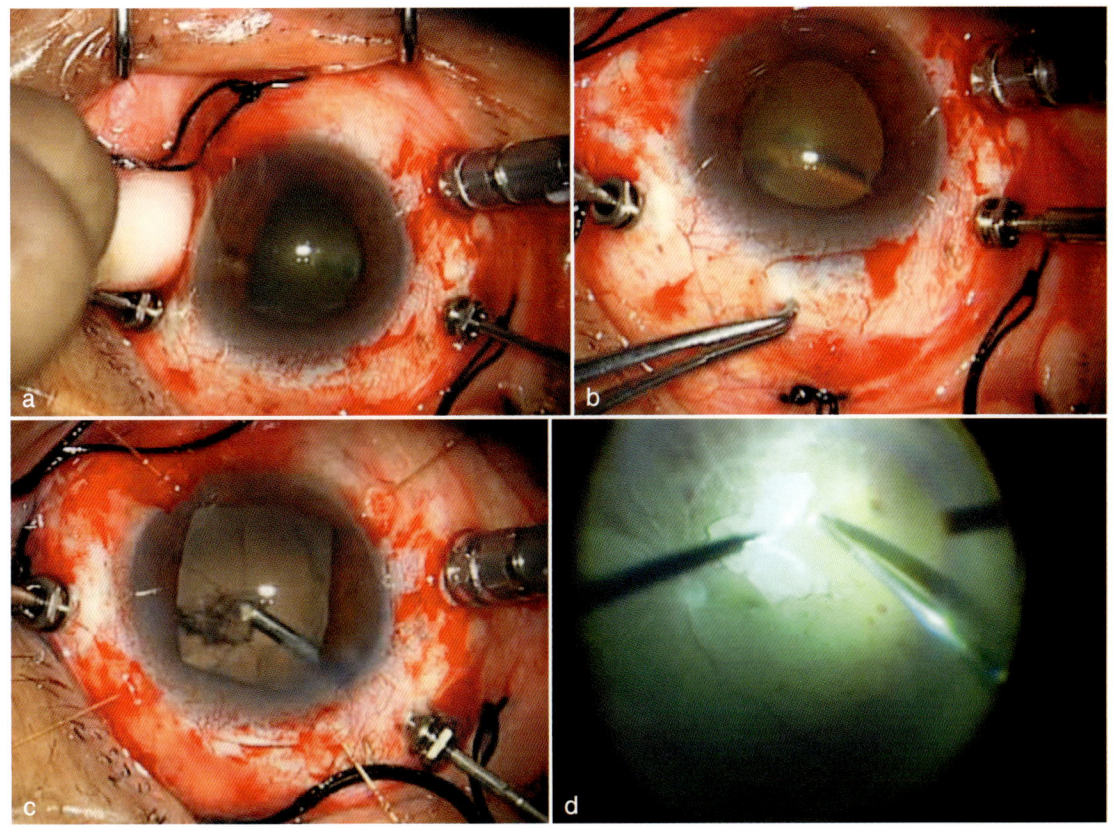

図1　術中写真
a：左手で眼球を圧迫し，硝子体液を採取している．
b：硝子体カッターで後嚢を破損している．
c：超音波で核処理中，硝子体脱出があり，硝子体カッターで処理したが，核と皮質の一部は落下．硝子体カッターで皮質を処理．
d：網膜後極部上に落下した核を硝子体カッターで処理．

ように，チップから外す．左手でスパーテルなどを用いて，糸巻きのようにして，チップに吸い込まれた硝子体をはずす．この時点で硝子体を処理するには，硝子体カッターを使用するほうがよい．硝子体手術との同時手術であれば，3ポートを設置し，ポートからカッターを用いて処理できる．もし，白内障単独手術であれば，サイドポートからカッターを挿入して使用する．灌流はバイマニュアルの灌流を別のサイドポートから挿入するか，前房メンテナーを設置する．筆者は操作性のよさから，前房メンテナーを好んで用いる．

　硝子体カッターで，前房内の硝子体を処理しつつ，核，epinucleus，皮質などを処理する．白内障単独手術の場合はできるだけ核を眼内に落下させないようにする．皮質は吸引モードで処理する．前嚢は残して，後嚢，皮質はできるかぎり処理する．硝子体手術のときと同様，トリアムシノロンアセトニドを前房内に注入すると，硝子体がよく見える．

## 核落下

　核がそれほど硬くなければ，硝子体カッターで処理できるが，その口径の大きさの違いから，核を処理する能力が異なる．25G，23G，20Gの順で処理しやすくなる．カットレートは下げる（500〜1,000 cpm）．核が硬く，硝子体カッターでは処理できないときは，フラグマトームを用い眼内で処理する方法と，液体パーフルオロカーボン（PFCL）で核を前房内に浮かせて，通常のUSチップで処理する方法とがある．前者では，小切開硝子体手術であれば，新たに20Gのポートを作る必要がある．網膜の後極部を保護するために，後部硝子体剥離を完成させてからPFCLを網膜上に少量注入することもある．後者では，まず後部硝子体剥離を起こし，ある程度硝子体を切除したのちにPFCLを注入する．前房まで核を浮かせるためには大量のPFCLを必要とする．また核はPFCLの上でクルクルと動くために，超音波での核処理は意外と難しい．IOL縫着まで行うときは，眼内にPFCLを留置したまま行うと，術中の虚脱を防ぐことができる．

## ● IOL 挿入について

　CCC が完成しているなら，後嚢は必要ないので，後嚢と残存皮質は硝子体カッターで完全に処理する．IOL は嚢外固定とする．CCC が不完全の場合，IOL の固定法は，前嚢および後嚢の破損程度による．CCC に亀裂が入り，後嚢が破損していても，嚢内固定にできることがある．また後嚢が残っていない場合は嚢外固定しかできないが，CCC の亀裂が上方にある症例のほうが，下方にある症例よりも，嚢外固定にしやすい．コツは CCC の亀裂から IOL の支持部および光学部が，前嚢の後ろにいかないように IOL をコントロールして挿入することである．いずれの方法もできなければ，IOL の毛様溝縫着となる．

---

**症例 2**　36 歳　男性

　右視力低下，視野欠損を自覚し，眼科受診．RV (0.06)．右眼には全周に裂孔を伴う黄斑部を含んだ網膜剝離と診断．若年であることと，−7.0D の強度近視であったため，水晶体を温存して硝子体手術をすることになった．術中，水晶体に器具が当たらなかったが，30〜40 分ほど経過すると眼内の視認性が悪化した．角膜浮腫はなく，水晶体の軽度混濁が原因と思われた（**図 2**）．手術は続行できる程度の視認性悪化であった．$SF_6$ ガスを注入し，手術終了．術翌日から，ガス白内障が発症．10 日目には消失した．網膜は復位し，最終 RV (1.2)．

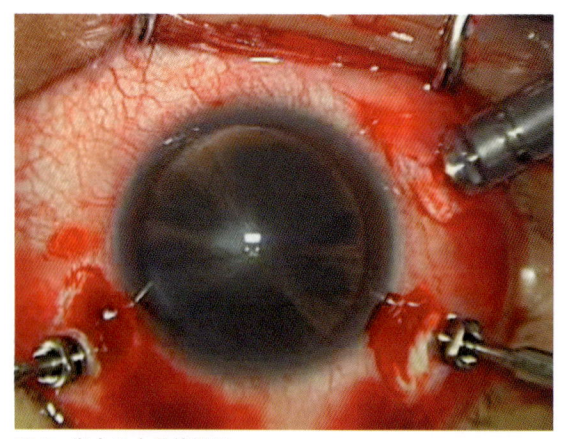

---

**図 2　術中の水晶体混濁**
硝子体手術を始めて 40 分後，視認性が若干悪化した．放射状に水晶体混濁が発生している．

**解説**　若年者や強度近視患者の硝子体手術を行うとき，水晶体を処理するかどうか，迷う場合がある．水晶体を温存して硝子体手術を行うとき，注意すべき点がある．術後の核白内障への進行と，ガス白内障，および術中の水晶体損傷である．一般には水晶体を温存して硝子体手術をすると，術後の白内障進行が早いことから，50 歳以上では白内障手術も併施すべきとされる．ガス白内障は，$SF_6$ ガスや $C_3F_8$ ガスが水晶体後面に接触することにより生じる．術翌日には生じているが，ガスの減少とともに次第に消退する．患者には，うつむき姿勢をしっかり取らせて，ガスが水晶体に極力当たらないように指導する．

## ● 術中の注意点

　筆者の経験では，器具の水晶体への接触，あるいは器具による水晶体損傷がなくても，術中の眼底視認性は低下する．これは硝子体手術を開始して，数十分ほどで起こる．角膜浮腫による角膜混濁ではなく，水晶体（後嚢下）の軽度な放射状の混濁である．これは眼内の灌流液の影響によるものと思われる．視認性は低下するものの，手術は続行可能である．しかし，このことを頭に入れて，水晶体を温存する場合，通常よりもすばやく手術を行うことを心がけている．また，器具の接触その他による水晶体混濁

が起こり，手術続行が困難になれば，水晶体を摘出するのはやむを得ない．

器具による水晶体への接触を避けるためには，器具を動かす方向に注意する．前部硝子体の処理，最周辺部の硝子体の処理，および網膜最周辺部への光凝固などを行うときは，器具が水晶体に当たらないように十分注意し，困難であれば無理には行わないようにする．

先が鋭利なVランスなどで完全に後嚢を破損した場合は，水晶体を摘出する．水晶体の処理は，CCCを行い超音波で処理してもよいし，核が硬くなければ，カッターで処理してもよい（pars plana lensectomy）．いずれの場合も前嚢を温存しておき，IOLを嚢外固定できるようにする．

このように，水晶体を温存する硝子体手術では，術中に水晶体を損傷する可能性がある．術前説明では，この可能性について言及し，水晶体摘出およびIOL挿入の可能性について説明しておくべきである．

**参考文献**
- 北岡　隆：水晶体手術併施．田野保雄，他（編）：眼科プラクティス30 理に適った網膜復位術．文光堂，pp200-204，2009．

（渡部大介）

## アドバイス

硝子体手術中の水晶体損傷には，①硝子体カッターによる水晶体誤切除，②Vランスや注射針による誤穿孔，③カッター，ライトガイド，眼内レーザーなどのシャフト接触による鈍的損傷がある．

### ● 鈍的損傷で水晶体嚢の損傷がない場合

鈍的損傷で水晶体嚢の損傷がなく，眼底が透見でき，そのまま手術続行可能であれば，水晶体を温存したまま手術を終えても問題ない．後日，白内障が進行するようであれば手術を行えばよい．鈍的損傷でも眼底が透見できないようであれば白内障同時手術に変更する．いずれの場合も，無硝子体眼に対する白内障手術であるので表1に示すような低灌流圧，低吸引圧，低吸引流量の設定として，術中の逆瞳孔ブロックや後嚢破損による核落下を防ぐべきである．

### ● 後嚢に著しい損傷がある場合

後嚢の損傷が著しく眼内レンズ（IOL）の嚢内固定が不可能なようであれば前嚢を温存した経毛様体扁平部水晶体切除を行い，IOLは嚢外固定とする．この場合もいくつかの配慮を要する．

まず，前嚢を確実に温存するために表2に示すような低めの設定で水晶体乳化吸引術（PEA）を行う．若年者で核が硬くない場合は硝子体カッターで切除してもよい．核処理終了後，硝子体カッターの吸引で残存皮質を除去する．後嚢は可能な限り赤道部近くまでカッターで切除しておく．さもないと，術後にリング状の後発白内障を生じ，これが嚢の中央に向かって強く収縮する．後嚢切除時は前嚢を誤切除しないよう可能な限り吸引孔を下に向けた状態でカッターを水晶体赤道部付近の前後嚢の間に滑り込ませ後嚢を切除するとよい．カッター挿入部付近の後嚢はこの方法では切除できないので，吸引孔を上に向けて後嚢の後方から100 mmHg程度の弱めの吸引圧で前嚢を誤切除しないよう注意しながら切除するか，カッターを対側の強膜創に入れ替えて前述の方法で切除する．また，温存した前嚢裏面の水晶体上皮細胞はカッターの吸引擦過で可能な限りすべての除去を心がける．これを怠ると術後早期に前嚢混濁を生じてしまう．この際，カッターの吸引圧は50 mmHg程度の弱めに設定し，ライトガイドで前嚢裏面から角膜方向に向かって下から上へ照らすようにすると残っている上皮細胞や前嚢の状態が観察しやすい．

### ● 後嚢の損傷が少ない場合

後嚢の損傷が少なくIOLの嚢内固定が可能な場合は症例1のように通常のPEA＋IOL挿入を行う．ただし，既に後嚢に損傷があるので，硝子体をあまり切除しないまま通常の設定で白内障手術を行うと，硝子体脱出を生じ，後嚢の穴が拡大して核落下を生じるのは必定である．これを防ぐためにはいくつかの対策が必要である．

硝子体はある程度切除して，後嚢損傷部から前方に出てこないようにしておくとともに，後嚢に線状の損

表1　無硝子体眼におけるPEAの設定（19G）

| 灌流ボトル高 | 眼からの実測値で30 cm（器械表示値は吸引ポンプからの高さであり機種によっては実測値＝表示値＋10〜20 cmであることに注意） |
|---|---|
| 吸引流量 | 14〜15 mL/分 |
| 吸引圧 | 30 mmHg（毛様小帯脆弱例では10 mmHg） |

表2　経毛様体扁平部水晶体切除時の設定（20G）

| 硝子体灌流ボトル高 | 20 cm |
|---|---|
| 吸引流量 | 14〜15 mL/分 |
| 吸引圧 | 30 mmHg |
| USパワー | 30〜40％（弱めのパルスモードにし，常時，創口に水をかけて熱傷を防ぐ） |

傷がある場合は硝子体カッターで円孔に整形して亀裂が拡大しにくいようにしておく．そのうえで，CCCに引き続き，水流核皮質分離を行うのであるが，後囊に損傷があるので，普通に勢いよく行うと，後囊破損が拡大する可能性がある．このような例に水流分離をするのであれば，慎重に少量の注入にとどめるか，核と皮質の間の分離にとどめるか，核の第一分割後に水流分離を行うかであるが，核があまり硬くない例では水流核皮質分離は行わないで，そのままPEAを行うのも一法である．PEAの際，硝子体の灌流ボトルの高さは10 cmとし，PEA装置の設定は表1に示すような低灌流圧，低吸引圧，低吸引流量の設定として，術中の逆瞳孔ブロックや後囊破損による核落下を防ぐ．IOL挿入時にも後囊の損傷を広げないような配慮が必要である．支持部の硬いレンズを挿入しようとすると後囊損傷が大きめの例では，損傷が拡大する可能性があるので，可能であれば支持部の比較的軟らかいレンズへの変更が望ましい．

● 備えあれば憂いなし

本文中にもあるように，水晶体を温存して手術する予定の症例でも，術中の水晶体混濁により白内障同時手術になる可能性があることを事前に患者にも説明しておく．また，IOLの度数計算や角膜内皮細胞検査などを施行しておくとともに，実際，いざという時に使用する可能性のあるIOLも用意しておくべきである．

**参考文献**

・櫻井真彦：低灌流圧・低吸引流量・低吸引圧による超音波水晶体乳化吸引術．眼科診療のコツと落とし穴1　手術―前眼部．中山書店，pp104-105, 2008.

（櫻井真彦）

## 硝子体手術

# B-9 レーザーが出ない

> **対策**
> - 器械の設定をチェックする
> - レーザープローブの位置を変えてみる
> - 網膜下液を十分に排除する
> - 増殖膜による牽引を解除する
> - 時には，強膜バックリング手術や網膜切開を併用して，網膜牽引を除去する

> **予防策**
> - 増殖膜付近では，医原性裂孔をできる限り生じさせないよう注意する
> - 医原性裂孔作製時には，止血を行い，網膜下出血を防ぐ
> - 器械の管理を行い，トラブルシューティングを勉強しておく

### 症例1　64歳　女性

　増殖糖尿病網膜症(PDR)による牽引性網膜剝離のため，23G硝子体手術を施行した．

　手術中，血管アーケード下方の増殖膜処置の時，網膜裂孔が生じたので，液空気置換を行い，この裂孔から網膜下液の排液を試みた．しかし，スリット上の裂隙のため十分に排液できず，凝固斑が得られなかった（図1a）．

　網膜牽引も少し残っていたため，再度，灌流液に置換し，裂孔を拡大した（図1b）．このとき網膜出血が生じ，網膜下へ出血が侵入した（図1c）．さらに裂孔を拡大し，網膜下出血を除去，ジアテルミーで出血点を凝固止血した（図1d）．

　液空気置換を行い，網膜光凝固術を裂孔周囲および牽引性網膜剝離があった範囲へ追加した（図1e）．シリコーンオイルを注入し，手術を終了した（図1f）．

　術後には，凝固斑が瘢痕化し，網膜は復位し，数か月後にシリコーンオイルを抜去した．

### 症例2　58歳　男性

　下方の陳旧性網膜剝離のため，23G硝子体手術を施行した．

　硝子体切除後，液空気置換を行い，網膜円孔から粘稠な網膜下液を排液した．網膜変性を囲むように網膜光凝固術を行うが，変性の周辺側には凝固斑が得られなかった．そこで，しばらく待って，網膜下液が十分移動してから，再度，排液を行い，網膜光凝固術を行った（図2）．やや弱いものの，凝固斑が得られた．

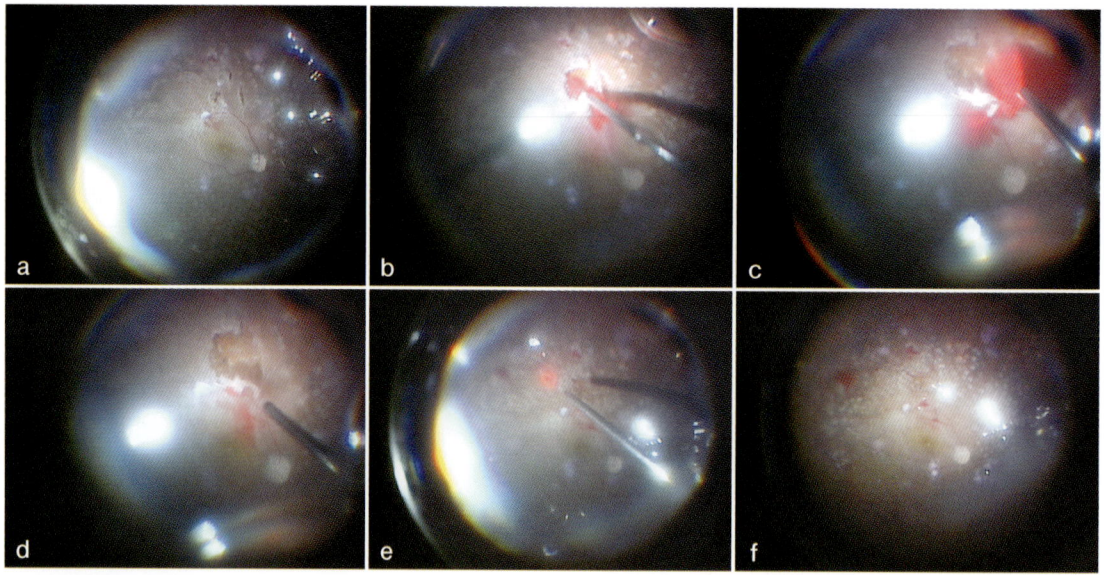

図1　術中眼底写真（症例1）

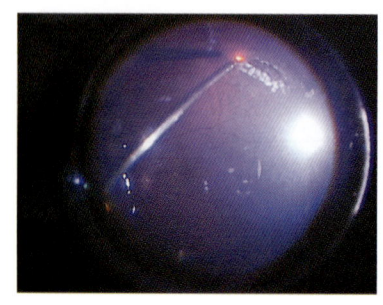

図2　術中眼底写真（症例2）
網膜下液が粘稠で光凝固斑が出なかったため，下液が移動するのを待って十分な排液を行い，光凝固術を行った．

**解説**　レーザーが出ない原因としては，器械本体からレーザープローブ先端までの器械の問題とそれ以降の症例独自の問題に分けられる．後者はさらに，網膜前面，網膜自体，網膜下の問題に分けられる．原則として，神経網膜と色素上皮が密着している状態でないと，有効な網膜光凝固斑は得られない．

### ● 器械の問題

　エイミングビームがでない，フットスイッチを踏んでもレーザーが照射されないなどは，器械の調整やレーザーファイバーの不具合などが考えられる．エラーメッセージやファイバーの接続，器械の設定などの確認をするなど，器械作動のトラブルシューティングを常に念頭においておく．また，プローブを硝子体内へ出し入れする際に，先端に血液がついたり，気泡がついたりすることがあるので注意する．これらが正常に作動していても凝固斑がでないときは，健常網膜で出力や時間を調整する．調整する時には，まず凝固時間を長くし，次に出力を上げるように行う．

### ● 網膜との距離の問題

　網膜との距離も凝固斑を得るために重要である．あまり遠いと凝固斑が得られないが，近すぎると過凝固になり，網膜裂孔や網膜出血が生じるので注意が必要である．プローブが網膜に対して，斜めになっていると，凝固斑が得られにくいので，強膜圧迫を行ったり，プローブの強膜創の位置を変えたりして，角度を網膜に対し，垂直になるようにする．

### ● 網膜前面の問題

　網膜前面の問題としては，PDRなどでよくみられる網膜前出血や増殖膜があり，これらはできる限り除去して，光凝固を行う．凝固していない出血は，吸引により除去できるが，凝血塊となっている場合は，カッターで少しずつ切除する．しかし，出血点まで除去すると再出血をきたすので，出血点付近

は残すようにする．増殖膜は，網膜牽引による牽引性網膜剝離を生じさせている場合があるので，牽引をとるように切除する．網膜牽引があると，網膜剝離が残存し，光凝固斑が得られない．PDRの増殖膜を除去する場合には，新生血管の起始部を切除すると，ジアテルミーでの止血が困難になることがあるので，増殖膜を少し残してもよい．また，増殖膜が強く網膜に癒着しているような場合には，増殖膜とともに網膜を一部切除したり網膜切開を加えたりして，牽引を十分に解除する必要がある．

増殖膜や網膜下索状物を取り除いたり，網膜切開を行ったりしても牽引が解除されない場合は，輪状締結術や強膜バックリング手術を併用することにより，網膜を復位させ光凝固を行う．このとき，内陥した強膜の後極側では，内陥した強膜に妨げられてレーザーが照射できないことがある．レーザープローブの位置（強膜創）を変えて，照射を行うなどの工夫が必要である．また，強膜バックリング手術を併用する際には，内陥を強くしすぎないように注意する．

## ● 網膜自体の問題

網膜自体の問題としては，網膜浮腫や表面の乾燥などがある．網膜の浮腫が強い場合には，レーザーが網膜色素上皮層まで到達しないので，瘢痕化が得られない．術中に浮腫のためのレーザーを行う必要はないので，浮腫が強い部分は避けてもよい．ただし，網膜裂孔をレーザーで囲む必要があるときは，浮腫が少ないところを選んでレーザーを行う．

空気灌流下で長時間にわたり手術操作を行っていると，網膜面が乾燥してレーザーが出にくくなることがある．特に器具を頻繁に出し入れした場合や，強膜創が大きくなって空気が漏れている場合に生じる．強膜創が広がっている場合は強膜創を一部縫合して漏れをなくし，すこし灌流液で網膜面を濡らしてから，再度レーザーを行うとよい．空気灌流圧を低めに設定したり，灌流空気の湿度を上げたりすることにより，網膜の乾燥を防ぐことができる．PDRなどでは，網膜牽引がかかっている部分に網膜分離症が生じている場合がある．このような網膜分離では，凝固斑は得られるので，網膜剝離との鑑別が可能である．しかし，分離が大きい場合には，レーザーが色素上皮まで到達しなかったり，パワーが足りなかったりして凝固斑が得られない場合がある．網膜分離症では原則として，網膜光凝固を行う必要はないので，凝固斑は得られなくてもよい．ただし，網膜外層裂孔が生じている場合は，外層裂孔の周囲に光凝固を行う．

## ● 網膜下の問題

網膜下の問題としては，網膜下液の残留，網膜下出血，網膜下索状物による牽引などがある．陳旧性網膜剝離や牽引性網膜剝離では網膜下液が粘稠なため，排液に使用する裂孔が小さい場合や後極に近い場合は排液が困難なことが多い．このような場合は，裂孔を拡大するか，時間をかけて根気よく排液する必要がある．粘稠な下液は，いったん吸引され出すと，引き寄せられるように網膜下から裂孔を通って，吸引されるので，灌流液下でもある程度排液可能である．PDRでは，網膜下に出血を生じていることがあるが，このような部分は，光凝固を避けてもよい．しかし，網膜裂孔があり，その周囲に光凝固術を行なう必要があるときは，網膜下出血を除去する．**症例1**のように，医原性裂孔作製時（拡大時）に網膜下出血が生じた場合は，できる限り出血を除去して，裂孔周囲に光凝固術を行っておく．また，網膜下索状物による網膜下牽引がある場合には，意図的裂孔を作製したり，既存の裂孔を利用したりして，網膜牽引がなくなるまで，網膜下索状物を取り除いてから光凝固術を行う．

### 参考文献
・水野谷智：安全で確実な眼内レーザーをするには．樋田哲夫，他（編）：眼科診療のコツと落とし穴2　手術—後眼部・眼窩・付属器．中山書店，p126, 2008．

（堀尾直市）

## アドバイス

術中のレーザー光凝固は，増殖糖尿病網膜症における汎網膜光凝固の追加・完成や網膜裂孔の周囲に，主として空気灌流下で行われることが多い．レーザー光凝固を行っても，凝固斑が得られにくいケースにしばしば遭遇する．原因としてレーザー側のトラブルと術眼の問題に分けられる．

凝固斑を得るために，出力を上げていくが，出力自体は装置によってことなるため，日頃から設定した出力で，術後にどのくらい凝固斑が得られるか習得しておく必要がある．出力をあげるほかに，凝固時間を延長する場合があるが，凝固中にプローブを動かすと当然反応は出にくくなるので留意したい．また，網膜にプローブを接近させると，凝固しやすくなるが，凝固径が小さくなることを確認する(図1)．

### ● レーザー側のトラブル

エイミングビームが得られなければ，レーザー装置の問題であり，出力表示が正しく出ていなければ再起動を試みる．

エイミングビームが弱ければ，プローブの先端の汚れを確認する．特に空気灌流下ではプローブの強膜創からの出し入れの際に，血液や組織，気泡が先端につきやすい．汚れがなければ，レーザーファイバーの劣化や断線も考えられ，まずは健常網膜での試験凝固を試してみる．凝固斑が得られなければ，ファイバーを交換する．

### ● 術眼の問題

**1）網膜下液残留**：レーザー光凝固は，網膜のみの照射では凝固斑は得られない．網膜剥離を伴う網膜裂孔に対するレーザー光凝固において，網膜下液の吸引の不十分である場合が最も考えられやすい．

シリコーン製の吸引チューブを網膜下に入れて能動吸引を試みてもいい．ただし，脈絡膜出血を起こすことがあるので操作には注意が必要である．吸引圧を上げすぎると網膜を吸引して誤って新しい裂孔を作ることもあるので，吸引の状況をみて，吸引圧を上げる．できるならば，空気灌流前に網膜下液をある程度抜いておくといい．

吸引しても十分な排液が得られない場合は，眼球や頭位を変えて，裂孔をできるだけ高い位置にもっていく．周辺部に下液が残っている場合は，強膜を圧迫して移動させるのもいい．

**2）網膜浮腫**：後極部では，網膜が厚くなっている．周辺部より出力を上げる必要があり，さらに浮腫を伴う場合はかなり出力を上げないと反応は出にくい．周辺部では，通常凝固斑は出やすいが，網膜上に硝子体が残っている場合は反応が出にくい．また，強膜創の直下の網膜は，斜め照射になり反応が出にくくなる．

**3）網膜下出血**：網膜下出血を生じてしまうと凝固斑はさらに得られにくくなる．網膜剥離を併発していて，裂孔周辺の処理をする際に出血した場合は，素早い止血操作が要求される．眼内ジアテルミーや灌流圧を上げるなどをして，止血を試みる．さらに，バックフラッシュニードルで灌流液を裂孔から網膜下に吹き込んで，出血を吸引除去する．既に血腫になってしまっている場合は，硝子体鑷子で保持して除去する．組織プラスミノーゲンアクチベータ(t-PA)での洗浄もひとつの方法である．場合によっては，止血のためにガスやシリコーン注入も考慮に入れる．

**4）網膜牽引**：網膜牽引が残存している場合も凝固斑は得られにくい．色調が良好であっても，皺襞が残っている場合がある．灌流液に戻し，バックフラッシュニードルで網膜に牽引が残っていないか確認する．トリアムシノロンアセトニドを網膜面上に散布すると，皺襞がわかりやすくなることがある．

(北野滋彦)

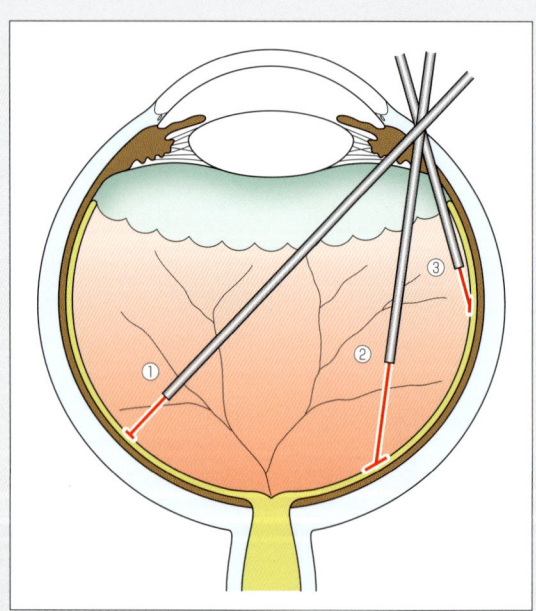

**図1 レーザープローブによる凝固の相違**
網膜にプローブを接近させると，凝固しやすくなるが，凝固径が小さくなる(①，②)．強膜創の直下の網膜は，斜め照射になり反応が出にくくなる(③)．

## 硝子体手術

# B-10 内境界膜(ILM)が染まらない

> **対策**
> - まず，染まらない原因を検討する
> - 後部硝子体剝離が起こせていない場合はこれを完成させ，網膜表面に硝子体皮質，黄斑前膜，細胞増殖などの付着物がある場合はこれを除去した後に，再度染色する
> - ICGには網膜毒性があるので，うまく染色できないからといって高濃度のICGを用いるのは避けるべきである

> **予防策**
> - 確実な予防策といったものはないが，少なくとも確実に後部硝子体剝離を起こし，黄斑前膜がある例では，これを除去してから染色するようにする

> **症例** 68歳　女性
> 　右眼，特発性黄斑円孔．RV(0.1)．円孔径は1/4乳頭径と大きくはないが後部硝子体剝離(PVD)がありGass分類4期．手術では型通り白内障手術の後，3ポートを作製し硝子体切除を開始．術前診察のとおりPVD(+)．ある程度硝子体を切除した後，インドシアニングリーン(ICG)を注入し内境界膜(ILM)を染色するも円孔を中心として1〜2乳頭径離れたあたりまでの範囲が染まらず，この部分には細胞増殖があるのか表面にテカテカした反射が認められる(図1)．灌流ボトル高40cmにてバックフラッシュニードルを用い受動吸引をかけつつ染色されない部分の網膜表面を吸引擦過すると薄い膜状組織が除去できた(図2)．その後，再度染色すると今度は均一に染色され，ILM鉗子を用いて円孔周囲のILMを広めに剝離除去した(図3)．

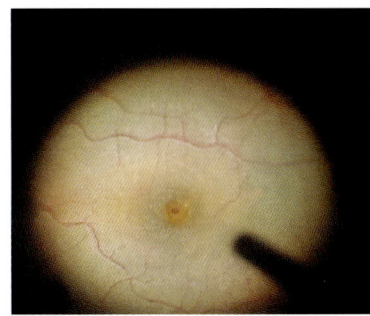

**図1　ICGにて1回染色後の状態**
円孔周囲に染色されない部分があり，非染色部の表面にはテカテカした反射を認める．

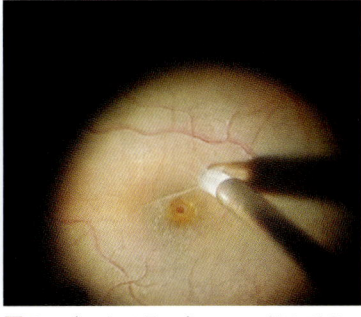

**図2　バックフラッシュニードルでの吸引擦過**
灌流ボトル高30〜40cmによる受動吸引をかけて吸引擦過することで薄い膜様組織が除去できた．

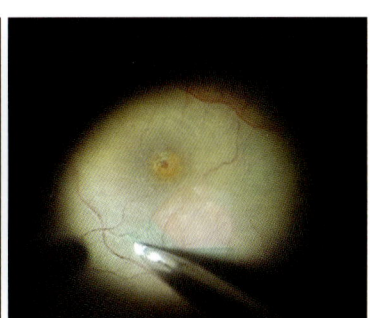

**図3　ICG再染色後**
今度は均一に染色できたので，ILM鉗子によりILMを剝離除去した．

**解説**

### ● ILM の染色法

　現在，ILM を可視化するには ICG で染色する方法とトリアムシノロンアセトニドを付着させる方法とがある．ICG 染色は網膜毒性が懸念されることから現在ではトリアムシノロンアセトニドを用いる術者も多い．しかし，トリアムシノロンアセトニドは硝子体皮質にも付着するため剝離除去したものが ILM なのか，あるいは硝子体皮質などの網膜付着組織であるのかは，ある程度慣れた術者でも判別しづらい場合がある．トリアムシノロンアセトニドは ILM 上に付着しているだけなので，ILM 自体の視認性では ICG 染色に劣る．

　また自験例でみる限り，通常の濃度（筆者は 0.25％を用いている）の ICG で染色し，その後，後述のように十分に洗浄すれば，臨床上問題となるような異常は生じない．このため，筆者は現在も ILM の可視化には ICG を用いている．

### ● 染まらない原因と対処法

　ILM が ICG などの染色液で染まらない場合，原因としては，① 後部硝子体剝離（PVD）が既に起こっているようにみえても，あるいは PVD を作製したつもりでも後極部にまだ硝子体皮質が付着している，② ILM の上に黄斑前膜や増殖細胞が付着している，③ 既に ILM が除去されている，あるいは始めから ILM に亀裂や欠損があるなどが考えられる．

**1）硝子体皮質が付着している**

　トリアムシノロンアセトニドを吹き付けて PVD を確実に起こすとともに残存硝子体皮質も確実に除去する．中等度以上の近視眼では PVD が既に起こっているようにみえてもまだ起こっていない場合もある．また，PVD を作製したつもりでもまだ全体に薄く硝子体が残っていたり，後極にのみ薄く硝子体が残っていたりする場合があるので注意を要する．トリアムシノロンアセトニドは硝子体の表面にしか付着しないので，いったん，除去できたと思っても，疑わしい場合は再度トリアムシノロンアセトニドを吹きつけてバックフラッシュニードルなどで灌流ボトル高 30〜40 cm による受動吸引をかけつつ網膜表面を擦過してみるほうがよい．硝子体皮質を後極部から完全に除去した後に，再び染色し直し ILM を剝離する．

**2）黄斑前膜や増殖細胞がある**

　黄斑前膜は ILM 鉗子などのマイクロ鉗子で除去する．薄い黄斑前膜は ILM とともに除去される場合もある．黄斑前膜を除去した後に再度，染色液を吹きかけて染色してみると，黄斑前膜のみならず部分的に ILM も除去されているのが観察される場合が多い．この場合，ILM の断端を鉗子で把持して牽引することで容易に ILM 剝離を拡大できる．増殖細胞が存在する部位では網膜表面のテカテカした反射が観察される．バックフラッシュニードルなどで灌流ボトル高 30〜40 cm による受動吸引をかけつつ網膜表面を擦過することで細胞を除去するとこの反射も消失する．その後に再度，染色液を吹きつけると，細胞が除去できた部分では ILM が染色される．もし，まだ染色されないところがあるなら，そこにはまだ細胞が付着している可能性があるので，再度，吸引擦過して細胞を除去した後，再染色するとよい．

**3）既に ILM がない**

　黄斑前膜などの例では膜の接線方向の牽引により一部 ILM が断裂し網膜表面の ILM が欠損している場合がある．強度近視眼における黄斑円孔網膜剝離などの例においても網膜表面に張りついている硝子体皮質の収縮により接線方向の牽引を受け，一部 ILM が断裂し網膜表面の ILM が欠損している場合がある．このような接線方向の牽引による ILM の断裂は上もしくは下のアーケード血管に沿った部分に生じている場合が多い．ILM 欠損部では ILM が染色されないだけではなく，網膜神経線維層が露出しているので表面が多少毛羽立っているようにみえる場合が多い．誤って ILM 鉗子などで表面を把持しようとすると神経線維層を傷つけるおそれがあるので注意が必要である．

　慣れた術者であれば，染色されない部位が硝子体皮質や黄斑前膜によるものか，ILM の断裂欠損によるものかはその部位や表面の性状から鑑別可能である．もし判別できない場合はバックフラッシュニードルなどで灌流ボトル高 20〜30 cm による弱めの受動吸引を網膜表面にかけてみるとよい．ILM 残

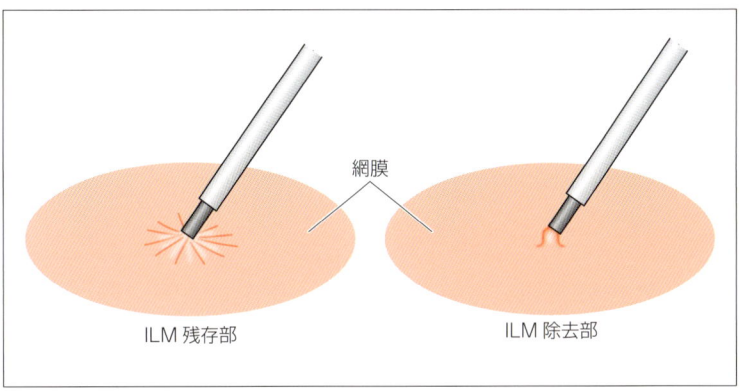

**図4　ILM 有無の確認法**
バックフラッシュニードルを用い，灌流ボトル高 20～30 cm による弱い受動吸引をかけてみる．ILM 残存部では表面が突っぱった感じで細かい皺ができるものの網膜は平坦のままである．ILM 除去部では網膜表面が軟らかくなっているため網膜が吸い込まれて乳頭上に凸になる．

存部では表面に比較的やや硬めの組織である ILM があるために弱い吸引をかけても表面が突っぱったような細かい皺が観察されるのみで網膜は吸引されてこない．一方，これに対し，ILM 欠損部では網膜表面は比較的軟らかい神経線維層であるためバックフラッシュニードルの吸引により網膜表面が吸引されて表面が乳頭上に凸になるのが観察される（**図4**）．

　また，前述のように黄斑前膜を除去した際には，部分的に ILM が黄斑前膜とともに除去されている場合が少なくない．この場合，黄斑前膜除去後に染色し直してみると，ちぎれた ILM 断端がめくれ上がっている場合もある．筆者は黄斑前膜の手術に際しても ILM を積極的に除去するようにしているので，この断端を鉗子で把持して ILM 剝離を拡大し，少なくとも黄斑部より広めに ILM を除去するようにしている．黄斑前膜除去後に ILM を染色してみて ILM に亀裂や欠損が全くない場合でも，筆者は敢えて ILM を除去するようにしている．そのほうが黄斑前膜の再発は起こりにくいようである．

## ● 上手に染色し合併症を防ぐコツ

　蒸留水で溶解した ICG を BSS PLUS® で希釈する場合，添付されているグルタチオンを混入した BSS PLUS® を用いると ICG に澱を生じる．このためグルタチオンを混入する前のものを用いるほうがよい．グルタチオンを含有しないオペガード MA 眼灌流液® であれば，そのまま希釈に使用できる．染色したい部位にピンポイントに染色液を吹きつけられるよう長めの注入針を用いる．スムーズに染色液を注入できるように，灌流カニューラおよび注入針を挿入する強膜創の周囲の硝子体は十分に切除しておく．これを怠ると，染色液注入時に眼内液が灌流カニューラに逆流する流れにのって周囲の硝子体が灌流カニューラに嵌頓し，眼圧が著しく上昇する．このため十分な量の染色液が注入できなくなる．また，眼圧が高い状態のまま注入針を抜こうとすると，強膜創周囲の硝子体が一緒に引きずり出され，鋸状縁裂孔を生じる危険性がある．

　黄斑円孔例に ICG を注入する際には，その毒性に配慮して円孔底の網膜色素上皮に高濃度の ICG が接触しないよう円孔底に直接吹きつけないようにする．筆者は眼内に残存する ICG をできるだけ減らすために ICG に濃染している後極付近の ILM は広めに切除するようにしている．具体的には，アーケード血管内の ILM は除去するよう心がけている．また，ILM 剝離後，プリズムレンズをのせて見たい方向に顔を傾け，裂孔形成などの異常がないかを確認しつつ，全周，赤道部より周辺側までの硝子体を切除するようにしている．さらにコンタクトレンズをはずし，室内照明を消し，顕微鏡照明を中央のみのスポット照明として強膜圧迫を加えて直視下に眼内を観察し，全周，赤道部から網膜最周辺部までの硝子体を弱めの吸引圧で切除することで，裂孔形成などの異常がないかを確認している．これらの操作をある程度時間をかけてていねいに行うことで，この間に，後極付近の網膜表面の ILM を染めていた ICG もある程度洗浄され，染まっているのかどうかわからない程度にまで薄くなる．

　余談ではあるが，このようにして術中，網膜裂孔などの異常の検出を心がけ，異常を発見した場合は

術中に処置することで，筆者は術後の網膜剝離をほぼ100％予防できている．黄斑円孔の手術は，これまで，もう何百例執刀したかわからないが，術後の網膜剝離は10年ほど前に経験した1例のみである．

#### 参考文献
- Kadonosono K, et al : Staining of internal limiting membrane in macular hole surgery. Arch Ophthalmol 118 : 1116-1118, 2000.
- Peyman GA, et al : Triamcinolone acetonide as an aid to visualization of the vitreous and posterior hyaloid during pars plana vitrectomy. Retina 20 : 554-555, 2000.
- Gandorfer A, et al : Indocyanine green-assisted peeling of internal limiting membrane may cause retinal damage. Am J Ophthalmol 132 : 431-433, 2001.
- Engelbrecht NE, et al : Retinal pigment epithelium changes after macular hole surgery with indocyanine green-assisted internal limiting membrane peeling. Am J Ophthalmol 133 : 89-94, 2002.

（櫻井真彦）

## アドバイス

網膜内境界膜（ILM）の剝離は，染色剤を用いることで，より効率よく切除することができる．特にインドシアニングリーン（ICG）のILMへの染色性は優れていて，ILM剝離は，ICG染色を使用することで安全かつ的確に行えるようになった．しかし，しばしば，よく染色されないという意見を耳にする．このような場合，ICGを追加投与したり，いたずらに高濃度のICGへと変更せずに，染色されない理由を手術中に判断して，冷静に次の方策を立てるとよい．

### ● ICGはタイプⅣコラーゲンでできている基底膜のみを染色する

ICGは分子量774.96の緑色の親水性と疎水性の両方の性質を併せ持つ両親媒性のtricarbocyanine系の染色剤であり，タイプⅣコラーゲンのみを染色する．つまり，ILMのみを染色する．染色とは，色素性物質とその対象物との両物質間結合であり，タイプⅣコラーゲンにICGは非常によく結合すると言える．逆に，硝子体皮質との結合は非常に弱く，それを染色しない．仮によく染まらない場合は，後部硝子体皮質の剝離（PVD）が十分に行われているか否かをよく判断する必要がある．PVDが最も難しいのは，糖尿病黄斑浮腫である．一般に糖尿病網膜症眼では，PVDは難しく，おそらく炎症性に後部硝子体膜は肥厚しているためか，網膜内層の脆弱性のためか，あるいは内境界膜との接合が炎症性に強固になっているのか，その原因は明確ではないが，そのような傾向は強い．そして，静脈閉塞症に伴う黄斑円孔，黄斑前膜，黄斑浮腫の順番で，PVDは起こりやすい．特に黄斑円孔は，stage3では，後部硝子体膜は完成しつつあるので，極めて容易である．よって，糖尿病黄斑浮腫症例や静脈閉塞症のILM染色を行うときには，PVD作製に特に気をつけたうえで，ICG染色を行うとよい．

また，黄斑前膜切除の際に，残存する前膜の切除が不十分な場合，その領域はICGにて染色されない（図1）．この非染色領域を確認したら，前膜の切除を行ったうえで，再度染色を行うとよく染色される．黄斑前膜手術ではしばしば経験するので，留意するとよいだろう．

### ● ICGの染色性と内境界膜（ILM）の厚みとは相関がある

ICGの染色性は，ILMの厚みと比例する．ILMは一般に，約4～12μの厚みをもつ基底膜であるが，疾患によりその厚みには相違がある．例えば，糖尿病網膜症眼では，ILMは健常眼に比較して有意に肥厚している．また，黄斑部のILMが最も厚く，周辺にいくに従いILMは薄くなる．ICGの染色性は，ILMの厚みに相関する傾向がある．これは，おそらく，Ⅳ型コラーゲンの密度によるICGの結合量の相違に起因するのではないかと考えられる．よって，ILMの薄い疾患は，染まりがよくないことを理解しておく必要がある．例えば，強度近視眼の黄斑円孔症例では，ILMは非常に薄いために，その染色性は概してよくない．そのような場合は，ICGによる再染色を行うと，大抵の場合は，ILMは良好に染色される．逆に，ILMが生理的に正常および厚い状態では，ICGの染色性は非常によいと予想される．症例により，ILMを拡大して摘出したいときに，アーケード近傍のILMを摘出する必要が生じる．一般に，黄斑部より周囲のILM

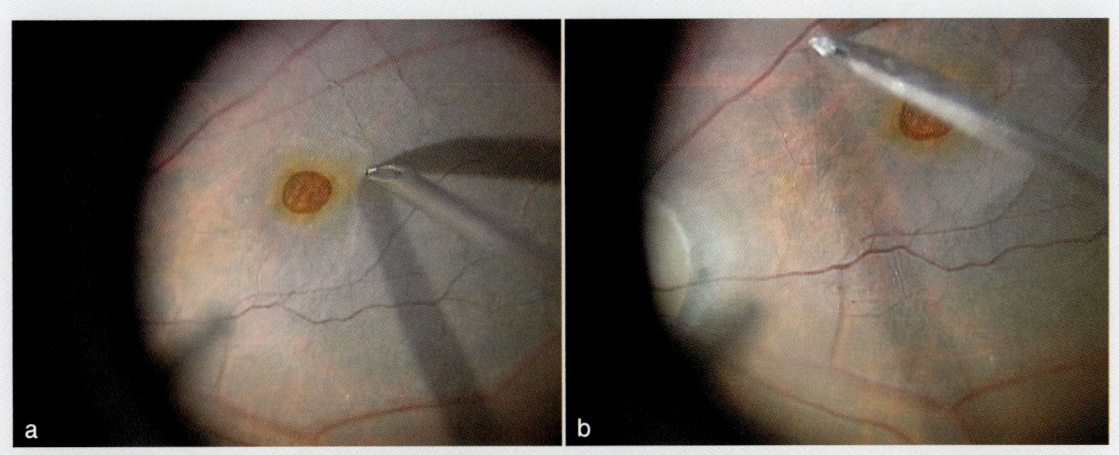

**図1 黄斑円孔 stage 4 の ICG 染色による術中写真**
黄斑円孔 stage4 では，しばしば黄斑前膜を合併する．このため，染色性は不良となることが多い．
a：円孔の周囲に均一に前膜を合併しており非染色領域がある．
b：ILM を剥離すると上膜と同時に切除される．

の染色性は劣る．これは，周辺部網膜の ILM が薄いためである．このことを念頭に置いて，通常の黄斑部手術では必要最低限に ILM 剥離をとどめるか，再発例や強度近視眼などでは，再染色を行うとよい．

● ICG 染色の視認性は，背景色により異なる

　色の見え方には，その配色による違いがある．例えば，緑色の反対色は橙色であり，青の反対色は黄色である．ICG は，緑色なので，脈絡膜のオレンジ色とは補色の関係にありよく映える．よって，ICG 濃度が薄くてもよく見える．ところが，強度近視眼にみられる後部ぶどう腫は黄色であり，色層により，ICG の緑は視認性に劣る．また，脈絡膜色素の薄い眼底でも，稀に ICG の緑色の視認性は劣ることがある．このように，背景色による人間の目の視認性の相違がある．この場合，再染色を行うか，あるいは，眼内照明を単色光に変更するとよい．例えば，最近では，キセノン光源にフィルターを挿入して，黄色の波長を選択することが可能である．515 nm のカットフィルターを入れると，黄色の照明となり，緑色が強調され視認性が高くなる．

### 参考文献
・Matsunaga N, et al：Histopathological evaluation of the internal limiting membrane surgically excised from eyes with diabetic maculopathy. Retina 25：311-316, 2005.

（門之園一明）

硝子体手術

# B-11 後部硝子体剥離（PVD）が起こせない

> **対策**
> - まず視神経乳頭の下方か鼻側から吸引を開始
> - カッターの吸引口を硝子体で完全に閉塞させる
> - 吸引圧を高め（500〜600 mmHg）に設定する

> **予防策**
> - トリアムシノロンアセトニドを使用する
> - もともと後部硝子体が非常に薄い場合は最初からフックを使う

**症例1** 52歳 女性

3か月ほど前から右眼の視力低下を自覚し，近医を受診したところ黄斑円孔を指摘され紹介受診となった．RV(0.3)でstage2の黄斑円孔を認めた．
初診3週間後に硝子体手術を施行した．後部硝子体剥離（PVD）が起こっていなかったので硝子体カッターで吸引しPVD作製，トリアムシノロンアセトニドで内境界膜（ILM）剥離を行った．経過良好にて退院．術後1か月でRV(0.8)に改善した．

**解説**　硝子体手術の第一の目的は後部硝子体剥離（PVD）を作製し，基底部まで硝子体を切除することである．個々の症例によってPVDの起こしやすさは異なり硝子体の硬さ，網膜との癒着の強さなどによって影響を受けるため，後極部と周辺部でもPVDの起こしやすさは違ってくる．ここでは主にPVD作製のとっかかりである後極の視神経乳頭付近でのPVD作製のコツについて解説する．

トリアムシノロンアセトニドによって硝子体を可視化することが一般的となる以前は硝子体手術初心者にとってPVD作製はやや難しい手技であったが，最近では硝子体を可視化することにより強度近視などの特殊な症例を除いてほぼ確実にPVDを作製できるようになった．ある程度 core vitrectomy を行った後にトリアムシノロンアセトニドを後極に向かって吹きつけると網膜上に直接粒子が付着するか否かでPVDの有無がわかる．この時，一見PVDが起こっているように見えても強度近視のように薄い硝子体皮質と大きな黄斑前ポケットがある可能性も念頭に置いておく．

次に視神経乳頭付近の下方か鼻側で硝子体カッターの吸引口を網膜方向に向け硝子体皮質によって吸引口が完全に閉塞するようにする（図1a）．完全閉塞が得られなければ，PVDを起こす力が十分伝わらないばかりではなく，吸引量が多くなり眼球が虚脱するので危険である．次にカッターの先を少し水平方向にゆするようにしながら持ち上げてくると硝子体皮質の一部に亀裂が生じ灌流液が網膜と硝子体の間に流れ込み，PVDが拡大するのがリング状の影として観察できる（図1b）．あとは網膜裂孔を作らないように周辺までPVDを広げればよい（図1c, d）．

PVDが起こらず硝子体がカッターの吸引口から外れてしまう場合は，①吸引圧が低いか，②硝子体

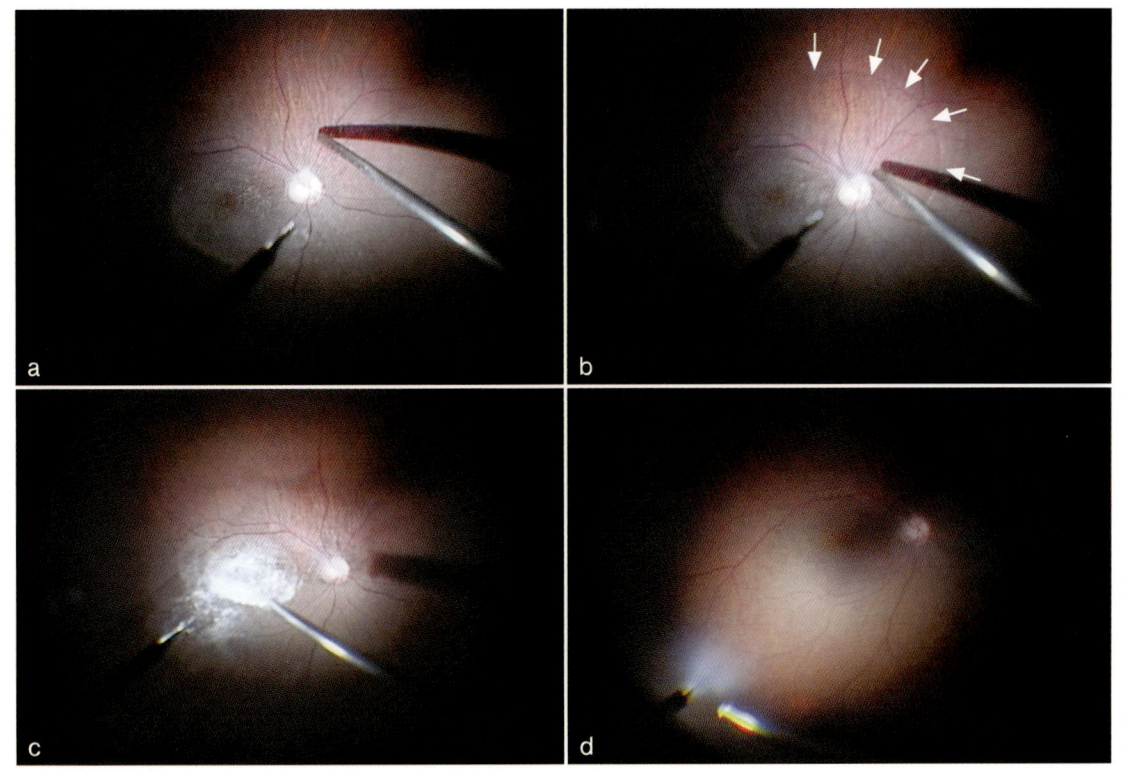

**図1 硝子体カッターによるPVD作製**
a：ある程度硝子体を切除しトリアムシノロンアセトニドを吹き付けた後，視神経乳頭付近の下方か鼻側で硝子体カッターの吸引口を網膜方向に向け硝子体皮質によって吸引口が完全に閉塞するようにする．
b：次にカッターの先を少し水平方向にゆするようにしながら持ち上げてくると硝子体皮質の一部に亀裂が生じ灌流液が網膜と硝子体の間に流れ込み，PVDが拡大するのがリング状の影(矢印)として観察できる．
c：アーケード内の硝子体も一塊として剥離されたことがわかる．
d：網膜裂孔を作らないように硝子体基底部までPVDを拡大する．

皮質が厚いか硬いために亀裂が生じなかったためと思われる．硝子体皮質が厚い場合は適度に切除して再挑戦すればPVDを起こせることが多い．理論的には吸引圧が硝子体皮質に亀裂を生じさせるに十分であることが必要条件であるが高くても600 mmHg程度までであろう．それ以上の吸引圧が必要な場合，あるいは硝子体皮質が薄くカッターの吸引口の完全閉塞が不可能な場合は後述のフックを用いる方法に変更するか，バックフラッシュニードルに持ち替えて中心窩付近の硝子体皮質の薄い部分から作製する．

### 症例2　49歳　男性

半年ぐらい前から左眼の視力低下を自覚し，近医を受診したところ，糖尿病網膜症と黄斑浮腫，下方の硝子体出血を指摘され，紹介受診となった．LV(0.4)で蛍光眼底造影を施行したところ黄斑部にびまん性の蛍光漏出と囊胞様黄斑浮腫を認めた．

初診1か月後に硝子体手術を施行した．後部硝子体剥離(PVD)は全く起こっておらず，薄い硝子体皮質，強い網膜硝子体癒着によって，硝子体カッターによる吸引ではPVD作製が困難であったため，フックで視神経乳頭からPVDを作製した．経過良好にて退院．術後3か月で黄斑浮腫は吸収されてきており，LV(0.6)に改善した．

### 解説

Rice氏フックなどを用いて視神経乳頭からPVDを作製するときのコツを解説する．この方法は硝子体が比較的硬く，網膜硝子体の癒着が強い糖尿病黄斑症など症例でカッターの吸引だけではPVDが起こらない場合に有効である．まず硝子体をある程度切除し，トリアムシノロンアセトニドを吹きつける

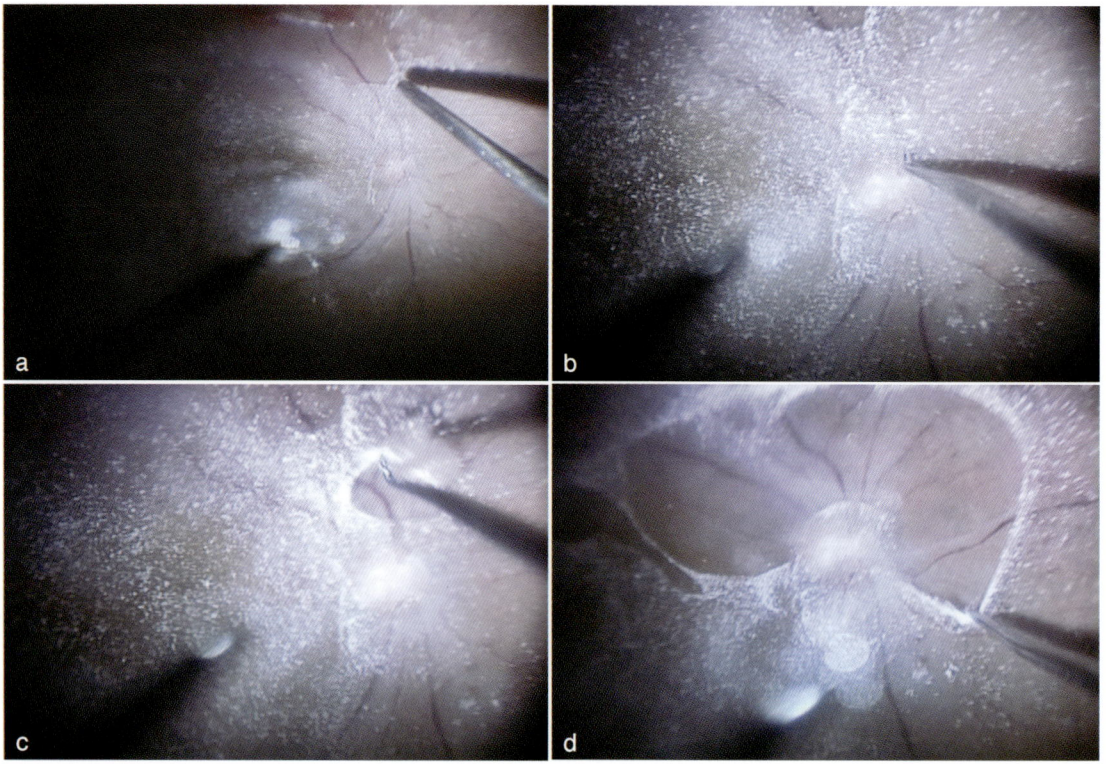

**図2 フックによる PVD 作製**
a：硝子体カッターの吸引で PVD 作製を試みるも網膜硝子体癒着が強く困難であった．
b, c：黄斑部操作用のレンズに交換し，視神経乳頭の6時部から硝子体皮質を引っかけ，PVD を作製した．
d：その後フックである程度 PVD を拡大した．

が網膜表面が十分視認できるように少量にしておく（図2a）．次に後極の拡大レンズなど黄斑部操作用の観察系に変更し，視神経乳頭の6時部からフックの先端を網膜表面に沿わせるように動かし，硝子体皮質を引っかける（図2b, c）．この時神経線維を傷つけないように細心の注意が必要であるがフックの先が網膜に触れていないと硝子体皮質全層が引っかからず PVD が起こってこない．硝子体全体が持ち上がればフックである程度 PVD を拡大した後（図2d）硝子体カッターで続きの操作を行う．フックの先端で網膜表面をなぞるようにして硝子体皮質全層を穿通することがこの方法の最も重要なポイントである．硝子体が軟らかくフックで PVD をあまり広げることができなくても硝子体皮質全層が穿通されていれば灌流液が網膜と硝子体の間に回るようになりカッターの吸引だけで PVD を拡大することが可能となる．

**参考文献**
- Sakamoto T, et al : Triamcinolone-assisted pars plana vitrectomy improves the surgical procedures and decreases the postoperative blood-ocular barrier breakdown. Graefes Arch Clin Exp Ophthalmol 240 : 423-429, 2002.
- 坂本泰二：後部硝子体剝離．臨眼 63 : 1722-1726, 2009.
- 平形明人：Advanced Techniques 後部硝子体剝離作成の重要性．眼科プラクティス 17 みんなの硝子体手術，文光堂，182-185, 2007

（鈴間　潔）

## アドバイス

網膜硝子体界面の病態理解の深まりとともに，硝子体手術で人工的に後部硝子体剥離（PVD）を作製する意義・重要性について深く認識されるようになった．硝子体手術でPVDの完成を要求される黄斑円孔・糖尿病黄斑浮腫・強度近視眼の黄斑円孔網膜剥離などの各疾患は，後部硝子体皮質の性状（厚さ・硬さ・癒着の程度など）において網膜硝子体界面の病態が大きく異なる．この界面病態の多様性がしばしば初心者を困惑させ，それぞれのケースに適した手術手技の工夫が要求される．

### ● 黄斑円孔：先端が軟らかい器具で初心者向きPVD作製術

人工的PVD作製の方法として，core vitrectomyの後，トリアムシノロンアセトニドにより硝子体皮質を可視化してから，特別な器具を使わずに硝子体カッターで吸引する方法が最も一般的であろう．しかし，PVDが起こりにくい場合に，PVD作製用フックを用いる方法とともに，ソフトシリコーンチップ付きバックフラッシュニードル（以下，バックフラッシュソフト）によるPVD作製法もあり，特に初心者に推奨したい．

まず，バックフラッシュソフトの先端を乳頭縁（Weissリングが立ち上がる予定部位，耳側以外）で吸引をかけ，完全閉塞を確認したら，ゆっくり持ち上げる．完全閉塞の確認には，シリコーン先端部が軽くしなるフィッシュストライクサインが目安になる．能動吸引圧は最高でも400 mmHg程度までに設定しておく．

この手技のメリットとしては，先端口が小さく，真下を向いているため，完全閉塞が容易に得られ，これにより能動吸引ペダルをあまり踏み込む必要がない．したがって，コア切除後，周辺部より硝子体線維が吸引口に飛び込んでくるリスクも少ない．黄斑円孔は，黄斑部の網膜硝子体界面の異常のみならず，周辺部も網膜硝子体癒着の強い症例が多く，人工的PVD作製の際にしばしば裂孔を発生する．この合併症をさらに回避するためにも，Weissリングが立ち上がったら，いたずらに持ち上げず（調子に乗って持ち上げると裂孔が多発するので注意），すぐ吸引を止めて後はカッターで処理する．

また，先端が軟らかいため，血管アーケード内でトライする方法もある．眼底後極部では，乳頭縁と中心窩以外の後部硝子体皮質は網膜面との接着がルースであり，しばしばOCTでも浅い間隙が観察される．アーケード内のルースな間隙のあるところでは，能動吸引をほとんどかけなくても後部硝子体皮質にウィンドウができやすく，そこから皮質下に灌流が回る．この場合，Weissリングは遅れて立ち上がってくる．

このように，軟らかい先端を近づけただ持ち上げるという本手技は，硬いフックを網膜面に沿って動かす動作より単純であり，網膜を損傷する可能性もより低いと考えられ，PVD作製術の入門編として有用な方法であろう．

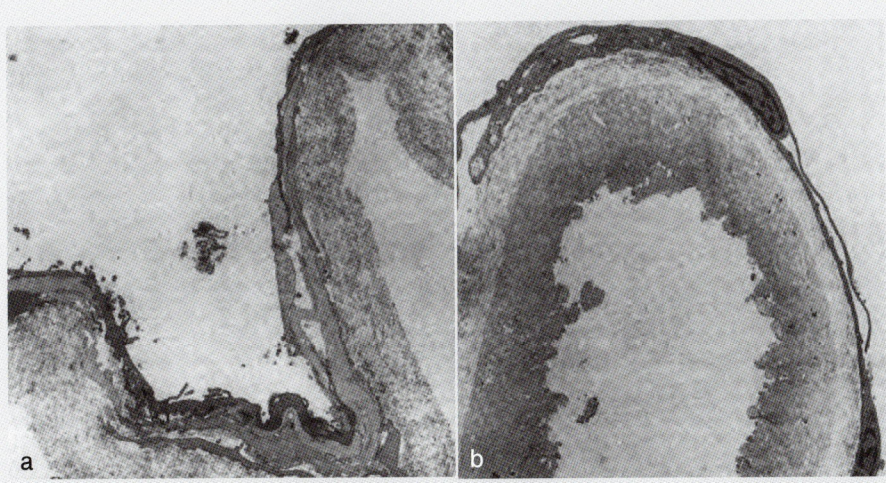

図1 強度近視眼に合併した黄斑円孔網膜剥離に対する硝子体手術において摘出された後部硝子体膜
a：増殖したグリア細胞成分に被覆されており，これが膜の性状に影響を与えていると思われる．
b：膜剥離の際に内境界膜と（さらにグリア細胞成分も）一体の膜として切除された．
（Ishida S, et al : Retina 20 : 178, 2000, Fig.1C, D より）

（次頁につづく）

## ● 強度近視の黄斑円孔網膜剥離：巨大なポケット後壁に相当する癒着の強い後部硝子体膜

強度近視眼の特徴として，巨大な液化腔と，薄いにもかかわらずしっかりした膜状に変性した硝子体皮質，広範囲かつ高度な癒着がある．このため，バックフラッシュソフトによる吸引などで一気に起こすことは不可能なことが多い．したがって，ダイヤモンドダスト付きメンブレンスクレーパー（DDMS）か，Vランスから作製したマイクロフックトニードルなどで，後極部にきっかけを作り，硝子体膜を立ち上げる．硝子体膜はしばしば周辺まで続くため苦労する．後極部，特に病態に関与する後部ぶどう腫の範囲を十分に越えたら深追いする必要はない．この際，吸引で起こすPVDと異なり，内境界膜（ILM）が一体でとれていることもあるため（図1），1枚目の膜が剥離できた後，ILM染色を行ってその存在の範囲を確認するようにしている．癒着が強く剥離網膜も動くため非常に注意が必要な上級編である．また，眼軸が長いためワーキングディスタンスが遠く，正視眼の操作の感覚と異なることを認識する必要がある．

## ● 血管閉塞性疾患：もう一枚の後部硝子体皮質？　腰の弱くてもろい薄膜

糖尿病網膜症や網膜静脈閉塞症など血管閉塞性疾患に伴う黄斑浮腫の場合，PVDを起こしたつもりでも，トリアムシノロンアセトニドによる可視化を念のため再度行うべきである．なぜなら，小さな新生血管茎が複数生じ始めている場合，その部位を起点に癒着が非常に強くなっており，硝子体皮質がタマネギの皮状に多層に剥離することがあるからである．さらに，血管透過性の亢進した病態では，おそらくフィブリンなどの血漿蛋白が後部硝子体網膜界面に基質化し，後部硝子体皮質を修飾した薄膜として分離して取れてくることもある．この薄膜を放置すれば細胞増殖の足場となり，術後の膜組織再発の原因となりうる．この薄膜の処理は，クレープをひっくり返していくような軟らかい膜を扱う感覚であり，バックフラッシュソフトやDDMSなど先端が軟らかい器具の使用が望ましい．

### 参考文献

・安藤伸朗：私のこだわり—後部硝子体剥離は黄斑部から．網膜硝子体診療update．臨眼62（増刊号）：149, 2008.
・Ishida S, et al : Macular hole retinal detachment in highly myopic eyes ; ultrastructure of surgically removed epiretinal membrane and clinicopathologic correlation. Retina 20 : 176-183, 2000.

〔石田　晋〕

硝子体手術

# B-12 網膜がずれる

## 巨大裂孔網膜剥離でのずれ

### 対策
- 液空気置換で滑落現象が起こる場合は液体パーフルオロカーボン（PFCL）を裂孔縁を越えるくらいまで注入した後に裂孔をレーザーにて囲み，引き続いて PFCL を除去しつつ液空気置換を行う
- PFCL 注入しても液空気置換時に滑落現象が起こる場合には，PFCL 注入後そのままシリコーンオイルを注入し，PFCL・シリコーンオイル直接置換を行う

### 予防策
- 液空気置換をせずに PFCL 注入の上で裂孔縁をレーザーで処置後，PFCL・シリコーンオイル直接置換を行う
- 裂孔周辺側の硝子体郭清は徹底的に行う
- 裂孔より周辺側に網膜剥離が残存する場合は液層のみ空気置換して復位させ上でレーザー光凝固を完成
- まず残存液層をていねいに吸引除去したうえで PFCL の除去に移る

### 症例　54歳　男性

　1週間前からの視力低下自覚にて眼科受診．RV(0.08)，眼外傷歴なし．上方網膜に約150°に及ぶ巨大裂孔網膜剥離を認め，裂孔深部端は二重に翻転していた（図1a, b）．翌日に超音波白内障手術併用23G硝子体手術を施行した．

　術中翻転網膜に対して PFCL を裂孔縁を越える部分まで注入するも，裂孔深部端の二重翻転部分が伸展しないため，バックフラッシュニードルで弱く吸引をかけて牽引するもやはり復位しなかった（図1c）．ダイヤモンドダスト付きメンブレンスクレーパー（DDMS）に持ち替え，PFCL 下で翻転部分をなでるように覆して復位させた（図1d）．PFCL より上の液層を空気置換して裂孔周辺側もレーザーを施行後，デュアルモードにて PFCL を吸引しつつシリコーンオイルを注入する，いわゆる PFCL・シリコーンオイル置換を行って手術を終了した（図1e）．

　術6日後，もともとの二重翻転部分は再度翻転し始めたが，術前より二重翻転部の幅が拡大することはなく安定した（図1f）．術3か月後も，退院時の状況が維持されていたためシリコーンオイルを抜去し，RV(1.2)に改善した（図1g）．

### 解説
　巨大裂孔とは一般的に円周方向に90°以上の広がりを持つ裂孔のことを指す．網膜翻転を伴う症例もしばしば見受けられ，手術難易度の高い網膜剥離の一つである．以前は特に剥離網膜弁に可動性がある

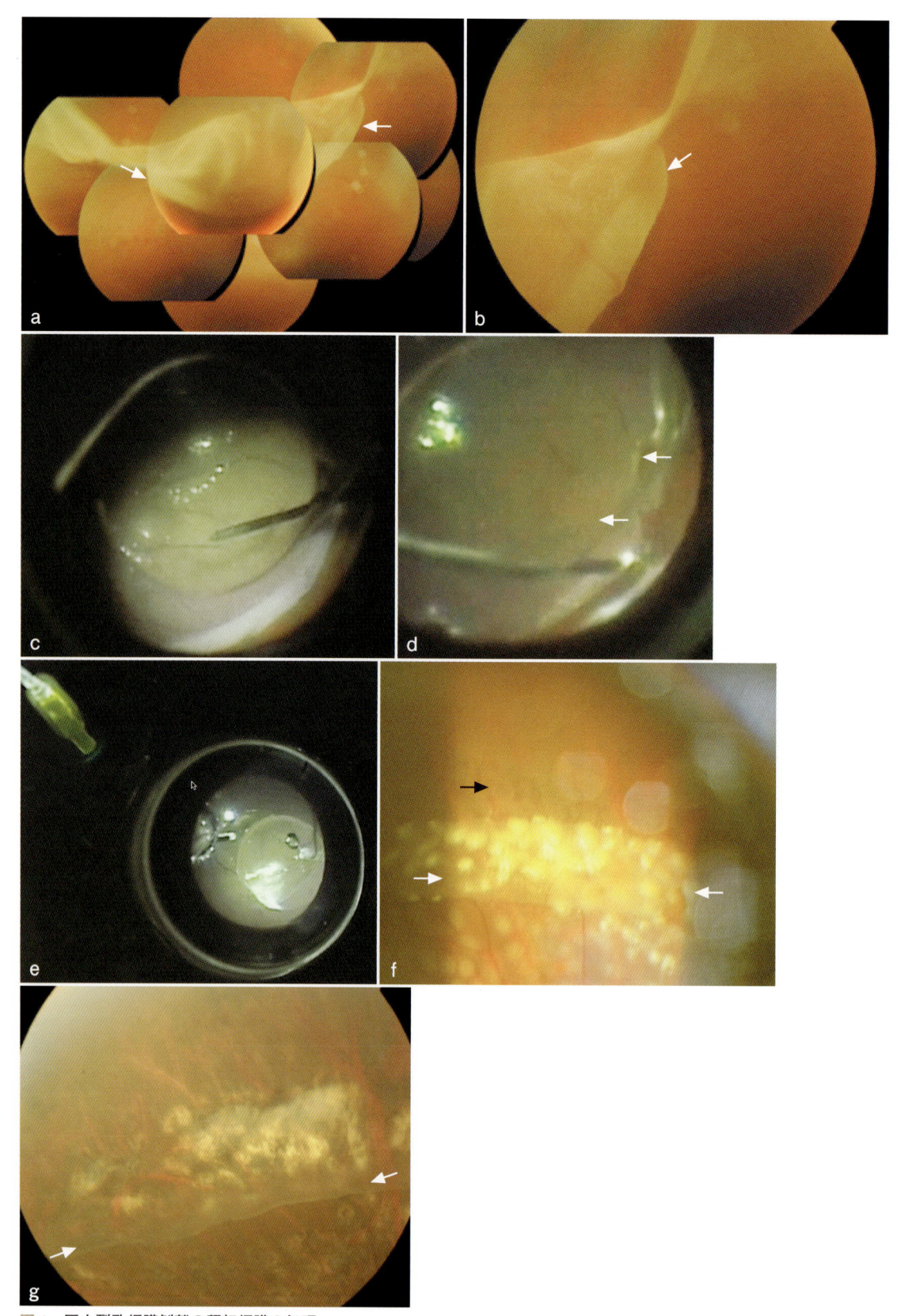

図1 巨大裂孔網膜剝離の翻転網膜の処理
a：術前眼底写真．上方網膜に約150°の巨大裂孔を認める．乳頭や後極網膜は翻転した網膜に隠れて見えない．裂孔の深部端は二重翻転していた（矢印）．
b：裂孔鼻側端の拡大．矢印は二重翻転部．
c：PFCLを裂孔深部端まで注入するも二重翻転部分は解除されなかった．
d：DDMSを用いて二重翻転部分をPFCL下でなでるようにsweepしたところ，二重翻転部分も復位した（矢印）．
e：PFCL・シリコーンオイル置換．
f：術後6日．既に裂孔の深部端は再度翻転していた．黒矢印は再翻転が起こった部位の網膜色素上皮側に残っていたレーザー瘢痕．
g：術後6か月．裂孔深部端の翻転はさらに拡大することはなく安定している（矢印）．

B　硝子体手術

症例を中心に硝子体内気体注入を施行した上で強膜バックリング手術にて復位せしめる手法がよく行われていたが，硝子体手術の進歩やChangらにより報告されたPFCLの使用などによりprimaryに硝子体手術が施行される症例も増加してきている．しかしPFCLを使用した硝子体手術でもなお，近年の多数例での報告においては術後半年でおおむね8割程度の復位率であるとされ，依然として難治症例であることに変わりはない．特に液空気置換やPFCL除去の際の裂孔縁の処理は不用意に行うと灌流液の残留につながり，ひいては網膜の滑落（slippage）を引き起こしてしまう．

## ● 術式の選択

裂孔のサイズ，網膜剝離の範囲，網膜翻転の有無，硝子体牽引の程度，増殖硝子体網膜症の有無，年齢などが術式選択の際に検討項目となる．特に網膜翻転の有無と裂孔縁の可動性は重要で，網膜翻転がなく硝子体牽引も著明でない場合には強膜バックリング手術もしくは硝子体内ガス注入併施強膜バックリング手術でも対処可能なケースがあるが，網膜翻転を認める症例では硝子体手術が選択されるケースが多い．増殖硝子体網膜症（PVR）や硝子体出血の顕著な症例も硝子体手術の積極的な適応であると考える．

## ● 硝子体手術手技の実際

まずcore vitrectomyを十分に施行し，裂孔部分については特に裂孔縁両端の硝子体牽引を見逃さずにていねいに切除していく必要がある．裂孔周辺側の硝子体も広角観察システムや強膜圧迫を利用して徹底的に郭清しておく．網膜翻転を伴う症例ではPFCLを注入して翻転網膜を復位させていくが，その前に残存硝子体皮質の有無をトリアムシノロンアセトニドなどの手術補助薬を用いて可視化し，DDMSで可能な限り擦過除去する．これは術後のPVRやシリコーンオイル下増殖を予防するためにも重要な操作である．

PFCLはまず乳頭上で注入を開始し，泡沫化を防ぐために注入針の針先は既に滴下したPFCL内に維持しておく．裂孔縁より若干上まで注入し，網膜が二重翻転している症例ではDDMSを用いてPFCL下で残存翻転部位の復位を図る．術後の裂孔縁網膜の滑落や再翻転を防止するため，裂孔周囲へのレーザー光凝固は3～4列で行う．最周辺部に網膜剝離が残存する場合は，液層のみ空気置換して復位させレーザー光凝固を完成する．

引き続きPFCLの除去に移るが，ここで術前に網膜翻転がない症例でも滑落現象が発生しうる．滑落が発生した場合はPFCLを再注入して網膜を復位させ，デュアルモードに設定した上でPFCLを吸引除去しながらシリコーンオイルを注入する，いわゆるPFCL・シリコーンオイル直接置換を行う．この際の注意点としては，シリコーンオイルを注入しながらバックフラッシュニードルでまず残存液層をていねいに吸引除去し，それからPFCLの除去に取りかかる点である．液層の除去が不十分であると裂孔縁を通じて液層が網膜下に入り，再度網膜が滑落する可能性が高くなる．PFCLの量に余裕がある場合は一度眼内をPFCLで全置換し，その後にシリコーンオイル置換を行ってもよい．

## ● 術後注意点

PFCL・シリコーンオイル置換の際に，PFCLの最後の一滴まで追いかけて除去することは言うまでもないが，それでも術後に（早い症例では入院中に，遅い症例では退院後1回目の再診時に）小さなPFCL粒子を網膜下に発見することがある．中心窩より離れた部位であれば周囲にレーザー光凝固を施行し，瘢痕化するまではPFCLが黄斑部より遠ざかる方向に安静を指示する．中心窩下に残存した場合は再手術で除去する必要があるが，不用意に圧力をかけた場合には，網膜が最も薄い中心窩からPFCLが脱出して黄斑円孔を形成することがあるため細心の注意を払う．

### 参考文献

・竹内　忍：巨大裂孔網膜剝離．眼科Surgeonsの会（編）：網膜剝離の手術．医学書院，pp198-204, 1996.
・Chang S, et al：Giant retinal tears. Surgical techniques and results using perfluorocarbon liquids. Arch Ophthalmol 107：761-766, 1989.

- 岩崎琢也：巨大裂孔網膜剥離．田野保雄，他（編）：眼科プラクティス30 理に適った網膜復位術．文光堂，pp287-289, 2009.
- Scott IU, et al：Outcomes and complications associated with giant retinal tear management using perfluoro-n-octane. Ophthalmology 109：1828-1833, 2002.

（王　英泰）

## 黄斑部を含む上方胞状網膜剥離でのずれ

**対策**
- 視機能に影響がなければそのまま経過観察する
- 黄斑が移動してしまった場合は，人工的に網膜剥離を作製して，液体パーフルオロカーボン（PFCL）を使用して，黄斑を元の位置にできるだけ戻す

**予防策**
- 術終了時からしっかりとうつむき姿勢を指導する
- 後極部にかなり網膜下液が残る場合は，内部排液孔を作製して黄斑部網膜を復位させて手術を終了する
- PFCL を使用して，下液を残さないように手術を行う

**症例**　50歳　男性

　左眼下方視野欠損を自覚し，眼科を受診し，裂孔原性網膜剥離と診断された．LV(0.01)で2時に馬蹄形裂孔を伴う胞状網膜剥離を認め，黄斑部も剥離していた(図1)．硝子体手術を施行して，原因裂孔から網膜下液を排液した．20%SF$_6$ガス置換を行った．手術終了時には後極部に網膜下液が残存していた．網膜復位は得られたが，ガスが減少するにつれ，複視を訴え出す．アーケード血管下方に網膜ひだを認めた(図2)．網膜下に灌流液を注入して網膜剥離を作製し(図3)，PFCL で網膜を伸展させ，網膜ひだを消失させた(図4)．

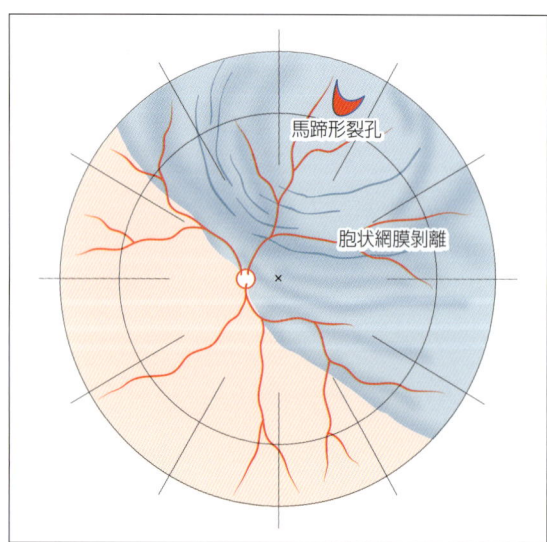

**図1　初診時眼底スケッチ**
上方に馬蹄形裂孔に伴う胞状剥離を認める．黄斑剥離している．

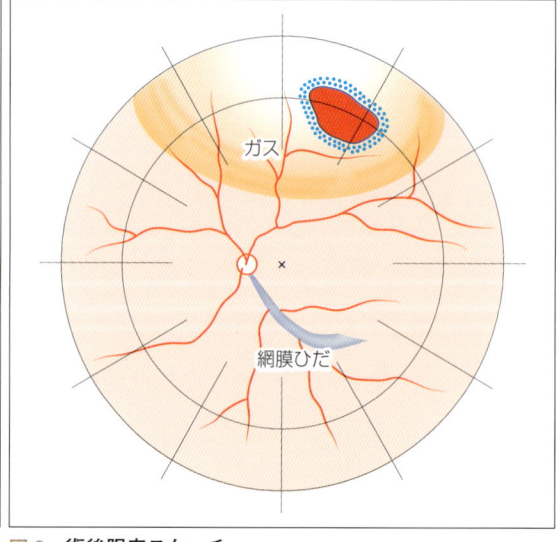

**図2　術後眼底スケッチ**
網膜復位しているが，アーケード血管下方に網膜ひだを認める．

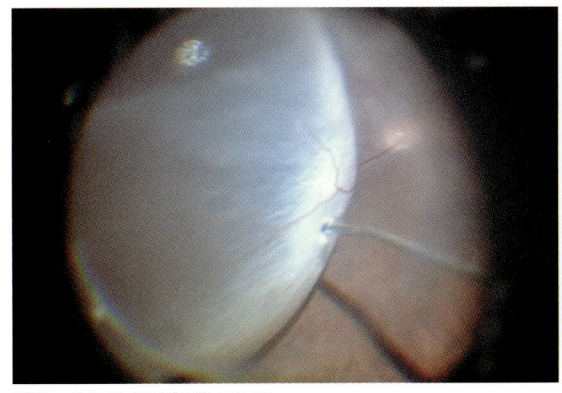

**図3 人工的網膜剥離の作製**
網膜下に灌流液を注入して，網膜ひだの部位まで網膜剥離を拡大する．

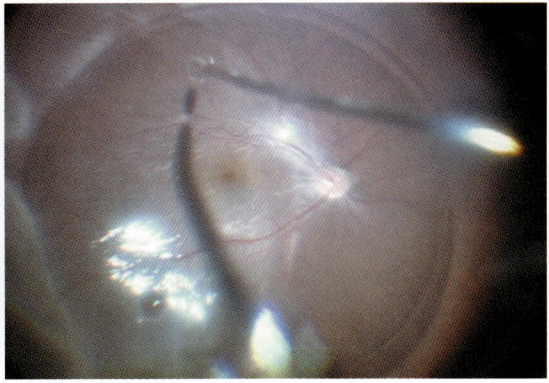

**図4 PFCL による網膜復位**
後極部に PFCL をゆっくり注入して，網膜ひだを消失させる．

**解説**　網膜を意図的にずらすことは可能である．脈絡膜新生血管に対する黄斑移動術では，意図的に網膜剥離を作製して，脈絡膜新生血管のない色素上皮上に黄斑部網膜を移動させる．周辺部網膜を全周切開すれば視神経乳頭を中心に網膜を回転させ，黄斑を元の位置から 1,250～5,870 μm（平均 3,340 μm）移動させることが可能である．強膜短縮による黄斑移動術では移動量は 250～2,700 μm（平均 1,120 μm）である．また，強膜を短縮しなくても網膜を剥離させて，液空気置換することにより，黄斑を 500 μm 移動させることが可能であると報告されている．裂孔原性網膜剥離に対する硝子体手術では，意図せずして網膜を移動させてしまうことがある．眼底の自発蛍光による観察では，特に黄斑を含む広範囲な裂孔原性網膜剥離においては，多くの症例で硝子体手術の術後に黄斑が下方に移動していると報告されている．

　自発蛍光による観察で術後に黄斑の移動が観察された症例では，その移動量は 5°以下で複視などの自覚症状はなかった．本症例のように網膜ひだが下方に形成されるような場合では，移動量が大きく融像の範囲を超えているので，複視が出現する．本症例では，網膜を再び人工的に剥離させて，PFCL で黄斑部が元の位置に戻るように網膜ひだを伸展させて復位させた．

　このように網膜がずれて復位してしまった原因は，術直後からのうつむき姿勢が十分に維持できていなかったためであると考える．裂孔原性網膜剥離の硝子体手術で黄斑部に多量に下液を残した状態で手術を終了した場合で，うつむき姿勢をしっかりしていなければ，ガスにより網膜が下方に押しやられた状態で復位してしまう可能性がある．網膜下液を残して手術を終了した場合は，特に術直後からのうつむき姿勢の維持が重要である．

**参考文献**

・Pieramici DJ, et al : Limited inferior macular translocation for the treatment of subfoveal choroidal neovascularization secondary to age-related macular degeneration. Am J Ophthalmol 130 : 419-428, 2000.
・de Juan E Jr, et al : Effective macular translocation without sclera imbrications. Am J Ophthalmol 128 : 380-382, 1999.
・Ohji M, et al : Comparison of three techniques oft foveal translocation in patients with subfoveal choroidal neovascularization due to age-related macular degeneration. Am J Ophthalmol 132 : 888-896, 2001.
・Shiragami C, et al : Unintentional displacement of the retina after standard vitrectomy for rhegmatogenous retinal detachment. Ophthalmology 117 : 86-92, 2010.

（木村英也）

## アドバイス

### 巨大裂孔網膜剥離

#### ● 周辺部硝子体の除去

巨大裂孔網膜剥離でも周辺部硝子体の切除は重要である．通常の網膜剥離と同様にトリアムシノロンアセトニドを用いた硝子体の可視化が有効である．広角観察システムを用いると後極から最周辺部まで連続して観察できるので，硝子体の取り残しが少ない．網膜剥離の硝子体手術では周辺部の硝子体切除が非常に重要である．それを取り残すと再剥離の原因になるだけではなく，再剥離時には初回手術時よりも難治な増殖硝子体網膜症になるので，初回手術で治すことが重要である．

#### ● 液体パーフルオロカーボン（PFCL）注入時の注意：小さなバブルを作らない

PFCLの登場により，巨大裂孔網膜剥離の治療成績が格段に向上した．PFCLなしには巨大裂孔網膜剥離の治療は不可能と言っても過言ではない．PFCLの使用にもいくつかの注意点がある．小さなPFCLのバブルは網膜下に迷入しやすいので，それを防止するために大きな一つの塊になるように注入する．具体的には，視神経乳頭のすぐ上に針先を保持し，注入を開始し，ある程度の大きさになると針先をPFCLの中に保持しながら注入を続け，一塊として大きくする．またPFCLをかなり前方まで注入した際には，灌流液や空気の流れにより，小さなバブルが形成されることがあるので，強膜圧迫を行う際やそれを解除する際には，急激な圧の変化を避けるために，ゆっくりを圧迫しゆっくりと解除することが重要である．急激な圧の変化があると急激な流れが生じ，PFCLの小さなバブルができる．

#### ● PFCL・空気置換かPFCL・シリコーンオイル置換か？

巨大裂孔網膜剥離では液空気置換を行うと網膜が後極側にずれることがある．裂孔が90°より少し大きい程度であれば，液空気置換でも網膜のずれが起こらないこともある．液空気置換を行うときに，周辺部の網膜下液をできる限り吸引除去した後に硝子体腔の液を吸引除去する必要がある．周辺部網膜が剥離した状態（網膜下液がある状態）で硝子体腔の液を吸引すれば，網膜のずれは避けられない．網膜裂孔が180°くらいあると，液空気置換時の網膜のずれはほぼ必発なのでPFCLとシリコーンオイルの直接置換を行う必要がある．

#### ● PFCL・シリコーンオイルの直接置換の実際（図1）

PFCLは網膜を完全に復位させるために網膜裂孔よりも高い位置まで注入する．PFCLの上の液層ができるだけ少なくなるようにPFCLを十分に注入する．シリコーンオイルの入ったシリンジを自動注入器にセットし，インフュージョンカニューラに接続した三方活栓にシリンジを接続する．インフュージョンカニューラを通してシリコーンオイルを注入しながら，PFCL上の液層をバックフラッシュニードルで受動吸引し，シリコーンオイルがPFCL上に広がってくれば，バックフラッシュニードルの針先をPFCL内に保持し，シリコーンオイルを注入し続ける．この時に，PFCLの上にある薄い液層を空気と置換し，その後にシリコーンオイルを注入しながら，まず空気，そしてPFCLを吸引し，完全にシリコーンオイルに置換する方法もある．シリコーンオイルの注入には自動注入器が注入を術者自身でコントロールできるので便利である．PFCLとシリコーンオイルの境界は明瞭に観察できる．PFCLの塊が小さくなり，あと少しだけ残っている状態になると，自動注入器での注入を止める．その後もシリコーンにかかった圧で少量のPFCLは吸引除去できる．

#### ● 輪状締結の有無

前部増殖性硝子体網膜症の重症例を除いて，網膜剥離に対する硝子体手術で輪状締結が必要となることは少なくなってきている．巨大裂孔網膜剥離も同様であり，基本的に周辺部の硝子体牽引をきれいに除去することで復位が得られるので，輪状締結は不要である．

### 胞状網膜剥離

#### ● 網膜ずれ：ひだのあるずれとないずれ

網膜剥離術後の網膜のずれは，本文で提示されたような検眼鏡的に観察できる明らかな網膜ひだを認める症例と，検眼鏡的に検出できない程度のわずかなずれがある．前者の場合にひだの影響が黄斑に及び，視機能に影響を与える場合には再手術を行い，ひだを解消する．網膜下へ液を注入することにより意図的に網膜

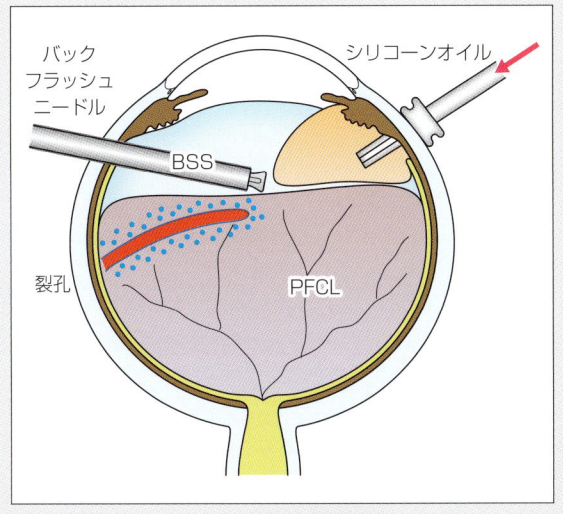

**図1　PFCL・シリコーンオイル直接置換**
液体パーフルオロカーボン(PFCL)を裂孔を越える高さまで注入し，網膜を完全に復位する．裂孔周囲に光凝固を行った後に，シリコーンオイルをインフュージョンカニューラから注入しながら，まずはBSS(BSS PLUS®)をできるだけ吸引除去する．BSSが吸引された後にバックフラッシュニードルの先端をPFCL内に移動させ，PFCLを吸引しながらシリコーンオイルと直接置換する．

剥離を作製し，術中にできる限り網膜下液を吸引除去し，網膜を復位させて手術を終了することが重要である．一方，術後に検眼鏡的には網膜ひだを認めないにもかかわらず，網膜のずれにより複視が生じる例があることが最近報告された．自発蛍光を観察することにより網膜のずれが証明されるが，検眼鏡的には全く検出できない程度の変化である．

● **網膜ずれの予防**

網膜ひだを認める程度のずれは術中に網膜を完全に復位させることにより，防止することができる．一方，自発蛍光の観察により認められるが，検眼鏡的には検出できない程度のずれは，術直後のなるべく早い時点から腹臥位を保つことにより防止できる．手術が終了し，手術室から病室へ帰る間も腹臥位を取ることにより防止できる．

**参考文献**
・Shiragami C, et al : Unintentional displacement of the retina after standard vitrectomy for rhegmatogenous retinal detachment. 117 : 86-92, 2010.

（大路正人）

## 硝子体手術
# B-13 網膜剥離が復位しない

> **対策**
> - 復位を妨げている原因(一つとは限らない)を突き止める
> - 強膜創(ポート)が拡大したら，そこは閉じて再作製
> - 網膜の伸展性を障害するものはすべて除去

> **予防策**
> - ポートに無理な力をかけない
> - 再手術では液空気置換時に前回ポートを使用しない
> - 不自然な位置の網膜癒着は解除する

**症例1** 56歳 女性

前医にて右眼網膜前膜に対して20Gシステム硝子体手術を受けたが，10日後に裂孔不明の胞状網膜剥離を生じた．RV(指数弁)．前回の3強膜創(ポート)をそのまま使用して20Gシステムで再手術．周辺部残存硝子体を切除したところ，2時方向の鋸状縁付近に裂孔を発見．視神経乳頭の1時方向に意図的円孔を作製し，液空気置換を行って原因裂孔を強膜圧迫しつつ光凝固した．その後，意図的円孔の光凝固を行ったが，どうしても凝固斑が出ない．円孔周囲に若干の網膜下液が残っていると考えられ，下液を吸引して光凝固，という作業を何度か繰り返したりレーザー出力を上げたりしたが凝固斑が出なかった．そこでポートを縫合して新たにポート作製したところ，容易に凝固斑が出て，術後RV(0.5)と改善した．

**解説1**

赤道部付近の裂孔から下液吸引しながら液空気置換を行う際には，後極網膜下に多少下液が残存しても裂孔部の光凝固は可能である．凝固斑が出にくいときでも，強膜側から圧迫を加えつつ光凝固を行えばほとんどの場合凝固できる．しかし圧迫困難な後極裂孔や，本症例のように後極側に意図的円孔を作製した場合は，孔が最下点になるように眼球を操作して下液吸引を行い，孔の周囲に下液が残存しない状態にして光凝固を行うことになる．

### ● 強膜ポートの拡大

20Gシステムでの硝子体再手術時に前回のポートを再度使用すると，周辺部の処置などを行う際に創に力が加わり，気づかないうちにポートが拡大することがある．その状態で液空気置換を行うと，器具を眼内に挿入していても器具の周囲から眼内の空気がどんどん漏れて眼圧が上昇しなくなる．そのため網膜下液吸引が十分に行えず網膜復位は得られない状態になってしまう．拡大したポート部周囲を縫合して漏れを少なくする方法もあるが，それだけでは不十分なことが多い．したがって，面倒でもそのポートは縫合して，新たにポートを作製するほうがよい．

再手術の場合だけではない．増殖硝子体網膜症(PVR)や剥離を伴う増殖糖尿病網膜症(PDR)に対す

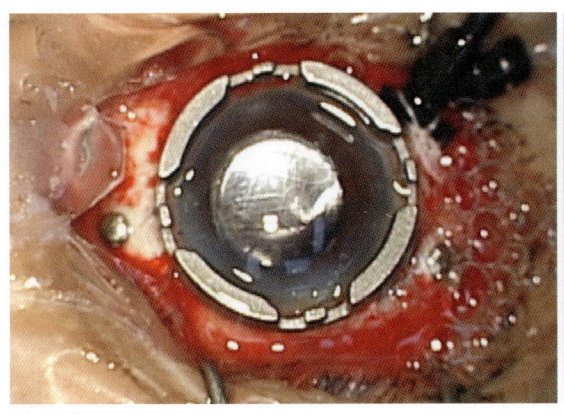

図1　強膜創の拡大
プラグを挿入した状態なのに気泡がぶくぶく出てくる．

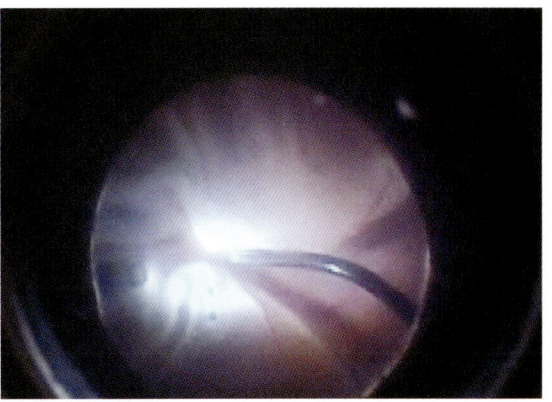

図2　胞状網膜剥離
鼻側に作製した下液吸引用の意図的円孔が胞状剥離網膜の谷に隠れてしまっている．

る手術で，硝子体鉗子・剪刀によってポートに持続的に不自然な力がかかるような場合にもポートは拡大する．液空気置換で網膜が復位しないとき増殖組織の残存が理由だと思い込んでいると，実はポートの拡大が原因だったということが経験される．液空気置換時，眼内に器具を挿入した状態でポート部に水をかけると，けっこうな勢いで泡がぶくぶく出てくることがある（図1）．そんな時はポートを再作製したほうがよい．なおポートの拡大は，23G・25Gなどの小切開硝子体手術（MIVS）時に生じることは少ない．

## ● 胞状剥離における液空気置換

　胞状剥離の液空気置換で後極の意図的円孔から下液を吸引する際に円孔内にテーパードニードルを差し入れてないと，円孔が胞状に剥離した網膜の谷間に入りこんで見えなくなってしまうことがある（図2）．もう一度眼内を灌流液に戻すと円孔が見えてくるが，また空気に変えると同様の結果になる．円孔の位置の問題と思って別の場所に意図的円孔を作製しても同じことを繰り返す．これは胞状剥離の網膜下液が減らないうちに網膜前の灌流液だけ吸引してしまうために起こる現象である．空気に置換された前方網膜の下液がすべて後方へ押しやられ，後方の剥離丈が増すのである．液空気置換する前に網膜下液を減少させておくことを心がけ，テーパードニードル先端が網膜面より後方にある状態を維持するように意識して，受動吸引も用いながらゆっくり下液を吸引すると問題なく復位できる．

---

**症例2**　61歳　男性

　自転車で転倒しハンドル部分で眼球打撲して，外直筋後方強膜に破裂を生じ縫合手術を受けた．1か月後に網膜剥離を生じて再手術．RV（手動弁）．耳側赤道部に網膜強膜癒着を伴う増殖硝子体網膜症（PVR）様の網膜剥離であった（図3，4）．硝子体手術を行い，網膜前増殖膜を処理して意図的円孔作製後に液空気置換を行ったが，どうしても網膜が復位しない．増殖病変が残っている様子はなかったが，耳側の強膜破裂部に向かって放射状の皺襞ができていた．眼内を再び空気から灌流液に戻した後，強膜破裂部に嵌頓癒着している網膜をジアテルミーで切開して剥離させた（図5）．網膜は伸展し，液空気置換後に裂孔周囲に光凝固を行いシリコーンオイルを注入して手術終了．後日オイル抜去してRV（0.7）と良好な視力を得ている（図6）．

---

**解説**

## ● 強膜裂傷部への網膜嵌頓癒着

　眼球破裂に対する一次手術として強膜縫合のみを行った場合，破裂部強膜に網膜が嵌頓して強固に癒着してしまうことがある．この場合，網膜長が不足して牽引性網膜剥離を生じる．PVRを伴うことも

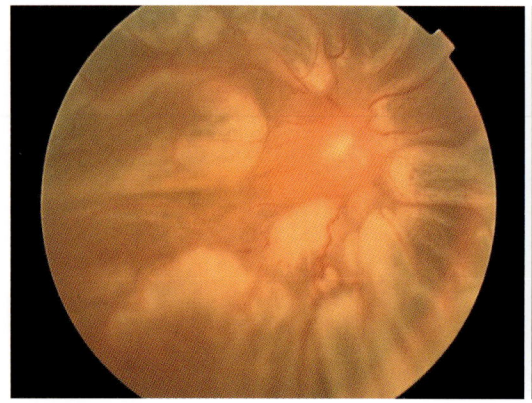

図3 眼球破裂後のPVR

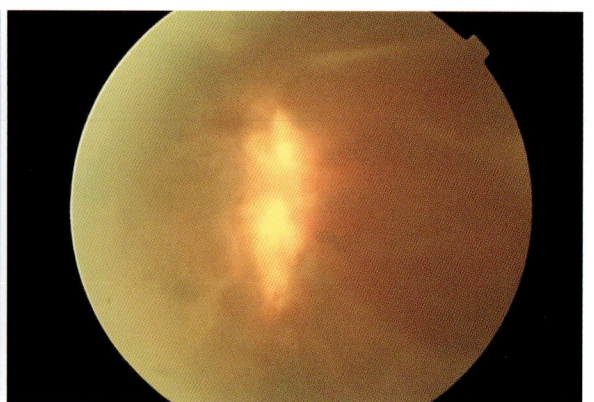

図4 強膜裂傷部
網膜が嵌頓して癒着している．

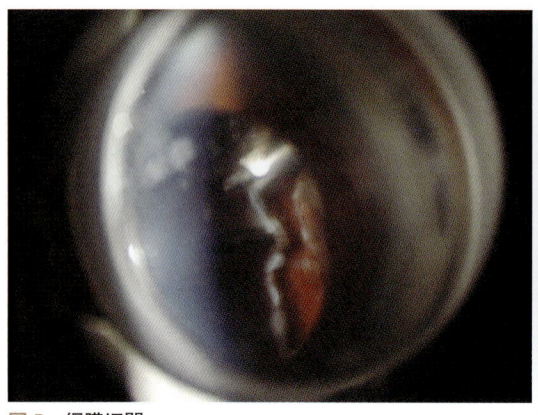

図5 網膜切開
眼内ジアテルミーを用いて癒着した網膜を切開し，意図的に剥離させた．

図6 術後眼底
シリコーンオイル抜去後，視力は改善した．

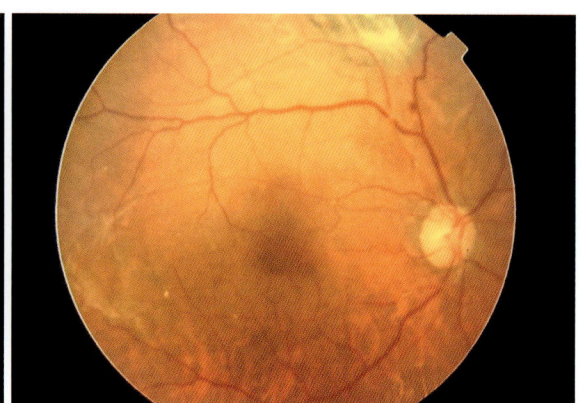

多く，二次的に硝子体手術を行うことになるのだが，網膜前の増殖組織を除去して意図的円孔から下液吸引を行っても，網膜は皺になったりピンと張ったりで復位しない．網膜の伸展性をとりもどすには，強膜創に癒着してしまった網膜をジアテルミーで意図的に切開して，完全に網膜色素上皮（あるいは強膜）から分離させる必要がある．この作業によって網膜長の不足が解除され，液空気置換で復位が得られるようになる．液体パーフルオロカーボン（PFCL）を使用すると牽引残存部位に皺ができるので，復位できない原因確認の一助となる．

**参考文献**
・井上　真：強膜創作成と灌流ライン設置．樋田哲夫（編）：眼科診療プラクティス96　スタンダード眼科顕微鏡手術，文光堂，pp220-221, 2003.
・木村英也：増殖膜処理と網膜切開．田野保雄，他（編）：眼科プラクティス30　理に適った網膜復位術，文光堂，pp166-169, 2009.

（今井雅仁）

## アドバイス

　網膜剥離の治療が良好な結果をもたらすには，術前の病態把握は不可欠であり，硝子体手術にあたっては，網膜硝子体牽引の徹底的な解除，液空気置換および原因裂孔に対する眼内光凝固の一連の操作がスムーズに行われることが大切である．

　まず，本題に入る前に本文の2症例について，それぞれ述べておきたいことがある．**症例1**については，網膜剥離が網膜前膜の術後10日で発症しており，硝子体切除の状況，程度の情報がないので，原因裂孔の発生時期については不明であるが，術中であるとすれば，術終了時には周辺部に至るまで眼底全体を観察すること，既存裂孔あるいは医原性裂孔の有無を確認，処理することの重要性を物語っている．また，**症例2**については，縫合手術を受けた強膜創が外直筋後方に位置しているため，受傷時，たとえ軽症で網膜剥離を伴っていなくても，慎重に経過観察することの重要性を物語っている．提示された症例は，いずれも教訓的な症例といえる．

● 術中に良好な網膜復位を得るためには

　後部硝子体剥離(PVD)は可能な限り完成させ，硝子体と網膜との癒着を十分に解除して，網膜に対する牽引，裂孔周囲の牽引はすべて取り除いて，周辺部に至るまで硝子体を徹底的に切除することが大切である．不十分なPVDや硝子体切除は，たとえ術中に網膜の復位が得られたとしても，残存硝子体が術後に網膜牽引の原因や増殖膜の足場となって，新裂孔形成や再剥離の危険性がある．

● 既存裂孔を用いた内部排液が第一選択

　原因裂孔が眼底中間部までの深さであれば，術後視機能の面から考えて，現在，既存裂孔から内部排液を行うことが第一選択であり，あえて後極部に新たな意図的裂孔を作製しないことが多くなっている．

　**症例1**のように鋸状縁付近といった眼底周辺部に原因裂孔が存在する場合には，眼にとってやさしい手術法として，液体パーフルオロカーボン(PFCL)を用

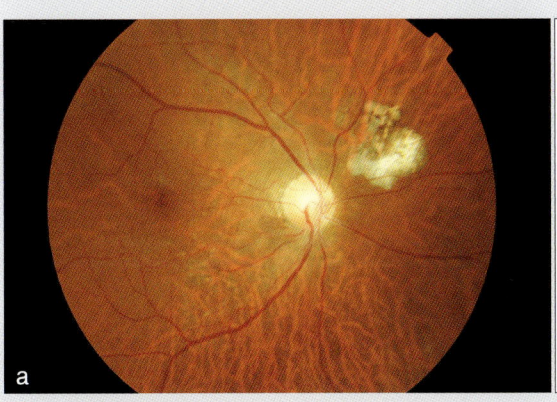

**図1 術後視野障害**
右眼視神経乳頭部近傍の意図的裂孔が原因．RV(1.2)．

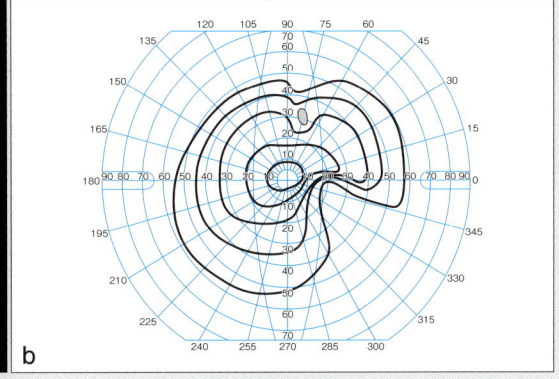

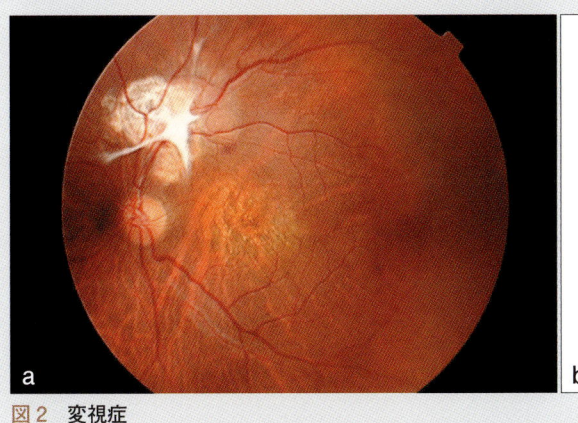

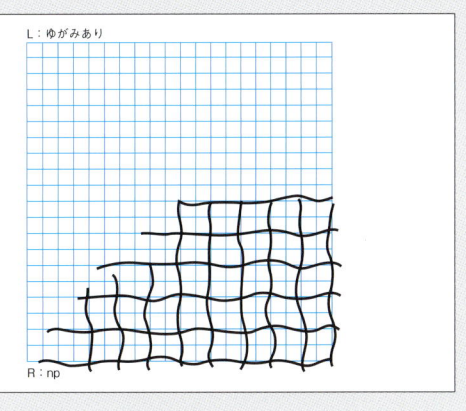

**図2 変視症**
左眼血管アーケード近傍の意図的裂孔部に術後生じた増殖組織による黄斑部牽引が原因．LV(0.3)．

いて原因裂孔から内部排液する方法があるが，手技的にやや煩雑であるため，一般的には後極部に作製した意図的裂孔から内部排液する方法が選択されているようである．その際，意図的裂孔の作製部位として，赤道部よりもやや後極部よりの剥離網膜を選択する．視神経乳頭部や血管アーケードの近傍を選択すると，術後において，視野欠損をきたしたり（図1），裂孔部に生じた増殖組織が視神経乳頭部や黄斑部へ影響を及ぼし，視力低下や変視症をきたしたり（図2）して，日常生活に障害をもたらすので，避けるべきである．

### ● 後極部の凝固斑が出にくければ，網膜下液の残存を疑う

網膜前増殖膜や網膜下索状物がなければ，通常は液空気置換にて術中に網膜の復位が得られ，光凝固は確実に行うことができる．しかし，意図的裂孔から網膜下液の吸引操作を繰り返し行っても，後極部，裂孔周囲において良好な凝固斑が得られない場合は，光凝固装置が正常に作動していれば，まず，網膜下液の吸引不良による下液の残存を疑うべきである．この吸引不良の原因として，手術操作による強膜創の拡大のために，創口から灌流空気の漏出が起こり，十分な空気の灌流圧が得られなくなってしまったことがあげられる．

症例1のように再手術の場合には，前回とは異なる部位に強膜創を作製すべきであるといえる．また，意図的裂孔周囲の凝固斑が出にくいからといって，レーザーパワーを上げてのむやみな繰り返し操作は慎むべきであると考える．意図的裂孔の作製部位としては，本来，硝子体が十分に処理されて網膜牽引が存在しない，しかも術後のタンポナーデ効果が十分に得られる場所を選択しているので，たとえ下液が多少残存していても，一両日中には吸収されるので，裂孔に対する光凝固は二期的に施行すればよい．

### ● 外傷では強膜創部の眼内組織の処理が網膜復位を左右する

強膜創に対応する眼内の病態について，術前には，詳細な問診，眼科的諸検査および各種画像検査を行って，可能な限り把握しておくことが重要である．硝子体手術にあたっては，硝子体，網膜および脈絡膜の病態を確認しながら，慎重に手術を進めていくことが大切である．

鈍的外傷によって生じた眼球の開放創の場合には，開放創への眼内組織の嵌頓，脱出を伴うことが多いため，症例2の場合においても，手術にあたっては，多かれ少なかれ閉鎖した強膜創に網膜や硝子体が嵌入している可能性があることを，前もって頭に入れておく必要がある．網膜前の増殖組織を処理しただけでは，網膜の復位が得られないと考えたほうがよい．重症例の場合には網膜下の増殖組織の処理も必要となる．網膜嵌入癒着部に対しては，可能な限り整復を試みるが，症例2のように受傷後1か月経過している場合には，できるだけ網膜色素上皮および脈絡膜を損傷しないように円周状に網膜切開を行い，網膜牽引を解除する．再増殖による再剥離が危惧される場合は，迷わず輪状締結術を追加することが望ましい．

**参考文献**

・浅見 哲，他：裂孔原性網膜剥離(5)硝子体手術(2)．臨眼 63：852-856, 2009.

（筑田　眞）

## 硝子体手術

# B-14 術中出血

> **対策**
> - 基本は灌流ボトルの高さを上げて眼内圧を上昇させて止血する
> - 眼内圧を上昇させた後，3分間待っても止まらなければジアテルミーで凝固する
> - 凝血塊は小さく残して止血栓として利用する
> - 出血量が多ければ出血を吸引しながらもう片方の手で凝固する
> - 脈絡膜誤切除の際は，強めにしっかり凝固する

> **予防策**
> - 出血させないことだけでなく，出血のコントロールができるような手術内容を考える
> - 出血が生じない程度に処理をとどめておく心がけも大切である

> **症例**　56歳　男性
>
> 　糖尿病網膜症に対して局所光凝固が施行されていたが，右眼に硝子体出血を生じたため当科紹介受診となる．初診時RV(0.02)．眼底検査で，出血のため網膜の詳細は不明であり，光凝固も不十分と考えられたため，早々に硝子体手術を施行した．
> 　術中所見では，増殖膜の存在は軽微であったが，後極部から中間周辺部に散在する網膜新生血管を認め，出血は後部硝子体剥離に伴うものと考えられた．鼻側の新生血管を切除した際に出血を生じ，灌流圧を上昇させても止血できなかったため，ジアテルミー凝固した(図1)．比較的太い血管直上の出血であっため必要最小限の凝固を心がけ，血管を破綻させることなく凝固止血し得た(図2)．術中に汎網膜光凝固を追加した．
> 　術後経過は良好であり，RV(0.5)に改善した．

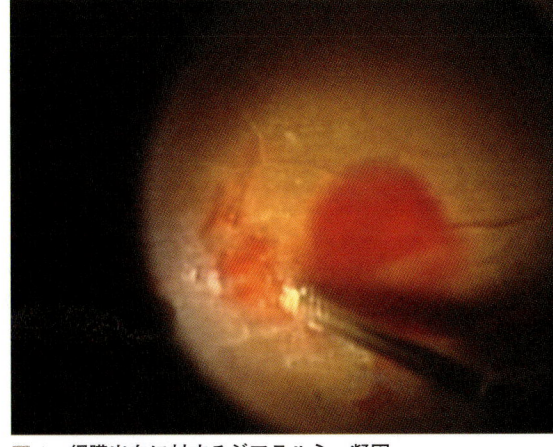

**図1　網膜出血に対するジアテルミー凝固**
出血部位は血管の上であり，比較的弱い凝固を意識して操作する．ジアテルミープローブ先端に発生する気泡が飛び散る場合は，凝固強度が強くて血管を破綻させる可能性があるため注意する．

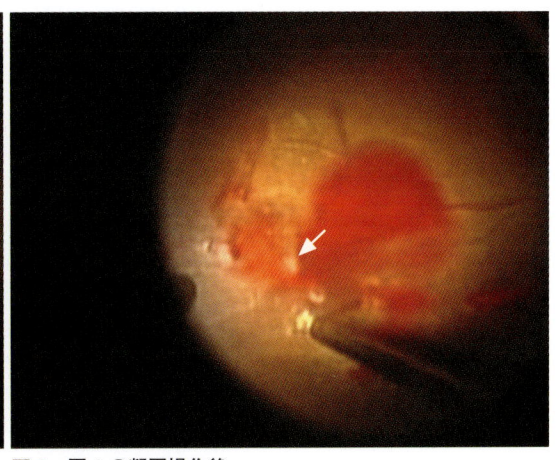

**図2　図1の凝固操作後**
凝固斑は白色を呈している(矢印)．適切な弱凝固であればプローブ先端程度の小さな凝固斑となる．

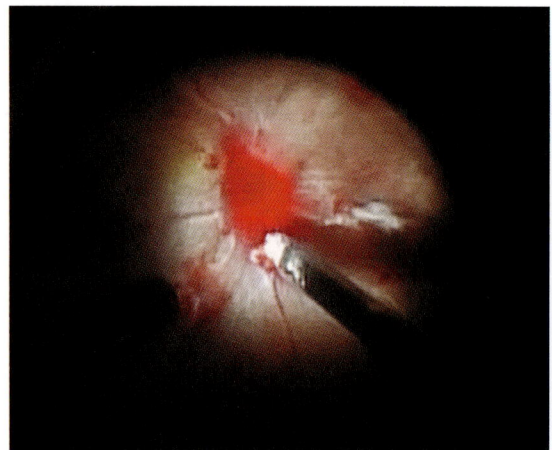

**図3 増殖膜に対する凝固**
新生血管を含む増殖膜を小さく残し，その上を凝固することで，主幹血管の傷害を防ぐ．

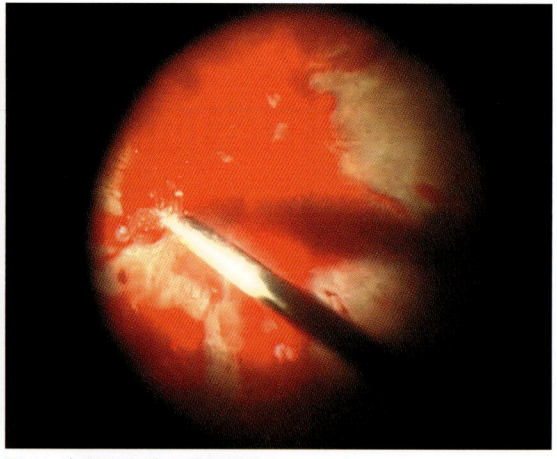

**図4 多量出血時の凝固操作**
このように出血が多いと出血源の把握不十分となるため，不必要な侵襲を加えないよう注意が必要である

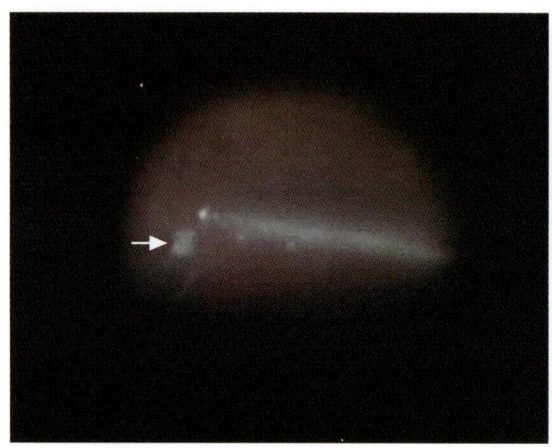

**図5 吸引凝固同時操作による止血**
出血が多いため拡散して視認性不良である．シャンデリア照明を併用し，左手にバックフラッシュニードル（矢印）を持ち，右手でジアテルミー凝固を施行している．

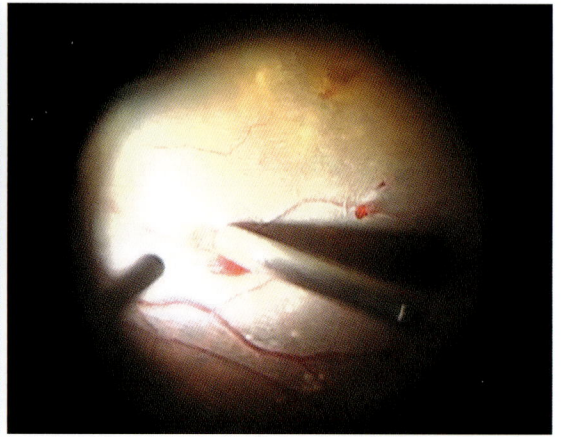

**図6 硝子体手術カッターによる圧迫止血操作**
主幹動脈近傍からの出血に対してジアテルミー凝固を避け，硝子体手術カッターによる圧迫を施行した．約30秒の圧迫で止血完了した．

## 解説

### ● 出血の原因

　糖尿病網膜症をはじめとする眼内血管新生を生じる疾患の手術において網膜新生血管を処理した場合，切除断端からの出血は必発である．その他，黄斑前膜剝離などで網膜癒着を解離した場合や硝子体手術カッターによる誤切除なども出血の原因となるが，出血の程度は部位や疾患の状態によりさまざまであり，状態に応じた対応が必要である．

### ● 対応の基本

　凝固は侵襲のある処置であるため，すべての出血は，灌流圧を上昇させることによる圧迫止血が理想である．それでも止血できない場合には凝固操作を行う．
　まずは灌流ボトルを出血が止まる高さまで上げ，止血を試みる．灌流ボトルを下げて再出血するようであれば，再度灌流ボトルを止血できる最低限の高さへ上げて2～3分間待つ．あまり長時間の高灌流圧は網膜視神経への循環障害などがあり得るため避けるようにする．出血部位の凝血塊は止血栓としての機能があるため，ある程度小さく切除するのはよいが無理に除去することは避ける．灌流圧で止血されない場合は，ジアテルミー凝固を加える（図1，2）．ジアテルミーは出力が強いと止血効果は高いが，網膜組織の傷害も著しくなるため，弱い凝固強度からはじめる．最小限の凝固を施行するため，出血源にジアテルミープローブを接触させてからジアテルミーの通電開始するのではなく，出血源に到達する

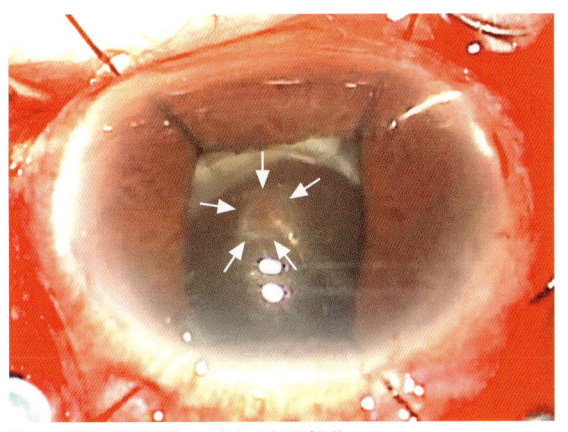

**図7 脈絡膜誤切除に対する凝固操作**
毛様体扁平部の硝子体ゲル郭清中に毛様体を誤切除し，強膜圧迫併用で顕微鏡直視下にジアテルミー凝固を施行した．比較的強い凝固を施行しているため，凝固部位（矢印）はやや大きく明瞭に視認できる．

少し前から通電を開始し，凝固部位へ近づけるようにする．周囲の損傷や過剰凝固を防ぐために，ジアテルミープローブを押しつけすぎないことも大切である．とにかく，不適切な凝固は組織破綻を生じて出血を拡大する場合があるため，焼き固めるイメージとは裏腹に繊細な操作が必要である．

### ● 線維血管性増殖膜処理による出血

糖尿病網膜症などで線維血管性増殖膜を処理する場合，多量の出血が予想される部位は，エピセンターを含んで増殖膜を小さく残し，増殖膜を凝固するようにすれば安全に止血できる（図3）．

出血量が非常に多い場合には（図4），出血源が視認不能になるとともに，ジアテルミープローブ先端に凝血塊が付着し，やみくもに強凝固せざるを得なくなるため，シャンデリア照明などを併用して，ライトガイドを吸引針に持ち替え，出血を吸引しながら凝固を行うとよい（図5）．繰り返しになるが，不必要に強い凝固，広範囲な凝固は，新たな血管破綻による出血や不必要な血管の閉塞をきたすおそれがあるため注意を要する．

後極部の主幹血管近傍から出血が生じ灌流圧で止血できない場合，ジアテルミーを用いることになるが止血はかなりの慎重さを要する．万が一，出血部近くの主幹血管を誤凝固すれば大量出血を生じ，止血しても大きな障害を残すことになる．こうした場合には，ソフトシリコーンチップ付きバックフラッシュニードルや硝子体カッターを用いて出血点を軽く圧迫してみることも奥の手（！）として紹介する（図6）．圧迫の程度がモニターできないこと，圧迫による網膜障害の程度が予測できないことなど問題があるが，出血源が小さければ比較的容易な操作であり，大きな合併症を避けるという意味では選択の余地があると筆者は考えている．

### ● 硝子体カッターによる誤切除で生じた出血

予期せぬ出血のひとつに誤切除がある．網膜誤切除は，裂孔原性網膜剥離の裂孔周囲の硝子体ゲル切除時などで生じる確率が高いと思われる．小切開硝子体手術（MIVS）では吸引のコントロールがよくなり，誤切除しにくくなったことは事実であるが，少し無理をすれば誤切除は容易に生じうる．網膜誤切除の場合，大血管を切除しない限り出血は軽微であることが多いが，脈絡膜を含んで切除した場合には，かなり大量の出血をきたすことがある．脈絡膜までの誤切除は簡単には生じないが，脈絡膜と強膜の接着があまり強くない症例に対して周辺部の厳密な硝子体郭清を試みようとした場合などに生じることがある．基底部硝子体ゲルの硬い症例で，吸引圧を高くしたりカットレートを低くした場合にも注意が必要である．

網膜の誤切除は前述の網膜出血における対応に準じる．脈絡膜を誤切除した場合，血流の豊富さゆえに出血量は多い．まずは灌流圧を上げて止血を試みるが，通常それのみで止血させることは困難であり，

ジアテルミー凝固が必要となる．止血までに時間がかかると，硝子体腔に多量の出血が拡散して視認性不良となり，その後の操作が難しくなるため注意を要する．

出血は切除部位全体から出るため出血源は点ではない．また，出血量が多いためジアテルミープローブの先端が凝血塊で覆われやすいことも特徴である．出血量が多くても，周辺部では吸引凝固同時操作は困難であり，その場合，強膜圧迫併用の顕微鏡直視下での操作になる（図7）．網膜出血とは異なり，やや深い部位を凝固する必要があるため，たいていの場合出血に埋もれてやや盲目的な凝固操作となる．ポイントは，脈絡膜を意識して深めにジアテルミープローブ先端を入れること，やや強く凝固することである．

## ● 出血の予防対策

新生血管を処理する場合，出血予防は難しい話であるが，凝固操作が必要になりそうな部位を最後のほうに残しておいてゆっくり処理するだけでも手術全体の流れはよくなると思われる．処理に不安がある場合には，一部の増殖膜や新生血管を残して手術を終了することも考慮したほうがよい．いったん出血が生じると，大きな網脈絡膜組織障害を残してでも，完全止血できるまで手術終了できない．手術の前半戦で，そのような事態になれば，目的とされる重要な部分の処理に影響を及ぼすことも十分に考えられる．止血は手術の基本手技であるが，そのコントロール次第で手術の流れを大きく左右することもある，実は奥の深い操作である．

### 参考文献
- Minami M, et al：High infusion pressure in conjunction with vitreous surgery alters the morphology and function of the retina of rabbits. Acta Ophthalmol Scand 85：633-639, 2007
- Adachi M, et al：High intraocular pressure-induced ischemia and reperfusion injury in the optic nerve and retina in rats. Graefes Arch Clin Exp Ophthalmol 234：445-451, 1996

（安原　徹）

## アドバイス

### ● 過ぎたるは及ばざるが如し

止血する場合には，基本的には眼内灌流圧を上昇させる．その一方，増殖糖尿病網膜症（PDR）や網膜中心静脈閉塞症（CRVO）などにおいては，術前から広範囲な血管閉塞，網膜虚血などの網膜循環障害をきたしている．そのような症例に対して長時間の高灌流圧を行うと，網膜循環障害がさらに促進して，術後の視覚障害の原因となる．

加圧式インフュージョン（vented gas forced infusion；VGFI）を用いて術中灌流圧をコントロールする場合には，通常の30 mmHgから60 mmHgに灌流圧を上昇させ，2分間以内を目安にして止血を行うのが望ましい．長時間高灌流圧を持続すると，止血効果は向上するが，術後網膜血管の白線化や視神経乳頭の蒼白化をきたすので，十分な注意が必要である．短時間の眼内灌流圧上昇とともに，双手法によるピンポイント止血，圧迫止血，ジアテルミー凝固などの手術手技を駆使して，侵襲の少ない硝子体手術を行う配慮が必要である．

### ● 術中出血リスクの軽減，制御

活動性の高い，赤みを帯びた新生血管を有する症例，血管透過性亢進に伴う血管壁からの漏出が多い症例，再手術で新たな血管新生や再増殖をきたしている症例などに対しては，血管新生および血管透過性亢進の主要原因である血管内皮増殖因子（vascular endothelial growth factor；VEGF）の発現を抑制するために，抗VEGF抗体の術前硝子体投与が有効である．VEGFはPDR，CRVOなどの眼内網膜血管疾患における血管新生ならびに血管透過性を制御する分子カスケードの中心的役割を担っている．実際に，PDRに対して抗VEGF抗体を硝子体内投与すると，眼内のVEGF濃度は検出感度以下にまで低下する．しかし，あくまでも細胞外に分泌されたVEGFと結合しているだけなので，VEGFの分泌そのものを抑制

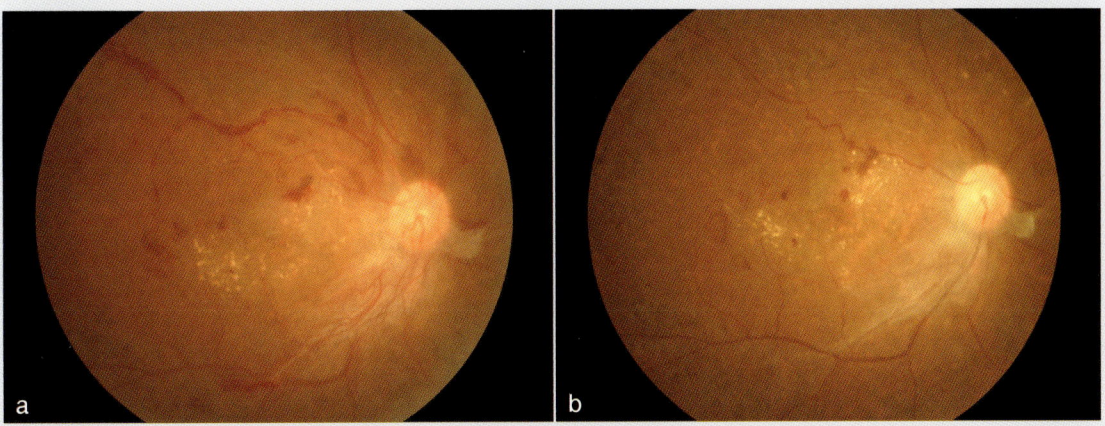

**図1 抗VEGF抗体による新生血管の退縮**
a：増殖糖尿病網膜症においてアーケード血管に沿って活動性の高い線維血管性増殖組織，数珠状静脈異常を認める．
b：ベバシズマブ1mg硝子体投与7日後，増殖組織中の新生血管の活動性低下，数珠状静脈拡張の減少が観察できる．

しているわけではない．そのため，抗VEGF抗体の投与量と半減期に依存して病態が再燃する．硝子体手術を予定している症例に対して，硝子体手術3〜7日前に抗VEGF抗体の硝子体内投与を行うのが望ましい．新生血管の活動性が低下したのを確認した後に硝子体手術を行うと，術中出血はほとんどなく，硝子体カッターのみで線維血管性増殖組織の切除も可能になる．本法を術前に行うことにより，術中出血の頻度は格段に減少し，術中出血を予防的にコントロールすることが可能となる．

### 参考文献
- Krepler K, et al : Ocular blood flow parameters after pars plana vitrectomy in patients with diabetic retinopathy. Retina 23 : 192-196, 2003.
- Horiguchi M, et al : New system for fiberoptic-free bimanual vitreous surgery. Arch Ophthalmol 120 : 491-434, 2002.
- Sawada O, et al : Vascular endothelial growth factor in aqueous humor before and after intravitreal injection of bevacizumab in eyes with diabetic retinopathy. Arch Ophthalmol 125 : 1363-1366, 2007
- de R Lucena D, et al : Intraoperative bleeding during vitrectomy for diabetic tractional retinal detachment with versus without preoperative intravitreal bevacizumab(IBeTra study). Br J Ophthalmol 93 : 688-691, 2009.

〔船津英陽〕

## 硝子体手術
# B-15 増殖膜が取れない

### 増殖糖尿病網膜症（PDR）の膜

> **対策**
> - 4ポート・シャンデリア照明下にて双手法で処理する

> **予防策**
> - 小切開硝子体手術（MIVS）の際でもカッターのみの処理に頼らず，適宜硝子体剪刀を使用する
> - 網膜に強く固着していて，取れそうもないと思っても再度，硝子体剪刀をスパチュラ的に使用してエピセンター間の癒着の弱い場所を丹念に探してみる

**症例1　45歳　男性**

左眼の黄斑部を含む牽引性網膜剝離を伴う増殖糖尿病網膜症（PDR）で眼科未治療．LV（0.05）．術3日前にベバシズマブ（アバスチン®）硝子体内投与（IVB）を施行し，**図1**のように25Gでの手術を施行した．多数のエピセンターにより増殖膜は強く網膜と癒着しており，単手法，しかもカッターのみでの処理は困難と判断し，シャンデリア照明下に硝子体鑷子，硝子体剪刀を用いた双手法にて除去した．

**症例2　59歳　男性**

左眼の裂孔併発型牽引性網膜剝離を合併したPDRでLV（0.5）．前医による光凝固治療歴あり．剝離のある鼻側は厚い増殖膜が萎縮した剝離網膜面に癒着しており，その周辺側では硝子体剝離は全く起こっていない．**図2**のとおり双手法にて硝子体鑷子で増殖膜を把持しながら硝子体剪刀を使って薄い網膜から注意してはずしていき，硝子体基底部まで硝子体剝離を完成させた．

### 解説
#### ●本症における手術手技上の目標

PDRの硝子体手術手技上の目標のひとつに，視神経乳頭から硝子体基底部後縁に至るまでの網膜全周における硝子体剝離の完成があげられ，これにはすなわち，その間の網膜面上の線維血管増殖膜すべてが郭清されることが前提となる．膜分割（segmentation）はPDRでの膜処理の一手技ではあるが，比較的小さいものでもそのまま残してしまうと再増殖の足場となったり，残存した増殖膜内に2か所以上の複数のエピセンターが存在した場合，術後に相互間の収縮が起こって網膜への思わぬ牽引が生じることがある．また，大きく残して，その部位への光凝固が未処理となった際は，そのまま虚血網膜を放置する結果となり，赤道部から前方の増殖膜についても，これを取り残すとその周辺側の硝子体剝離を起

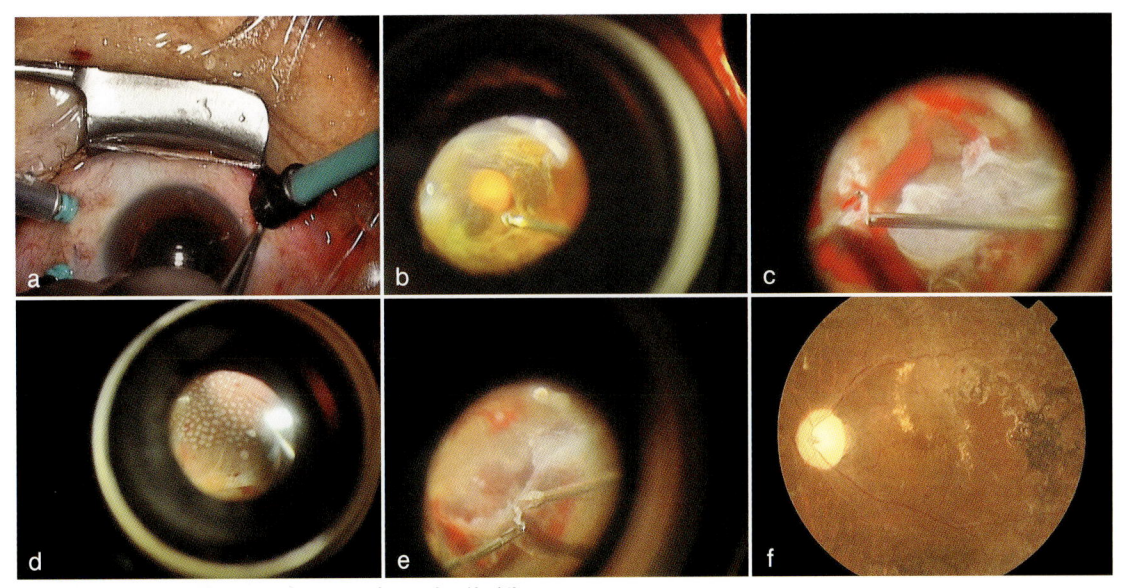

**図1 シャンデリア照明による 25G 4 ポート硝子体手術**
a：シャンデリア照明（PHOTON®）の装着．
b：術開始直後の眼内の状態．
c：硝子体鑷子で増殖膜をやや挙上するように把持，カッターは逆に先端で軽く網膜を押し下げ気味にして処理する．
d：癒着の強い場所では硝子体剪刀を使って delamination しつつエピセンターを順次，切断していく．
e：最後に鋸状縁まで眼内レーザーを施行して終了．TRD 部分は自然に復位するので，その後に外来にて追加する．
f：術後眼底．

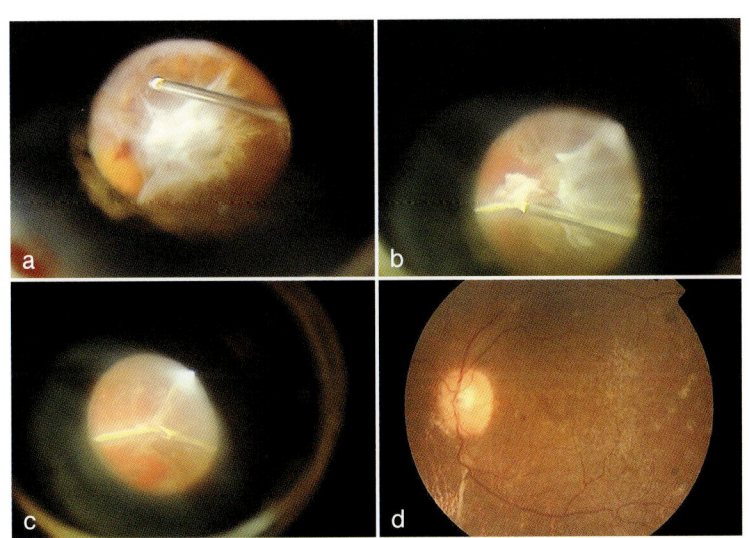

**図2 シャンデリア照明による 25G 4 ポート硝子体手術**
a：裂孔併発型牽引性網膜剥離にて萎縮した脆弱な網膜に増殖膜が強く癒着している．
b：まず，カッターで周囲の増殖膜を可能なところまで処理．
c：網膜が薄く，増殖膜との癒着もさらに強い周辺部はカッターでの処理は困難．硝子体剪刀でていねいに処理して鋸状縁まで硝子体剥離を完成させる．
d：ガスタンポナーデ終了後の眼底．

こすことは難しく，どちらも術後合併症の原因となる．以上の理由からも目指すは原則，完全郭清である．

### ● カッターによる処理とその限界

近年の MIVS の適応拡大は本症に対しても例外ではなく，カッターのサイズやデザイン，とりわけ吸引開口部の位置が従来の 20G のものより先端に近づいたことが幸いし，かつては硝子体剪刀の使用が必須であった場合でも，ほぼカッターのみで膜処理ができるようになった（membranectomy）．しかし，決して万能というわけではなく重症例，複雑症例を扱うほど，必ず完全には取りきれない場面に遭

遇する．やはり，処理しやすくなったとはいえ，PDRの膜除去すべてをカッターだけに頼ることには無理がある．

### ● エピセンターを切断できれば必ず取れる！

　PDRにおける増殖膜は文字通り，後部硝子体膜を基盤としたvascular epicenter（エピセンター）を有する線維血管増殖であり，切除，郭清に際しては，いかにこのエピセンターを確実に切断できるかがその鍵となる．増殖硝子体網膜症（PVR）手術時のような処理操作，membrane peelingは基本的に視神経乳頭上以外の部位では厳禁であり，単純に引っぱっても取れないばかりか医原性裂孔すら生じる可能性がある．しかし，逆にこれは後部硝子体膜を基盤にしている分，エピセンターさえ確実に切断できれば増殖膜を網膜面上からシート状に完全に切離しうることを意味する．すなわち，PDRの硝子体手術において「増殖膜が取れない」は「エピセンターが切断できない，あるいはできていない」とほぼ同義と考えてよい．

### ● では，どんな症例で取りにくいのか

　PDRでの膜処理が最も容易（カッターのみで可能）なのは，周辺部では既に後部硝子体剝離（PVD）が生じていて後極部に増殖膜が限局，しかも術前の光凝固治療がしっかりなされている症例である．逆にこれに対して未治療で，かつ①PVDが全く起こっておらず，多数のエピセンターにより網膜に強く癒着した増殖膜が全周性，特に赤道部からさらに前方の硝子体基底部周辺まで及ぶ場合，②剝離（特にlong-standingな裂孔併発型牽引性剝離の際の萎縮，菲薄化した）網膜面上に増殖膜が癒着し，それより周辺側でPVDがないなどの症例が問題となる．いわゆる「増殖膜が取れない」といった状況は，このような膜の処理中に遭遇することが多い．

### ● 粘弾性物質による分層は？

　増殖膜と網膜の間に粘弾性物質を注入，分層するviscodelaminationはMIVSの場合，トロッカーを通過させるために注入針の先端を角度をつけて長く曲げることができず，これがまず難点となる．さらに非常に厚く硬い膜が多数のエピセンターにより網膜と固着している場合は注入自体も困難で，もし注入できたとしてもそのスペースは限られてしまい，カッターで処理した際には可及的に吸引除去されることから反復注入を余儀なくされる．また，特に癒着の強固な赤道部から周辺部の増殖膜に対してはほとんど適応がなく，虚血と長期間の剝離などにより網膜の萎縮が進んでいる際には粘弾性物質が網膜下に迷入するおそれもある．そもそも，本法は基本的に通常の手技でも取れる膜をさらに取りやすくするための方法であり，エキスパートでも処理に難渋するような，「本当に取れない」膜に対しては本来，逆に適応となることが少ない．

### ● 双手法─片手でだめなら両手で取る！

　双手法は膜処理操作において最も理に適った方法であり，単手法に比べ多くの利点を持つ．特にPHOTON®に代表される優れたキセノン光源や水銀蒸気灯光源のシャンデリア照明の開発により，4ポート双手法での手術環境はそれまでと一変し，広角観察システムの普及と相俟って極めて快適なものとなった．双手法では硝子体鑷子で増殖膜を把持することによりエピセンターの確認が容易となり，また網膜との間隙，スペースを確保しやすくなることで増殖膜へのカッターや硝子体剪刀のアクセスが格段に向上する．特にMIVS，とりわけ25G用の水平剪刀はカニューラを通過させるためにシャフトと刃先との間に角度がほとんどついておらず，ほぼまっすぐに近い形状で，通常の単手法ではどうしても後極部の増殖膜に対しては垂直気味にアプローチする形となり，処理効率も悪く，網膜にも先端が接触しやすくなる．これに対し，双手法では硝子体鑷子で増殖膜を挙上させることで網膜との安全な距離を保った上で剪刀と平行に近いアングルを作りやすく，この点でも有利となる．また，前部硝子体線維血管増殖（AHFVP）に代表される網膜との癒着の非常に強い，最も処理に苦慮する硝子体基底部のゲルを基盤とした増殖膜に対しても同様に硝子体剪刀と硝子体鑷子による双手法での処理が必要となることが多いが，この場合は後極部と異なりMIVS用の硝子体剪刀でも角度的には問題となりにくくアプロー

チしやすい．ただし，ゲルの収縮が非常に強く，塊状となった硬い増殖膜に対してはカッターポートのみ創を広げて20Gの硝子体剪刀を用いる，いわゆるハイブリッド方式が効率的で有効な場合がある．いずれにせよ，双手法により硝子体剪刀を駆使することでPDRにおけるほとんどの増殖膜は取り残すことなく処理可能である．

## 増殖硝子体網膜症(PVR)の膜

### 対策
- 双手法で処理する
- 網膜自体の短縮や器質化が著しく，幅広バックルによる裂孔閉鎖や復位そのものが全く困難な場合は網膜切開や切除を行う

### 予防策
- 処理中，適時適所で補助的に液体パーフルオロカーボン(PFCL)，インドシアニングリーン(ICG)，ブリリアントグルーG(BBG)，トリアムシノロンアセトニドなどを使う
- 前部増殖硝子体網膜症(anterior PVR)での硝子体基底部付近の膜処理には硝子体剪刀を用いる

---

**症例1** 82歳 女性

前医による左眼白内障術後眼内炎に対する硝子体手術の2か月後，網膜全剥離となり当院へ紹介．LV(手動弁)．完全なclosed-funnelの状態で，硝子体基底部の残存ゲルの収縮と厚い増殖膜により網膜は前方に強く挙上されていた．

通常の単手法でのpeeling操作は非常に困難で図3のとおり，顕微鏡照明での直視下にて双手法により膜処理を行った．網膜前膜処理後も下方後極部の原因裂孔周囲の網膜に強い収縮が残存，裏面に網膜下増殖を認めたため裂孔部網膜を切除，少し拡大し，これより抜去，除去した．その後，同部への牽引も解除され，網膜の伸展性も全域で回復，液空気置換とガスタンポナーデで治癒した．

---

**症例2** 75歳 女性

他医で裂孔原性網膜剥離に対し輪状締結，シリコーンオイルタンポナーデを含む複数回の硝子体手術を施行されるも復位を得られず，主治医からは「これ以上，治療できない」と宣告され，セカンドオピニオン希望にて来院．RV(0.1)．

網膜は全周性にトラフ状に牽引され，残存硝子体ゲルとともに収縮して一体化，特に下方は裂孔(医原性？原因裂孔は上方にある)周辺側の網膜の線維化収縮がかなり進行しており，前方に強く引き寄せられる形で裂孔が拡大，網膜下へのシリコーンオイルの大量迷入がみられた．既に幅広バックルによる輪状締結が施行されているものの，増殖膜処理だけでは全く裂孔の閉鎖や復位を望むことができず，裂孔周辺側の線維器質化した網膜を切開，切除し，迷入したシリコーンオイルを排出，同時に網膜下の増殖膜も除去した(図4)．

---

**解説**　PVRの場合もPDR同様に可能な限り手間を惜しまず，丹念に原則すべての増殖膜を処理する必要がある．不完全な膜処理は再増殖や新裂孔形成の原因となり，特に原因裂孔への牽引の残存は術中，術後を問わず非復位という結果に直結する．膜処理はマイクロフックトニードル，メンブレンピック，硝子

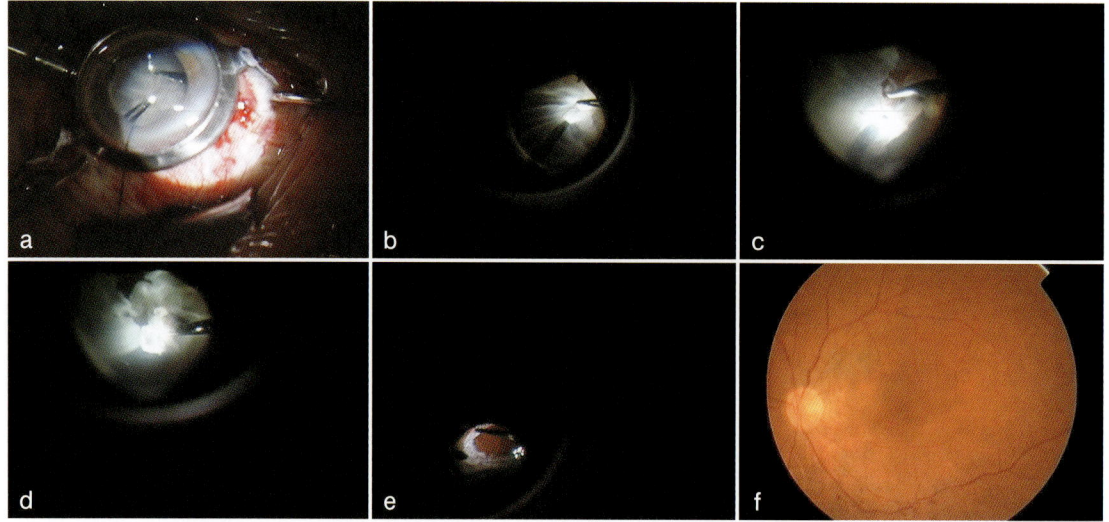

**図3 双手法による顕微鏡下での膜処理と網膜下増殖の除去（症例1）**
a：顕微鏡照明下に硝子体鑷子で増殖膜を把持し，もう一方のメンブレンピックを網膜と増殖膜との間に挿入して剥離していき，最後は残存ゲルと一塊にカッターで切除する．
b：後極部に向かって膜処理をさらに進めていく．
c：網膜下の増殖膜を原因裂孔から，少しカッターで拡大してアプローチしやすくした上で硝子体鑷子にて抜去．
d：抜去された網膜下増殖．
e：液空気置換にて網膜復位．裂孔部への眼内光凝固後，20%SF$_6$でタンポナーデし終了．
f：術後眼底．

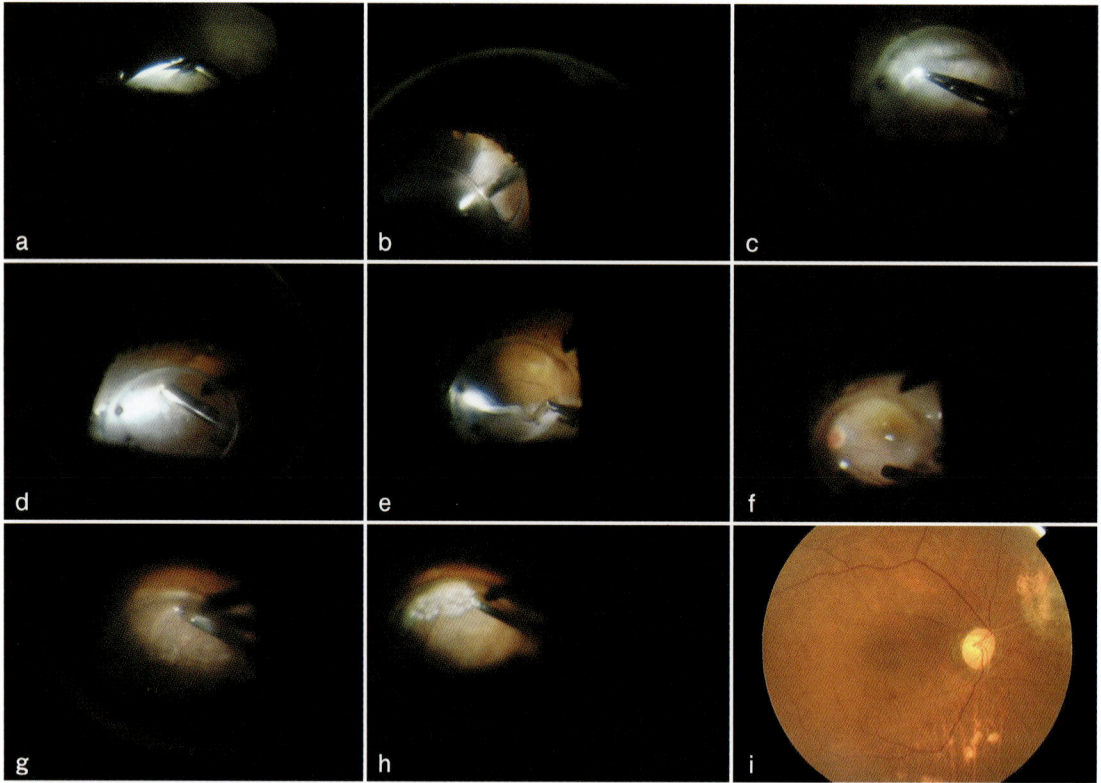

**図4 anterior PVRにおける硝子体剪刀による膜処理および網膜切開と切除（症例2）**
a：増殖に伴い，収縮してカッターでは処理不能の硬い硝子体基底部のゲルを硝子体剪刀にて処理．
b：通常のmembrane peelingをていねいに行う．
c：周辺部網膜の線維化収縮と前方に牽引され拡大した下方裂孔．
d：切開予定線上の網膜をジアテルミーにて焼灼後，カッターにて切開し，周辺側網膜を切除．
e：網膜を翻転し，裏面のフィブリン様膜を除去．
f：液体パーフルオロカーボン(PFCL)により網膜を伸展，復位．
g：PFCL下に後極部に残存していた増殖膜を除去．
h：網膜切開縁に眼内光凝固施行．その後，シリコーンオイルに直接置換して終了．
i：シリコーンオイル抜去後の眼底．

体鑷子などを用いた peeling 操作が主体となるが，特に前部増殖硝子体網膜症(anterior PVR)に代表される硬く収縮した残存ゲルを基盤とした硝子体基底部の増殖に対しては硝子体剪刀の使用が必要となる．

## ● 取りにくいと感じたら双手法に切り替える！

通常の単手法で取りにくいと感じた時には双手法にコンバートしてみる．特に anterior PVR などの硝子体基底部付近の膜処理であればシャンデリア照明など，特別なデバイスを必要とすることなく顕微鏡照明下での施行が可能である．双手法の場合，一方で増殖膜を把持，固定することでメンブレンピックなどでの操作中も網膜への牽引ストレスは最小限に抑えられ，単手法では激しく動揺して取りにくい，あるいは萎縮して薄いなど，これら問題のある網膜面上での膜処理が安全かつ容易となる．

## ● PFCL，ICG，BBG，トリアムシノロンアセトニドなどの使用

後極部の剥離網膜面上での膜処理については PFCL を用いると網膜が網膜色素上皮側に圧着，固定されることで操作がしやすくなり，また血管アーケード内，特に黄斑部に強く癒着する pucker に対しては ICG や BBG による染色を併用して内境界膜(ILM)ごと剥離するようにすると取り残しもなく，術後の再増殖も起こりにくい(chromovitrectomy)．特に PFCL は単に網膜復位のためのツールとしてだけではなく，ひと通り処理を終えた後での増殖膜の残存確認にも有用である．残存した膜が薄い場合は surface wrinkling 様のキラキラとした反射がみられ，厚いと当然，網膜全層の皺(網膜への牽引)が残る．網膜下増殖を認める際にも復位に影響を及ぼすものか否か，一目瞭然となる．トリアムシノロンアセトニドの使用も薄い増殖膜や残存硝子体皮質が可視化されることで処理の際の一助となるが，大量に散布し過ぎるとかえって処理の邪魔となるばかりか視認性も悪化，網膜も剥離しているだけに除去は大変となる．処理しようとする目的の部分にだけ，軽く吹きかける程度でちょうどよい．

## ● 網膜下増殖はどうする？

強膜バックリング手術で対処するような PVD のない網膜格子状変性の萎縮性円孔に起因する若年者の long-standing detachment などでみられる網膜下増殖は通常，その存在が復位の妨げになることはまずない．しかし，いわゆるナプキンリングと呼ばれる網膜に対し円周方向に収縮する牽引や原因裂孔への直接的な牽引を有する網膜下増殖については処理を怠ると術後はおろか，術中の網膜復位すらままならない．逆に網膜下増殖は前述のとおり，復位に影響しない場合も多いので，まず本当に除去しなければならないかを十分に見極める必要がある．そして，必要と判断された際はほとんどの場合，意図的裂孔を網膜に作製しての除去となるため，増殖膜の除去に最も好都合かつ術後合併症が起こりにくいように，その位置や大きさは十分に吟味する．

## ● 網膜切開と網膜切除

網膜切開(retinotomy)や網膜切除(retinectomy)を増殖膜が取れない場合の手段と誤解してはならない．基本的に，はっきりと確認できる増殖膜であれば双手法を駆使すれば，復位に足るだけの網膜の伸展性は十分に獲得しうるはずで，そのための手間や時間を惜しむことは許されない．しかし，度重なる手術により網膜自体の線維化収縮や器質化が進み，既に幅広バックルでの輪状締結が施行されていながら著しい網膜の短縮により裂孔閉鎖や網膜復位そのものが全く望めないような症例では本手技を以って唯一，治癒せしめることが可能な場合がある．本法では術後，不可逆的な低眼圧に陥りやすいのが最大の問題であり，侵襲も少なくないことから安易な施行は厳に慎むべきであるが，複数回の手術の果てにあきらめて放置されている重症の PVR 症例の中に，これにより救えるものが含まれている場合があることも留意しておくとよい．

### 参考文献
・Machemer R, et al：Relaxing retinotomies and retinectomies. Am J Ophthalmol 102：7-12, 1986.
・Haut J, et al：Circular subtotal retinectomy and inferior semicircular retinotomy. Material and result in 38 cases.

Ophthalmologica 192：129, 1986.
- Abrams G W : Retinotomies and retinectomies. Retina : 317-346, 1989.
- Blumenkranz M S, et al : Relaxing retinotomy with silicone oil or long-acting gas in eyes with severe proliferative vitreoretinopathy. Silicone Study Report 5. Am J Ophthalmol 116 : 557-564, 1993.
- 荻野誠周：増殖性硝子体網膜症の硝子体手術．永田　誠（編）：眼科マイクロサージェリー第4版，ミクス，pp493-496, 1999.

（堀江英司）

## アドバイス

PVRや強固な増殖膜を伴うPDRの手術を施行する場合は，用意周到に対処しなければならない．自分には難しいと判断した場合は，無理をせずに上級の術者に委ねることも大事な決断である．

### ● 術前にリスク因子の確認

PDRの場合は特に，高血糖や高血圧はできればコントロールすることが望ましい．高眼圧もできるだけコントロールする．腎機能が低下している場合は，黄斑浮腫も生じやすい．しかし黄斑部に迫る網膜剥離や対処困難な高眼圧がある場合は，手術を優先する．抗凝固薬の内服をしている場合は，できる限り術前に中止することが望ましい（**表1**）．

隅角と瞳孔縁のルベオーシスの有無は特に確認する．眼底が透見できない時は，超音波Bモードや時に網膜電位図（ERG）を行う．

PDRで活動性の強い増殖性所見が強い場合や血管新生緑内障を合併している場合は，術前のベバシズマブ注射も一つの選択肢である．

### ● 明るい眼内照明と広角観察システム

従来のハロゲン光源では光量が不十分で，キセノン光源が必要である．シャンデリア照明（25G：Alcon社/Synergetics社，27Gツイン：DORC社）を使用することにより，双手法での増殖膜処理が可能となる．さらに広角観察システムを用いての手術は，PVRでもPDRでも有用である．ただし後極部の処理や，拡大して観察が必要な場合はコンタクトレンズ（メニスカスレンズ）を併用する．

### ● トリアムシノロンアセトニドにより硝子体を可視化

PVRでもPDRでも，手術は全周の硝子体剥離を完成させることが求められるが，これを遂行するためにはトリアムシノロンアセトニドの使用は欠くことができない．特に周辺部の硝子体処理，そして後極部の残存硝子体の確認，そして内境界膜（ILM）剥離に役立つ．

### ● 手術手技を豊富に

23G・25Gによるmembranectomyのみでなく，

**表1　主な抗血小板薬・抗凝固薬の術前投与休止期間**

| 一般名 | 主な商品名 | 休薬期間（術前） |
|---|---|---|
| リマプロストアルファデクス | オパルモン，プロレナール | 1日 |
| ベラプロストナトリウム | ドルナー，プロサイリン | 1〜2日 |
| サルポグレラート塩酸塩 | アンプラーグ | 1〜2日 |
| ジピリダモール | ペルサンチン | 1〜2日 |
| シロスタゾール | プレタール | 1〜4日 |
| イコサペント酸エチル（EPA） | エパデール | 7〜10日 |
| アスピリン | バファリン，バイアスピリン | 7〜10日 |
| チクロピジン塩酸塩 | パナルジン | 7〜14日 |
| 硫酸クロピドグレル | プラビックス | 14日 |
| ワルファリンカリウム（ワルファリンK） | ワーファリン | 5日 |

水平剪刀によるdelamination，粘弾性物質を利用するviscodelamination，マイクロフックトニードルによるmembrane peelingは必須のテクニックである．症例によっては，強膜バックリング併用，時に輪状締結が必要な場合もある．

双手法の場合，シャンデリア眼内照明を上方（10時から2時）から照明すると眩しさが軽減するので一法である．止血は，直接ジアテルミーによる凝固止血もよいが，多くの場合は眼内灌流圧を上昇させ（60 mmHg；1～2分間）待つのがよい．

PDRの場合は，術中の眼内光凝固を十分に行うことが重要である．シャンデリア眼内照明を用いると術者が圧迫しながら周辺部まで凝固できる．特に術前の眼圧が高い場合や術前にルベオーシスがある場合は，毛様体扁平部に2～3列の凝固を行うのは術後眼圧上昇を予防するのに有効である．

網膜下増殖など伴う複雑なPVR症例では，液体パーフルオロカーボン（PFCL），時にシリコーンオイルの使用も考慮しなければならないこともある．

● 進むか，これで終えるか？

非常に剥離困難な増殖膜の場合は，水平剪刀によるdelamination，粘弾性物質を利用するviscodelamination・スモールゲージによるmembranectomy・双手法を用いたり，あらゆるテクニックを用いて執拗に頑張ることも大事ではある．しかし網膜裂孔を作ってしまったら徹底的に増殖膜を取らなければならない．特にPDRの場合は網膜の虚血（網膜毛細血管閉塞）が強く，網膜裂孔が生じやすい．覚悟を決めて前に進むか，網膜に裂孔を作る前に手術を終えるか，常に自問自答して手術を行わなければならない．

〈安藤伸朗〉

硝子体手術

# B-16 高度な脈絡膜剥離眼への対処

## 対策
- 網膜剥離の手術前に上脈絡膜液の排液を行う．排液さえ行えば通常の網膜剥離と対処方法は同じである
- 排液して低下した眼圧の補正には硝子体腔ではなく前房中に眼内灌流液を注入したほうが安全である．硝子体腔に注入する場合には針の先端が眼内に確実に挿入されているか確認する
- 水晶体の動揺があり白内障手術が必要な場合には，白内障手術前に上脈絡膜液の排液を行い，毛様体剥離を減少させておく
- 脈絡膜剥離を合併した網膜剥離は増殖硝子体網膜症（PVR）になりやすい

## 予防策
- 増殖硝子体網膜症（PVR）の予防に術前からステロイド薬の内服も考慮する
- 脈絡膜剥離を伴った網膜剥離では原則的に輪状締結を併用する
- 輪状締結を締めすぎて脈絡膜剥離が出現することがあるので，輪状締結を締めすぎない

### 症例1　61歳　女性

　1か月前からの右眼視力低下を主訴に来院した．RV（手動弁），右眼圧は4mmHgであった．前房にフィブリン析出と虹彩後癒着があった．眼底は散瞳不良のため透見不良であったが耳側に脈絡膜剥離がみられた（図1）．前房に張ったフィブリン膜を除去し瞳孔括約筋を切開して瞳孔径を確保した（図2）．水晶体を乳化吸引した後にインフュージョンカニューラの設置予定部の結膜を切開し，トロッカー先端で強膜を穿孔すると（硝子体腔へは穿孔せず）黄色の上脈絡膜液が排出された．前房内にBSS PLUS®を注入しながら眼圧を上げ，さらに上脈絡膜液を排液した．排液されなくなったら垂直刺入でカニューラを設置し，インフュージョンカニューラの先端が確実に硝子体腔に挿入されていることを確認した．硝子体切除を開始すると原因裂孔が黄斑円孔であることが確認された．剥離網膜に癒着した硝子体皮質を剥離して内境界膜剥離も行った．液空気置換を行い14%$C_3F_8$に置換した．輪状締結の併用は行わなかった．網膜は復位したので術3か月後に眼内レンズ二次挿入を行った．

### 解説
● 脈絡膜剥離合併眼では術前原因裂孔不明例が多い

　脈絡膜剥離を合併する網膜剥離は，網膜がほとんど全剥離して低眼圧となって生じる．軽度の脈絡膜剥離であれば，上脈絡膜液の排液を行わなくても硝子体手術が可能である．眼内灌流を行っていると，少しずつ強膜創から上脈絡膜液が排出されるのが術中に確認される．硝子体腔をほとんど埋め尽くすほど脈絡膜剥離が高度である場合，脈絡膜剥離を減少させないと手術操作の続行が困難となる．無理に眼内操作から開始しようとすると，器具が網膜と接触して思わぬ網膜裂孔を作ってしまい，いっそう手術を困難にしてしまう．そのためにもまず上脈絡膜液を排出し，眼内の操作ができるスペースを作らなく

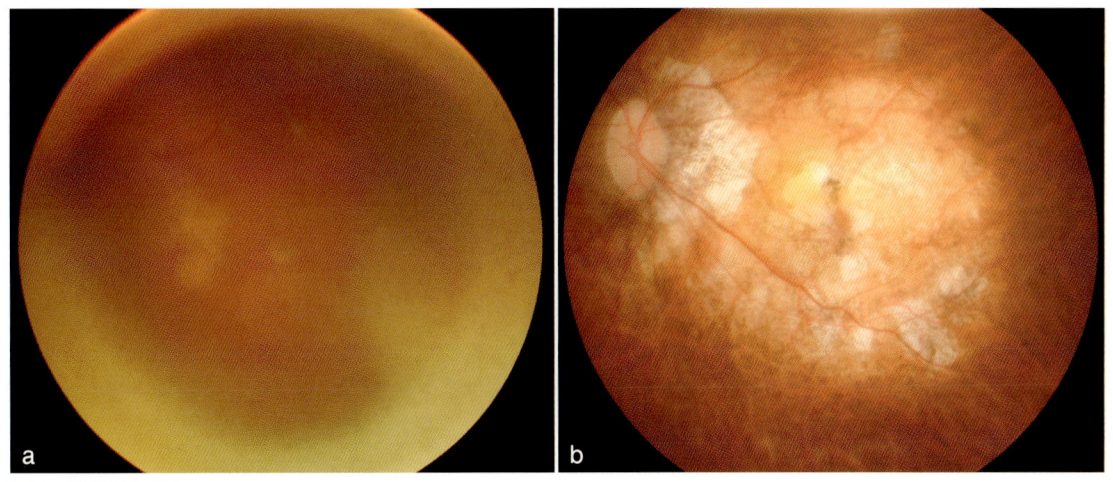

**図1 術前眼底写真**
a：術前眼底では散瞳不良のため眼底は透見しにくいが耳側に脈絡膜剥離を伴う．
b：術後1か月の眼底ではガスは減少しているが網膜は復位している．

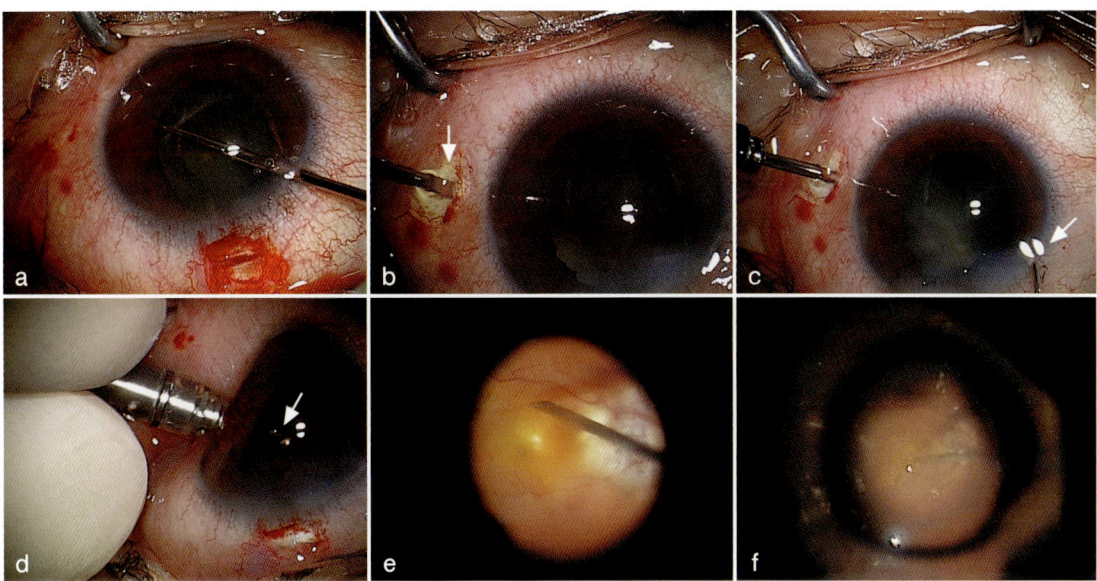

**図2 術中写真**
a：前房のフィブリン膜を除去し，瞳孔括約筋を切開して瞳孔径を確保した．
b：強膜を穿孔して上脈絡膜液を排出した（矢印）．
c：前房中にBSS PLUS®を注入して（矢印）さらに上脈絡膜液を排出した．
d：垂直刺入でカニューラを設置し，インフュージョン先端（矢印）が確実に眼内に挿入されていることを確認して眼内灌流を開始した．
e：硝子体切除を開始すると黄斑円孔網膜剥離であることが判明した．硝子体皮質を剥離する．
f：液空気置換で網膜を復位させた．

てはならない．高度な脈絡膜剥離が存在する場合，網膜裂孔がその後方に隠れてしまい，術前に網膜裂孔が不明であることがある．網膜剥離も脈絡膜剥離を伴えば減少し，あたかも網膜裂孔が閉鎖しているようにみられたり，網膜剥離が消失しているようにみられることがある．しかし病態を考えると網膜剥離であるので，経過を観察せず速やかに手術を行う．

## ● インフュージョンカニューラ設置のポイント

脈絡膜剥離があって白内障手術を行う際には，水晶体の動揺（phacodonesis）が大きいことがあり，この場合術中に後嚢を破損しやすい．これは毛様体剥離も合併しているためで，水晶体の動揺がみられる際には，前もって上脈絡膜液を排液しておくと水晶体の動揺を少なくできる．排液のために穿孔した強膜創を開放した状態で白内障手術を行っていると，徐々に上脈絡膜液が排液されていく．インフュージョンカニューラを眼内に設置する場合には確実に眼内に挿入されていることを確認する．先端が確認

できなければ，カニューラ周囲に脈絡膜剥離が残存している可能性があり，前房からBSS PLUS®を注入して眼圧を保ちながら強膜創から脈絡膜下液をさらに排出して，再度カニューラを設置する．20G手術であれば通常の4 mm長よりも長い6 mm長のカニューラを選択してよいが，眼内操作の際にインフュージョンの先端に対側の網膜が接触しないように注意する．また術中も網膜下灌流(subretinal infusion)になりやすいので，インフュージョンが抜けかかっていないか注意する．

　上脈絡膜出血排液のための強膜切開は溶血が進んだ眼球後方の部分を選択するが，上脈絡膜液の排出のための強膜切開は上脈絡膜液が容易に移動するため脈絡膜剥離が存在すればどの場所でもよい．硝子体手術を併用する場合には強膜創作製時に眼内まで穿孔せず強膜のみを切開した状態で排液する．効率よく排液するには有水晶体眼であっても前房内から眼内灌流液を注入して眼圧を保ちながら行う．脈絡膜剥離が存在している際に眼内灌流液を硝子体腔中に注入しようとして眼内に注射針を挿入しても毛様体扁平部が移動して網膜を穿孔している可能性がある．脈絡膜下液を十分に行う前には硝子体腔内の操作はできるだけ避けるようにする．もし眼内へ穿針する場合は，針の先端が確実に硝子体腔に挿入することに留意する．

---

**症例2**　67歳　男性

　もともと弱視眼であった強度近視眼で，発症時期不明の陳旧性網膜剥離を認めた．耳側上方に小さな弁状裂孔があり，鼻側には脈絡膜剥離を生じていた(図3)．入院時には脈絡膜剥離は消失していたものの前房炎症，硝子体のフレアは高く，炎症が強かった．水晶体を除去して硝子体切除を行ったが明らかな増殖組織はなかったこともあり，輪状締結を行わずに裂孔周囲の光凝固とガスタンポナーデを行った．しかし3週後に下方から網膜が再剥離したため再手術を行った．後極に固定皺襞があり，膜剥離の後にシリコーンスポンジ(#506)で輪状締結とガスタンポナーデを行ったが1か月後に再剥離した．再手術時には硝子体基底部が収縮して基底部網膜と毛様体上皮が接着しており，前部増殖硝子体網膜症(anterior PVR)となっていた．前部の牽引を解除してシリコーンオイルを注入した．網膜は復位して7か月後にシリコーンオイルを抜去した．

　最終的には数回の手術を要してしまい，脈絡膜剥離がある網膜剥離には初回から輪状締結を踏まえた徹底的な手術を考慮すべきであったと反省した．

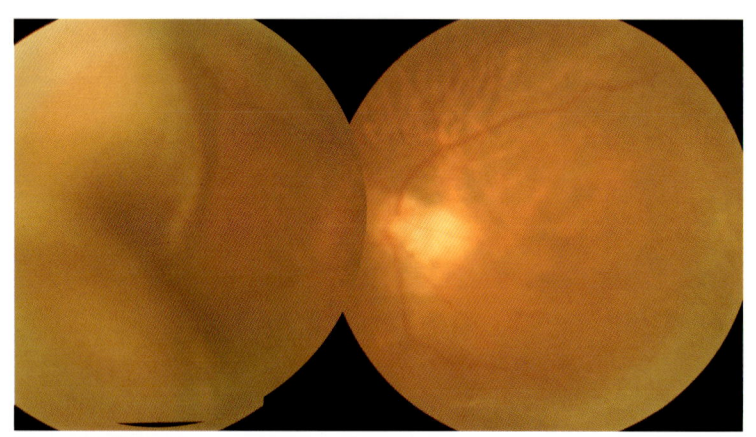

---

**図3　術前眼底写真**
鼻側に脈絡膜剥離を伴った網膜剥離がみられる．

---

**解説**

### ●輪状締結を併用しよう

　脈絡膜剥離を伴った網膜剥離の場合には血液-網膜柵がより破綻しているため，術後にPVRに進行しやすい．よって術前からステロイドの内服投与を行っておいてもよい．また硝子体手術に加えて原則的に輪状締結も併用したほうがよい．強膜バックリング手術で輪状締結を締めすぎると渦静脈を圧迫し

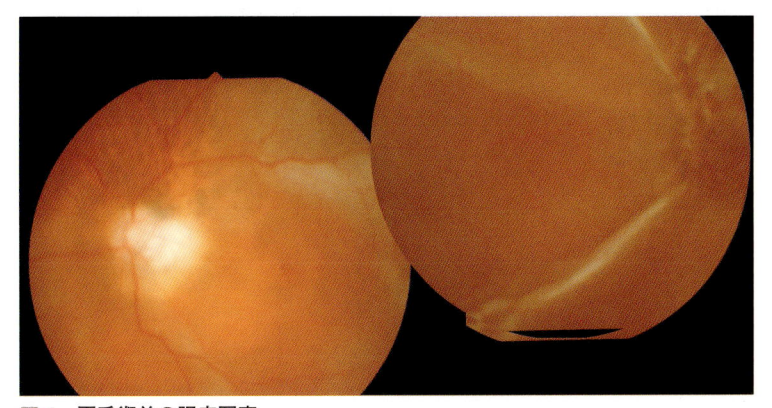

**図4　再手術前の眼底写真**
2時の網膜裂孔が再開通している．さらに後極側には固定皺襞がみられる．

て術後に脈絡膜剝離が生じることがある．輪状締結の際には強膜を軽く内陥させる程度にとどめる．特に網膜下液を排液した後で締結する際には締めすぎになりやすいので，必要に応じて眼内灌流液や空気を硝子体内に注入して，眼圧を調整してから締結するとよい．輪状締結を締めすぎると脈絡膜血流が低下し，晩期合併症として求心性視野狭窄を生じることがあり，輪状締結の除去が必要となる．

　また術中や術後に急に脈絡膜剝離が出現することがある．痛みを伴っていれば脈絡膜剝離ではなく，上脈絡膜出血(駆逐性出血)を疑う．超音波検査では脈絡膜剝離が網膜の後方にある低反射領域としてみられるのに対し，上脈絡膜出血では高反射となる．術後に低眼圧となり脈絡膜剝離が出現した場合には上脈絡膜出血も合併している場合がある．いずれも上脈絡膜出血が溶血するのを待って排液を考慮する．溶血は出血から約1～2週間に生じるが，溶血が生じてくると超音波検査での脈絡膜上腔のエコーが不均一になるので参考にして手術のタイミングを計る．

**参考文献**
・前野貴俊：脈絡膜併発網膜剝離．田野保雄，他(編)：眼科プラクティス30 理に適った網膜剝離手術．文光堂，294-295, 2009.
・北岡　隆：低眼圧と脈絡膜剝離．田野保雄，他(編)：眼科プラクティス17 みんなの硝子体手術．文光堂，295-297, 2007.

（井上　真）

# C 麻酔に関するトラブル

> **対策**
> - 球後麻酔時に穿孔を疑った場合，すぐに注入を中止し，検眼鏡や超音波装置を用いて状況の把握に努める
> - 球後麻酔や球後出血により麻酔により眼窩内圧が上昇するため，圧迫や前房穿刺により眼内が虚血になることを防ぐ

> **予防策**
> - 術前に眼軸長ならびに後部ぶどう腫の存在を評価しておく
> - 刺入から抜去にいたる一連の動作をゆっくりと行う
> - 直針・曲針にかかわらず鈍針を用いる
> - モニター装着，血圧測定を確認してから麻酔を行う
> - 注入中は何度か逆流がないことを確認しながら行う

**症例** 72歳　女性

糖尿病網膜症による硝子体出血のため，白内障硝子体同時手術の予定で手術に臨んだ．Atkinson blunt needle を用いて 0.5% マーカイン 4 mL にて球後麻酔を行ったところ，直後より眼球突出，高眼圧を生じ，開瞼も困難となった．

球後出血と判断したため手術を中止し，アドナ®ならびに高浸透圧利尿剤点滴を行って経過観察とした．翌日以降は眼圧も正常化したため，2週間後に改めて手術を行った．

**解説**　網膜硝子体手術においては麻酔は前処置の一つであるため，注目されることは少ない手技であるが，眼球運動の抑制，鎮痛が十分でなければ安全かつ確実な手術を完遂することは不可能であり，手術成績を大きく左右する．最近では施行時に痛みの少ない麻酔法が頻用されているが，網膜硝子体手術においては球後麻酔は頻用されているため，しっかり習得すべきである．本項では球後麻酔施行時の合併症ならびに注意点について述べる．

## ● 眼球穿孔

球後麻酔による眼球穿孔は最も注意すべき合併症である．報告は多数あるが，その頻度については 0.019〜0.75% と報告によって差が大きい．

### 1）リスクファクター

長い眼軸（26 mm 以上），後部ぶどう腫の存在，鋭針の使用，上方からの施行などがある．

術前に超音波を使用して眼軸長ならびに後部ぶどう腫の存在をしっかり同定し，必要があれば全身麻酔を考慮することが重要である．

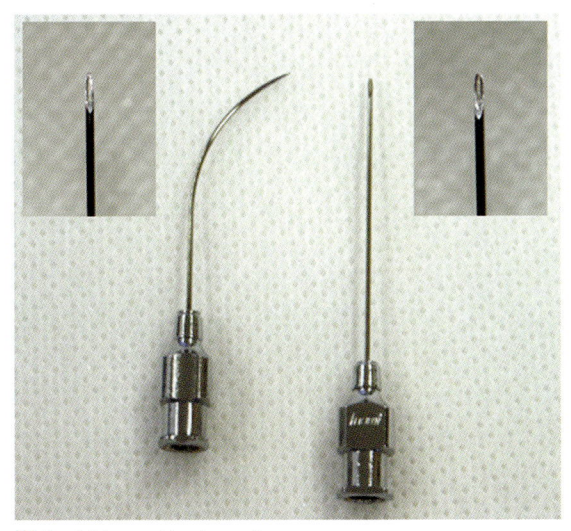

図1 Atkinson blunt needle

#### 2）穿孔を疑わせる徴候
眼圧の変化（1か所での穿孔の場合は高眼圧，二重穿孔を生じると低眼圧），角膜浮腫，red reflexの消失などである．

#### 3）穿孔を疑った場合の処置
まず眼底検査を行い，できる限り状況の把握に努める．可能であれば超音波Bモードも用いる．高眼圧の場合は，網膜中心動脈閉塞症などの防止のために前房穿刺を行って眼圧を正常化する．視力予後はその後に網膜剝離を発症するかどうかにより大きく異なる．眼球損傷の程度にもよるが，穿孔創が赤道部より前方の場合には網膜冷凍凝固＋強膜バックリング，後極部の場合には翌日以降に光凝固を行う．その後必要に応じて硝子体手術を検討する．眼内炎予防のために広域スペクトルの抗菌薬の投与を行う．

#### 4）予後
多くの場合は硝子体出血または網膜剝離のために硝子体手術を要するが，視力予後は一般的に不良である．

#### 5）眼球穿孔を予防するために
先端が鈍な針（例えばAtkinson blunt needle）を用い，針のベベルは眼球側になるように（特に曲針の場合は注意）しっかりと保持し，抵抗を確認しながらゆっくりと刺入する．筆者は刺入の際に眼科骨縁に親指をあて，その先端で眼球を上方に軽く移動させて行っている．強膜が菲薄な場合は穿孔に気づかない場合もあるため，注入を始めてからも何度か逆流がないことを確認しながら行う．この方法で当科は5,000例以上行っているが，穿孔は幸い一度も経験していない．

### ● 球後出血
球後麻酔の最も多い合併症である．球後出血による症状として，眼瞼下垂（瞼裂狭小），結膜下出血，高眼圧に注意する．まずは圧迫により，止血と眼圧下降を図る．高眼圧による虚血を防止するため，浸透圧利尿薬の点滴，炭酸脱水酵素阻害薬内服も行う．出血量が多い場合は眼圧も上昇し危険であるため，手術は中止する．後日眼瞼周囲に皮下出血が生じることも事前に説明しておく必要がある．

### ● 中枢神経への影響（麻酔中毒）
局所麻酔薬には最高用量が定められているため，手術中に追加する場合には注意が必要である．頻用されるキシロカインでは200 mgとされているため，2％溶液では10 mLでこの量に達する．硝子体手術では時に長時間に及ぶ場合もある．したがって筆者は比較的作用時間の長いブピバカイン塩酸塩水和物（0.5％マーカイン®）を使用しており，追加を要する症例はほとんどない．また，即効性の麻酔薬と持続性の麻酔薬を混合して使用するいわゆる"カクテル"方式もあるが，意図した長所がそのまま発揮さ

れず，逆に短所のみが増強される結果になることがほとんどであるため，使用していない．

投与量過多，血管内への誤注入によって初期には2分以内に症状が出現し，約20分でピークに達し，2〜3時間程度で回復する．症状としては，不穏，けいれん，血圧の変動が多いが，意識消失や心停止に至る場合もあるため，必ず血圧測定とモニター装着を待って麻酔を行う．

## ● その他の合併症

その他の合併症として，眼窩内圧上昇による虚血，oculo-cardiac reflexによる徐脈，脈絡膜皺襞，術後の眼球運動障害などが報告されている．いずれの場合も危険を冒さずに躊躇なく手術を延期することが重要である．

種々の合併症があるが，球後麻酔は硝子体手術において頻用されている．合併症を防止するためには，①解剖の十分な理解，②刺入から注入，抜去の一連の動作をゆっくり確実に行う，③直針・曲針にかかわらず鈍針 Atkinson blunt needle（図1）を用いるなどが重要である．確実に行うには修練が必要であるため，球後麻酔の機会が減った現在では，積極的に機会を見つけて早いうちに習得すべき手技である．

### 参考文献

- Faccenda KA, et al : Complications of regional anaesthesia Incidence and prevention. Drug Saf 24 : 413-442, 2001.
- Edge R, et al : Scleral perforation during retrobulbar and peribulbar anesthesia : risk factors and outcome in 50,000 consecutive injections. J Cataract Refract Surg 25 : 1237-1244, 1999.
- Wadood AC, et al : Inadvertent ocular perforation and intravitreal injection of an anesthetic agent during retrobulbar injection. J Cataract Refract Surg 28 : 562-565, 2002.
- Waller SG, et al : Retrobulbar anesthesia risk. Do sharp needles really perforate the eye more easily than blunt needles? Ophthalmology 100 : 506-510, 1993.
- 大高幸二, 他：白内障手術後に発症した斜視の2症例. 日眼紀 55：489-493, 2004.
- 中泉敦子, 他：硝子体手術中のTenon麻酔追加によって脈絡膜皺襞を生じた4症例. 眼科手術 20：541-544, 2007.

（原　信哉）

## アドバイス

### ● 球後注射の難しさ

　眼窩の形状はさまざまである．そして，眼球形状もさまざまである．つまり，球後注射針の先を送り込む空間も症例によりずいぶんと違う．最も平均的で，安全な刺入方法については成書に譲るが，一般的には内上方視を患者に指示し，球後に針先が届きやすい眼位をとらせることが多いが，筆者は，注射針による視神経損傷の可能性を考慮して，第1眼位で注射を行っている．

### ● 眼球穿孔の実際

　過去に筆者が紹介を受けた球後麻酔による眼球穿孔例は6眼であったが，いずれも眼軸は30 mmを超えていた．著しい長眼軸長眼では，眼球穿孔は必発くらいに考えてもよいかもしれない．また，強膜穿孔創が1か所にとどまらず，一度，眼内に入った針が再度網膜，強膜を突き進み，眼外へと穿孔するいわゆる二重穿孔例もあるので，穿孔眼の手術をする際にはその点も注意が必要となる．

　筆者の経験した穿孔眼のほとんどは眼圧が低下していたが，穿孔から時間が経過していたためかもしれない．しかし，網膜下にキシロカインが入り，硝子体腔内まで穿孔していない例では眼圧が上昇していた場合もある．

　眼球穿孔は球後麻酔だけにとどまらない．テノン囊下麻酔を鋭針で行い，網膜剝離に至った症例も何例かみたことがある．テノン囊下麻酔は鈍針に限るが，今でも鋭針を用いている術者もいる．

### ● 予防策

　屈折度もしくは眼軸長の把握は必須であろう．本文中に述べられているように，麻酔薬注入中に何度か逆流がないことを確認するというのも大変よい方策と思われる．

### ● その他

　球後麻酔で頭蓋内にキシロカインが注入された事故を聞いたことがある．麻酔直後に患者は意識を消失したそうである．頭蓋内出血が疑われCT，MRIなどの結果，眼窩上壁が損傷しており，前頭葉に出血と空気がみられたそうである．幸い患者に後遺症はなんらなかったと聞いている．

　球後麻酔ではないが，球後のステロイド注射で中心動脈閉塞症をきたした症例を経験したこともある．臨床に長く携わると予想外の合併症に遭遇する．球後麻酔には早くから慣れ親しんでおいたほうがよい．

### ● リドカインの網膜毒性

　眼内にリドカインが注入されると，網膜障害が残るという論文と，リドカインによる作用は一過性であり，誤注入による障害は可逆性であり，障害が残らないという報告と両方がある．リドカインによる網膜毒性は頭の片隅においておくべきであろう．

### ● 新しい球後麻酔法

　最近，経皮的でなく経結膜的に球後麻酔を行う方法が報告されている．本手技が今後どのように一般の術者に広がるのか現時点では不明であるが，動向を見守っていくべき手技であろう．

#### 参考文献
・Grosskreutz CL, et al : Lidocaine toxicity to rat retinal ganglion cells. Curr Eye Res 18 : 363-367, 1999.
・Liang C, et al : Toxicity of intraocular lidocaine and bupivacaine. Am J Ophthalmol 125 : 191-196, 1998.

〈前田利根〉

# D 手術機器・器具関連のトラブル

　近年の手術では手術機器・器具ともに目覚ましい進歩を遂げ，手術の低侵襲化や難治症例への対応が可能となるなどさまざまな恩恵をもたらしているが，機器セッティング面での複雑化や器具選択の多様化については逆にトラブルにつながる起点が増加することを意味する．手術機器本体を熟知し，術前に十分なチューニングを行うことは言うまでもない．本項では手術機器・手術器具に関して比較的よく遭遇するトラブルについて解説する．

## 灌流液がなくなった

**対策**
- 眼球虚脱様所見がみられたら，まずインフュージョンチューブの接続を確認し，カニューラから外れている場合には手早くつなぎ直す
- インフュージョンチューブの接続に問題がない場合は，灌流ボトルが空になっていないか確認し，必要なら早急に新しいボトルと交換する
- いずれも問題ない場合には灌流ラインが途中で圧迫されていないか順次チェックしていく

**予防策**
- 術前に灌流ボトルの残存液量を必ず確かめ，不足が予測される場合は前もって新しいボトルと交換しておく
- 灌流ラインのカフが灌流液で完全に満たされるとカフが目視確認できなくなるので，気層をある程度残しておく

**症例1**　56歳　男性

　右眼網膜剥離に対し，水晶体再建術併施硝子体手術を施行した．硝子体切除中に網膜剥離が胞状となって更なる操作が困難となったため，液体パーフルオロカーボン（PFCL）を注入するなど予定より手術時間がかかり灌流液もその分多く消費した．硝子体の処理を終えPFCLを抜去し終わった頃，急激に前房虚脱を伴う眼球虚脱をきたした（図1）．灌流ボトルが空になっていることに気づき，早急に新しいボトルと交換した．一時的に脈絡膜皺襞形成がみられたものの駆逐性脈絡膜出血など重篤合併症は発生せず，無事に眼圧が回復した．

**解説**

　灌流系のトラブルは発見が遅れた場合には眼球虚脱となり，駆逐性脈絡膜出血などの重篤合併症を惹起して非常に危険である．術者としては脈絡膜皺襞や前房虚脱による角膜皺襞などのトラブルサインを見逃さないで早期発見に努め，また常に念頭に置いておくべきトラブルであるといえる．虚脱の早期に気づいて眼圧にまだ余裕がある場合には，落ち着いて手術器具を抜去してプラグし，灌流ライン途中の

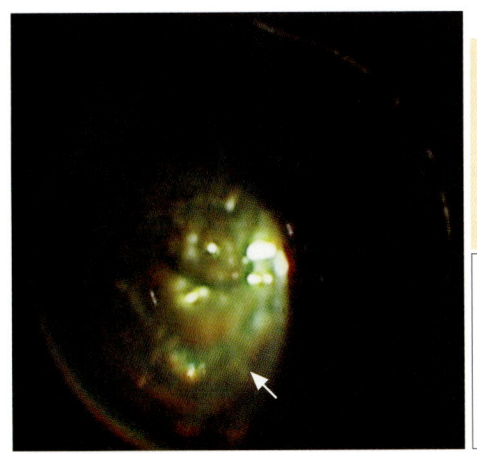

**図1** 広角度観察系下でみられた低灌流による眼球虚脱状態
脈絡膜皺襞がみられる（矢印）

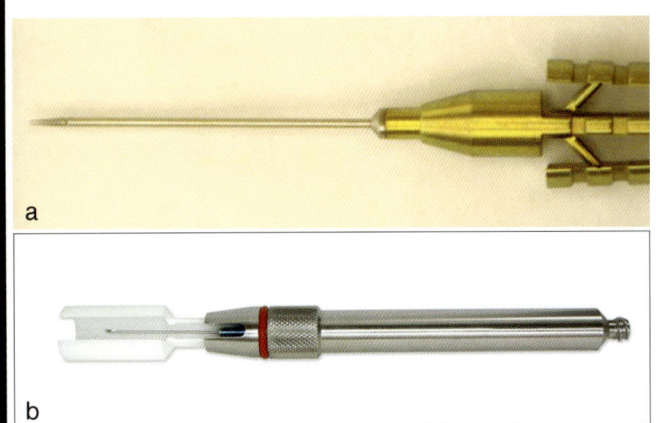

**図2** 手術器具のトラブル
a：ハンドルが開放されているにもかかわらず先端が開かなくなった鑷子．
b：25G鑷子に洗浄用キットを装着した状態．

圧迫などを介助者とともに念入りにチェックしていくと原因を早く発見できる場合がある．

他にポートや手術器具と関連するトラブルとして以下のものがあげられる．

### 1）手術器具がカニューラを通過できない

バックフラッシュニードルやダイヤモンドダスト付きメンブレンスクレーパー（DDMS）など先端に軟性部分がある手術器具では，クロージャーバルブ付きカニューラへの挿入が困難なことがある．器具挿入時にバルブ通過後ポートの狭窄部を通過する前に一度軽く引いて（バルブから出ない程度に）バルブより深部で軟性部分をまっすぐな状態に立て直してから，再度挿入を進めることがコツである．

### 2）手術器具の抜去とともにカニューラが付着してくる

長時間の硝子体手術では術中の器具出し入れの繰り返しにより，抜去時にカニューラが一緒についてくることがある．ポートへの機械的ストレスの蓄積でポートと強膜間の密着性が損なわれて起こるものと考えられる．特に最近推奨されているangled incisionによるポート作製では，作製方向とは逆の方向へのストレスがかかる操作（レーザー光凝固など）が長い時間にわたると発生しやすいものと考えられる．術中操作では常に創口にストレスをかけないもしくは低減しようとする意識が必要である．

### 3）鉗子のトラブル

小切開硝子体手術（MIVS）では用いる鑷子類も当然のことながら小口径となり，洗浄が困難で汚れが残存しやすくなる．洗浄し切れなかった汚れはシャフトとチップの間に白く塊状に残存し，頻繁な使用により量的にも蓄積されていくと考えられる．進行するとシャフトとチップ間を粘着してしまい，使用中にシャフトの動きに伴って本来軸方向には固定されているはずのチップが伸ばされてしまう状態に陥る．こうなるともうチップを開くことはできず，使用不能となる（図2a）．対策としてはやはり使用後の入念な洗浄やメーカー推奨の洗浄キットを使うのも一手である（図2b）．

## 広角観察システム使用時にセンタリングがずれる

### 対策
- 非接触型の広角観察システム使用時に術中に急にセンタリングがずれる場合には，機器と顕微鏡本体の取り付けステーとの間に隙間が生じていることがある．まずこれを疑ってきちんと装着し直す．

### 予防策
- 術前に広角観察システムを顕微鏡に装着する際，取り付けステーとの間に隙間が生じないようていねいに取り付ける．
- 術中の脱着時には本体を持って行うと隙間が生じる原因となるので，他のノブの部分を持って行うようにする．

---

**症例2** 62歳 女性

右眼網膜剝離に対し，水晶体再建術併施硝子体手術を施行した．術中に急にセンタリングがずれ始め，低倍率で観察してもかなり上方にずれたままとなった（**図3a**）．取り付け部分を確認すると**図3b**のような間隙が生じていた．ていねいに装着し直すことによりセンタリングを元に戻した．

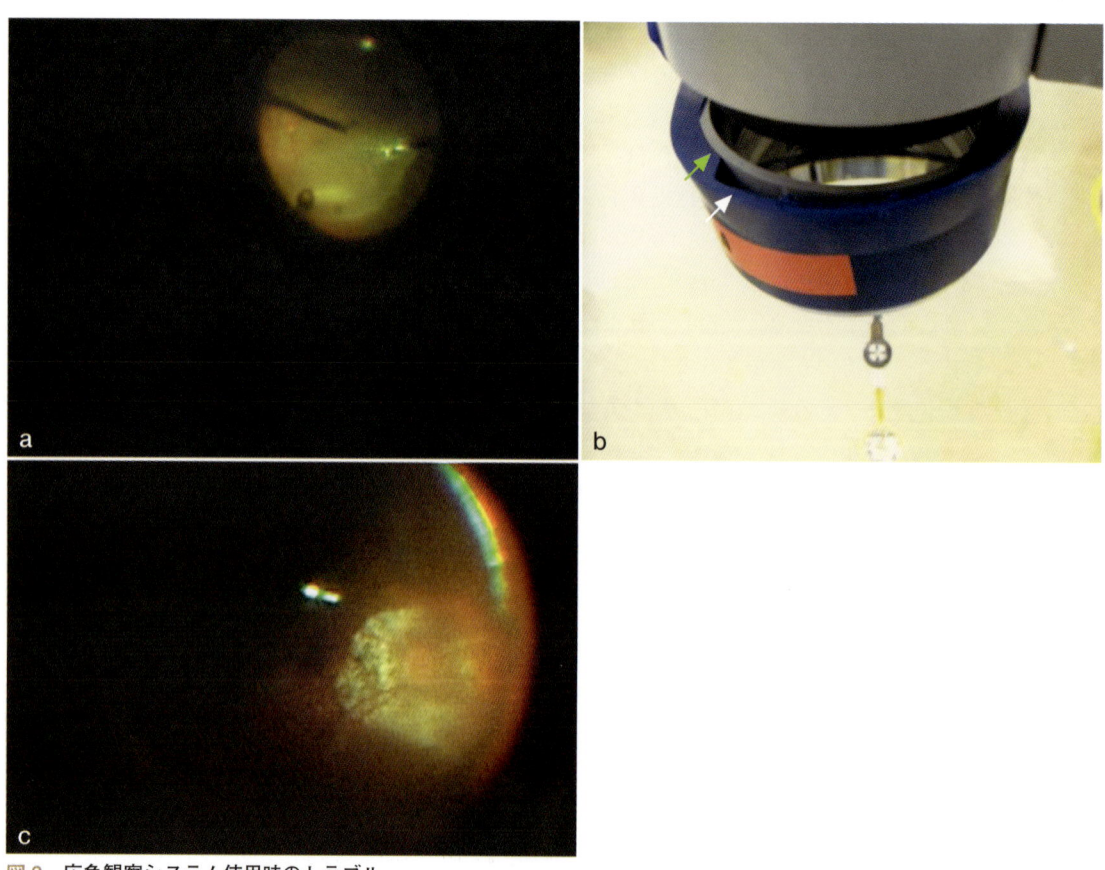

---

**図3 広角観察システム使用時のトラブル**
a：センタリングのずれ．低倍率の観察でも左右のポートから挿入された手術器具が視野中心よりかなり上方へ偏位している．
b：非接触型広角度観察系の装着不良．顕微鏡ステーからずれて（黄緑矢印），顕微鏡本体との間に間隙がある（白矢印）．
c：強度近視症例の術中操作で術者の手指が視野を部分的に遮ってしまう状態．

**解説**

　広角観察システム使用時，取り付けがネジ式固定のものは位置が正確に定まっていて術中のセンタリングずれはあまり起こらない．簡単脱着型のものは取り付け時や術中の度重なる脱着に伴い，機器と顕微鏡本体の取り付けステーとの間に隙間が生じることがある．そのままではセンタリングのずれを引き起こし，視認性・操作性が格段に低下する．術中に急にセンタリングがおかしくなった場合にはまずこれを疑ってきちんと装着し直す（図3a, b）．

　他に観察系と関連するトラブルとして以下のものがあげられる．

### 1）前置レンズのトラブル

　眼軸長が長い症例の場合，特に後極部の操作では器具をかなり立てることになるため，手指が視野に入ったり（図3c），手術器具と前置レンズが接触したりすることが発生する．前者は器具の持ち方を変えて視野にかからないように工夫することで対処することが可能である．後者については観察視野が狭くなるが前置レンズを若干持ち上げることにより，器具を立てての操作でも接触する頻度を減らすことができる．

### 2）器具挿入時のトラブル

　非接触型の広角度観察系を用いる場合，インバーターを入れた後ではポートなど前置レンズの視野外のものは逆に倒像に映り，器具挿入が困難となる．慣れないうちはインバーターを入れる前に正立像で器具を挿入し，その後に助手にインバーターを入れてもらう．用いるシステムにもよるが慣れてくれば広角度観察系を入れたままで前置レンズのみを助手に数cm挙上してもらい，顕微鏡の横から直視下でポートへの挿入が行えるようになる．

（王　英泰）

## アドバイス

　本文中にもあるように，網膜・硝子体手術はさまざまな機器の開発，改良とともに進歩してきた．言わば眼科手術の中で最も機器に依存せざるを得ない手術であろう．機器に依存せざるを得ない操作が多い分，万一，機器が故障すると，手術を行ううえでどうしても必要な操作が行えなくなる可能性が高い．この世に絶対に故障しない機械などない．いかなる機械もいつかは壊れ，人は誰もが過ちを犯す．したがって，術者は機器の故障，人為的ミスへの備えを怠ってはならない．具体的には患者入室前に当日使用するすべての機器を立ち上げ，正常に稼働するかを確認しておく．万一，故障が見つかった場合は，メーカーに連絡して修理を依頼するなり，代わりの機器を借りる手配をするなりの対策をとる．もし，当日，その機器がどうしても使用できない場合は，その機器を使用せずに他の方法を用いて予定通り手術を行うべきか，あるいは手術を後日に延期すべきかを患者の病状を加味して検討する必要がある．

　使用する機器が複雑であればあるほど，数が多ければ多いほど，機器の故障によるトラブルに見舞われる危険性が高くなる．また同様に，助手や外回りの人の手を借りて行う操作が多ければ多いほど手術において人為的ミスが起こる危険性も高くなる．このようなトラブルを減らすためには，日頃から過度に機器に頼った手術，助手に頼った手術はしないというのも一法である（筆者はいつも，そう心がけている）．

### ● 灌流に関するトラブル

　症例1は灌流ボトルが空になったために灌流圧不足となった例である．他に灌流圧不足となる原因としては，灌流チューブへの圧迫，灌流チューブの折れ曲がり，灌流ラインのカフ部内に水が溜まり過ぎてカフの脇のエアフィルターが濡れて詰まってしまうなどがあげられる．術者や助手，外回りは絶えずこれらの点に留意しながら手術に臨まなければならない．

　他の灌流に関するトラブルとして最も危険と思われるのは，交換した灌流ボトルの陰圧解除不足である．ガラス瓶入りのBSS PLUS®では添付のグルタチオン混入を容易にするために瓶内が陰圧になっている．本来，ボトル内の陰圧を十分に抜いてからボトル交換をしなくてはならないのであるが，このことを知らない者が手術室の外回りをしている時は要注意である．

　もし，陰圧が抜けていないボトルをつないでしまうと，ボトル交換した瞬間，眼内液がすべてボトルのほうに吸引されてしまい，眼球が著しく虚脱してしまう．網膜剥離がない例では単に眼球虚脱だけで済むか

もしれないが，網膜剥離を伴う例では剥離網膜がすべて灌流チューブのほうに吸引されてなくなってしまう可能性がある．

このような取り返しがつかない事態に至らないようにするには，グルタチオン注入時に注入液がなくなってもすぐに注入針を抜かないようにすること，陰圧が抜けたかどうか不明である灌流ボトルと交換する時には瓶のゴム栓に太めの注射針を刺して，まだ残っているかもしれない陰圧を解除しておくこと，陰圧を抜くことの重要性を日頃から手術スタッフに教育しておくことなどが重要であろう．また，ボトル交換前から交換後しばらくの間，術者は念のため灌流チューブを指でつまんで圧迫して遮断し，灌流ボトル内にエアフィルターからの空気の逆流がないか確認したうえで圧迫を解除するようにするとよい．

● **最も悲惨なトラブル**

以下は筆者が経験した手術機器に関連したトラブルで最も悲惨だった例である．

かなり昔，20年近く前の筆者がまだ硝子体手術経験が浅かった頃のことである．詳細は忘れたが硝子体出血の例であった．硝子体カッターの最大吸引圧を100 mmHgに設定していたはずが，手術装置の吸引圧コントロールが壊れており，フットスイッチを踏み込めば，その機種の最大吸引圧（500 mmHg？）まで上がってしまう状態になっていた．

このことを知らずに手術をしていたため，下方の硝子体を切除中，眼球が虚脱し，眼球壁が内側にせり出してきているのに気づかず，出血で赤く濁った硝子体とともに網脈絡膜をかじってしまった．はじめは，やけに新鮮血がカッターに吸引されてくるので変だとは思ったが，しばらくは何が起こったのかわからず硝子体切除を続けた．周りの混濁した硝子体が取れてきた時点ではじめて網脈絡膜が切除されているのに気づいた．この時点でカッターの吸引圧を確認すると，設定値を超えて最大値にまで上昇してしまうことがわかった．後から思えば，切除中，カッターの吸引音が普段より高音にまで上がっていたような気がした．

通常の手術操作に加え，切除部周囲の光凝固，増殖硝子体網膜症を防ぐため，切除部がのるように下方半周にシリコーンタイヤ（#287）設置，シリコーンベルト（#240），シリコーンスリーブ（#270）による輪状締結，ガスタンポナーデを行って手術を終えた．

このように手術に際しては機器も人も信用しきってはいけない．信じてよいのは自分だけ，術者はいち早く異変に気づく能力，トラブルを解決する能力を磨くとともに，あとは一つひとつ，確認しながら手術操作を積み上げていくようにしないと，治るはずの眼も治らなくなってしまう．

〔櫻井真彦〕

# II 術後SOS

# 1　バックル感染・脱出

> **対策**
> - 脱出したバックルは原則除去する．感染症を伴っている場合には，できるだけ速やかな除去を要する
> - バックルを除去すると再剝離の可能性がある場合は，新たに再設置する

> **予防策**
> - バックルをテノン嚢でしっかり覆い，テノン嚢をしっかり縫合する
> - 前方へのバックルはシリコーンスポンジより，扁平なシリコーンタイヤを使用する

**症例1**　26歳　女性

　15歳からアトピー性皮膚炎を指摘され，近医皮膚科で治療を受けていた．20歳頃より視力低下．近医眼科で白内障を指摘されていた．瘙痒感が強く睡眠中左眼を無意識に強打することがあったという．

　やがて，視力低下がさらに進み，視野欠損も自覚するようになった．左眼網膜剝離を認め，強膜バックリング手術1回，硝子体手術を2回行った．1度目の硝子体手術のとき7.5 mm幅シリコーンスポンジで360°輪状締結を併施したが，再剝離したので2度目にはシリコーンオイル注入とした．シリコーンオイルを約半年後抜去し，外来で経過観察していたが，その約半年後に，異物感と充血を訴え受診した．

・再診時所見

　視力はRV(1.0)，LV(0.1)．眼圧は正常範囲内であった．12時付近の結膜が充血し，開瞼すると，シリコーンスポンジが露出していた．バックル露出部の結膜は感染により壊死傾向があり，その部分のスポンジを押すと軽い圧痛があった（図1）．

　バックル感染に伴う結膜テノン嚢の壊死によるバックル材料の露出と診断し，シリコーンスポンジ除去術を行った．眼底の網膜剝離は既に瘢痕治癒していたのでバックル除去による再剝離の可能性は少ないと考え，各象限のマットレス縫合を取り除き，全周のバックルを除去した．抗菌薬で洗浄した後，結膜を縫合して手術を終了した．術後，結膜壊死の部分も順調に回復し，結膜充血も軽快した（図2）．

**解説**　●網膜剝離手術後のバックルの露出

　網膜剝離手術後にバックルが露出することは稀なことであるが，存在する．通常，手術後数週間から数か月後に露出する場合が多い．通常は結膜とテノン嚢を貫いてバックルが露出する．稀には眼瞼を貫いてバックルが侵食する場合もある．特に，**症例1**のようなアトピー性皮膚炎合併の網膜剝離では，結膜自体の防御機構が弱くなっているせいか，露出しやすい傾向のように思われる．

　バックルが露出した部分は細菌に侵されやすく，露出した部分に炎症をきたすことになる．

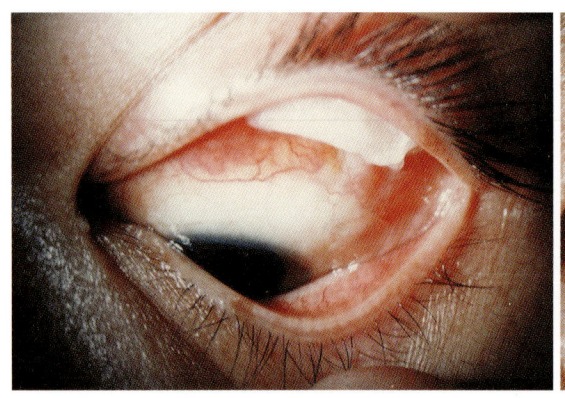

**図1 バックルの露出**
同部の結膜が充血し同時に壊死傾向である.

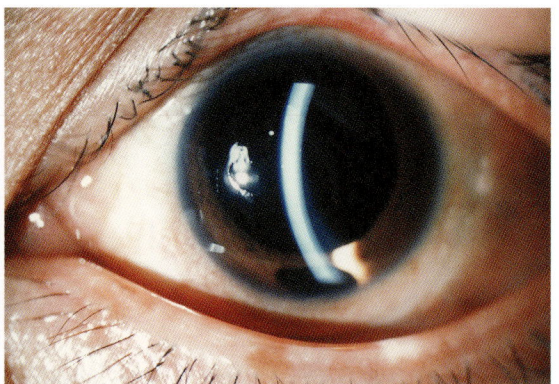

**図2 バックル除去後1か月の前眼部写真**
結膜充血は消退している.

### ● バックル露出の原因

下記にあげる理由がある.
① テノン囊できちんとバックルを覆わない．テノン囊の縫合が不適切な場合．
② バックルの強膜への不適切な縫合．
③ バックル材料の成形が不適切な場合．バックル縁が鋭利だと結膜を貫きやすい．
④ より前方のバックルの場合．

いずれも，手術のテクニックで防げるものばかりである．上記のいずれもバックル縫合はていねいに行わなければならない．特にテノン囊の縫合はバックルを露出させないため，重要である．鋸状縁断裂などで，より前方にバックルを置かなければならないときは，丸いシリコーンスポンジよりは扁平なシリコーンタイヤのほうが露出しにくい．

### ● 臨床所見

結膜は充血していることが多い．充血が非常に長く続いた場合は，バックルの露出がないかどうか，バックル部の結膜の注意深い観察をすべきである．また，慢性結膜炎の形をとることもある．

症状としては，露出部に違和感を訴えることが多い．同部の圧痛を自覚する場合もある．

### ● 処置

原則としてバックルの除去が必要である．同部の結膜あるいはテノン囊の再縫合は結果的に無意味である．すなわち，縫合しても再露出してしまう．

露出したバックルの処置には下記の3つの場合に分けられる．

**1) 完全露出**：完全露出ということは自然に脱落したということである．結膜にはバックルが脱落したための創を認めるが，もはやバックルは認められない．問題の結膜創が治癒するまで，抗菌薬の点眼を行う．縫合糸の抜去が必要な場合もある．

**2) 部分露出**：小型で緩く縫着されているスポンジなどは表面麻酔薬の点眼で除去できる場合が多い．

**3) 大型，あるいは全周のバックルなどの露出**：バックル除去のために手術を要する．強膜に強く癒着している場合があるので，注意を要する．

### ● 予後

バックル除去そのものは安全である．しかし，当初の網膜剝離の術後2～3か月の間に除去を行うと，5～10％の網膜再剝離の危険性があるという．

| 症例2 | 45歳　女性 |

　数年前，他院にて網膜剝離手術を受けている．前医では円周方向の広い強膜バックリング手術を受けたとのこと．前医で再縫合術(図3)を受けるが，眼痛が改善せず縫合後1週間目に当科受診(培養は陰性であった)．
　結膜は，融解し，シリコーンタイヤと思われるバックル材料が露出している(図4)．結膜の充血が著しい．

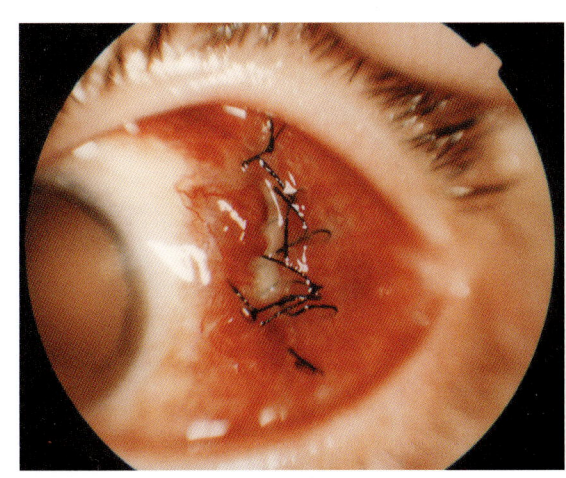

図3　前医での露出部を再縫合直後

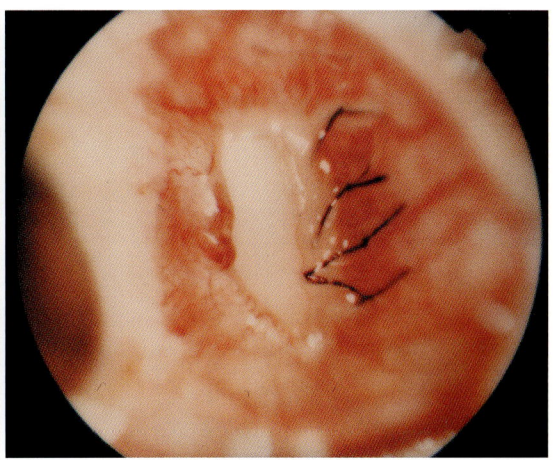

図4　バックルが再露出している

| 症例3 | 32歳　女性 |

　半年前に他医で網膜剝離の診断のもと，強膜バックリング手術を受けた．1か月前頃から，手術眼の下方部結膜に違和感を自覚するようになり当院を受診．バックル部位には大きな肉芽腫の形成があり，点眼などの保存的療法では改善しなかった．バックルを除去することで肉芽腫の消退をみた(図5)．

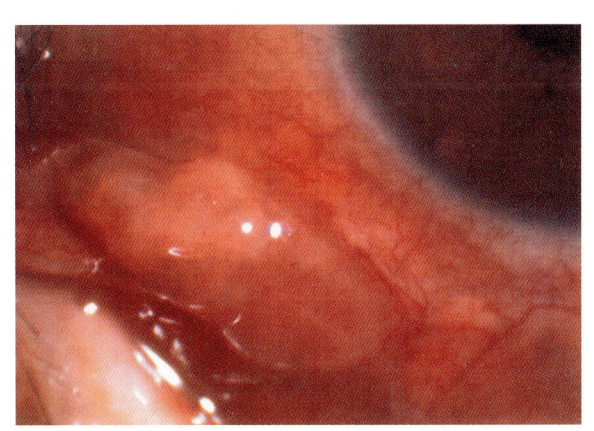

図5　バックルにより形成された結膜肉芽腫

| 解説 | 　バックルが露出せず，バックルそのものが感染原因になることがある．多くは，手術時のバックル材料の汚染からである．きわめて稀である．原因としては，他に瘻孔の形成による場合も報告されている．
　既に抗菌薬などの点眼を受けているために，培養では原因菌は検出されないことが多い．所見としてはバックル部の充血，結膜下出血，局所の肉芽腫，慢性結膜炎，あるいは瘻孔の形をとる．
　治療としては速やかなバックルの除去である．

**参考文献**
- Kanski JJ : Retinal Detachment A colour Manual of Diagnosis and Treatment, Butterworth, London, pp147-150, 1988.
- Michels RG, et : Retinal Detachment, Mosby, St. Louis, pp990-994, 1990.
- Freeman HM, et al : Atlas of Vitreoretinal Surgery, Thieme Medical Publisher, New York, 196-198, 1990.
- 櫻庭知己：網膜剝離術後のバックル感染．難治性網膜・硝子体疾患のレスキュー，メジカルビュー，2001．

（櫻庭知己）

## アドバイス

術後，数週間以降に，バックルが結膜を突き破り露出してくる場合がある．この現象は特にアトピー性網膜剝離などの場合に多い．原因は対象の多くが若年者である上に，結膜嚢にはMRSAなど健常者と異なる細菌叢をもつことが多く，アトピーの裂孔の特徴からバックルが周辺部になるためと考えられる．

### ● 再結膜縫合は有効か？ バックルの再縫着は必要か？

バックル露出部上での結膜再縫合は試みてもよいが，多くは奏効しない．露出している場合はバックルによる内陥効果が既にないため，バックルの除去が基本的治療となる．凝固斑が問題なくある場合，通常はバックルの再縫着の必要はない．また術後数週間以降経過した後に起こるので，再剝離の危険性は少ない．

術後1〜2週間以内に発生したバックル感染・脱出の場合は凝固効果がまだはっきりしない時期である．バックルの除去により，網膜剝離の治療目的が完遂できず，再剝離してしまう危険性があるため，局所・全身の抗菌薬投与により，自覚症状や他覚所見がやや改善するなら，数週間時間稼ぎをしてバックル除去をまってもかまわない．

### ● バックルの除去方法

#### 1）非感染例

結膜に覆われていない部位からピンセットでスポンジを除去する．強膜が露出していても抗菌薬の点眼のみで，結膜は自然に閉鎖することがほとんどである．強膜が露出している部位で見える糸は切断・除去するが，見えない部位の縫合糸は通常の場合は深追いして除去しなくてもよい．

#### 2）感染例

眼脂や充血，局所疼痛で判断するが，バックル露出部が感染した場合には，局所に高濃度の抗菌薬をいろいろ使用する．しかし，たいていこのような治療は奏効せず，時間稼ぎをしても，感染の完治は困難である．バックル除去が第一選択となる．バックル除去時の術野に探し出される範囲でダクロンなどの縫合糸も切断・除去すべきである．

### ● 予防策にはテノン嚢で保護した手際のよい手術を

バックルが露出しないように，縫合時にはテノン嚢をきちんと被せることが重要である．特に結膜やテノン嚢の薄い周辺部でのバックル操作では十分に注意する．赤道部より奥のバックルでは，通常バックル露出はみられない．**症例1**のように，アトピー患者では十分な注意をする．

手術中の結膜嚢汚染からバックルが感染源の巣となる可能性がある．術前から除菌のための抗菌薬点眼や，手術室での術野消毒が重要であることは言うまでもないが，術中に結膜，マイボーム腺からの隠れた菌が出現をしないように，迅速な手術を行うことを心がけることが重要である．また術中に消毒薬，洗眼薬による再消毒も必要である．ソリッドシリコーン（バンドやタイヤ）での感染はあまりみられないため，スポンジのセルが感染の足場になっている可能性がある．バックル材料のスポンジを抗菌薬（点眼薬）に浸す施設もあるが，シリコーンスポンジは水分をはじくので，スポンジ内には入らないと考えられ，効果は不明である．

（斉藤喜博）

# 2 眼球運動障害

> **対策**
> - 6か月は経過観察する
> - 軽快しなければ，プリズム装用，バックル除去を考慮する
> - MIRAgel（マイラゲル）は通常のバックル除去とは別物と考える

> **予防策**
> - バックルの端が筋にあたりそうな時は伸ばして直筋をくぐらせ通糸する
> - 上下直筋の離断は控える
> - 結膜・筋の扱いをていねいにする

**症例1** 49歳　男性

　右眼上方視野欠損を自覚し，眼科受診．RV(1.0)．右眼裂孔原性網膜剥離と診断（図1）．強膜バックリング手術（図2）を施行し網膜の復位を得たが，術直後から複視を自覚．

　6か月経過後も，眼球運動障害があり（図3），症状が改善しないため，バックル除去（図4）を施行した．複視は消失し（図5），網膜は復位を維持している．

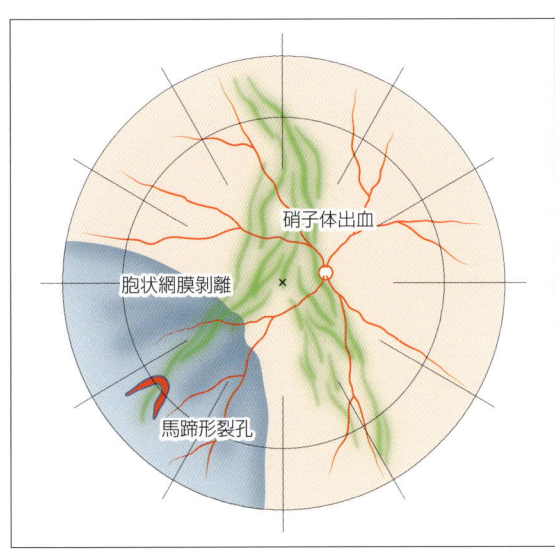

**図1　初診時眼底スケッチ**
耳下側に馬蹄形裂孔に伴う胞状剥離を認める．黄斑剥離なし．

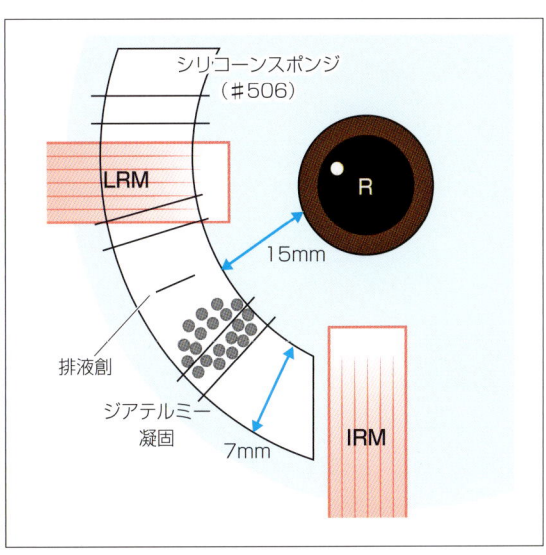

**図2　手術模式図**
裂孔部をジアテルミー凝固し，耳下側1象限にシリコーンスポンジ#506を置いた．8時部から下液排出を行った．

| | | |
|---|---|---|
| R/L20ΔHT<br>2〜4ΔXT | R/L8ΔHT<br>8〜10ΔXT | 0〜10ΔXT |
| R/L2ΔH(T)<br>2〜4ΔE(T) | R/L10ΔHT<br>4ΔXT | R/L20ΔHT<br>8ΔXT |
| | R/L8ΔHT<br>2ΔXT | |

図3 バックル手術後6か月の9方向眼位

| | | |
|---|---|---|
| 12ΔEP | R/L1-2ΔHT | 4ΔEP |
| R/L3ΔHT<br>8〜10ΔET | R/L3〜4ΔHP | R/L10ΔH(T)<br>2ΔXT |
| | R/L6ΔHP<br>4ΔEP | |

図5 バックル除去手術の9方向眼位

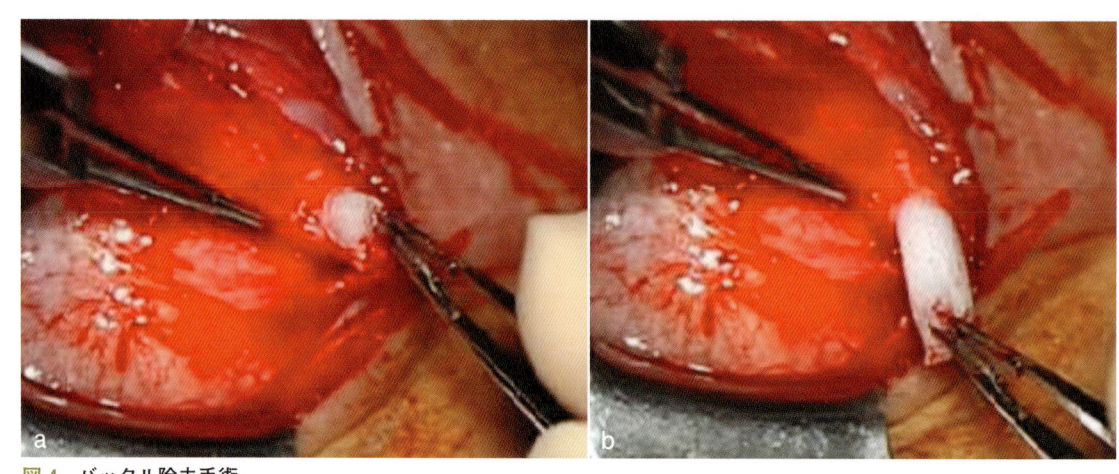

図4 バックル除去手術
バックル周囲の鞘状の線維瘢痕組織を切開し，バックルを除去し，癒着を剥離した．

**解説**

術後の眼球運動障害，それに伴う複視は，比較的頻度の高い合併症である．Kanskiらは，復位を得た例の約3.3%に複視の訴えがあると報告している．

眼球運動障害の原因としては，筋離断術の併施，バックルによる筋圧迫，癒着，術操作による筋の過度な伸展，経強膜網膜凝固による周囲組織の癒着，拮抗筋の拘縮などが考えられる．上下直筋の離断はなるべく避けること，筋付着部近傍に大きなバックルを置かないこと，バックルの端が筋にあたりそうならばバックルを伸ばして直筋をくぐらせること，筋の扱いをていねいに行うことが眼球運動障害を予防するうえで大切である．

本症例でも，下直筋にバックルをくぐらせて縫合をしておけば複視は防げた可能性が高い．

複視は，6か月以内に軽快する傾向があるため，感染やバックルの露出がなければ，しばらく様子をみて，症状が消失しないものについては，視力，両眼視の状態，斜視の程度・種類，美容上の問題などを考慮して，対処法を考える．まずプリズム眼鏡装用を試みる．それが無効な場合は，バックル除去，癒着剥離，斜視手術を考慮する．斜視手術は結果が予想しにくく，強膜穿孔などの危険性もあることに注意する．

バックル除去によって再剥離を生じる危険性は，4〜33%といわれる．

**症例2** 30歳　男性

両眼眼球運動障害，複視，眼瞼腫瘤を訴えて受診．

両眼裂孔原性網膜剥離にて15年前に強膜バックリング手術を受けたことがある．

マイラゲル膨化・突出(図6)による眼球運動障害(図7)と考え，MRI検査を施行(図8)．手術を施術した病院に問い合わせたところ，バックル素材はマイラゲルで，右眼は3象限にバックルを二重に巻いたとの回答があった．

右眼バックル除去術(図9)を施行．眼瞼の突出は消失し(図10)眼球運動の改善をみた(図11)．網膜は復位を維持している．後日左眼もバックル除去を施行した．

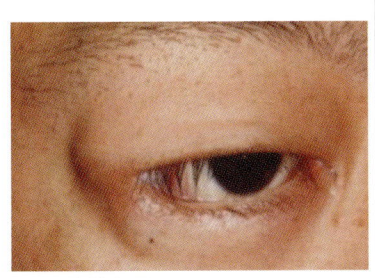

**図6 術前右眼**
右上下眼瞼耳側に著明な突出を認める．耳側結膜を通してバックル素材が見えている．

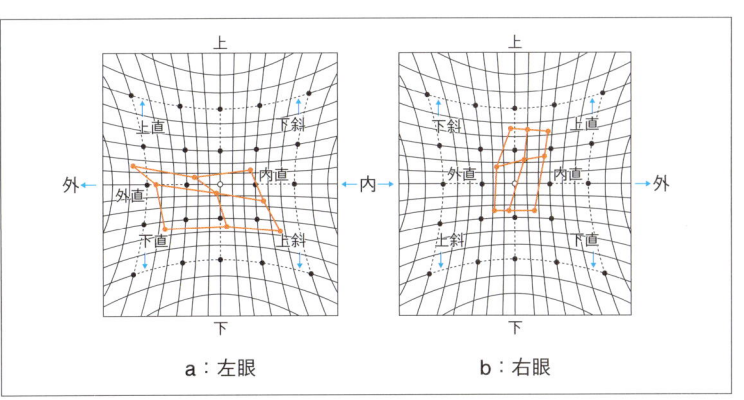

**図7 術前 Hess チャート**
全方向の眼球運動障害を認める．

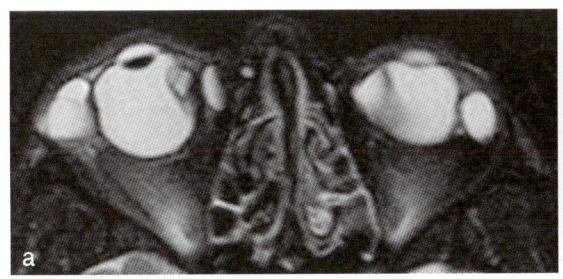

a：左眼　　b：右眼

**図8 MRI T2 強調画像**
両眼に膨化したマイラゲルと思われるバックルが認められる．

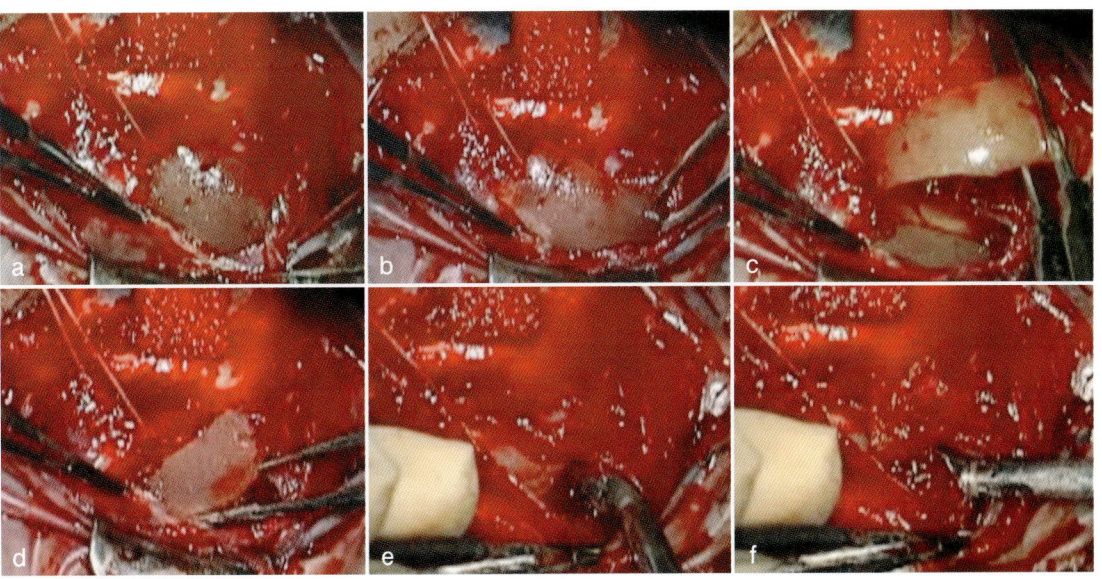

**図9 右眼マイラゲル除去術**
a：術野を大きくとり，バックル周りの線維性被膜を鈍的に除去する．
b, c, d：なるべく大きな塊でマイラゲルを除去する．
e, f：残ったものは，匙状の器具でていねいに掻き出す．強膜穿孔を起こさないように細心の注意を払う．

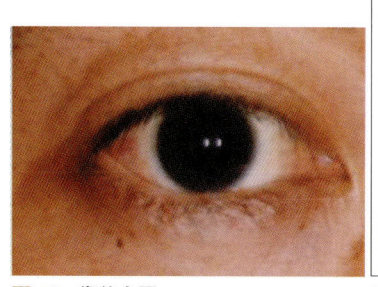

図10　術後右眼
眼瞼突出が消失し美容的にも改善している．

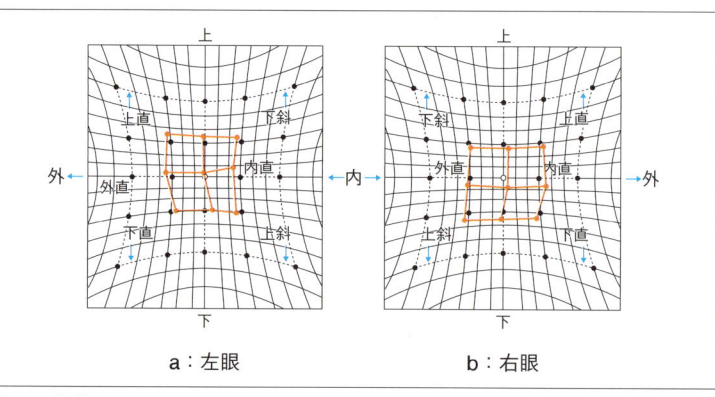

図11　術後 Hess チャート
眼球運動改善を認める．

a：左眼　　b：右眼

## 解説

### ●マイラゲルとは

　マイラゲルは1970年代終盤に Refojo によって開発された methyl acrylate と dihydroxyethyl acrylate の重合体 MAI（別名 Refojo implant）を製品化したものである．

　その軟らかさと弾力性から強膜びらんが少なく，死腔がなく抗生物質を吸収・徐放させることができるため感染のリスクが少ないなど，理想的なバックル素材とみなされ，79症例82眼における6～53か月の経過観察でも特に問題となる合併症がないことが1985年に報告されていた．

　ところが，1992年にインプラントで硝子体中に突出した症例や，1997年にエクソプラントで眼球運動障害をきたした症例の報告がなされ，本邦でも1999年に福永らが初めて輪状締結後の偏位を報告して以来，バックル素材の変質と extrusion の報告が多数なされている．マイラゲルは，現在，販売中止となっている．

### ●マイラゲルの除去方法

　変質・膨化したマイラゲルはもろく，断片化してしまうため，シリコーンスポンジのように，鑷子で把持して引っぱって除去することは不可能である．眼内レンズ鑷子や斜視鉤などで，少しずつていねいに，押し出したり掻き出したりして除去することが必要である．経強膜網膜凝固部位などで強膜のびらん・菲薄化した強膜が破れることを予防するため，クライオを用いて除去する方法も報告されている．

### ●マイラゲル合併症を疑ったら

　マイラゲルによる術後7～11年の長期合併症は，約8.5％で生じるといわれている．強膜バックリング手術後長期経過例で，著しい眼球運動障害や腫瘤触知が認められる時は，マイラゲルの合併症であることを疑い，MRI や CT を行う．放射線科での画像診断で，眼窩腫瘍を疑われる症例もあり，注意が必要である．MRI T2強調画像は，マイラゲルが大量の水分を含んでいるため，バックルが明瞭に描出される．また，強膜バックリング手術を行った施設に問い合わせて，手術記録が入手できれば，病態把握，合併症対策に役立つ．

　日本眼科学会から「マイラゲル（MIRAgel）の長期使用に伴う合併症について（平成21年12月4日）」という下記の文書が出されている．

---

日本眼科学会会員　各位

財団法人日本眼科学会

　マイラゲル（MIRAgel）の長期使用に伴う合併症についての注意喚起が，厚生労働省医薬食品局安全対策課から本学会に対し通達されましたので，お知らせいたします．

　アクリル酸2ヒドロキシエチルとアクリル酸メチルの共重合体を原材料とする「マイラゲル強膜スポンジ」（以下，「マイラゲル」という）は，網膜剥離手術用バックル材として，昭和60年に我が国

で輸入承認され，平成9年初めごろまで全国の医療施設で使用されています〔輸入先：米国マイラ社(MIRA, Inc)〕．現在は販売中止となっていますが，術後10年以上を経過してから合併症を発生する事例も報告されており，会員各位をはじめ眼科医療従事者におかれましては下記の点に十分ご留意くださいますよう，お願い申し上げます．

なお，この合併症はマイラゲル素材の変質に起因しており，現在，網膜剝離用バックル材として主に使用されているシリコーン材料では，同様の事象は報告されていないことを申し添えいたします．

記

1. 過去にマイラゲルを留置した患者においては，本品の膨張に伴う異物感，結膜充血，眼瞼腫脹，斜視，複視，異物の突出などといった合併症が発生する可能性があります．
2. 診断にはMRI(T2強調画像)が有効であり，自覚症状などが認められる場合には，早期に摘出することで複視の回復や膨張・変性に伴う強膜をはじめとする眼組織の障害を予防できる可能性が指摘されています．
3. 摘出術を施行する際には，当該製品が経年的な変化により脆くなっていることがあり，鑷子による除去では，断片化し，摘出が困難となる可能性があるため，術野を大きく広げ，斜視鈎などで少しずつ押し出すように除去することが有用です．
4. 摘出の際には，強膜と癒着している可能性があることから強膜傷害，穿孔や網膜剝離の再発には十分注意する必要があります．
5. 摘出などに際しては，大学附属病院眼科や経験ある眼科専門医のいる施設への紹介を考慮することが望まれます．
6. 昭和60年から平成9年までの間のカルテ等が保存され，マイラゲルの使用が確認された患者に対しては，可能な限り，情報提供をお願いします．
7. 関係企業がマイラゲルの使用状況や合併症に関する調査の実施を依頼することがあるので，可能な限り調査への協力をお願いします．

以上

**参考文献**

●症例1
・Kanski JJ, et al：Diplopia after retinal detachment surgery. Am J Ophthalmol 76：38-40, 1973.
・Hilton GF, et al：The removal of scleral buckles. Arch Ophthalmol 96：2061-2063, 1978.

●症例2
・Martin JF, et al：Long-term complications of the MAI hydrogel intrascleral buckling implant. Arch Ophthalmol 110：86-88, 1992.
・樋田哲夫，他：マイラゲルを用いた強膜バックリング術後長期の合併症について．日眼会誌107：71-75, 2003.
・Le Rouic JF, et al：Cryoextraction of episcleral Miragel buckle elements；a new technique to reduce fragmentation. Ophthalmic Surg Lasers 33：237-239, 2002.
・Roldán-Palláres M, et al：MIRAgel-Hydrolytic degradation and long-term observation. Arch Ophthalmol 125：511-514, 2007.
・目取真興道，他：マイラゲル(MIRAgel®)の長期経過後の合併症．あたらしい眼科25：255-258, 2008.

〈喜多美穂里〉

## アドバイス

網膜剥離手術は，失明に瀕する比較的緊急手術であり，網膜を復位することにのみ集中しやすい．しかし術後に視力回復しても，複視などの両眼視異常があると使えない眼になってしまう．また，外見上の問題も辛い．

### ● ていねいな操作で予防する

強膜バックリング手術操作による外眼筋傷害を少なくするように努める．なかでも外眼筋の露出時に筋膜を傷つけないようにして筋線維傷害を予防する．また外眼筋の牽引による傷害にも気を配る．結膜とテノン嚢の扱い方も大切である．結膜縫合時には，テノン嚢をできるだけ復位させてから行う．テノン嚢がわかりにくければ，洗浄水で洗い流すとテノン嚢の含水量が増えて白色化して区別しやすい．縫合糸が外眼筋に重ならないように，結膜切開部位やバックル縫結部位を計画する．筋肉下でバックルの膨隆が少ないようにバックルの大きさや縫合位置にも気を配る．

### ● 再手術は特に注意

再手術後に頻度は高くなる．外眼筋の周囲の瘢痕ができているところに，網膜凝固手技を追加したり，術中の視界が不良なために外眼筋の牽引操作が増えること，異常な結膜癒着が生じることによる．初回手術よりもさらに外眼筋麻痺が起こりやすいことに気をつけて，瘢痕組織や出血除去などをていねいに行う．

### ● 眼瞼異常の合併もある

眼球運動障害をきたすような症例は，手術操作が大きいなど難しいものが多く，開瞼器による眼瞼傷害や眼瞼挙筋などへの神経異常刺激などが生じていることがある．軽度の眼瞼下垂，下眼瞼の瘢性内反(一過性が多い)，上眼瞼後退(下直筋の瘢痕による下斜視合併)，眼瞼外反(瞼球癒着合併)などが起こりうる．一過性で回復することも多いが，改善しないときは手術などの対応を検討する．

### ● 黄斑浮腫の合併もある

強膜バックリング手術後の黄斑浮腫は高齢者，無(偽)水晶体眼などに一過性にみられることが多い．しかし，眼球運動障害を伴うような大きいバックル設置や再手術例では，術後の黄斑浮腫合併の頻度も高く，抗炎症薬などに反応しなければ，バックルによる眼内循環障害などに起因することも考えてバックル除去を考慮する(図1)．

### ● マイラゲル除去は通常と別物と考えよ

通常のバックル除去時は，バックルを包むように成長した鞘状の線維瘢痕組織を切開して，露出すると抜去しやすい．しかし，術後5年以上経過しているマイラゲルは変質している可能性があり，通常のバックル素材と全く異なっていることを意識して対処することが必要である．

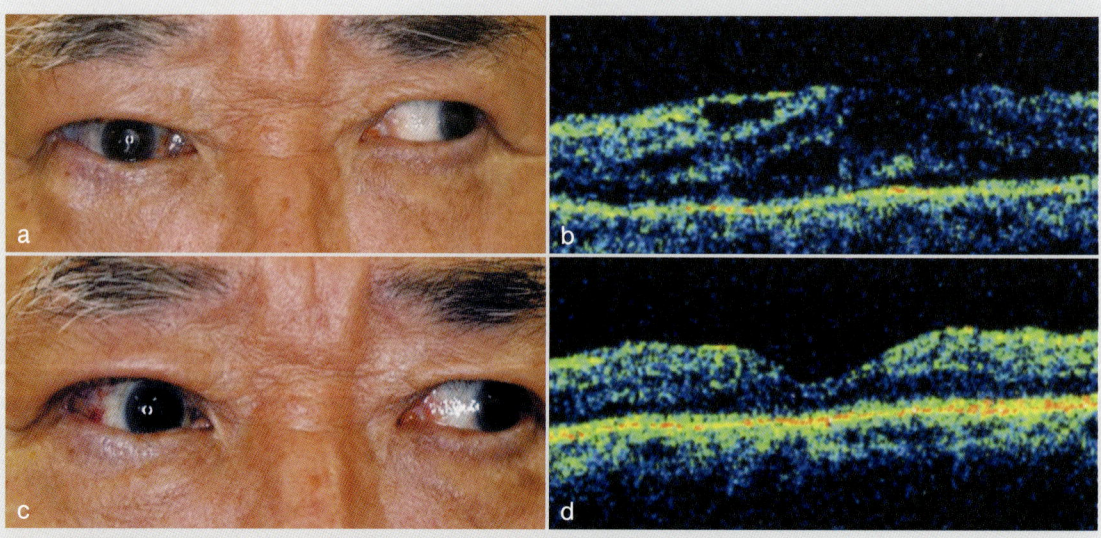

**図1 右眼網膜復位強膜バックリング術後に眼球運動障害と黄斑浮腫をきたした症例**
a：網膜剥離手術後，左方注視時に右眼の内転障害が生じた．
b：OCTで黄斑に浮腫がみられ，RV(1.0)に回復した視力がRV(0.2)に低下した．
c, d：バックル除去術後，眼球運動制限は改善し，黄斑浮腫も消失して，RV(0.7)に回復した．

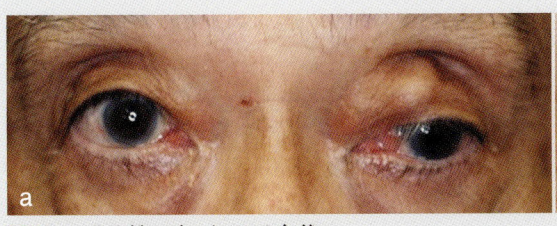

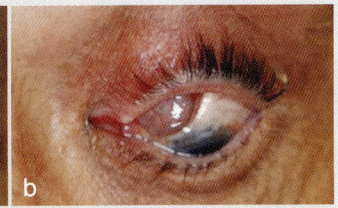

**図2 マイラゲルバックル12年後**
a：左上眼瞼腫瘤と複視で来院．
b：下転時，上鼻側に結膜を通してやや半透明の膨隆したマイラゲルが観察される．

　進行例では，眼内浸潤する場合もあり，強膜への癒着も強く，穿孔する可能性（特に網膜脈絡膜瘢痕部位）も通常のバックルより高い．眼球運動制限や腫瘤触知（図2）がみられる場合でなくても，MRIで膨隆していることが明らかならば，説明により患者の納得が得られれば積極的に除去する．

　マイラゲルの除去時は，結膜をできるだけ広く切開して，露出するための視野を広く確保する．鑷子で把持することは困難だが，クライオチップなどで伸展させる力には比較的耐える．強膜に癒着したものは無理にはがさないで，できるだけ削る．バックルが変質していないものや小さいものは比較的容易に除去できるが，大きいものや膨隆著明例や眼窩深部に及んでいるもの，網脈絡膜萎縮が著明なものは，除去に時間がかかるばかりか穿孔などの危険性も高く，全身麻酔下でバックル除去を考えたほうがよい．

〔平形明人〕

# 3 再剥離

**対策**
- 網膜下液の増大を認めたら再剥離を疑い，眼底を詳細に観察する
- 増殖硝子体網膜症(PVR)になりやすいため再剥離ならできるだけ早期に再手術を行う

**予防策**
- 術前の眼底観察を詳細に行い，初回手術からすべての裂孔を処理する
- 不完全な硝子体処理では，裂孔の再開を招くので周辺硝子体は切除する
- 複雑な症例なら硝子体手術にバックリング併用を初回手術から考える
- 医原性裂孔を見落とさない

**症例** 49歳　女性

　右眼下方視野欠損自覚．RV〔0.6(n.c)〕上方裂孔による網膜剥離(図1)と診断．胞状剥離，深部裂孔なので初回から硝子体手術を選択．手術後，硝子体内ガスが40%くらいになった時，再剥離を認めた．再手術の結果，再剥離の原因は前回の裂孔の閉鎖不全であった．裂孔の周辺部に残存した硝子体が収縮し，裂孔が再開する原因となっていた(図2)．裂孔周辺部の硝子体の完全切除は困難と判断し，バックル設置を併用した(図3, 4)．液ガス置換を行い手術を終了した．再手術後網膜は復位が得られた(図5)．

## 解説

### ● 硝子体手術後の再剥離の特徴

　網膜剥離に対して硝子体手術による復位を行った場合，再剥離は硝子体がないため，急速に拡大し，増殖硝子体網膜症(PVR)になりやすい．したがって，再剥離のサインを認めたら，速やかに再手術を行わなければならない．

### ● 裂孔の再開

　初回手術の時に処理した裂孔の再確認を行う．特に格子状変性を伴った裂孔であった場合，もともとあった裂孔の格子状変性の対側に新たに裂孔が形成されている場合もある．また，初回手術時，裂孔周囲の硝子体の処理が甘いと，特に裂孔の基底部方面あるいはエッジが再開している場合が多い．
　格子状変性では，変性部に残った硝子体により，本症例のようにロールアップされて，裂孔の再開になる場合もある．いずれにせよ，裂孔周囲の硝子体の処理が大切である．

### ● 新裂孔と医原性裂孔

　カニューラを使用する小切開硝子体手術(MIVS)になってから，医原性裂孔の鋸状縁断裂はかなり少なくなった．しかし，注意は必要である．初回硝子体手術で十分硝子体を処理できている場合は，周辺

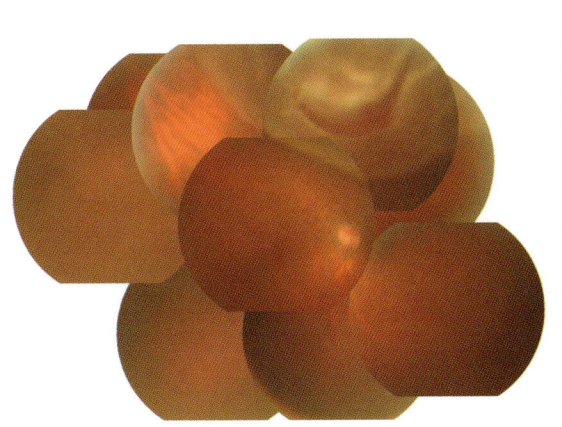

図1　初回手術前右眼底写真
胞状の上方からの網膜剥離を認める.

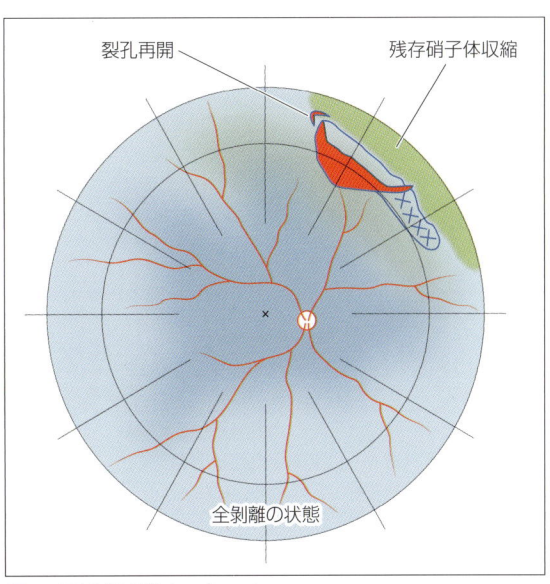

図2　再手術時眼底スケッチ
前回の裂孔の周辺部が光凝固により収縮し，裂孔が再開していた.

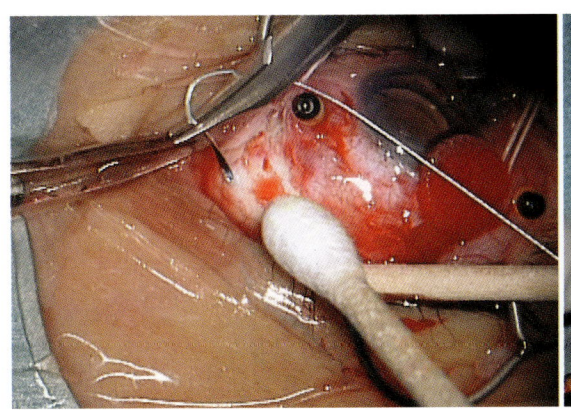

（図中ラベル：裂孔再開／残存硝子体収縮／全剥離の状態）

図3　マットレス縫合糸通糸

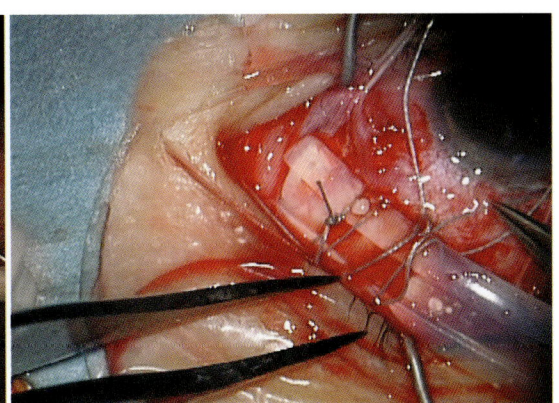

図4　バックル設置

部新裂孔の形成はほとんどない．

## ● 眼内レンズ（IOL），瞳孔の処理

　基本的に重篤な anterior PVR 合併例でない限り，IOL は温存して手術を行う．もちろん，再手術に際し，IOL 固定に問題がある場合，あるいはガス注入などにより偏位が著しく心配される場合は抜去も考慮する．IOL 眼では視認性に問題がある（特に液空気置換後）場合もあるが，その場合は広角観察システムを利用すればよい．簡便な広角観察システムに，Peyman Wessels Landers 広角レンズも発売されている．また，それぞれの顕微鏡に付随する広角観察システムも開発されている．最近では，ツァイス社の眼底観察システム（Resight®）が，より扱いが簡便な装置として開発された．

　挿入されている IOL の材質には注意が必要である．シリコーン製の IOL では，液空気置換時，特に後囊切開を受けている場合は結露による視認性の著しい低下をきたすことが知られていて，これは IOL の後面をワイプしても有効な視認性の確保は得られない．絶えず疎水性の IOL 面で結露が発生するためである（図6）．

　粘弾性物質を塗布するという考えも浮かぶが，通常のヒアルロン酸製剤では視認性の再確保を得られない．ヒアルロン酸とコンドロン酸を混ぜた製剤であれば，ある程度視認性の確保に有効とされる．

　瞳孔の状態は IOL の問題と同様，眼底の視認性に大きく影響する．最初から，虹彩癒着があり散瞳しない症例に対しては瞳孔形成術を，また手術中縮瞳が著しい場合は，アイリスリトラクターなどを用い，散瞳を確保する．ただ，接触型眼底観察レンズを使用しているとき，アイリスリトラクターを知ら

3　再剥離　147

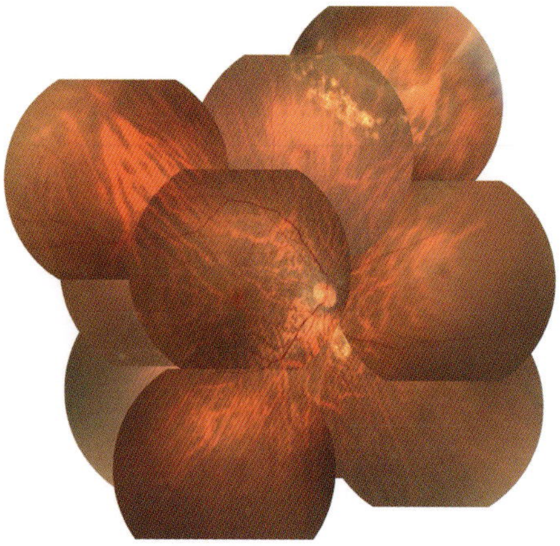

**図5** 再手術後右眼底写真
裂孔周辺部の網膜の牽引が強固と判断し，周辺部にバックルを設置した．術後網膜の復位が得られた．

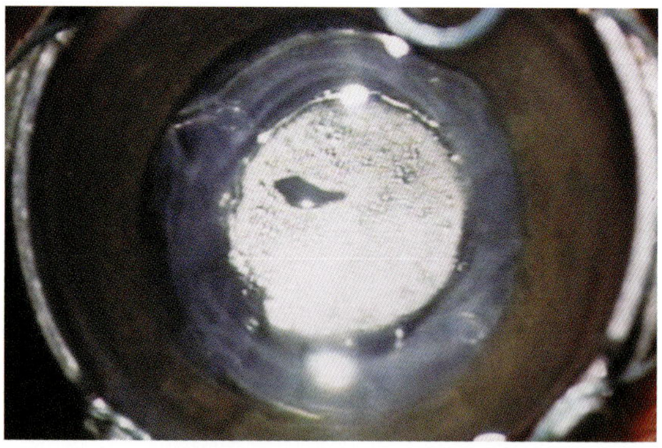

**図6** シリコーン IOL での液空気置換時の結露

ずに圧迫などしてしまい，脱落する場合もあるので，これにも注意を払わなければならない．

## ● 再手術時の考え方

　裂孔にかかる残存牽引を完全に除去するのが目的である．胞状に剝がれている網膜では残存硝子体切除に難儀することがあるが，この場合は液体パーフルオロカーボン（PFCL）を後極部に注入して置くと，剝離網膜が動揺せず，硝子体切除を行いやすい．また，圧迫しながらの処理にもかなり有効な方法である．網膜に既に固定皺襞が形成されている場合は，これも鑷子など使ってていねいに剝離しておく．網膜下索状物を形成している場合も時にあるが，網膜復位に妨げにならないと判断されたものは，無理に除去しなくてもよい．網膜復位が得られれば，自然に消失していく．もっとも黄斑下にこの索状物が存在することは稀である．
　再手術なのであるから，原則的には裂孔にかかる残存硝子体を十分切除しないといけない．しかし，裂孔に対する牽引が十分に除去できていない（できない）と判断した場合は，バックルにより牽引を相殺する必要がある．小切開硝子体手術（MIVS）では結膜を温存するという目的も大切だが，剝離自体を治さなければ本末転倒である．バックルを置くと決めたら結膜切開をためらってはならない．

## ● シリコーンオイルの使用は？

　通常は，上記裂孔周囲の硝子体の十分な再廓清，時にはバックル併用のガス注入再手術で，復位を得られよう．しかし，再手術例には，十分硝子体を切除しても網膜の伸展性が悪く，ガスでは恒常的な復位を得られそうにない症例もある．あるいは再々剝離などでは，さらなる手術を希望しない患者もいると思われる．
　その場合シリコーンオイルによるタンポナーデを行う．シリコーンオイルは半年を目途に抜去を検討する．この場合も IOL の材質には注意を要する．シリコーン IOL にいったんシリコーンオイルが付着すると分離が困難になる．現在で挿入される IOL はアクリル性のことが大半であるのでこういった問題を認識するのは稀であろうが，知識としては心得ておく必要がある．

**参考文献**

・櫻庭知己：医原性裂孔と網膜剝離．丸尾敏夫，他（編）：眼科診療プラクティス26 網膜剝離の診療指針．文光堂，pp142-144, 1996.
・Schepens CL, et al : Schepens' Retinal detachment and allied disease, second edition, Butterworth-Heinemann, Woburn, pp355-376, 2000.
・櫻庭知己：残った乳化シリコーンオイルの処理法．寺崎浩子（編）：眼科診療プラクティス81 眼内充填物質の使い方．文光堂，p44, 2002.

（櫻庭知己）

## アドバイス

裂孔原性網膜剥離，増殖硝子体網膜症（PVR），増殖糖尿病網膜症（PDR）の術後に，再剥離が生じうる．それぞれに対処法が異なるので，別々に述べる．

● 裂孔原性網膜剥離術後の再剥離

### 1）強膜バックリング手術後

強膜バックリング手術後の再剥離は，バックルが緩んだために生じることが多い．単純なケースでは，バックルを締め直せばよいが，PVRになっていたり，インプラントの場合は，硝子体手術で対応する．もちろん，小児の場合には，可能な限り，バックルで対応する．頻度は低いが，新裂孔の場合もあり，その場合は，硝子体手術で対応することが多い．

### 2）硝子体手術後

硝子体手術後の再剥離は急速に進むので，早急に再手術を行う．早期発見のために，患者に術後再剥離の可能性のあることを話し，自覚的に変化があればすぐに受診するように言っておく．再剥離の原因としては，新裂孔，既存裂孔の再開，PVRの発生（増殖によって既存裂孔に牽引が再び生じる）であり，それぞれに対応する．いずれにしても，後極部の増殖膜の有無をチェックし，あれば除去し，その後に液体パーフルオロカーボン（PFCL）を注入して，後極部の網膜を安定させて周辺部をチェックし，残存硝子体，増殖膜はていねいに切除，除去していく．裂孔原性網膜剥離術後のanterior PVRは医原性であり，最初の手術の際に，周辺硝子体は切除が不十分であったためである．PVRになる危険性の高い裂孔原性網膜剥離では，初回手術の際に徹底的に周辺部硝子体を郭清する．

なお，裂孔原性網膜剥離術後の再剥離の場合は，小切開手術で十分対応できる．

● PVR術後の再剥離

PVR術後では，当然再剥離の可能性が高く，ガスが少なくなるとともに再剥離してくる場合が多い．原因は，初回手術時の牽引の不完全な除去や再増殖である．anterior PVRがある場合は医原性裂孔を恐れずに徹底的に増殖の処理をした後に幅広のバックルを全周に巻く．再増殖の場合，増殖を除去しても除去しても再剥離を繰り返すという症例もあり，増殖が停止するまでに数回の手術を要することがある．そういった症例で，容易にシリコーンオイルで逃げるということがあってはならない．もちろん，患者の忍耐が限界になってやむなくそうせざるを得ない場合もあるが，術者の側から決して逃げてはならない．そうはいっても，シリコーンオイルを使用せざるを得ない場合もある．術後低眼圧のためにシリコーンオイルが抜去できる可能性が低いと判断されたならば，5000 cStのオイルを使用する．いずれにしても，術後炎症，再増殖を防ぐために，手術終了時にテノン嚢下にトリアムシノロンアセトニド20〜40 mgを注入しておく．

筆者の場合，初回PVR手術では小切開手術で行うが，再手術の際には，anterior PVRの処理に垂直剪刀などの有用な20Gの器具を使用したいので20Gで行うことが多い．

● PDR術後の再剥離

原因としては，再増殖に伴う既存裂孔（初回手術時に生じた医原性裂孔のことが多い）の再開や新裂孔の発生による．もちろん，裂孔がなく，フィブリンを基盤にした再増殖によって牽引性剥離のみのこともある．再剥離例のほとんどは，初回手術時に医原性裂孔を生じた症例である．初回PDR手術において，線維血管性増殖の処理はゆっくりとていねいに行い，医原性裂孔を生じないことが大切である．黄斑に浅い牽引性剥離があっても，裂孔を生じずに増殖の処理が終了したならば意図的裂孔を作って網膜下液を抜くことは考えないで，そのまま手術を終了する．

再剥離の場合，フィブリンを基盤にした薄い再増殖のことが多い．網膜が菲薄化しているため，増殖膜を無理矢理にpeelingすると裂孔を生じるので，増殖膜を切断しながら牽引をかけずに切除していくという対応で十分である．網膜が菲薄化しているので術後容易に裂孔になりやすく，過剰にならない程度に広範囲に眼内光凝固を行っておく．また，術後炎症，再増殖を防ぐために，手術終了時にテノン嚢下にトリアムシノロンアセトニド20〜40 mgを注入しておく．

再手術も小切開手術で十分可能であるが，重症例では20Gの垂直剪刀が有用であり，その場合は1ポートのみ20Gにすることもある．周辺部硝子体の収縮のあるときはPVRに準じるが，初回手術時に硝子体を郭清しておくべきであろう．

〔白神史雄〕

# 4 黄斑パッカー

> **対策**
> - 黄斑パッカー発症前より矯正視力が低下した時や，自覚的に歪視などの訴えが強いときに硝子体手術の適応となる
> - 黄斑パッカーが発症しても視力低下や自覚症状の悪化がなければ経過観察でよい
> - 診断は検眼鏡で容易であるが，詳細な観察には光干渉断層計（optical coherence tomography；OCT）が有用である

> **予防策**
> - 硝子体手術中の網膜レーザー光凝固や，強膜バックリング手術中の冷凍凝固およびジアテルミー凝固を行う際に過凝固を避ける
> - 硝子体手術において，黄斑上の内境界膜（ILM）剥離とトリアムシノロンアセトニドなどで可視化した後極網膜上の硝子体皮質剥離は黄斑パッカーを予防する可能性がある

**症例1** 55歳　男性

4年前に右眼網膜裂孔に対し，網膜レーザー光凝固を受けた．半年ほど前からの右眼視力低下と軽度の歪視を主訴に受診．RV(0.4)，白内障と後部硝子体剥離，眼底には上方にレーザー光凝固斑に囲まれた網膜裂孔（図1）と黄斑パッカー（図2，3）があり硝子体手術を施行した．

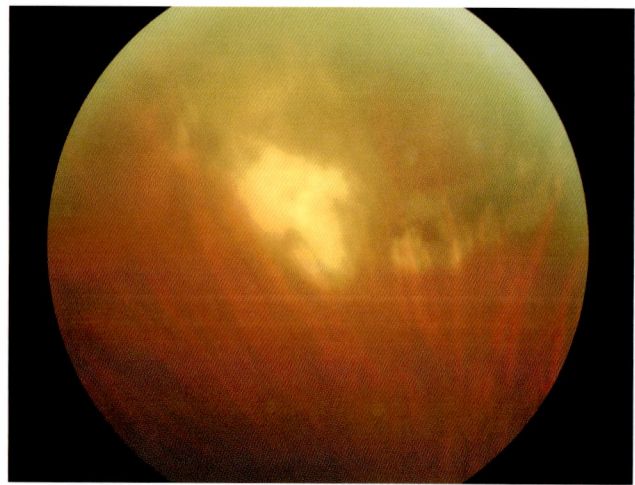

**図1　眼底写真**
上方の網膜裂孔とレーザー光凝固斑．やや強凝固になっている．

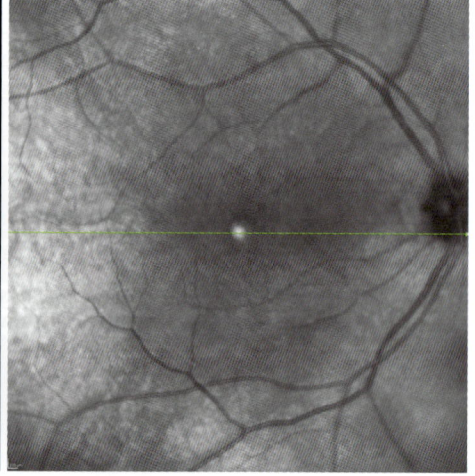

**図2　近赤外線眼底写真**
黄斑に網膜皺襞がみられる．

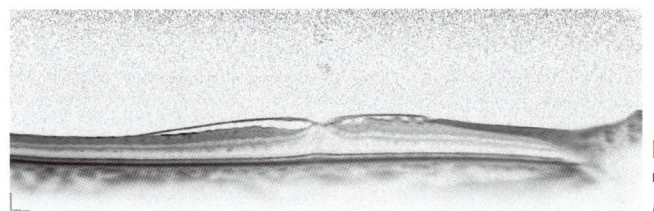

**図 3　OCT**
中心窩に癒着した黄斑上膜と網膜皺襞があり，特に中心窩が肥厚している．

> **症例 2**　51 歳　女性
>
> 　3 週前に浴室で転倒し膝で左眼を打撲，1 週間前からの左眼視力低下を訴え，紹介受診．LV(0.2)，左眼圧は 4 mmHg で眼底は上方以外 3 象限に網膜剝離があり全周に脈絡膜剝離があった(**図 4**)．水晶体再建術併施硝子体手術を行い復位を得たが，術後 2 か月ほどで黄斑パッカーが発症し増強したため(**図 5**)，術後 4 か月で再度硝子体手術を行った．黄斑パッカーは除去できたが(**図 6**)，再手術後 2 か月で LV(0.2)にとどまった．

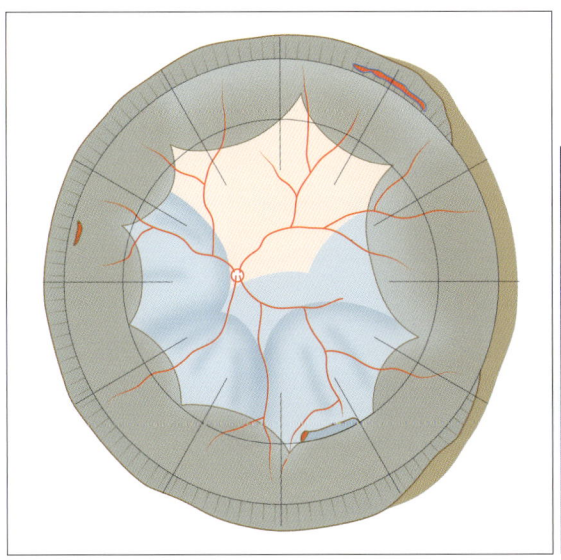

**図 4　初診時眼底チャート**
全周に脈絡膜剝離があり，上耳側に硝子体基底部前縁裂孔，鼻側に硝子体基底部後縁裂孔，下方赤道部には裂孔を伴う格子状変性があった．4 時から 2 時付近まで 300°にわたる鋸状縁および毛様体扁平部無色素上皮剝離があり，上方以外 3 象限に網膜剝離があった．

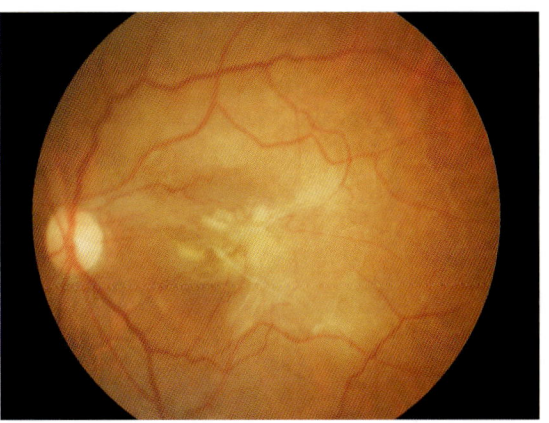

**図 5　初回手術後の眼底写真**
初回手術後 4 か月で，厚い黄斑前増殖があり黄斑は強い皺襞となっている．

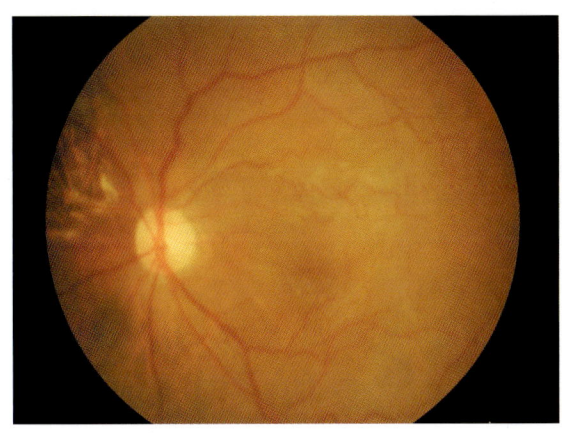

**図 6　再手術後の眼底写真**
再手術後 1 週で黄斑パッカーは除去されているが網膜表面がやや毛羽立っている．

> **症例3** 48歳 女性
>
> 　4日前に左眼飛蚊症を自覚，その後下鼻側から進行する視野欠損を自覚し，紹介受診．LV(1.2)，眼底は上耳側の格子状変性縁に2つのほぼ連続する約60°の網膜裂孔による胞状網膜剥離があった(**図7**)．他に3象限にわたって硝子体基底部後縁に7つの裂孔があった．水晶体再建術併施硝子体手術を行い復位を得たが術後2か月で黄斑パッカーが出現しLV(0.2)となり(**図8**)，術後3か月で再度硝子体手術を行った．再手術後6か月でLV(0.8)を得た(**図9**)．

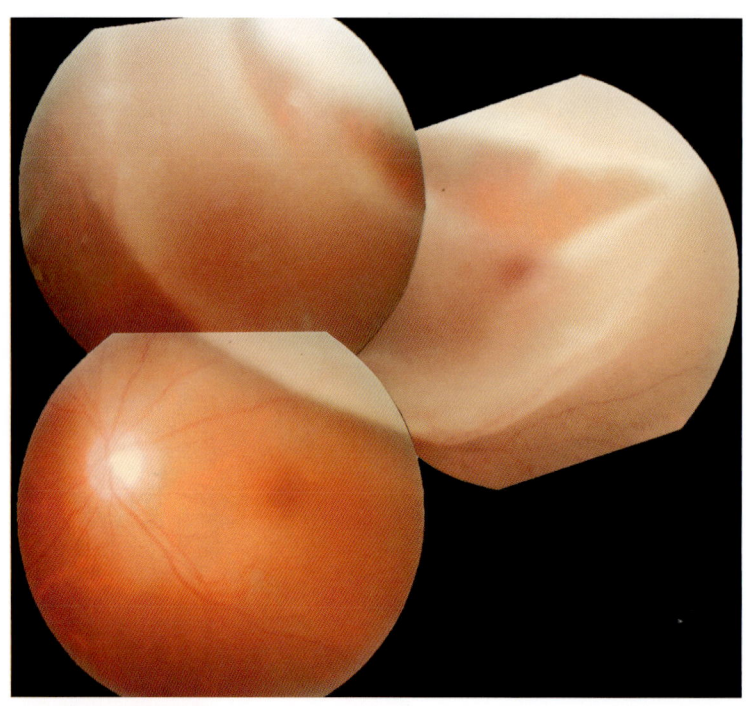

**図7　初診時眼底写真**
上耳側の格子状変性縁に2つのほぼ連続する約60°の網膜裂孔．黄斑剥離はない．

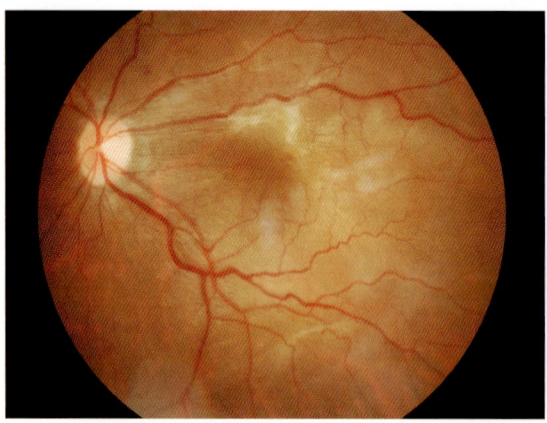

**図8　初回手術後3か月の眼底写真**
黄斑上方を中心に黄斑パッカーがある．

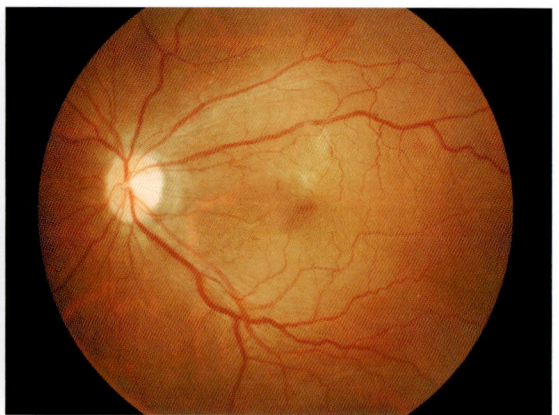

**図9　再手術後1週の眼底写真**
黄斑パッカーは除去されており牽引され生じていた血管の蛇行も改善している．

**解説**

### ● 黄斑パッカーの病態

黄斑パッカーは続発性に生じる黄斑前線維増殖（黄斑前膜）であり種々の疾患に伴って発症する．黄斑パッカーをきたす疾患としてはぶどう膜炎，網膜血管腫，外傷などがあるが裂孔原性網膜剥離に対する硝子体手術や強膜バックリング術，網膜裂孔などへの網膜レーザー光凝固の後に生じるものが代表的であり，網膜硝子体手術の合併症としては比較的多いものである．ここでは裂孔原性網膜剥離または網膜裂孔の術後に発症する黄斑パッカーについて述べる．

黄斑前膜を形成している細胞は網膜色素上皮細胞や網膜のグリア細胞などが遊走，増殖したもので内境界膜やその上に残存した硝子体皮質を足場としている．手術侵襲や脈絡膜剥離によって血液眼関門が破綻したり，術前に硝子体出血があるなどした時は眼内に血清由来のサイトカインや細胞外マトリックスが多く存在し黄斑前膜の形成を促進している．

### ● 注意すべき裂孔原性網膜剥離の病態

脈絡膜剥離を伴っていたり，長期間網膜剥離が存在しているときなど眼内のフレアが増加していると血清由来の各種サイトカインなどが既に眼内に多くなっており黄斑パッカーの発症の危険は高い．また，同様の理由で硝子体出血を伴っている例も注意が必要である．

大きな裂孔や多発する裂孔は網膜下から硝子体中への網膜色素上皮細胞の遊走の危険が大きくやはり黄斑パッカーが起こりやすい．

### ● 黄斑パッカーを起こさないために

過剰な手術侵襲を避けることが重要である．まずは裂孔凝固における過凝固はしないようにする．眼内レーザー光凝固においては網膜下液がわずかに残っているところと完全に復位しているところでは凝固斑の表れ方に違いがでる．同じ出力であれば網膜下液が存在しているところのほうが長時間の凝固が必要で，同じ調子で凝固していると網膜下液がない部分は過凝固になりやすい．冷凍凝固では網膜剥離の丈が高いとなかなか裂孔周囲の網膜までプローブによる陥凹がとどかず網膜に凝固斑がでないことがあるが，無理に長時間凝固し続けることはせず網膜色素上皮まで凝固しておけば復位後に瘢痕癒着を得ることができる．

強膜バックリング術では数か所の渦静脈を圧迫するような大きなバックルを設置すると術後に脈絡膜剥離を起こし黄斑パッカーが発症しやすくなるので避けるべきであり，そのような症例は硝子体手術が適応となる．

原因のわからない硝子体出血では超音波検査で網膜剥離が検出されなくても裂孔が形成されていることがあり数日後には網膜剥離を発症することがある．漫然と経過観察をしていて発見が遅れると術後の黄斑パッカーの危険が高いだけでなく増殖硝子体網膜症も起こしやすくなる．原因不明の硝子体出血はできるだけ早く手術を行ったほうがよい．

硝子体手術では術中にトリアムシノロンアセトニドで硝子体皮質を可視化して黄斑上の硝子体皮質を除去することは黄斑パッカーを予防するかもしれない．さらに黄斑のILM剥離を行えばすべての足場を除去できるため黄斑パッカーの予防としてはよい可能性がある．しかし，黄斑円孔例であるがILM剥離を行った例で黄斑パッカーを経験しており，完全に予防することはできないかもしれない．

### ● 治療

黄斑パッカー発症前より視力が低下した例や歪視などの自覚が強い例は治療の適応となる．特発性黄斑前膜より増殖膜が厚く収縮が強い印象があるが手術手技は同じである．

硝子体手術の強膜創の大きさに合わせたVランスまたは注射針を用いたマイクロフックトニードルで中心窩近くの増殖膜をなでるようにしながら引っかけて挙上し切開する．断端が立ち上がれば鉗子で把持して周辺に向かって剥離していくが，中心窩に強く癒着している例が多く，急激に剥離すると黄斑円孔になることがある．中心窩がテント状に牽引されたときは慎重にいろいろな方向に把持した増殖膜を引っぱって少しずつ中心窩から剥離する．意図的ILM剥離は行ったほうが術後の黄斑の伸展がよい

ようである．増殖膜を剥離した後は既に一部 ILM が剥離していることが多く，確認できれば黄斑全体の ILM を剥離する．

#### 参考文献

- Lobes LA Jr, et al : The incidence of macular pucker after retinal detachment surgery. Am J Ophthalmol 85 : 72-77, 1978.
- Kampik A, et al : Epiretinal and vitreous membranes. Comparative study of 56 cases. Arch Ophthalmol 99 : 1445-1454, 1981.
- Michels RG : Vitrectomy for macular pucker. Ophthalmology 91 : 1384-1388, 1984.
- de Bustros S, et al : Vitrectomy for macular pucker. Use after treatment of retinal tears or retinal detachment. Arch Ophthalmol 106 : 758-760, 1988.
- Katira RC, et al : Incidence and characteristics of macular pucker formation after primary retinal detachment repair by pars plana vitrectomy alone. Retina 28 : 744-748, 2008.

（石田政弘）

## アドバイス

黄斑パッカーは，裂孔原性網膜剥離術後の視力低下の主な原因の一つで，その発生率は 3～12.8% 程度と報告されている．術後パッカーが生じないよう，裂孔原性網膜剥離手術操作に注意を払うことが重要であるが，生じた場合には再手術を要する場合が少なくない．

### ● 黄斑パッカー発生を予防

黄斑パッカーの成因において，炎症反応に伴う網膜色素上皮をはじめとする細胞の遊走・増殖が重要な役割を果たしていると考えられる．そのため，裂孔原性網膜剥離手術においては，なるべく術後炎症を惹起し

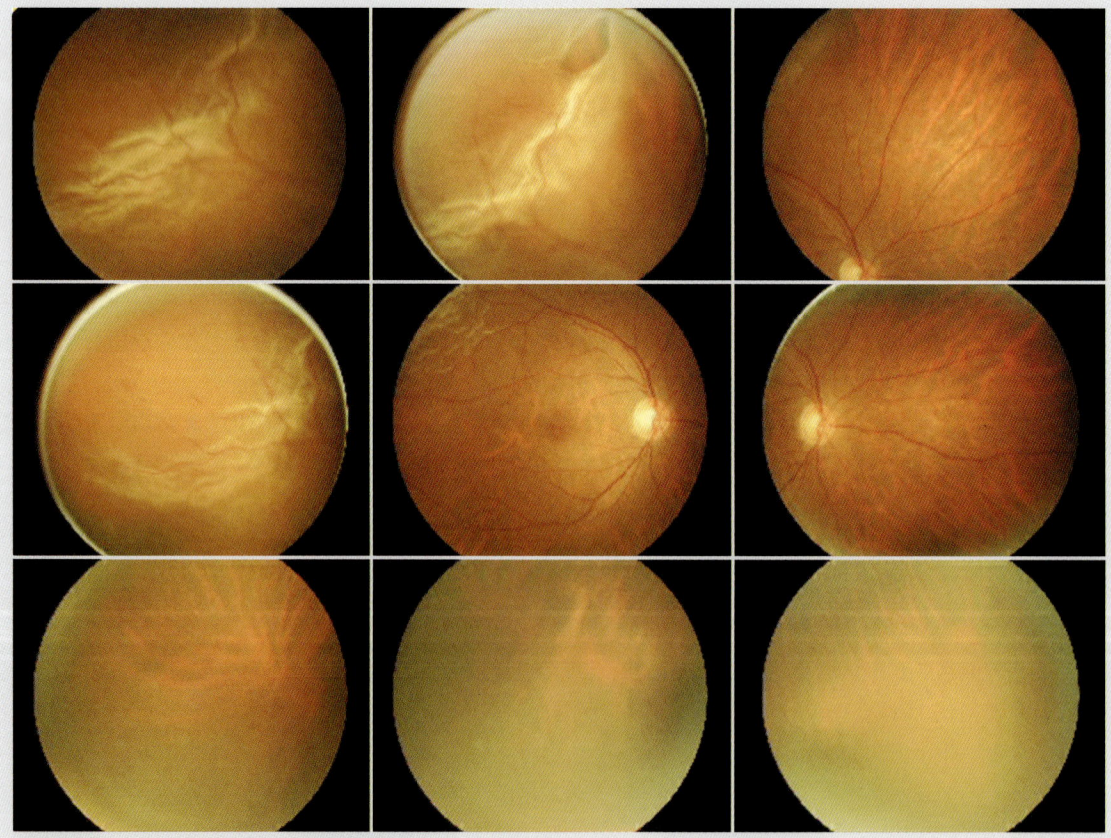

**図 1 右眼上方～上耳側の裂孔原性網膜剥離**
58 歳　女性．強膜バックリング手術を施行した．術前 RV(1.0)．

ないような手術操作を心がけることが重要である．
　例えば，強膜バックリング術時においては，過剰な冷凍凝固を行わない．また，網膜下液には多くの炎症性サイトカインが含まれているので，網膜下液は可能な限り経強膜的に眼外に排液されるべきで，気体注入などによって原因裂孔から硝子体腔内に散布しないのが望ましい（図1～3）．硝子体手術時においては，裂孔処理はすべて光凝固で行い，冷凍凝固は用いない．

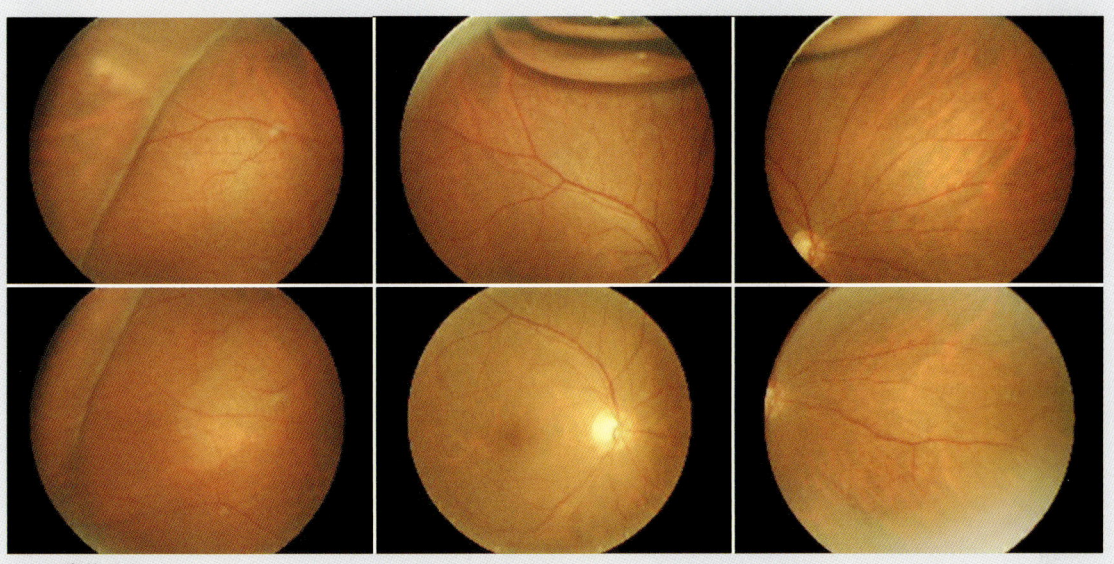

**図2　術後2日**
膨張性ガス（SF6）を硝子体内投与し，網膜復位が得られた．術後 RV（1.0）．

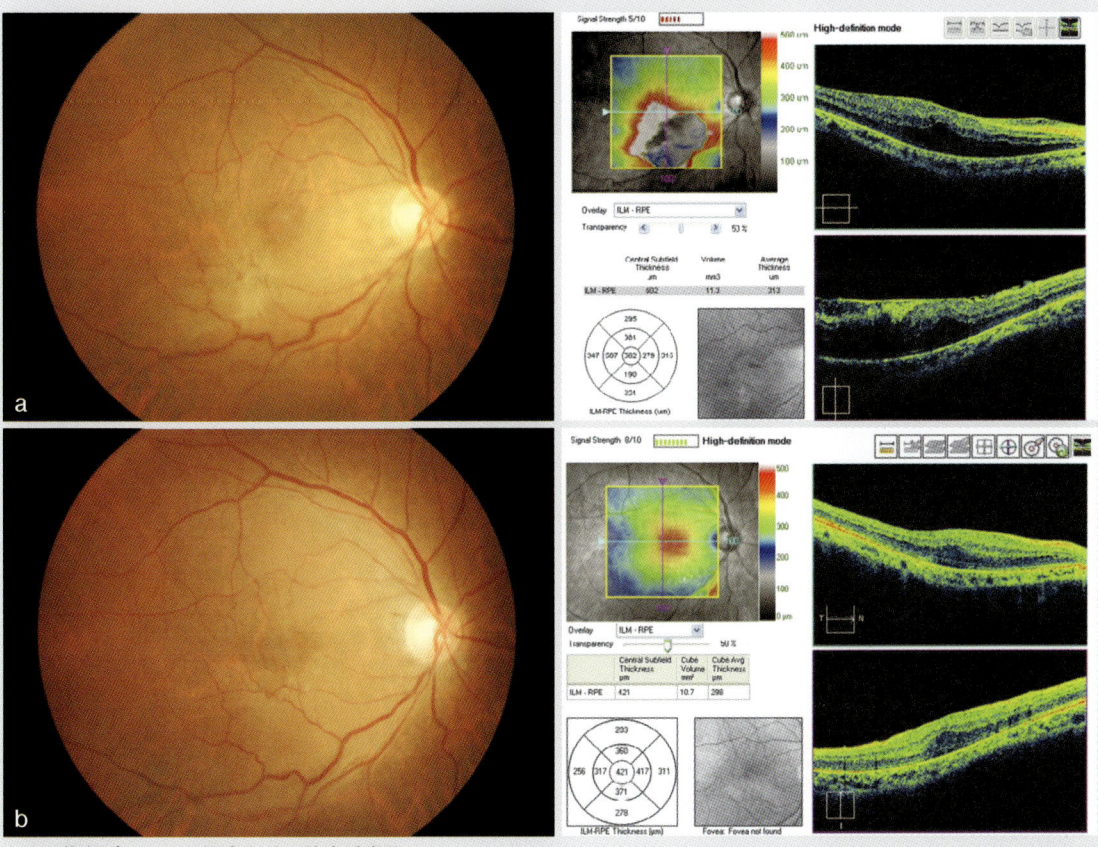

**図3　黄斑パッカーの発生とその除去手術後**
a：強膜バックリング手術後2か月．黄斑パッカーを認め，強い変視と視力低下を自覚している．RV（0.3）．25Gシステムを用いた内境界膜剥離併用硝子体手術を施行した．
b：硝子体手術後3か月．黄斑部浮腫の残存を認めるが，変視は軽減し，RV（0.9）に改善した．

（次頁につづく）

その理由は，冷凍凝固では網膜下液が残存した状態でも凝固可能で，術中のみならず術後も網膜復位が不完全になる可能性があること，また，光凝固に比べて術後炎症が強くなる可能性があること，などである．

● **黄斑パッカーに対する手術**

黄斑パッカーに対する硝子体手術時には，パッカーのみならず内境界膜(ILM)剥離も併用すべきである．その理由は，ILM剥離によって黄斑部に残存する可能性のあるパッカー構成要素を完全に除去することが可能で，パッカーの再発リスクを抑制できるからである．パッカーの再発を抑制し，黄斑部の形態を保つため，おおよそ血管アーケード内のILMを剥離除去する．

この際，ILMを確実に剥離するために，ILMを可視化するための補助薬剤を用いると便利である．これまでに，インドシアニングリーン(ICG)，トリパンブルー，トリアムシノロンアセトニドなどが用いられてきたが，筆者の施設では，網膜毒性がないと報告されているブリリアントブルーG(BBG)を用いてILMを可視化している．

さらに，最近の知見では，RRD手術時に予防的にILM剥離を併用すると，術後パッカーを有意に抑制できるとの報告もある．この点については，今後検討するべきかもしれない．

**参考文献**

- Ricker LJ, et al：Chemokine levels in subretinal fluid obtained during scleral buckling surgery after rhegmatogenous retinal detachment. Invest Ophthalmol Vis Sci 51：4143-4150, 2010.
- Katira RC, et al：Incidence and characteristics of macular pucker formation after primary retinal detachment repair by pars plana vitrectomy alone. Retina 28：744-748, 2008.
- Shimada H, et al：Double staining with brilliant blue G and double peeling for epiretinal membranes. Ophthalmology 116：1370-1376, 2009.
- 長谷川琢也，他：特発性黄斑前膜における内境界膜剥離術後の長期成績．日眼会誌 108：150-156, 2004.
- Enaida H, et al：Brilliant blue in vitreoretinal surgery. Dev Ophthalmol 42：115-125, 2008.

〈恵美和幸〉

# 5 前部増殖硝子体網膜症(anterior PVR)，増殖硝子体網膜症(PVR)

**対策**
- 増殖膜の徹底的な除去
- 既存のバックルをはずして，網膜牽引に関わる増殖組織を確認
- 残存硝子体皮質を含めて，細胞増殖の足場を残さない
- 輪状締結により，術後の網膜牽引を相殺する

**予防策（初回手術時）**
- 強膜バックリング手術では，過剰冷凍凝固・輪状締結の締めすぎに注意する
- 硝子体手術では，確実な後部硝子体剥離(PVD)の作製・硝子体皮質の除去を心がける
- 硝子体基底部の硝子体の処理の徹底
- 術後の消炎に努め，フィブリン析出に注意する

### 症例　32歳　女性

　左眼の網膜剥離に対して，強膜バックリング手術を受けるも網膜は復位せず，硝子体手術と輪状締結ならびにガスタンポナーデを施行された．術後1か月で周辺部より網膜が再剥離し，輪状締結の後極側網膜は部分的に復位しているが，周辺部に放射状の網膜皺襞を生じていた（図1）．
　術中所見より，硝子体基底部後縁に沿って前部輪状牽引を認め，下方180°には前部増殖硝子体網膜症(anterior PVR)による anterior displacement を生じていた(PVR grade C type A-4, A-5)．このため，水晶体切除し輪状締結されていたシリコーンスポンジをはずして，硝子体剪刀と鉗子を用いて増殖膜の除去を行った．さらにトリアムシノロンアセトニドで残存硝子体皮質を可視化して可能な限り除去し，幅広のシリコーンタイヤで輪状締結のうえガスタンポナーデで終了した（図2）．

### 解説

#### ● anterior PVR の原因

　増殖硝子体網膜症(PVR)における増殖膜は，網膜色素上皮細胞と網膜グリア細胞によって形成される．増殖の足場となる硝子体やフィブリンが網膜面に存在すると，これらの細胞が増殖して線維膜を作る．一般的に，PVR は赤道部より後極側の網膜前面や後面に，膜状や索状の増殖膜を形成する．一方，硝子体基底部は，硝子体のコラーゲン線維が密集して網膜に強く癒着した構造をしているために，完全に硝子体を剥離することは不可能である．この硝子体の残存する硝子体基底部が，病変の主座になるのを anterior PVR と呼ぶ．また，過剰な術後炎症によってフィブリン膜が生じて，増殖膜の形成を促進することもある．

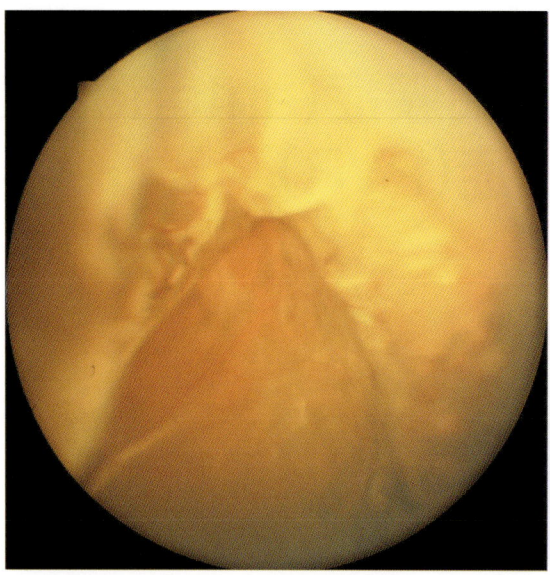

**図1** anterior PVR を生じた眼底の術前写真
後極部網膜は復位しているが，周辺部網膜は全象限にわたって再剥離を生じている．周辺部網膜には放射状の網膜皺襞を認め，anterior PVR を発症している．経毛様体扁平部水晶体切除のうえ硝子体手術を施行した．

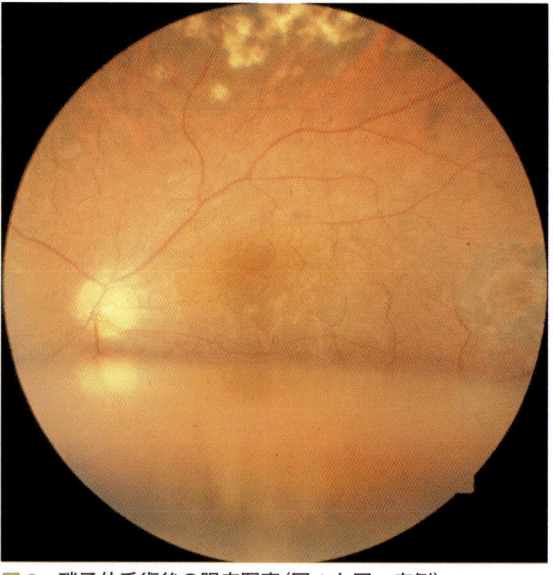

**図2** 硝子体手術後の眼底写真（図1と同一症例）
術終了時に 12%$C_3F_8$ にてタンポナーデを施行した．術後2週で眼内のガスは半減し，網膜は復位している．

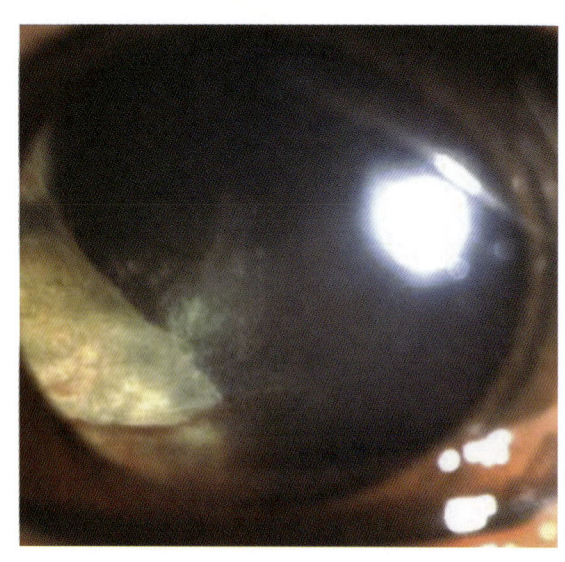

**図3** anterior displacement
anterior PVR の症例の術中写真で，瞳孔領の左側に毛様体皺襞部におよぶ白色の線維増殖膜を認め，周辺部剥離網膜が毛様体突起部に向かって吊り上っている．

## anterior PVR の分類

anterior PVR には2つのタイプがある．硝子体基底部後縁に沿って線維性増殖が索状に形成されて，網膜を求心性に牽引するものを前部輪状牽引と呼ぶ(anterior loop traction, PVR grade C type A-4)．さらに，輪状牽引された周辺部網膜が，硝子体基底部に残存した硝子体の収縮によって毛様体皺襞部方向へ吊り上ってくる前方移動(anterior displacement, PVR grade C type A-5)がある(図3)．

## anterior PVR の危険因子

網膜剥離に対する強膜バックリング手術でも，術後晩期に anterior PVR を発症することがある．原因としては，過剰な冷凍凝固による眼内への色素散布や後極寄りの輪状締結による網脈絡膜循環不全である．いずれの場合も，術後いったん網膜の復位が得られるが，数か月の経過で硝子体基底部を中心に前部輪状牽引を生じて再剥離にいたる．

網膜剥離に対する硝子体手術では，原因裂孔の硝子体牽引を解除するだけで十分な硝子体の処理を行わなければ，後極に残存する硝子体皮質や硝子体基底部の残存硝子体を足場にして術後増殖膜が形成さ

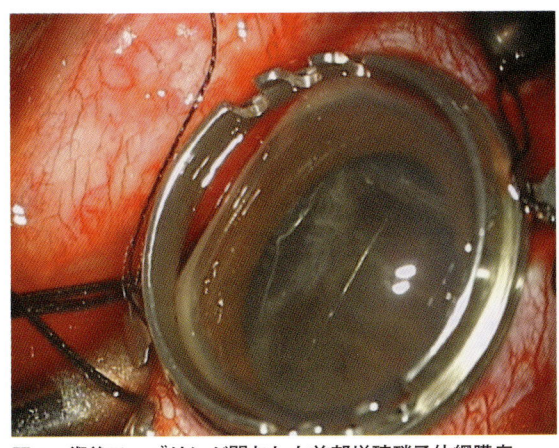

**図4 術後フィブリンが関与した前部増殖硝子体網膜症**
網膜剝離に対する白内障・硝子体同時手術を受け，術後IOL後面のフィブリン膜が残存していた症例の術後2か月における前眼部写真である．IOL後面の線維化したフィブリン膜が前部増殖硝子体網膜症の足場となって，周辺部網膜が牽引されてIOL後方にまで剝離してきている．

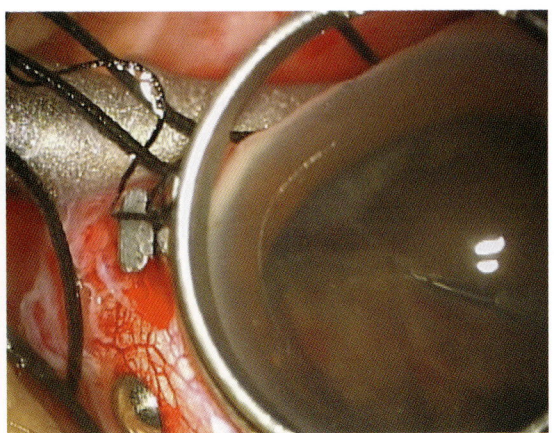

**図5 anterior displacementの処理後**
毛様体皺襞部と剝離網膜の間を硝子体剪刀で切離し，毛様体扁平部の残存硝子体を処理すると，網膜は鋸状縁から後極側へ伸展していく．

れる．
　術後のフィブリン析出も早期に分解せずに遷延化すると，毛様体を覆うようなフィブリン膜が形成されてanterior PVRや低眼圧を引き起こすおそれがある．

## ● anterior PVR の臨床所見

　anterior PVR発症初期の眼底所見としては，既存の網膜裂孔は閉鎖しているにもかかわらず，周辺部網膜に剝離を認める．さらに進行すると，周辺部剝離網膜には放射状の皺襞を認め，既存の処置済み網膜裂孔も再開して網膜剝離の範囲が急速に広がる．この時期の前眼部所見として，虹彩の後方牽引による前房深度の増加を生じる．毛様体剝離による房水産生低下のため，低眼圧となることが多い．

## ● 対処法

### 1）水晶体・眼内レンズ(IOL)の処置

　anterior PVRでは，硝子体基底部から毛様体皺襞部に増殖性変化を生じる病態であるので，有水晶体では処置できない．IOLの場合は，眼底視認性で判断すべきである．ただ，稀に増殖膜の形成が毛様体皺襞部を覆い尽くして水晶体囊におよんで，IOL後方まで剝離網膜が吊り上がることがあり，この場合はIOLの抜去も必要となる(図4)．

### 2）既存バックルの処置

　周辺部の増殖膜は可能な限り除去すべきであり，増殖膜による網膜牽引を残せば再剝離につながる．anterior PVRでは放射状に網膜皺襞があるため，その溝に存在する増殖膜を見落とす可能性がある．特に既存バックルがあればその内陥効果で，液空気置換しても残存牽引が一見ないように観察される．この残存牽引の見落としを防ぐには，いったん既存バックルをはずして網膜伸展させるほうがよい．

### 3）増殖膜の処理

　前部輪状牽引(anterior loop traction)は，硝子体基底部後縁が線維化して強固な増殖組織となっている．硝子体剪刀でていねいに網膜より分層していくことが肝要である．ただ，非常に広範囲に存在する場合は，増殖組織を島状に残して輪状収縮を解除するにとどめてもよい．
　前方移動(anterior displacement)は，剝離網膜が毛様体皺襞部方向へタッキングされており，この部位の牽引を硝子体剪刀で切離し，毛様体扁平部の残存硝子体を処理する．徹底的な増殖膜と硝子体の処理で，網膜は鋸状縁から後極側へ伸展していく(図5)．
　また，後極側の網膜に硝子体皮質が残存していないかを，トリアムシノロンアセトニドを塗布してダイヤモンドダスト付きメンブレンスクレーパー(DDMS)などで徹底的に除去する．

### 4）輪状締結とタンポナーデ

解剖学上，硝子体基底部では硝子体皮質を完全に網膜から剝離することはできない．このため硝子体カッターでshavingを施行しても，皮質が残存することは避けられず，術後に収縮して網膜牽引を引き起こすおそれがある．この牽引を相殺するために，anterior PVRでは輪状締結しておくことを勧める．また多くのPVR症例は増殖膜の形成が下方に生じるため，術終了時のタンポナーデには長期滞留ガスを用いるほうがよい．

**参考文献**
- Lewis H, et al : Anterior proliferative vitreoretinopathy. Am J Ophthalmol 105 : 277-284, 1988.
- Zarbin MA, et al : Dissection of epiciliary tissue to treat chronic hypotony after surgery for retinal detachment with proliferative vitreoretinopathy. Retina 11 : 208-213, 1991.
- Aaberg TM : Management of anterior and posterior proliferative vitreoretinopathy. Am J Ophthalmol 106 : 519-532, 1988.
- Machemer R, et al : An updated classification of retinal detachment with proliferative vitreoretinopathy. Am J Ophthalmol 112 : 159-165, 1991.

〈前野貴俊〉

## アドバイス

### ● 網膜格子状変性巣の周辺側の硝子体処理

網膜剝離例ではしばしば網膜格子状変性巣縁の弁状裂孔や変性巣内の萎縮性円孔が原因となる．網膜格子状変性巣はその全周に硝子体が癒着しており網膜を牽引している．硝子体手術では，網膜格子状変性巣の後極縁までは比較的容易に人工的後部硝子体剝離が作製できるが，その周辺側の硝子体を網膜から完全に剝離除去するのは結構難しい．

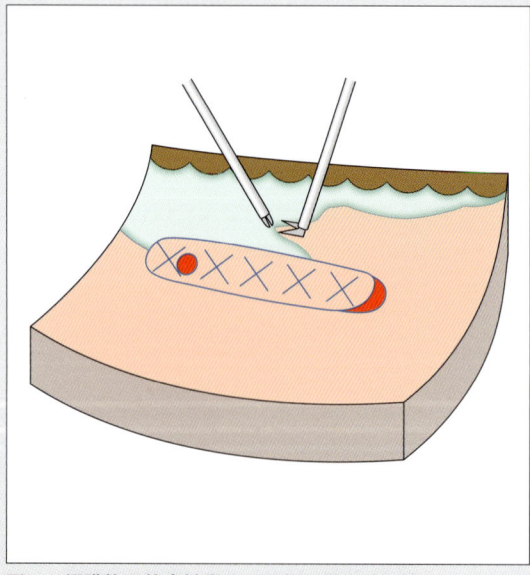

特に広範な網膜格子状変性巣を有する症例では，網膜格子状変性巣より周辺側の硝子体は面状に網膜と癒着しており，これを切除するためには，双手法による硝子体切除が必要となることが多い（**図1**）．多くの硝子体術者は，この部分をvitreous shavingにとどめ，残存硝子体をできるだけ薄くして，あとは眼内光凝固や冷凍凝固の癒着力によって網膜を復位させていることが多いように思う．これで網膜を復位できることも多いが，実は硝子体牽引を残存させたまま，光凝固や冷凍凝固の癒着力に頼っているという，考えようによっては危ない橋をわたっていることになる．

残存硝子体牽引力が大きいと，光凝固や冷凍凝固の癒着力に打ち勝って，再剝離をきたすことになる．筆者は，残存硝子体の牽引により再剝離をきたす危険が高いと考えられるケースでは迷わずシリコーンバンド（#240）による周辺部輪状締結を併用している．

### ● シリコーンオイルの誤った使用法

シリコーンオイルは硝子体手術後のタンポナーデ物質として広く使用されているが，初回硝子体手術時の周辺部硝子体切除が不十分なままシリコーンオイルを長期に留置すると，anterior PVRへと進行することがある．シリコーンオイルは下方網膜のタンポナーデ効果が少ないため，硝子体手術後に下方網膜に扁平な網膜剝離が残存することがある．この部分に徐々に網膜前増殖膜が形成されると同時に，周辺部の残存硝子体を基盤とする前部増殖性変化が進行し，網膜が前方

**図1　網膜格子状変性巣の周辺側の硝子体切除**
広範な網膜格子状変性巣を有する症例では，網膜格子状変性巣より周辺側の硝子体は面状に網膜と癒着しており，双手法による硝子体切除が必要となることが多い．

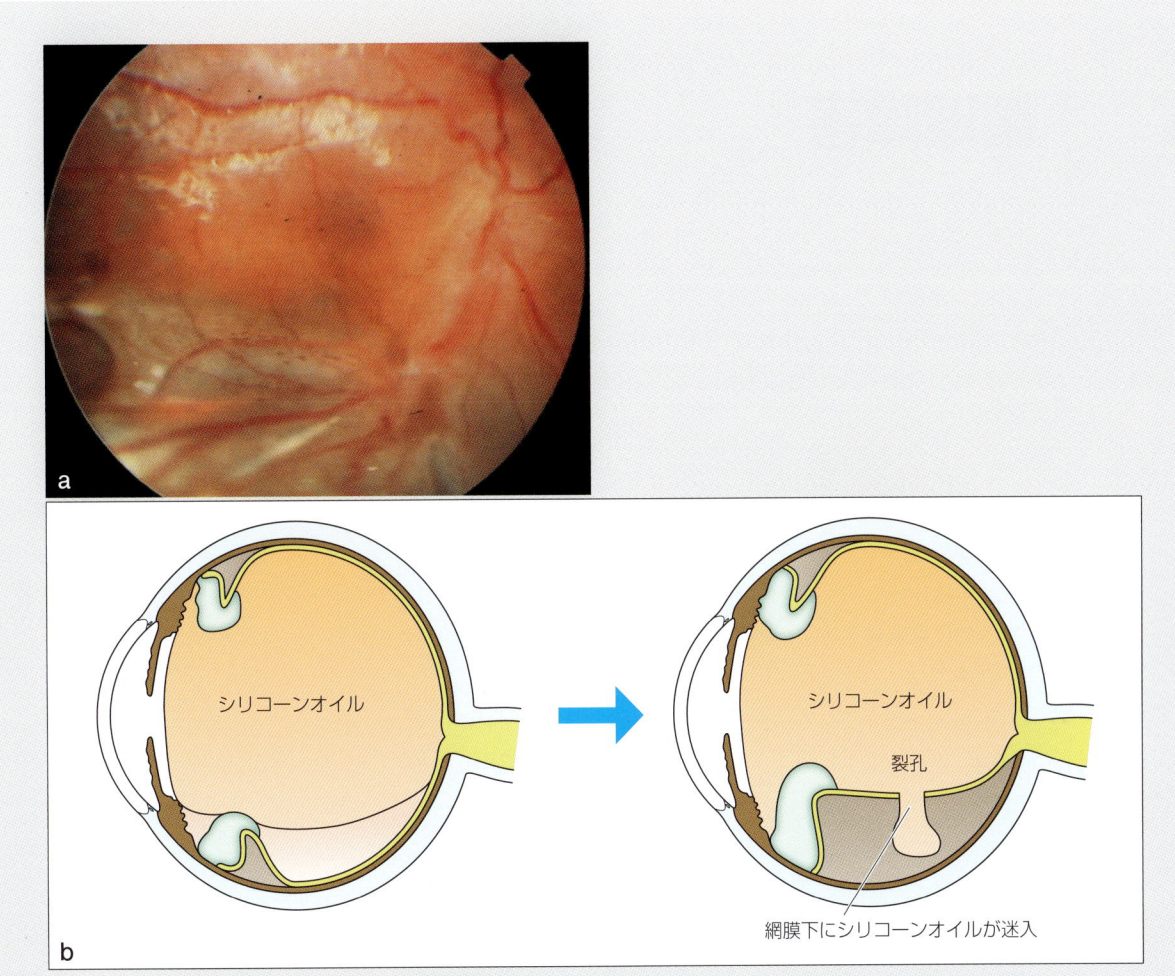

**図2 anterior PVR とシリコーンオイル網膜下迷入**
a：周辺部硝子体切除が不十分なままシリコーンオイルを長期に注入された症例.
b：下方の網膜が器質化, 短縮化し, 裂孔が拡大してシリコーンオイルが網膜下に迷入している.

に折り重なるようにたぐり寄せられる. これに網膜自体の器質化・短縮化が加わり, 既存あるいは新たな裂孔を介して網膜下にシリコーンオイルが迷入する（図2）. この治療法としては, 周辺部の前部増殖組織をていねいに除去し, 折り重なった網膜を伸展させるしかないが, たとえ網膜の伸展が得られても毛様体機能不全により最終的に眼球癆に至ることも多い. このような合併症をきたさないためには, 初回手術で周辺部の硝子体を確実に切除することに加えて, 不必要にシリコーンオイルを長期間留置させないことが重要である.

（池田恒彦）

# 6 循環障害

### 対策
**強膜バックリング手術**
- 基本的には経過観察．高度な循環障害が疑われる場合は輪状締結を緩めるもしくはバックルを除去することもある

**硝子体手術**
- 基本的には経過観察．高眼圧が原因である場合は眼圧を下げる

### 予防策
**強膜バックリング手術**
- 渦静脈への圧迫，損傷を避ける
- 長後毛様体動脈への損傷を避ける
- 外眼筋の切腱をしない
- 後部硝子体剥離があれば硝子体手術を選択する

**硝子体手術**
- 高灌流圧下に手術操作をしない
- 汎網膜光凝固を1回で完成させない

---

**症例1**　68歳　男性

左眼視野欠損にて受診．LV(0.2)．左眼裂孔原性網膜剥離と診断(図1)．強膜バックリング手術(図2)を施行し網膜は復位したが，術後6日目に全象限にわたる脈絡膜剥離が出現した(図3)．眼圧は左眼17 mmHg．経過観察にて3日後には自然吸収した．

---

**解説**

### ● 強膜バックリング手術後の循環障害

強膜バックリング手術後に網脈絡膜に循環障害をきたすことは知られている．臨床的には症例のように脈絡膜循環障害の結果，脈絡膜剥離を発症することがある．危険因子としては，①長後毛様動脈上のジアテルミー凝固やバックルによる圧迫，②渦静脈の損傷やバックルによる圧迫，③過剰な輪状締結の締め込みなどがあげられる．強膜バックリング手術後の脈絡膜剥離に関しては経過観察で自然消退する場合がほとんどである．

### ● 前眼部虚血

複数におよぶ渦静脈の圧迫や損傷および長後毛様体動脈への侵襲，外眼筋の切腱によって稀に前眼部

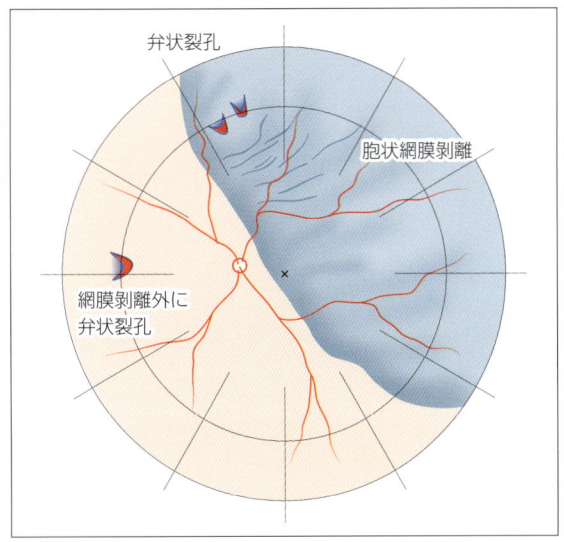

**図1** 初診時眼底スケッチ
鼻上側に2つの馬蹄形裂孔を伴う耳上側に広がる胞状の網膜剥離を認める．鼻側には網膜剥離を伴わない弁状裂孔を認める．黄斑剥離あり．LV(0.2)．

**図2** 手術模式図
裂孔部を冷凍凝固し，鼻側の裂孔および網膜剥離の範囲をカバーするように全周に#506を置いた．

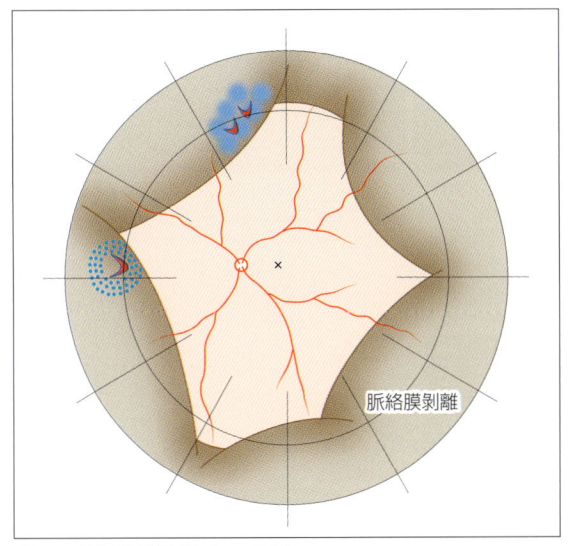

**図3** 脈絡膜剥離（術後6日目）
全象限にわたる脈絡膜剥離を認めたが，3日後には吸収した．

虚血を生じることがあり，その頻度は1%との報告がある．前眼部虚血に陥ると，高度な前房内炎症を生じ浅前房，眼圧上昇，角膜浮腫，脈絡膜剥離などが生じる．炎症はステロイドの点眼もしくは全身投与にて管理し，浅前房に対しアトロピンを点眼するが，それらは対症療法にすぎず，最終的には高度な虹彩の萎縮を残し，視力予後は非常に悪い．

## ● 最善の予防策は硝子体手術

近年，硝子体手術が低侵襲化しており，基本的には後部硝子体剥離（PVD）に伴う網膜剥離に関しては硝子体手術が第一選択となりつつある．高度な増殖硝子体網膜症（PVR）の症例を除いては，硝子体手術に輪状締結を併用することはなく，硝子体手術によって強膜バックリング手術による合併症は回避できる．それでも，若年者の後部硝子体剥離を伴わない症例では強膜バックリング手術が第一選択となるが，深部裂孔や多発裂孔であれば硝子体手術を選択してもよいと考える．

> **症例2** 48歳 男性
>
> 無治療の増殖糖尿病網膜症(PDR)で硝子体出血をきたして紹介受診．RV(手動弁)．術前超音波Bモードにて軽度の牽引性網膜剥離を認めた．右眼眼圧30 mmHg．隅角検査でシュレム管の充血を認める．ベバシズマブ(アバスチン®) 1.25 mgを硝子体内投与し，その2日後に水晶体再建術併用25G硝子体手術を施行した(図4)．術中，増殖膜を硝子体カッターで切除後に網膜最周辺部まで汎網膜光凝固を施行して終了した(図5)．条件は0.2秒，150 mW，1,800発程度．術後，軽度の硝子体出血を認め，術後2日目から下方に脈絡膜剥離を認めたが(図6)，3日後には硝子体出血とともに自然消失した．

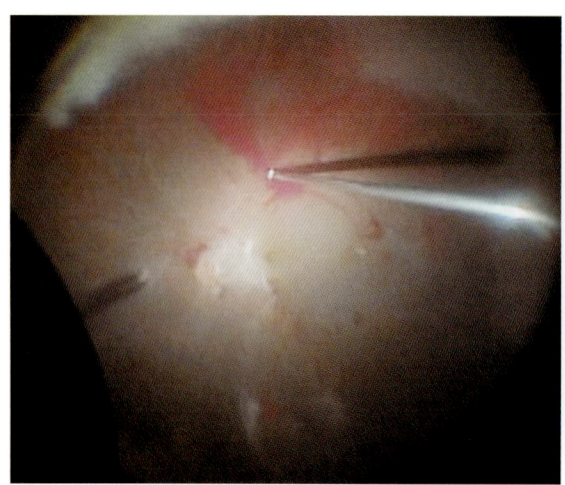

**図4 硝子体手術中写真**
無治療の増殖糖尿病網膜症であった．

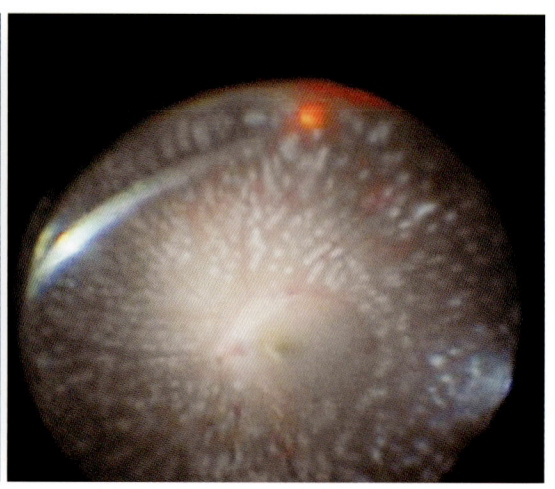

**図5 汎網膜光凝固術**
術中に汎網膜光凝固を完成させた。0.2秒，150 mW，1,800発程度．

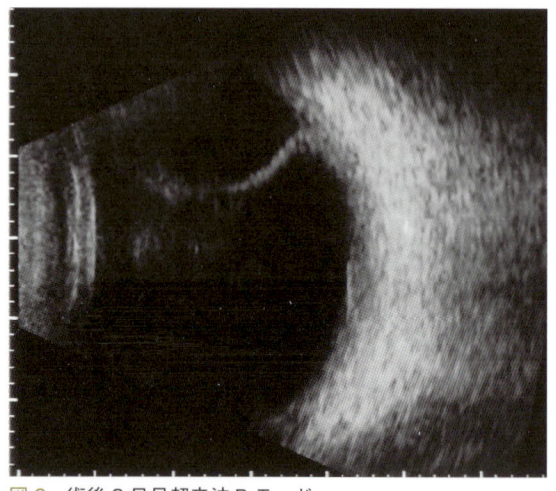

**図6 術後2日目超音波Bモード**
脈絡膜剥離を認めた．

### 解説

### ● 硝子体手術による循環障害

　硝子体手術が網膜循環に与える影響は諸説あり一定の見解はないが，脈絡膜循環は術後一過性に障害されるという見解が多い．もちろん，術中や術後に高眼圧によって二次的に網脈絡膜循環障害をきたすことはあるが，それは硝子体手術ではなく眼圧によるものであり，術中の高灌流圧による操作はできるだけ避け，術後十分に眼圧管理することは網脈絡膜循環の観点からも重要である．

## ● 網膜光凝固術後の循環障害

症例は無治療のPDRで術中に汎網膜光凝固を1回で完成し，術後脈絡膜剝離を発症した．外来で施行する網膜光凝固後でも1象限を凝固するだけでも90％の症例で毛様体剝離をきたすといわれており，その機序は光凝固による炎症もしくは脈絡膜の循環障害と推察されている．

## ● 硝子体手術中の汎網膜光凝固

PDR，眼虚血症候群，虚血型の網膜中心静脈閉塞症などは汎網膜光凝固を完成する必要がある．特に術前に網膜光凝固が施行されていない症例では，術中にどの程度までするかで頭を悩ませる．症例は新生血管緑内障を併発しており，術中に汎網膜光凝固を完成する必要があった．新生血管緑内障を併発していない症例では，術中の網膜光凝固は術後外来で施行しにくい網膜最周辺部から後極に向かって700〜800発程度照射するにとどめ，残りは外来で完成させるほうがよいであろう．

### 参考文献
● 症例1
・Schepens CL : Postoperative complications common to most procedures. Retinal Detachment and Allied Disease, WB Saunders, Philadelphia, pp988-1052, 1983.
・Yoshida A, et al : Retinal circulatory changes after scleral buckling procedures. Am J Ophthalmol 95 : 182-188, 1983.
・佐野英子，他：強膜バックル手術後の前眼部虚血．臨眼 50：644-649, 1996.
・高須逸平：バックリングと眼内循環．田野保雄，他（編）：眼科プラクティス30 理に適った網膜復位術，文光堂，pp110-111, 2009.

● 症例2
・Yuki T, et al : Ciliary body and choroidal detachment after laser photocoagulation for diabetic retinopathy. A high-frequency ultrasound study. Ophthalmology 104 : 1259-1264, 1997.
・Krepler K, et al : Ocular blood flow parameters after pars plana vitrectomy in patients with diabetic retinopathy. Retina 23 : 192-196, 2003.
・中村秀雄，他：超音波カラードプラ法による硝子体手術前後の眼血流の検討．日眼紀 57：890-894, 2006.
・前田貴美人，他：増殖糖尿病網膜症に対する硝子体手術前後の視神経乳頭血流の検討．日眼会誌 113：1132-1138, 2009.

〈野本浩之〉

## アドバイス

### ●脈絡膜剥離の発生

#### 1）渦静脈の障害

網膜剥離に対する強膜バックリング手術後の脈絡膜剥離（CD）は，渦静脈の障害に起因するので，脈絡膜循環障害の結果生じると考えられており，実験的にも証明されている．頻度は強膜バックリング手術が全盛の約20年前で，約40％と高い報告がある．

CDを起こさないための術中の対策は，本文にて網羅されていると思われる．最近の術者は提示されている注意事項を周知しているため，眼底検査でわかるCDの発生頻度は低いと思われる．

注意事項の中でも大切なことは，渦静脈の損傷やバックルによる過度の圧迫は極力避けることである．バックルの締め込みの範囲や，設置場所を眼球赤道部より後部（角膜輪部より14mm以上奥）に置くことが，CDの発生頻度と関係があるからである．バックルの設置を1象限にとどめると発生頻度は低い．また，網膜下液の排液を行うとハイバックルになりやすく，CDの頻度は高くなる．また剥離の範囲が広いほど，さらに年齢が高齢になるにつれて，頻度が上昇する．万全の対策をとったとしても，100％避けることはできないが，幸いなことに数週間で自然消退する場合がほとんどで，最終視力には影響しないと言われている．最近は，深部の裂孔，多象限にわたる裂孔，大きい内陥を必要とする大きい裂孔，すなわち術後CDをきたす確率の高い症例に対しては，強膜バックリング手術よりも硝子体手術とガス置換が選択されることが多いので，硝子体手術が盛んでなかった時期よりもさらに術後CDに遭遇することは稀となっている．

#### 2）術中レーザー光凝固の量

本文では，術中の汎網膜光凝固の量が多かったことがCD発生の一因で，術中の網膜光凝固を700〜800発にとどめるほうがよいと述べられている．しかし，無治療の増殖糖尿病網膜症（PDR）や血管新生緑内障などの硝子体手術で，2,000発以上のレーザーを術中に行うこともあるが，硝子体手術後にCDを起こす頻度は10％以下と少ない．対照的に外来治療で，糖尿病網膜症に対し200〜330発のレーザーでもultrasound biomicroscopyで毛様体付近での微小CDは90％以上の症例でみられると報告されている．また，2,000発以上のレーザー治療を一気に行った場合，眼底検査でわかるCDの頻度は高い．硝子体手術中のレーザーは少ないほうが，CD発生のリスクは少ないと思われるが，硝子体手術後に硝子体混濁や硝子体出血で，レーザーが追加できないこともあるので，術後CDが最終視力に影響することは稀であることを考えると，術中のレーザーを十分に行うほうが賢明であると思う．

#### 3）その他の合併症

前眼部虚血は，重篤な合併症であるが頻度は少ない．裂孔が深部にあって外眼部直筋を3筋以上切腱すると起こりやすいと言われている．近年，深部裂孔に対しては硝子体手術が選択されることが多くなっているので，現在はこの合併症もきわめて稀であろう．

本文では触れられていなかったが，後眼部の循環障害として，網膜中心動脈閉塞症を生じた報告がある．バックルを締めた直後やガスを眼内に入れた後の眼圧の極端な上昇を避けることや，眼底検査で網膜中心動脈の血流が途絶していないことを確認しておくことが大切である．

#### 参考文献

・Packer AJ, et al : Serous choroidal detachment after retinal detachment surgery. Arch Ophthalmol 101 : 1221-1224, 1983.
・Yuki T, et al : Ciliary body and choroidal detachment after laser photocoagulation for diabetic retinopathy. A high-frequency ultrasound study. Ophthalmology 104 : 1259-1264, 1997.
・Lincoff HA : Closure of the central retinal artery during retinal detachment surgery. In : proceedings of the eighteenth international congress of Ophthalmology. Excerpta Medica, New York, p1399, 1958.

（張野正誉）

# 7 シリコーンオイルに伴う合併症

> **対策**
> - うつむき姿勢を徹底する
> - 虹彩下方へレーザー周辺虹彩切開術や周辺虹彩切除術を行う
> - 脱出シリコーンオイルの除去を行う
> - シリコーンオイルの全抜去を検討する

> **予防策**
> - 毛様小帯脆弱例では，眼内レンズ挿入眼，有水晶体眼であっても虹彩下方へ周辺虹彩切除術を併用する
> - 術後のうつむき姿勢期間を長くする
> - 術後散瞳を最低限にする

**症例**　20歳　男性

　右眼の耳側180°を超える巨大裂孔網膜剝離に対し（図1），シリコーンラバー #279 + #240 + #70 での輪状締結を併用した硝子体手術を行った．水晶体は温存したが，術中に耳側の毛様小帯脆弱を認めた（図2）．液体パーフルオロオクタン（PERFLUORN®）で網膜復位後に 3000 cSt のシリコーンオイルで直接置換を行い，術後は翌日までうつむき姿勢とした．

　術後1日目，網膜は良好に復位しており，うつむき姿勢を解除し，耳側網膜のタンポナーデのため左側臥位とした．

　術後2日目，iridocorneal attachment を認め，散瞳したまま前房は消失し，後房はシリコーンオイルで満たされていた（図3）．うつむき姿勢を行うも改善なく，眼圧は 50 mmHg に上昇した．緊急手術を行い，硝子体内のシリコーンオイルを除去後に迷入シリコーンオイルを除去した．しかし，眼底後極部には多量のシリコーンオイルが網膜面に付着し（図4），能動吸引のみでは除去が困難なため PERFLUORON® でシリコーンオイルを浮上させ強膜創から除去した．灌流下でもに網膜剝離再発は認められないため，虹彩下方に周辺虹彩切除術を併用し，液空気置換後に 20%SF₆ ガス置換を行い，3日間のうつむき姿勢を行った．シリコーンオイルの前房内迷入がわずかに残るが網膜剝離の再発はなく経過している（図5）．

**解説**　シリコーンオイル眼の合併症には，白内障，眼圧上昇（術後炎症やシリコーンオイル迷入による瞳孔ブロック，シリコーンオイルの乳化など）（図6），角膜障害，黄斑前膜形成，視神経萎縮など多岐にわたる．

　シリコーンオイル迷入の診断において，完全に前房内がシリコーンオイルに満たされた場合，前房は深いため，術後管理に不慣れな検者では瞳孔ブロックの存在を見逃すことがある．温流のないこと，虹彩前面の鏡面様反射などに注意し診断する．

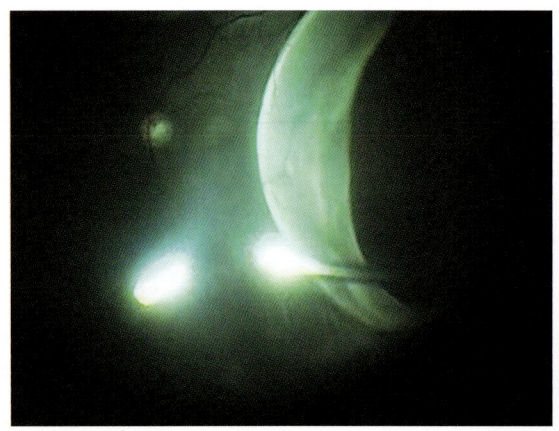

**図1 術中写真①**
耳側に巨大裂孔と網膜剥離を認める．

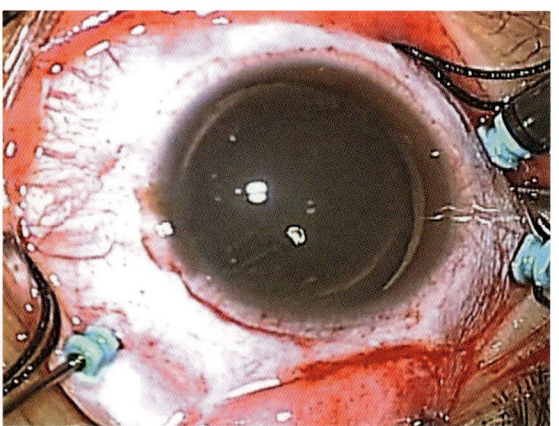

**図2 術中写真②**
水晶体耳側と虹彩の隙間が大きく，毛様小帯脆弱があることがわかる．

シリコーンオイル

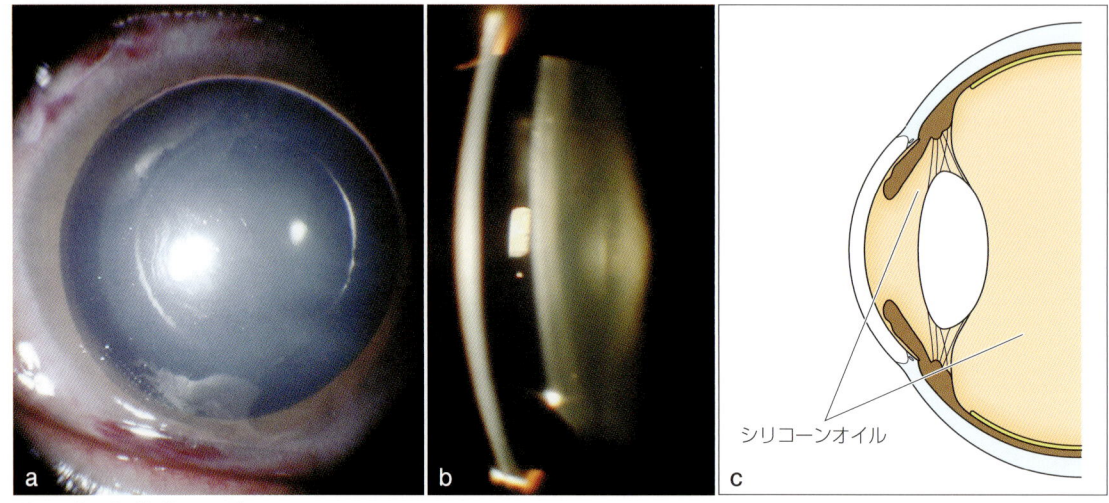

**図3 前眼部（術後2日目）**
a：瞳孔は散大し，水晶体前方はシリコーンオイルで満たされている．
b：虹彩は角膜に接しており，前房は消失し後房にシリコーンオイルが迷入している．
c：bのシェーマ

強膜バックル上の光凝固斑

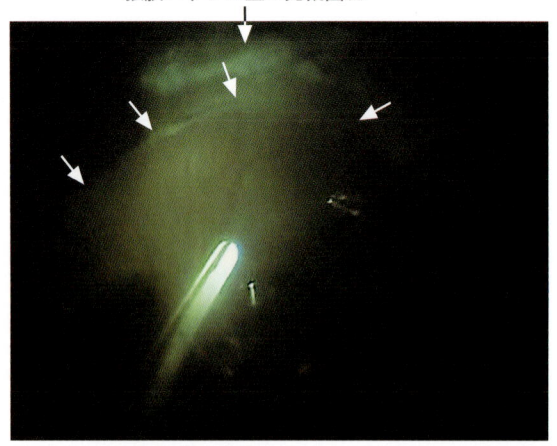

**図4 術中写真③（再手術時）**
強膜バックルの後極側にシリコーンオイルの塊が残っている（矢印）．灌流下でもシリコーンオイルが浮遊してこないため，20Gのソフトカニューラを使用し能動吸引している．

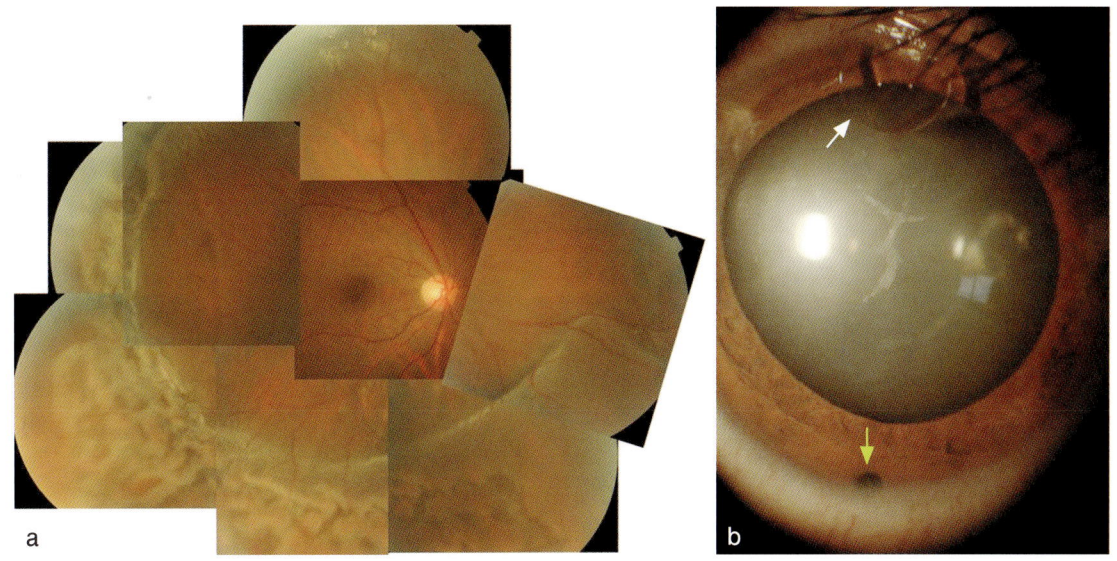

**図5　眼底と前眼部（再手術後）**
a：術後眼底写真．網膜剝離は復位している．
b：術前眼部写真．前房内にシリコーンオイルの迷入が残っている（白矢印）．下方には周辺虹彩切除術が行われている（黄緑矢印）．前囊下白内障をわずかに認める．術後も散瞳が持続している．

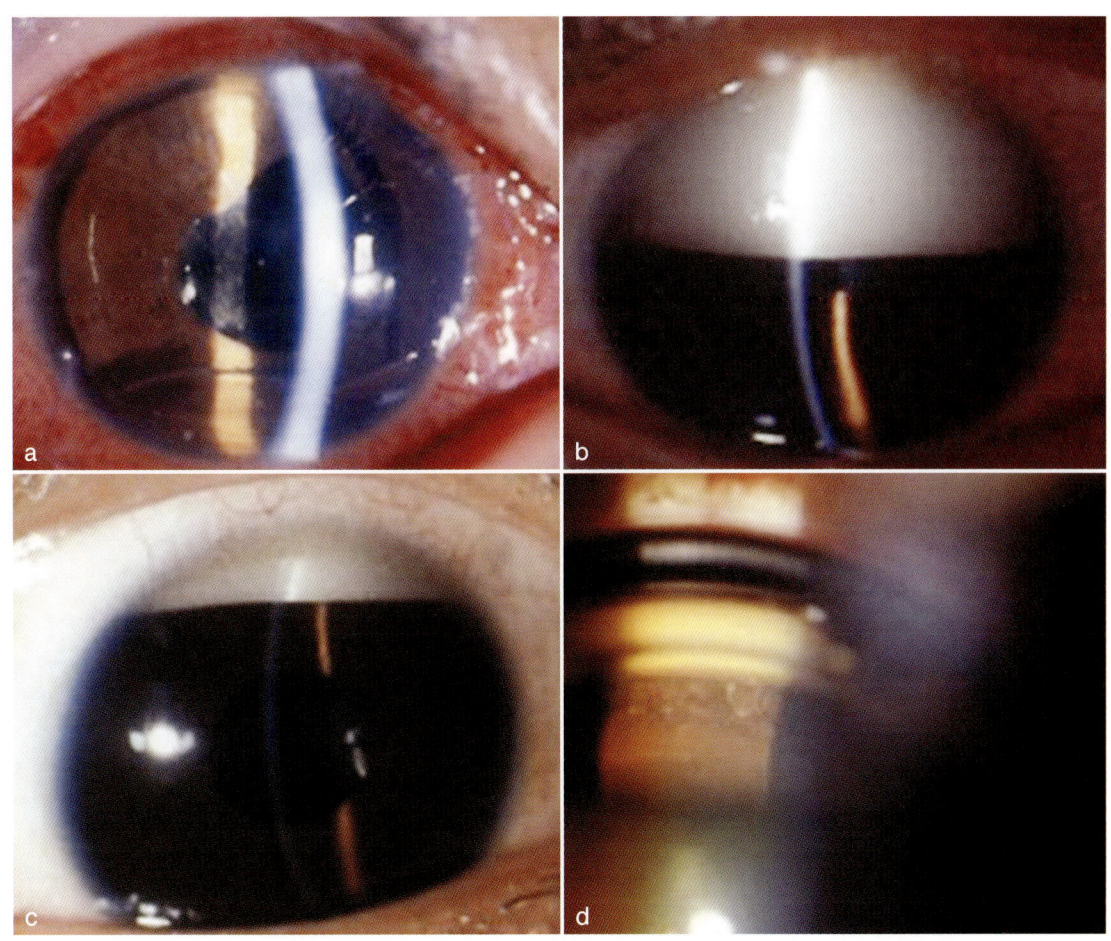

**図6　シリコーンオイルの前房内迷入**
a：シリコーンオイル（上方）と液体パーフルオロカーボン（下方）の前房内迷入を認める．
b：瞳孔領にかかる乳化シリコーンオイルの前房内迷入を認める．
c：中等度の乳化シリコーンオイルの前房内迷入を認める．
d：隅角鏡で乳化シリコーンオイルが確認できる．

7　シリコーンオイルに伴う合併症

### ● 瞳孔ブロックの予防には下方への周辺虹彩切除術が有効である

シリコーンオイル迷入は後嚢のない無水晶体眼に生じることが多く，不十分なうつむき姿勢や過剰なシリコーンオイルの注入などで生じやすい．シリコーンオイル迷入より瞳孔ブロックを生じると対処に苦慮する病態となる．この病態の予防には，術中に下方6時の虹彩に周辺虹彩切除術(peripheral iridectomy：PI)を行うことで予防できると報告されている．PIは硝子体カッターでの作製も可能である．特に25G硝子体カッターは径が細いため，意図した部位に容易にPIを行うことができる．それでも1/3の症例でPIが閉塞し，閉塞によりシリコーンオイル迷入を生じやすくなると報告されている．前房が残っていれば虹彩下方へのレーザー虹彩切開術(laser iridotomy：LI)も可能ではあるが，その成績はさらに不良であり，追加照射やステロイドによる消炎治療が必要である．

術中に大きなPIを併用すること，再閉塞を生じやすい増殖糖尿病網膜症眼では特に注意して経過観察を行うことが重要である．

### ● シリコーンオイルの迷入は眼内レンズ挿入眼や有水晶体眼でも起こる

シリコーンオイル迷入は無水晶体眼ばかりでなく眼内レンズ挿入眼や有水晶体眼でも6％に生じることが知られている．対処方法には，うつむき姿勢のみで治癒した報告，角膜・虹彩・シリコーンオイルの境界に残ったわずかな空間へのLI，PI，あるいは粘弾性物質を使用した前房内シリコーンオイルの除去などの報告がある．しかし，今回のように散瞳状態で前房が消失し，後房にシリコーンオイルの迷入を生じた状態では，硝子体中のシリコーンオイルを全抜去して前房内洗浄を行うことが確実である．灌流液に置換後，下方にPIを行い，眼底の状態によりシリコーンオイル再注入の必要性を検討する．

眼外傷既往眼や再手術眼など毛様小帯脆弱が疑われる症例，増殖硝子体網膜症眼，輪状締結併用症例に対するシリコーンオイル注入においては，眼内レンズ挿入眼や有水晶体眼であっても下方へPIを行っておいたほうが安全である．

### ● Sticky silicone oil とは？

今回の症例は，シリコーンオイル抜去時にシリコーンオイルの塊が多量に網膜に接着しており，抜去が非常に困難であった．このような状態のシリコーンオイルは「sticky silicone oil」と呼ばれ報告されている．液体パーフルオロカーボン(PFCL)とシリコーンオイルを使用した201眼中24眼で「sticky silicone oil」が確認されており，パーフルオロオクタン($C_3F_{18}$)の使用がパーフルオロデカリン($C_{10}F_{18}$)よりも有意に関与していた．PFCLからシリコーンオイルに置換する方法には直接シリコーンオイルに置換する方法と空気に置換後にシリコーンオイルを注入する方法があるが，PFCLを完全に除去することはほとんど不可能とされている．

「sticky silicone oil」形成において網膜面に薄く広がったPFCLの上にシリコーンオイルが接着することが必須条件と考えられている．パーフルオロオクタンはパーフルオロデカリンよりも拡散係数が高く，網膜面に広がりやすい．シリコーンオイルへの溶解度もパーフルオロオクタンで低く，溶解しないPFCLが網膜面に残りやすい．また，今回の症例のようにシリコーンオイル注入と抜去の期間が短いことも要因の一つとなる．

「sticky silicone oil」の除去には能動吸引が必要となるが，脈絡膜出血や網膜裂孔の合併症が生じやすく注意が必要である．

#### 参考文献
- Ando F：Intraocular hypertension resulting from pupillary block by silicone oil. Am J Ophthalmol 99：87-88, 1985.
- Shimada H, et al：25-Gauge peripheral iridectomy during vitrectomy. Eur J Ophthalmol 17：857-859, 2007.
- Reddy MA, et al：The efficacy of neodymium；YAG laser iridotomy in the treatment of closed peripheral iridotomies in silicone-oil-filled aphakic eyes. Eye 9：757-759, 1995.
- Zalta AH, et al：Silicone oil pupillary block：an exception to combined argon-Nd；YAG laser iridotomy success in angle-closure glaucoma. Arch Ophthalmol 125：883-888, 2007.
- Riedel KG, et al：Intravitreal silicone oil injection；complications and treatment of 415 consecutive patients. Graefes

Arch Clin Exp Ophthalmol 228 : 19-23, 1990.
・Merriman MB, et al : Silicone oil pupil-block acute angle-closure glaucoma ; optimal laser position. Retina 23 : 407-409, 2003.
・Navas F, et al : Management of pupillary block glaucoma in phakic patients after vitrectomy with silicone oil injection. Am J Ophthalmol 134 : 634-635, 2002.
・Veckeneer MA, et al : An epidemic of sticky silicone oil at the Rotterdam Eye Hospital. Patient review and chemical analyses. Graefes Arch Clin Exp Ophthalmol 246 : 917-922, 2008.

（中静裕之）

## アドバイス

シリコーンオイルは年単位の留置では網膜・視神経の機能を著しく障害するため，一時的なタンポナーデとしてのみ用いるのが原則であり，未熟な術者が無理な手術を行った後の形体維持のために安易に用いられるようなことが決してあってはならない．しかし，十分な病態と予後の説明の上で，患者自身が抜去を希望しない場合，眼球の形体維持のみが必要となった場合を含め，長期にわたり留置しておかなければならない場合もあり得る．そのような際に，参考となると思われる事項について述べる．

### ● シリコーンオイル注入眼と前房維持

視機能の最終的予後を云々せず，シリコーンオイルを留置したまま，外観を損ねず，痛みなどの障害を生じずに年単位の長期間そのまま状態が維持できるかどうかは，前房が保たれるかどうかにまずかかっている．前房が房水で満たされている状態が保たれれば，長期にわたって落ち着いた状態が維持される．

#### 1）有水晶体眼

皮肉なことに，前部硝子体の処理が不完全なほど，水晶体への影響は少なく，かなり長期の留置が可能である．水晶体が成熟白内障から膨化してきた際にはその対処とその後の方針の判断が必要になる．また，まれにシリコーンオイルが残存前部硝子体膜と水晶体の間に迷入して毛様体ブロックによる悪性緑内障機序が生じる場合がある．

#### 2）眼内レンズ（IOL）挿入眼

有水晶体眼と同様であるが，さらに長期（場合によっては10～20年以上）にわたりシリコーンオイルの留置のままで徐々に徐々に網膜機能の廃絶に至っていく経過となり得る．後発白内障が早期に生じてくるが，それをYAGレーザーで開窓しても，開窓部にすぐに乳化シリコーンオイルが薄く付着してほぼ開窓前と変わらない状態となる．良好な視認性を保つことはできない．

#### 3）無水晶体眼

下方周辺虹彩切除（Ando）が開口していれば，前房へシリコーンオイルが迷入することなく，網膜機能が徐々に失われるまできわめて長期に安定した状態が保たれる．

●下方周辺虹彩切除：下方周辺虹彩切除部の長期留置の可否を決めるため，大きくしっかりあける必要がある．虹彩裏面下方付近は術後に炎症細胞などが最も蓄積しやすく，侵襲の高い手術では，術後にフィブリン析出から膜様増殖組織が形成されて小さい開口部は簡単に閉塞する．一度閉鎖すると，レーザーなどで再開口することは困難で，フィブリンが再析出してすぐ閉鎖してしまうのは，iris bombé にレーザー虹彩切除が無効で，しばしば観血的周辺虹彩切除を要するのと同様である．小さな開口の維持には，フィブリン膜が形成されたら速やかに血栓溶解剤の前房内投与などで対処する必要がある．

●シリコーンオイル注入後，ある程度落ち着いていた状態の後，前房が浅くなったり，前房にシリコーンオイルが迷入または充満するような場合：以下の病態を考えて対応を検討する．

① 再増殖による網膜剥離の進行によりシリコーンオイルが前方で押し出されている場合
② 毛様体の前房水産生機能が著しく低下するに至った場合
③ 下記のなんらかの機序で前房内にシリコーンオイルがトラップされた場合

前部硝子体を処理した後は，偽水晶体眼であっても有水晶体眼であってもシリコーンオイルの油滴が前房に迷入する可能性がある．完全な仰臥位が長時間保たれ，前房と接する面がすべてシリコーンオイルとなった場合で，毛様体からの房水はオイルより比重が重いため後極部網膜上に貯留する．結果，その分シリコー

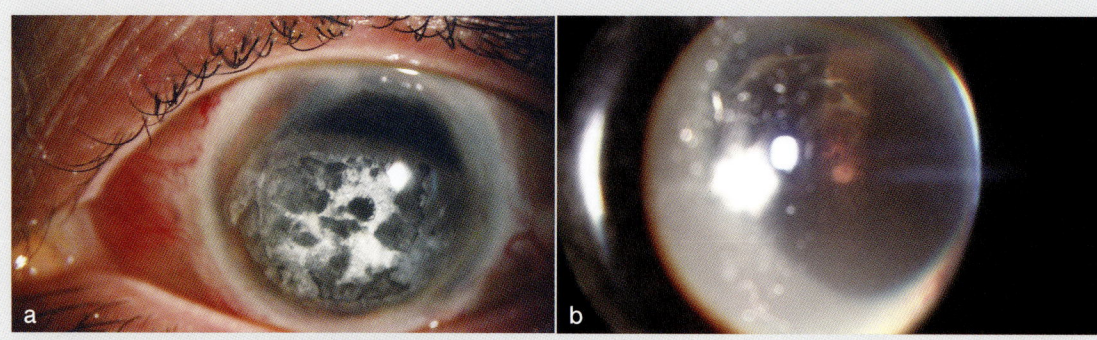

**図1　シリコーンオイル注入眼：帯状角膜変性**
a：前眼部，b：眼底所見．
巨大裂孔網膜剝離に伴う重症増殖硝子体網膜症の術後，シリコーンオイル注入下で網膜の解剖学的復位を得たが，毛様体機能低下により低眼圧に至った．患者との協議により，シリコーンオイル留置のままで経過観察することとなった．前房はシリコーンオイルで満たされ，帯状角膜変性が形成された．間欠的に上皮剝離に伴う疼痛を生じたが，約1年の経過で症状は落ち着き，その後10年以上，著変なく経過している．

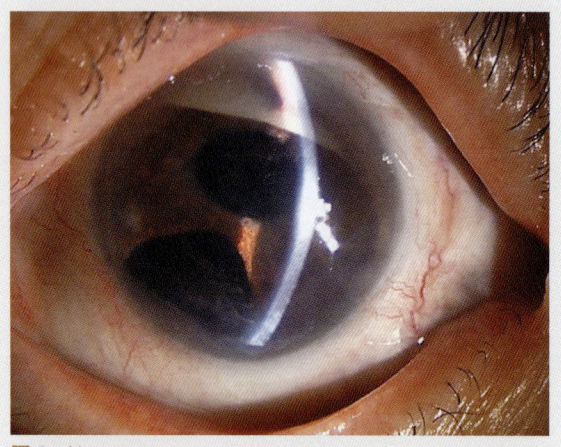

**図2　Hyperpyon**
増殖硝子体網膜症術後のシリコーンオイル注入眼・無水晶体眼．下方に大きな虹彩切除があり，前房は保たれているが，シリコーンオイルの乳化に伴う微粒子が上方隅角部に貯留している．術後の視力が手動弁であったため患者が再手術を希望せず，緑内障続発後もそのまま保存的に経過観察し，術後5年以上を経過している．

ンオイルを前方に押しつけ，その圧が毛様小帯間の微小間隙をシリコーンオイルが通過する抵抗を超えれば，シリコーンオイル滴が前房に押し出される．油滴を除去しても，同様の体位を厳しく避けることが徹底されない限り，すぐに同様の状態が繰り返される．

　下方周辺虹彩切除（Ando）は，無水晶体眼で瞳孔領が大きく開放された（油滴がそのまま通過できる）状態でこそ機能するのであって，偽水晶体眼で下方の虹彩を切除してもシリコーンオイルの前房内迷入予防にはならない．また，一度前房に迷入したシリコーンオイル滴は，腹臥位をとっても後房へは戻らない．シリコーンオイルよりずっと抵抗なく房水が通過できる面が前後房間に必ず存在するためである．

## ● シリコーンオイルと角膜障害

### 1）シリコーンオイルの油滴が角膜内皮に接している場合

　角膜内皮障害により最終的に水疱性角膜症に至る．しかし，健常な角膜であれば，かなり長期にわたって水疱性角膜症には至らない．もし早期に生じるようなら，その主な原因は，術中，術後の空気やガスによる内皮障害が既に強かったためと考えるべきである．

### 2）前房がすべてシリコーンオイルで満たされている場合

　角膜内皮がどんなに障害されても水疱性角膜症を生じない．水疱の原因となる房水と角膜が接していないからである．逆に，水疱性角膜症がないからといって，長期留置後にシリコーンオイルを抜去すると，既に生じている角膜内皮障害により，抜去直後から水疱性角膜症に移行することがあることに注意を要する．

　前房がすべてシリコーンオイルで満たされた場合は，数か月〜1年以内の経過で強い帯状角膜変性が形成される．そして，カルシウムが厚く沈着した角膜上皮が間欠的に脱落して激しい痛みを繰り返す．しかし，さらにその状態を対処的に約6か月〜1年維持すると，角膜上皮全体が硬化して症状が落ち着き，痛みもほぼ生じなくなる（図1）．

## ● その他の留意事項

### 1）シリコーンオイルの乳化（emulsification）

　シリコーンオイルの精製度，眼内の環境などの不確定な要因により，シリコーンオイルに乳化（emulsification）が生じて微小粒子が形成される場合がある．それが前房に迷入すると，白色調の微粒子が上方隅角

部に貯留する(hyperpyon：図2)．それでもそのまま長期に経過観察可能であるが，角膜内皮障害のほか，シリコーンオイルの微粒子を多量に貪食したマクロファージが線維柱帯につまって緑内障を生じることがある．

### 2）シリコーンオイルのくも膜下腔への迷入

シリコーンオイルの油滴が視神経からくも膜下腔を経て脳脊髄液内へ迷入したと考えられる症例の報告がある．その影響はきわめて少ないとは考えられるが，medicolegalな問題の可能性はあり得る．特に，朝顔症候群をはじめとする乳頭部先天形成異常では，くも膜下腔との境界が極めて脆弱でシリコーンオイルの移行が十分起こり得ることを留意しておく必要がある．

### 参考文献

- Ando F：Intraocular hypertension resulting from papillary block by silicone oil. Am J Ophthalmol 99：87-88, 1985.
- 寺崎浩子：シリコーンオイル：その適応と実際の使用法．眼科手術 22：25-30, 2009
- 澤 浩：術後合併症対策－シリコーンオイル注入，抜去，シリコーンオイル下操作．網膜硝子体手術PVRと特殊例．ES NOW illustrated 16：56-61, 1999.
- Zivojnovic R：Silicone Oil in Vireoretinal Surgery. Martinus Nijhoff/DR W. Junk Publishers, Dordrecht, The Netherlands, 1987.
- Zivojnovic R(著)，山中昭夫・大久保潔(監訳)：硝子体手術とシリコンオイル．メディカル葵出版，東京，1990.

（野田　徹）

# 8 脈絡膜剥離

### 対策
- 多くは2週間前後で自然に軽快するので経過観察する
- ① 前房消失による角膜内皮障害のおそれ，② 眼圧コントロール不良，③ 巨大で kissing な脈絡膜剥離ならば外科的治療を検討する
- 治療としては① バックルの摘出・変更または輪状締結を緩める，② 強膜切開による排液，③ 創口閉鎖不全があれば縫合，④ ステロイドやアセタゾラミド全身投与が有効な場合もある

### 予防策
- バックルを締めすぎない
- 不必要に渦静脈を圧迫しない
- 術野を十分に確保し，渦静脈の損傷を避ける
- 過剰な光凝固を避ける
- 無縫合硝子体手術であっても，創口が完全に閉鎖していない可能性があれば積極的に強膜縫合を行う
- 灌流カニューラの先端を確実に硝子体腔に出す

### 症例　56歳　女性

右眼の裂孔原性網膜剥離，僚眼の屈折は−4D(等価球面)．上方にある格子状変性の辺縁が裂けて原因裂孔が形成され，ほぼ全剥離で，後部硝子体剥離(PVD)は不完全であった．術式は輪状締結を選択した(図1)．10～2時にシリコーンタイヤ(#287)を輪部後方8.5 mmから幅9 mmでマットレス縫合を行い設置．上斜筋付着部を一部切筋した．2時方向で網膜下液を排液した．シリコーンバンド(#240)で輪状締結とした．

手術翌日，網膜剥離は軽快しているが，シリコーンタイヤの対側である下方に脈絡膜剥離がみられた(図1)．浅前房化しているものの，眼圧上昇はなかったため，経過観察した．術後5日目で退院となったが，その時点では脈絡膜剥離，前房深度は変わらず，改善していなかった．術後9日目の外来受診時には脈絡剥離がほぼ消失していた．前房深度は正常化し，眼圧上昇はみられず，その後経過は良好である．

### 解説

#### ●強膜バックリング手術後の脈絡膜剥離の病態

漿液性の脈絡膜剥離は，網膜剥離と異なり茶褐色で表面が平滑，ドーム状に盛り上がっており，その隆起が赤道部から毛様体にかけて広がるため，最周辺部の網膜や毛様体が容易に観察される状態となる(図2)．強膜バックリング手術の術後には，30%前後の確率で起こるという報告が多い．同時に強い硝子体混濁を生じることがある．

バックルによる渦静脈の直接的な圧迫，術中の渦静脈の損傷，輪状締結での円周方向の締めつけによ

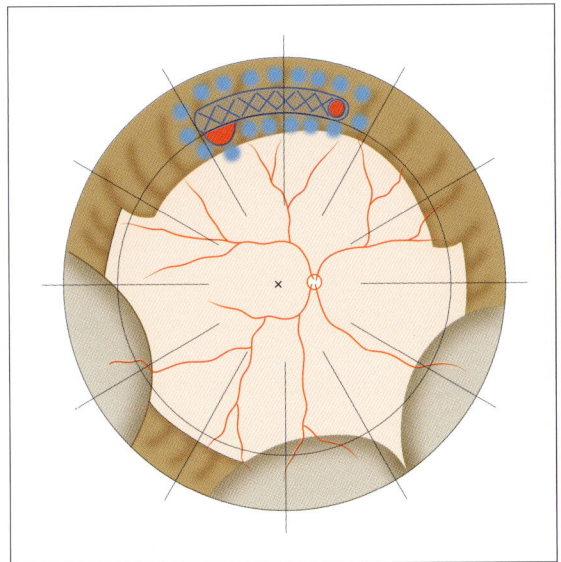

**図1　術後1日目の眼底スケッチ**
輪状締結後，シリコーンタイヤの対側に脈絡膜剥離が生じた．

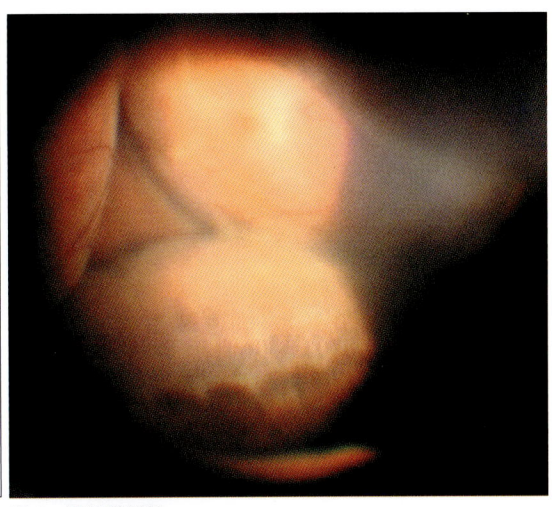

**図2　脈絡膜剥離**
巨大な脈絡膜剥離が全周に生じ，kissingの状態である．脈絡膜剥離の合間に後極の網膜が見えると同時に，視野下方には毛様体扁平部が観察されている．

る渦静脈からの排出障害などによって，脈絡膜循環のうっ滞が生じ，漿液性の脈絡膜剥離が起こる．意図的な渦静脈切断とバックルによる圧迫を比較すると，切断のほうが高頻度に脈絡膜剥離を起こすことが報告されており，不注意による渦静脈の損傷は避けなければならない．脈絡膜剥離は部分バックルではバックル周囲に生じることが多いが，輪状締結で一部にシリコーンタイヤを設置した場合は，その対側（シリコーンバンドの象限）に脈絡膜剥離が生じるのが典型的である．これは，太いシリコーンタイヤよりも細いシリコーンバンドのほうが鋭角的に強膜を強く圧迫し，その部分でより強い循環障害を引き起こすからかもしれない．

　網膜剥離とは異なり，脈絡膜剥離は毛様体まで及び，毛様体剥離を伴う．毛様体剥離（およびバックル隆起による前部硝子体の前方偏位）によって水晶体が前方移動することで浅前房となり，閉塞隅角による眼圧上昇機転が働く．ある報告では，脈絡膜剥離や浅前房が生じていない場合でも，強膜バックリング手術後には少なくとも毛様体浮腫が起こっており，部分バックルでは20％弱，輪状締結では50％で毛様体剥離が生じていた．このことから，渦静脈の損傷などの合併症がなくても，強膜バックリング手術自体が潜在的に毛様体・脈絡膜剥離を生じる可能性を内包しており，手術操作によりその可能性を高めないように注意する必要があると考えられる．

　脈絡膜剥離を生じやすい条件として，高齢，輪状締結，後方へのバックル設置（渦静脈の圧迫），円周方向の広範囲なバックル設置，術中の網膜下液排液（それに伴う急激な眼圧低下），強度近視があげられる．

　突然の疼痛とともに出現した場合や，眼内の出血を伴う場合は出血性脈絡膜剥離の可能性を念頭に置く必要がある．上脈絡膜出血は術後に起こることもある．

## 経過と治療

　脈絡膜剥離自体は一般的に後極に拡大することがなく，術後の視機能に影響しないため，積極的治療を必要としない．術翌日〜数日で出現し，2週間前後経過を診ているうちに軽快することがほとんどである．硝子体混濁を併発している場合，混濁も徐々に軽快することが多い．

　治療を必要とするのは，極端な浅前房により角膜内皮障害が危惧される場合（特に偽水晶体眼），薬物による眼圧下降を図ってもなお眼圧コントロールが不良な場合，脈絡膜剥離がお互いに接して（kissing）網膜同士が接着するおそれがある場合，である．内科的治療法としてはステロイド全身投与（パルス，内服など）やアセタゾラミド内服が有効な場合があるが，最終的な視機能への影響は不明である．外科的治療としては，バックル摘出・変更，輪状締結を緩める，強膜切開による直接的な上脈絡膜液の排液

8　脈絡膜剥離

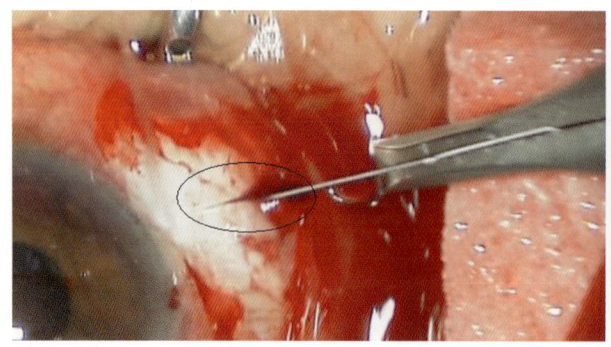

**図3　強膜切開**
ここではレザーブレードを用いている.

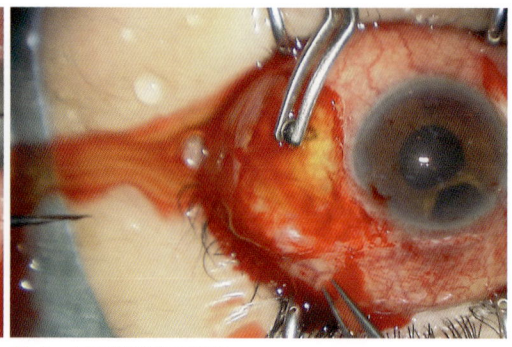

**図4　上脈絡膜液の排液**
脈絡膜剝離を伴う網膜剝離に対して硝子体手術を行った症例. 灌流カニューラ縫着のために強膜切開を行ったところ, 黄色の上脈絡膜液が多量に排出され, 外眼角側に流出している.

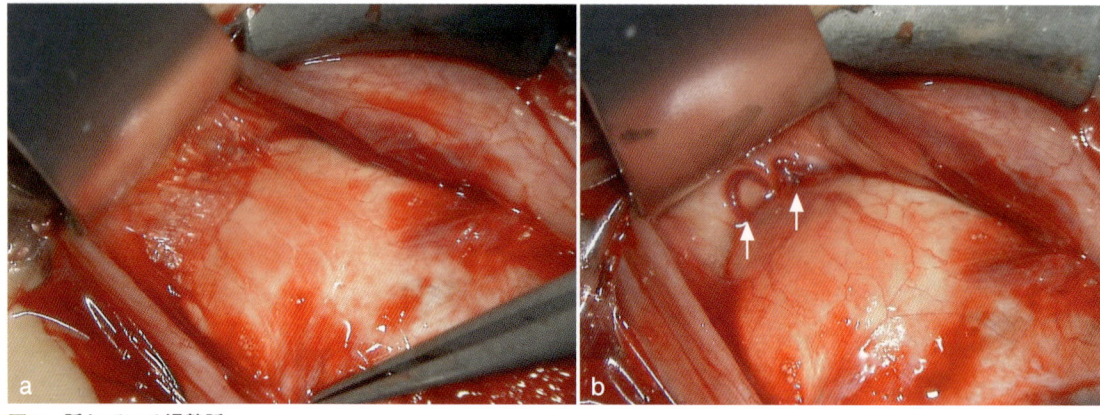

**図5　隠れている渦静脈**
a：軟部組織に隠れ, 渦静脈が見えていない.
b：渦静脈を確認. 軟部組織を切開し, 強膜を露出させた. 渦静脈が2本見えている(矢印).

などが行われる. 筆者は, 輪状締結の際には, 万が一, 後で緩める必要が生じたときのため, シリコーンバンドをシリコーンスリーブでとめる部分でバンドをぎりぎりまで短くトリミングせず, 余裕をもって残しておくことにしている.

　強膜切開による排液は, 脈絡膜出血に対する処置と同様の方法で行う. 前房あるいは硝子体腔を灌流しつつ, 脈絡膜剝離が最も大きい象限で強膜を数mm切開すると, 黄色の上脈絡膜液が排出される. 切開する位置はあまり後方である必要はなく, 輪部後方3～4 mmからでよい(図3). ぶどう膜, 網膜を穿孔しないように注意する. 網膜下液の排液の要領で, 離れた象限の強膜を圧迫して強膜切開創からの排液を助けるが, それで不十分なら, 複数の位置に強膜切開を行う. 眼内の灌流は, 前房メンテナーを用いて前房から灌流するか, 有水晶体眼であれば, 脈絡膜剝離がない象限を選んで毛様体扁平部に27G針を刺入して灌流, あるいは硝子体灌流カニューラを設置する(毛様体剝離があることを想定して, 6 mmの長いものを選択したほうが安全, ただしカニューラが水晶体に接触しないように注意). 強膜切開創を毛様体が塞いだら, 排液の終了である. 硝子体手術を行う場合であれば, 通常どおりに3ポートを作製して毛様体扁平部を全層穿孔した状態でも上脈絡膜液は排液される(図4).

● **術中の予防対策**

　渦静脈の損傷や不必要な圧迫を避けるためには, 術中の視野を十分に確保し, 渦静脈の走行を把握して手術を行う必要がある(図5). 軟部組織に渦静脈が埋もれて見えない状態で, 奥深くにM.Q.A.®や鑷子を突っ込めば, 知らぬうちに損傷して大出血を引き起こすかもしれない. また, 十分に軟部組織を切り分けていたとしても, 助手が結膜・テノン囊をよく展開していない状態で, あるいは渦静脈に対する注意が行き届いていない助手が血液などを拭こうとして不用意に術野の深くに手を出すことで損傷する

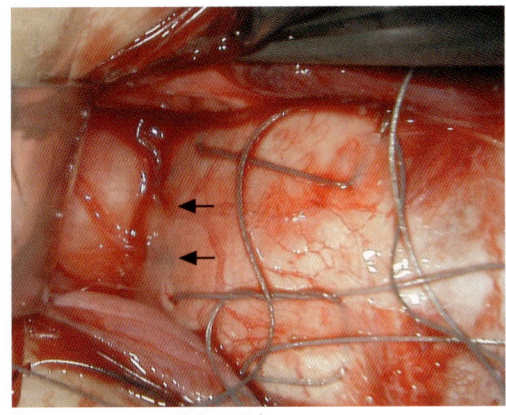

**図6　マットレス縫合の通糸**
渦静脈(矢印)を避けるようにマットレス縫合の位置を決める．強膜から静脈が出ている部分の周囲は，強膜内の血流の広がりが透けて見えていることがあるので，そこも穿孔しないように注意する．

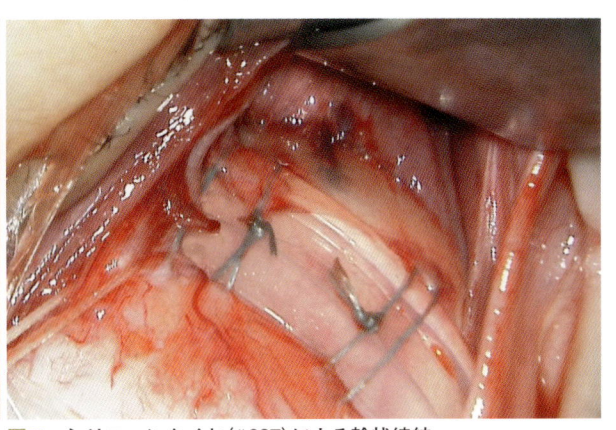

**図7　シリコーンタイヤ(#287)による輪状締結**
この程度の強さで十分な高さのバックル隆起が形成される．この例は渦静脈を直接圧迫しない深さである．

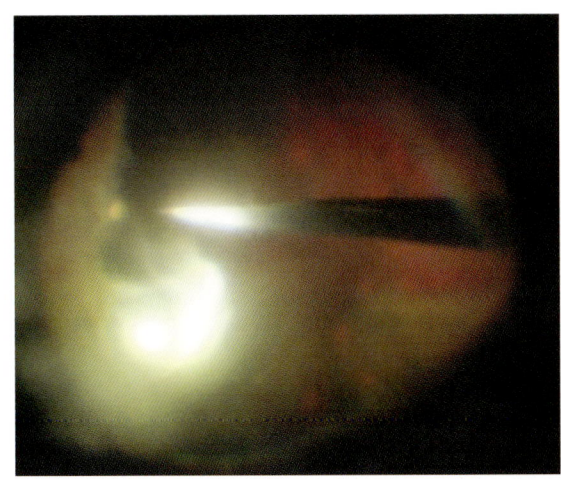

**図8　灌流カニューラ先端が見えない場合**
毛様体剥離のため，6 mm の灌流カニューラにもかかわらず，硝子体腔中に先端が出ていない．対側から V ランスで先端部分の毛様体を切開し，硝子体腔中に先端を出している．

可能性もある．術者は自分の動きだけでなく，助手の動きにも十分に注意している必要がある．瞼裂が狭い場合は，外眥切開を行えば術野の確保がしやすくなる．渦静脈は 1 象限に 1 本とは限らない．2〜4 本ある場合もあるので，1 本確認できたからといって安心していてはいけない．マットレス縫合は渦静脈を避けるように配置する(図6)．

バックルの設置にあたっては，高さは必要十分に，決して不要に締めつけないように注意する(図7)．ミニマルサージャリーの視点からは，侵襲が強いとされる輪状締結は極力避けるべきであるが，筆者は後部硝子体剥離の状態，網膜硝子体癒着の状態から判断して，恒久的なバックル効果が望ましい症例では今でも積極的に輪状締結を行う．輪状締結は部分バックルよりも脈絡膜剥離のリスクが高いとされているが，不要に締めつけさえしなければ，合併症を引き起こすようなレベルの脈絡膜剥離は滅多に生じず，生じたとしても短期で軽快する範囲ですむ．

## ● 硝子体手術後の脈絡膜剥離

最近の無縫合硝子体手術では，20G で強膜縫合を行う術式と比較して術後低眼圧をきたす可能性が高いようである．たいていは数日で眼圧が回復するようであるが，低眼圧が長期化した場合，脈絡膜剥離を生じやすくなる．この場合は強膜縫合を速やかに行い，原因を断ち切る必要がある．

創口閉鎖不全のほか，手術侵襲による毛様体機能低下が原因の低眼圧，術中の過剰な光凝固・冷凍凝固，増殖硝子体網膜症などの炎症反応も脈絡膜剥離の原因となる．光凝固は必要な量を行わなければならないが，凝固斑が強すぎないよう，パワーと距離を調整して行う必要がある．また汎網膜光凝固を要する場合は，術中にすべてを完成させるのではなく，周辺部(後で追加しにくい)と後極(もし術後に網

膜剝離をきたした場合の堤防として作用することを期待する）を凝固しておき，中間周辺部は術後に外来で追加するとよい．

　灌流カニューラや器具の挿入によって毛様体を剝離させ，そこから脈絡膜内灌流となって生じる脈絡膜剝離も考えられる．前部増殖硝子体網膜症などでもともと毛様体が剝離している場合は，術中にさらに剝離することで，気づかぬうちに脈絡膜内灌流になりうる．細心の注意を払い，可能ならば毛様体剝離が生じていない象限を選んでポートを設置したい．手術開始時にカニューラの先端を確認しておくという基本は常に守るべきであるが，その時点で先端が網膜下に隠れているならば，対側のポートから切開して先端を硝子体腔に出すなどの手順を踏んでから灌流を開始する（図8）．トロッカーを使用し，灌流カニューラを強膜に縫着していない無縫合システムでは，術中に灌流カニューラが抜けかけることで脈絡膜内灌流になるおそれがあるので注意を要する．

**参考文献**
- Doi N, et al : Complications associated with vortex vein damage in scleral buckling surgery for rhegmatogenous retinal detachment. Jpn J Ophthalmol 43 : 232-238, 1999.
- Kawana K, et al : Ciliary body edema after scleral buckling surgery for rhegmatogenous retinal detachment. Ophthalmology 113 : 36-41, 2006.
- Fujikawa A, et al : Choroidal detachment after vitreous surgery. Ophthalmic Surg Lasers 31 : 276-281, 2000.
- Kimura I, et al : Relaxation of encircling buckle improved choroidal blood flow in a patient with visual field defect following encircling procedure. Jpn J Ophthalmol 50 : 554-556, 2006.

（秋山邦彦）

## アドバイス

### ●稀ならぬ術後合併症―脈絡膜剝離

　網膜硝子体手術後の脈絡膜剝離は稀な合併症ではない．とりわけ強膜バックリング手術後は，超音波生体顕微鏡の検出レベルでは，軽微なものも含めると約80％に脈絡膜剝離あるいは毛様体の肥厚が観察されている．脈絡膜と強膜との結合は強固なものではなく，しかも，脈絡膜と強膜を結合する線維の走行と長さは，眼球の部位により異なる．眼球後部の脈絡膜と強膜とを結合する線維の走行は短く直接的であるが，毛様体や眼球前部の脈絡膜と強膜とを結合する線維は長く斜めに走行している．よって，眼球前部には，上脈絡膜腔という貯留スペースとしてのポテンシャルをもった部位が存在することになり，それゆえに多くの脈絡膜剝離は眼球前部に出現する．

### ●バックリングは最小限に

　手術後の脈絡膜剝離の原因としては，①循環障害，②低眼圧，③手術操作による炎症が考えられる．
　強膜バックリング手術は脈絡膜循環動態を変え，上強膜静脈圧を上昇させ，また，房水の後部流出路を阻害することで脈絡膜剝離を引き起こす．1象限以内のバックリング，1本のみの渦静脈の閉塞，輪部から14 mm以内でのプロンベ縫合では脈絡膜剝離の発生は低いことが知られている．よって，バックリングの範囲は必要最小限にとどめるとともに，安易な輪状締結の実施は避けるべきである．また，術前の眼底観察により，複数の渦静脈への侵襲が避け難いと考えられる場合には，術式の変更も含めた手術計画の見直しが必要である．

### ●術後低眼圧・過剰手術侵襲は可及的に避けるべし

　また，術後の低眼圧は，明らかに脈絡膜剝離の発生を増加させる．上脈絡膜腔圧は硝子体腔内の眼圧より約2 mmHg低く，眼圧の低下は脈絡膜血管を拡張させ，血管透過性を亢進させて上脈絡膜腔内への滲出を増加させる．硝子体手術での術後脈絡膜剝離は創の閉鎖不全による低眼圧が最大の原因であり，強膜バックリング手術では多量の網膜下液排液による低眼圧が脈絡膜剝離を促進する．術後低眼圧の持続は脈絡膜剝離のみならず上脈絡膜血腫発生の可能性をも増加させることから，手術の終了に際しては低眼圧を生じない工夫が可能な限り必要である．
　また，過剰な手術侵襲も術後脈絡膜剝離の発生因子となりうる．「外科医たるもの可能な限り単回手術で

の治癒を目指す」との心意気や善しとすれども，やりすぎは厳禁として，過剰な光・冷凍凝固や手術操作は避けるべきである．

### ● 膨張性ガスの注入は慎重に

六フッ化硫黄 $SF_6$ などの膨張性ガスの眼内充填は，低眼圧の予防，炎症の場の限局，脈絡膜剥離への拮抗力としての効果があり，術後の脈絡膜剥離の発生を著しく減少させる．しかしながら，膨張性ガスの上脈絡膜腔内への誤注入は，術後に脈絡膜剥離を生じる．膨張性ガスは血液中の窒素を吸収して膨張するため，十分に希釈されていないガスが血管の豊富な上脈絡膜腔内に注入された場合には，ガスは急速に膨張して脈絡膜剥離を形成する．この場合の脈絡膜剥離は急速に増大するために眼痛を伴うことが多い．通常は，眼内にもガスが存在しているために，超音波断層検査での診断は難しく，CTスキャンによる診断が必要となることもある．幸いにガスの膨張には限度があるため，著しい高眼圧を生じない限りは経過観察が可能である．膨張性ガスの注入に際しては，安全かつ確実な眼内注入が重要である．

### ● 術後脈絡膜剥離を意識した術式選択・手術操作を

術後脈絡膜剥離は，検眼鏡的には脈絡膜の隆起性病変として認識される．その隆起の内部には，滲出液，血液，ガスのみならず腫瘍が存在している可能性もある．よって，手術前の超音波断層検査は必須の検査であり，手術後も脈絡膜隆起性病変に遭遇した場合には，超音波断層検査を含む画像診断が必須である．

網膜硝子体手術後の脈絡膜剥離は，稀ならぬ合併症ではあるものの，観血的治療が必要となる症例（閉塞隅角緑内障の併発，網膜が接着するほどの巨大脈絡膜剥離）は少ない．しかしながら，手術による合併症は可能な限り避けることが望ましい．幸いに術後の脈絡膜剥離発症については，その発生ならびに促進因子に関する知見は数多く存在している．よって，術後脈絡膜剥離の発生は，脈絡膜剥離を意識した安全な手術計画や手術操作で極力回避しうるものである．まずは予防第一と考えたい．

（齋藤伊三雄）

# 9 眼圧上昇

> **対策**
> - 高眼圧の原因が隅角閉塞による場合は周辺虹彩切除を行う
> - 前房が浅い，角膜浮腫が強い時は薬物療法
> - 早急に眼圧を降下させる時は前房穿刺を行う

> **予防策**
> - 術前に術後の炎症が強くなる可能性の評価
> - 瞳孔ブロックが起こる可能性がある時は周辺虹彩切除を行う
> - 炎症を強くしないために速やかな術中処置

**症例1** 60歳　女性

　右眼増殖糖尿病網膜症（PDR）で硝子体手術と白内障手術の同時手術を行った．レーザー光凝固が不十分で後部硝子体剝離（PVD）も認められない．また虹彩も癒着のため散瞳しない状態であった（図1）．術後炎症が強く継続．34日目に再増殖が後極に広範に出現したため再手術を行った（図2）．その後，炎症は継続したが経過良好であった．再手術後65日目に突然の視力低下，頭痛で再診．右眼圧は46 mmHgとなっていた．瞳孔ブロックと診断し，レーザー虹彩切開術を行った（図3）．

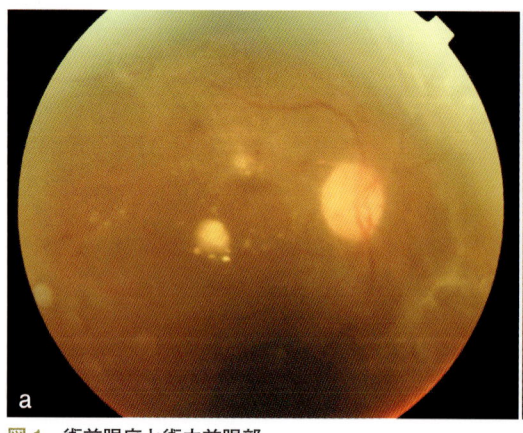

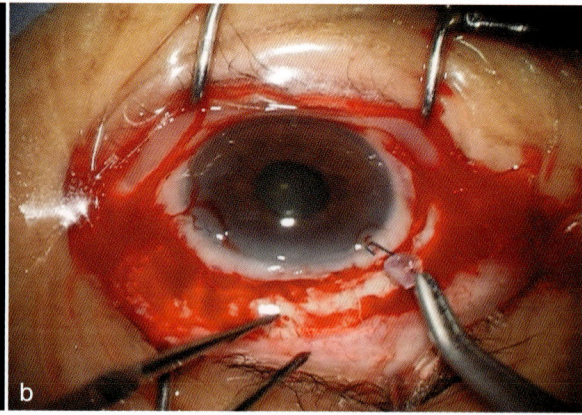

**図1　術前眼底と術中前眼部**
a：PVDがないPDR，汎網膜光凝固も不十分．
b：虹彩後癒着を剝離しアイリスリトラクターにて瞳孔拡大を行っている．

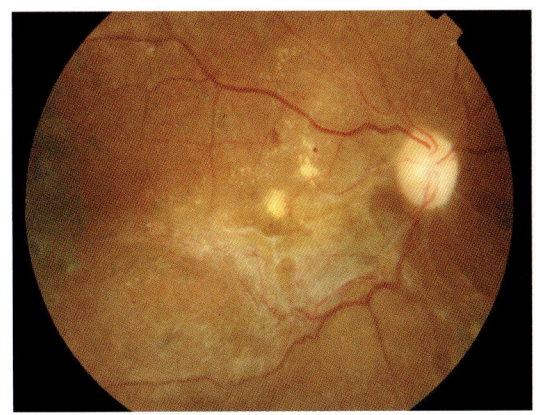

**図2 術後30日目の眼底**
後極に再増殖を認め，31日目に再手術を行った

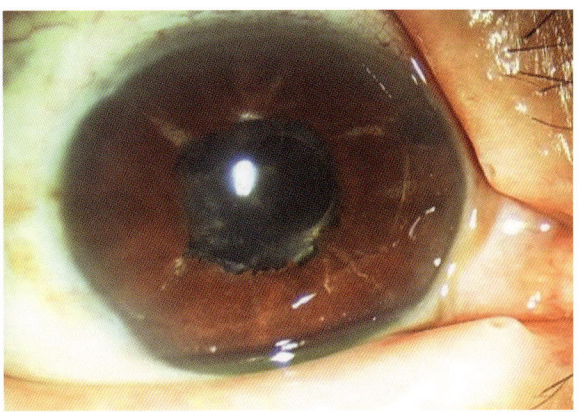

**図3 レーザー虹彩切除後3か月の前眼部**
大きなレーザー虹彩切除が認められ，瞳孔領には遷延化する炎症により膜形成が認められる．

## 解説　●瞳孔ブロックによる高眼圧

　以前はPDRに対して眼内レンズ（IOL）挿入を行うことは，慎重に検討されてきた．それは，血液房水柵の破綻や，網膜症の悪化を含めた合併症の悪化が問題となっていたためである．今回示した術後炎症による瞳孔ブロックも重篤な合併症とされていた．一方，近年は白内障手術，硝子体手術の手技，器械のみならず，術前術後の糖尿病の管理などの向上により合併症は減少し，手術結果も向上してきた．活動性の高いPDRでもIOL挿入を含む水晶体再建術併施硝子体手術を行うことが特別なことではなくなっている．

　今回は，汎網膜光凝固が不十分，散瞳不良，術後前房蛋白が長期に渡って存在した症例で，術後2か月経過しても，瞳孔ブロックが発症したことにより高眼圧となった．虹彩後癒着が一部出現した時点で，瞳孔管理を行うようにしたが，結果的に瞳孔癒着は予防できなかった．今回の症例は，術後体位制限を極力少なくするためタンポナーデ物質として空気を使用したので，タンポナーデによりIOLが押されて虹彩後癒着を惹起したと考えるよりは，前述の血液房水柵破綻の影響により炎症が遷延化し発症したと考えられる．

　体位制限がすくなくとも，長期に継続する強い炎症が考えられる症例では瞳孔ブロックを惹起する可能性があり，予防的な周辺虹彩切除を考慮すべきである．

### 症例2　72歳　女性

　左眼黄斑円孔に伴う網膜剝離に対し硝子体手術を行った（図4）．術中，脈絡膜剝離が出現し，徐々に拡大，駆逐性出血の可能性があったため，早急に操作を終了し，シリコーンオイルタンポナーデを行った（図5）．術翌日，前房出血，硝子体出血，高眼圧が認められた．左眼圧45 mmHgであったので，まず，前房出血の除去と眼圧下降を目的に，房水と空気をシリンジで置換（ポンピング）した（図6）．しかし，その後も前房中の空気が吸収されると硝子体腔から移動した出血で前房出血となり，眼圧が上昇した．

　空気による房水（前房出血）の置換を2〜3日ごとに行い，さらに眼圧は炭酸脱水酵素阻害薬の内服と点眼で保存的に経過をみることとした．術後35日目には眼圧は17 mmHgと安定してきた．2回目の硝子体手術は4か月後に行い，現在は網膜復位を得ている．

### 解説

　駆逐性出血は，発症し発見が遅れると失明につながる可能性のある重篤な合併症である．今回は，硝子体手術中に駆逐性出血に至らず，上脈絡膜出血と考えられる状態で発見でき，早急に手術を終えることができた．硝子体手術強度近視眼では術中の眼圧変動で駆逐性出血を容易に惹起する可能性が高いた

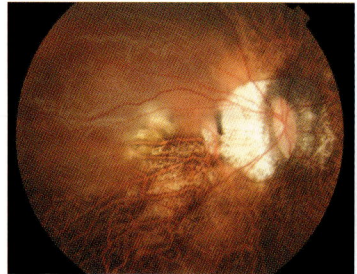

**図4 術前眼底**
黄斑円孔網膜剥離．黄斑下方は変性によって網膜剥離が進行せず上方に拡大している．

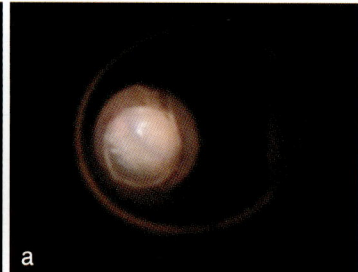

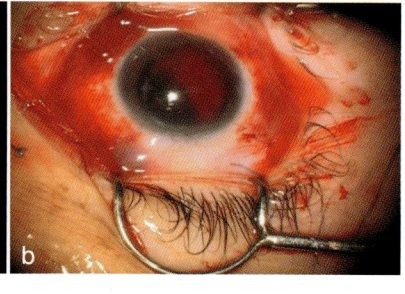

**図5 術中眼底と術直後の前眼部**
a：手術中．脈絡膜の隆起が下耳側には発生している．
b：手術終了時．すぐにシリコーンオイルを眼内に注入し手術を終了した．結膜縫合後には前房内に出血が徐々に増加してきた．

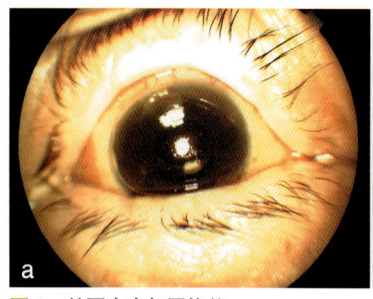

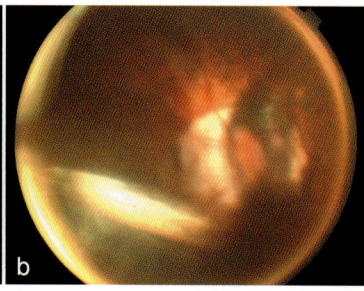

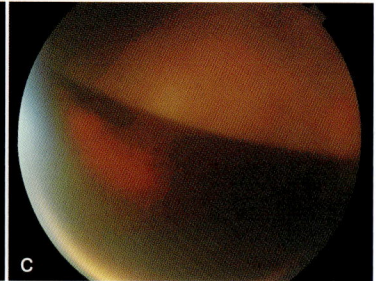

**図6 前房内空気置換後**
a：前房内がすべて空気で置き換わっている．
b：眼底．シリコーンオイルタンポナーデのため前房出血がなくなれば眼底はよく観察される．
c：シリコーンオイルと硝子体出血の境界が観察される．

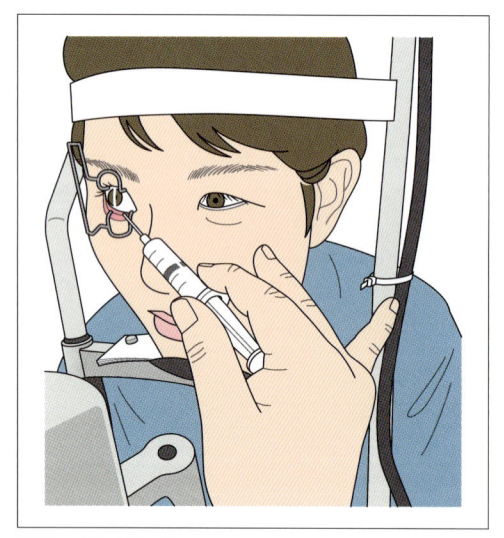

**図7 ポンピング**
薬指，小指を細隙燈顕微鏡に触るようにし，手首より先を安定させ，残り3本の指でシリンジを扱う．肘を台などに載せると手首可動域が狭くなるので肘は固定しない．

め，術中操作は迅速に行い，準備も怠りなくすべきである．今回の症例も黄斑円孔網膜剥離でシリコーンオイルが準備されていたので早急に手術を終了させることが可能であった．

また駆逐性出血の場合の通常，再手術は血腫溶解および増殖性変化がまだ強くない10日前後で行われる．今回は，choroidal kissingとなることもなく，またシリコーンオイルタンポナーデも行えたので保存的に経過をみることとした．術後継続した前房出血と高眼圧に対して空気による前房水の置換（ポンピング）を行うことで眼圧下降と角膜血染の予防，硝子体出血の除去を行った．眼圧の下降のみが目的ならば，前房穿刺のみでも十分であったが，前房出血，硝子体出血が除去されまで眼圧は落ち着か

なかった．空気によるポンピングは 2～3 日ごとに行い眼圧が 17 mmHg まで落ち着くのに術後 35 日かかった．再手術行う時期を考えながら経過をみたが，結局この症例はシリコーンオイルタンポナーデによる網膜復位も期待できたため患者によく説明し，再手術は初回手術後 4 か月目に行った．再手術では網膜も復位し視力もわずかながら改善した．

## ● ポンピング(図7)

　細隙燈顕微鏡にて，2.5 mL または 5mL シリンジに 27G 針をつけて角膜輪部より前房内に穿刺して行う．利き腕側の下方(右手で行うときは，4 時～5 時ぐらい)の輪部から針先を前房中に入れる．この時，操作する手を固定するのに肘を固定すると手首の自由が制限されるので，薬指，小指を細隙燈顕微鏡台に触れることで固定する．前房内に針先が入ったら，空気を少量注入したのち針先を下方に向け血液と前房水を吸う．この動作を針先をわずかに上下させながら行うと効率よく前房の出血が吸引できる．シリンジ内筒は，親指の腹で引き，人差し指の付け根で押す．助手を付け，患者の頭部固定をしっかりしてもらうことが大切である．眼圧がいったん低下すると再穿刺は困難になるので，一連の動作中は前房から抜針せずに行うようにする．

### 参考文献
● 症例 1
・竹田宗泰，他：増殖糖尿病網膜症に対する長期にわたる年代別手術成績．眼紀 57：199-204, 2006.
・三田村佳典，他：光凝固未施行の増殖糖尿病網膜症に対する硝子体手術．眼紀 50：208-212, 1999.
● 症例 2
・Speaker MG, et al：A case-control study of risk factors for Intraoperative Suprachoroidal expulsive hemorrhage. Ophthalmology 98：202-210, 1991.
・岩崎琢也：駆逐性出血の治療．眼科手術 22：361-363, 2009.

（塚原逸朗）

## アドバイス

緑内障の治療方針と同様，眼圧上昇の原因によって対処が異なる．

### ● 浅前房や瞳孔ブロックなど，他の異常所見がない場合

網膜・硝子体手術を行っていると最も遭遇する頻度の高い術後合併症がこの眼圧上昇ではないだろうか．自験例では網膜剥離に対して硝子体手術を施行しガスタンポナーデ（20%$SF_6$もしくは10〜12%$C_3F_8$）を行うと術後，ほぼ全例で30 mmHg以上の眼圧上昇を認める．このため，近年では網膜剥離の硝子体手術施行例では原則として，全例，術直後からアセタゾラミド（ダイアモックス®）3錠 分3で内服を開始するようにしている．多くの例では薬物療法により数週以内に眼圧は正常化する．しかし，時折，点眼，内服を総動員しても遷延する著しい高眼圧に悩まされる症例を経験する．このような場合，筆者は細隙灯顕微鏡による診察時に30G注射針にて前房穿刺を行い，一時的にせよ眼圧を下降させ，視神経への影響を軽減するようにしているが，あくまでもこれは一時しのぎに過ぎない．数時間で眼圧は元のレベルに戻ってしまう．術前からの緑内障合併の有無，視神経の状態，高眼圧の程度にもよるが，そのまま高眼圧が続き，眼圧下降の兆しがみられない場合，緑内障手術の追加を考慮しなくてはならない．

この場合，問題となってくるのが，初回の網膜硝子体手術時の結膜切開・縫合である．たとえ23Gや25Gシステムによる経結膜手術で施行されていても，硝子体手術からの日が浅い場合，緑内障手術が施行され濾過胞が形成された後，硝子体手術の結膜創から房水漏出が生じないという保証はない．経結膜手術で自己閉鎖が不十分なために縫合がおかれていたり，結膜嚢が狭い症例において結膜上からの無理な強膜圧迫が加えられた結果，円蓋部付近の結膜が切れていたりすると，その部位での緑内障手術自体が困難な場合がある．網膜硝子体手術の術後に緑内障手術が必要になった際も困らないように，自験例では網膜硝子体手術時の結膜切開を図1のようにしている．筆者はいまだにほとんどの例を20Gで手術しているが，このようにしておけば，万一，術後早期に緑内障手術が必要となっても手術可能である．

### ● 瞳孔ブロックを生じている場合

本文の症例1のようにレーザー虹彩切開をするのが基本ではあるが，症例によっては術後の炎症や虹彩の腫脹のため孔があけにくい場合もある．レーザーにより前房内の炎症がさらに増強する場合もある．このため筆者は偽水晶体眼であれば細隙灯顕微鏡下で角膜輪部から30G針を前房内へ刺入し針先で瞳孔癒着を一部はずしてブロックを解除するようにしている．この方法は，前嚢温存した無水晶体眼のうち，シリコーンオイル注入例に対しても適応可能である．前嚢温存した無水晶体眼のうち，シリコーンオイルを注入していない例ではYAGレーザーで前嚢中央に小さく孔をあけ，前房と硝子体腔とをつなげるだけでブロックは解除できる．

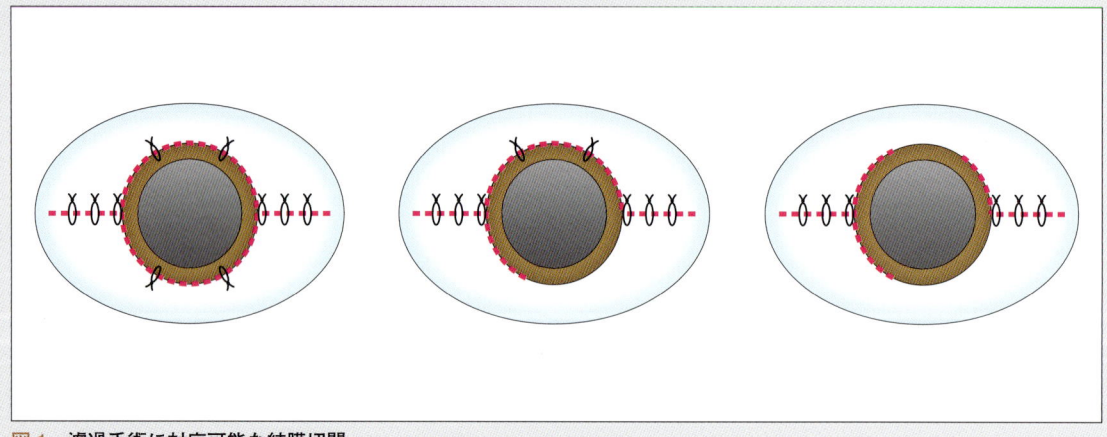

**図1 濾過手術に対応可能な結膜切開**
a：全周切開時
b：部分切開時（白内障・硝子体同時手術）
c：部分切開時（硝子体単独手術）
3時9時方向に減張切開をおき輪部ぎりぎりで切開する．その上でていねいに縫合しておくとトラベクレクトミーが必要となっても結膜弁の作製が可能である．

● 瞳孔ブロックを生じていないが浅前房を生じている場合

術直後で眼底に上脈絡膜出血などの異常を生じていない場合，軽度の浅前房であれば術後の炎症によるぶどう膜組織の浮腫による影響もあるので内服薬などの投与にて経過をみてよい．通常，数日で前房深度は正常化してくる．ガスあるいはシリコーンオイル注入例で，注入量が多すぎたために前房が消失するほどの高度の浅前房と高眼圧を生じている場合は，眼内注入物質を抜く処置が必要である．硝子体腔がすべてガスやシリコーンオイルで充満しておらず，水のスペースもあるのに高度の浅前房と高眼圧を生じているのであれば，レンズ毛様体ブロック(いわゆる悪性緑内障)を考えるべきである．この場合は前房と硝子体腔とをつなげる手術をすればブロックを解除できる．

シリコーンオイルを注入した有水晶体眼，偽水晶体眼，前囊温存した無水晶体眼では，シリコーンオイルが毛様小帯の隙間から前房に出てきたためにシリコーンオイルで瞳孔ブロックを生じ浅前房，隅角閉塞，著しい高眼圧を生じる場合がある．この場合は20Gなどの太めの注射針や15°ナイフなどで前房のシリコーンオイルを少量抜けば硝子体腔に貯留した房水が前房に出てきてブロックが解除できる．前囊が温存されていない無水晶体眼ではシリコーンオイルによる瞳孔ブロックを防ぐために，術中，下方6時の位置に周辺虹彩切除をおいているはずであるが，術後の炎症によりこれが閉塞してしまった場合は何らかの方法であけ直すか，仰臥位禁止を指示したうえで早めにシリコーンオイル抜去を行う．

● 血管新生緑内障

糖尿病網膜症や網膜中心静脈閉塞症などに対する手術後で，術後しばらくしてから眼圧上昇を生じてきた場合，虹彩に新生血管を認めなくても，まず本症を疑い隅角検査を行い，新生血管の早期発見に努めるべきである．本症を起こしかねない疾患に対する硝子体手術では，通常，術中に網膜最周辺部までの十分な汎網膜光凝固(PRP)がなされているはずである(もし，なされていないとすれば，それは術者の怠慢としか言いようがない)．したがって，既に外来でレーザーができるようなところは，ほとんど残っていないはずである．筆者はこのような場合，網膜最周辺部および毛様体扁平部の冷凍凝固術を行い良好な結果を得ている(図2)．もし，不幸にして新生血管が予期できない例に生じてきたのであれば，急ぎPRPを施行のうえ，同様の手術を行う．

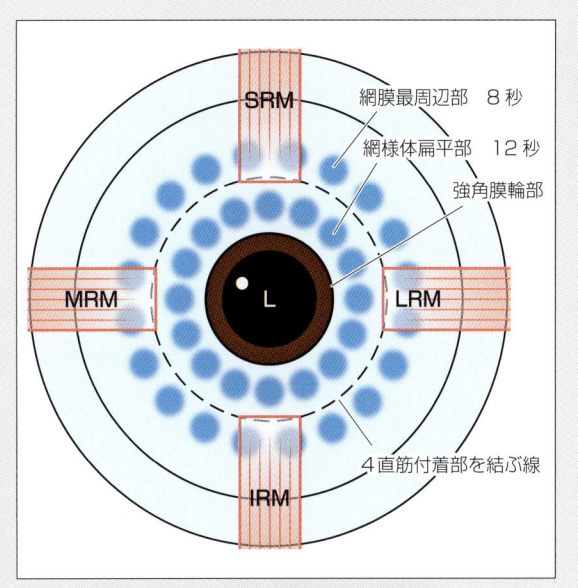

図2 網膜周辺部および毛様体扁平部冷凍凝固

**参考文献**
・櫻井真彦：将来，緑内障手術が必要になっても対応可能な網膜・硝子体手術の結膜切開・縫合法．樋田哲夫，他(編)：眼科診療のコツと落とし穴2 手術—後眼部眼窩付属器．中山書店，pp20-21, 2008.
・大原 瞳，他：血管新生緑内障に対する毛様体扁平部および網膜最周辺部冷凍凝固術の成績．眼臨紀 4：105-110, 2011.

（櫻井真彦）

# 10 硝子体出血

> **対策**
> - 経過，前眼部所見，エコー所見などから病態を判断し，出血の除去とともに再出血予防に必要な処置を計画する
> - 硝子体出血を吸引除去する際には，眼圧を常に触診でモニターしながら行い，吸引圧を上げ過ぎない
> - 残存硝子体に関連した新生血管の処理は，新生血管に連なる硝子体の切除と出血部位の直接凝固．また，最周辺部網膜を含めた十分な眼内光凝固で再増殖を予防する
> - 抗VEGF抗体製剤を必要に応じて術前，術後に投与して血管新生の活動性を抑制する

> **予防策**
> - 後部硝子体は確実に剥離・除去し，再増殖の足場を残さない
> - 前部硝子体の十分な処理：最周辺部までの十分な光凝固を行う
> - 眼内の相対的虚血状態を残さない
> - トロッカーを用いた小切開硝子体手術(MIVS)は低侵襲，強膜創の問題の両面から有用．しかし，創の閉鎖は確実に行い，術直後の極端な低眼圧を避ける必要がある

---

**症例1** 52歳　女性

　左眼増殖糖尿病網膜症に伴う硝子体出血に対して水晶体を温存して硝子体手術を行い，術直後LV(0.7)の視力を得たが，その後，硝子体出血を繰り返し，眼底が透見不能となったため再手術を行った．水晶体超音波乳化吸引後，3ポートを設置して出血を吸引除去し，眼底周辺部を観察すると，前回手術の強膜ポート部へ嵌頓した残存前部硝子体に新生血管が形成されていた(図1)．同部へ連なる硝子体を十分に切除し，新生血管を直接ジアテルミー凝固し，最周辺部網膜へ眼内光凝固を追加，眼内レンズを挿入して手術を終了した．術後は再出血を生じることなく良好な経過を得た．

---

**解説**

● **原因病態**(表1, 2)

　硝子体手術の術後に生じる硝子体出血は，初回手術で処理が不十分であった残存硝子体への新生血管形成が原因となることが多い(図1)．再手術の際にまず確認すべきは，前回手術の強膜創部であり，そこに嵌頓した前部硝子体へ形成された新生血管への牽引により硝子体出血が繰り返されることが最も多い．

　糖尿病網膜症をはじめとする網膜虚血に起因する新生血管形成は，酸素消費量が多く相対的虚血の生じやすい後極部にまず生じるが，後部硝子体剥離が既に生じていたり，硝子体切除後の眼では，残された前部硝子体付着部だけが網膜硝子体境界面を形成するため，その部分に新生血管が形成されることに

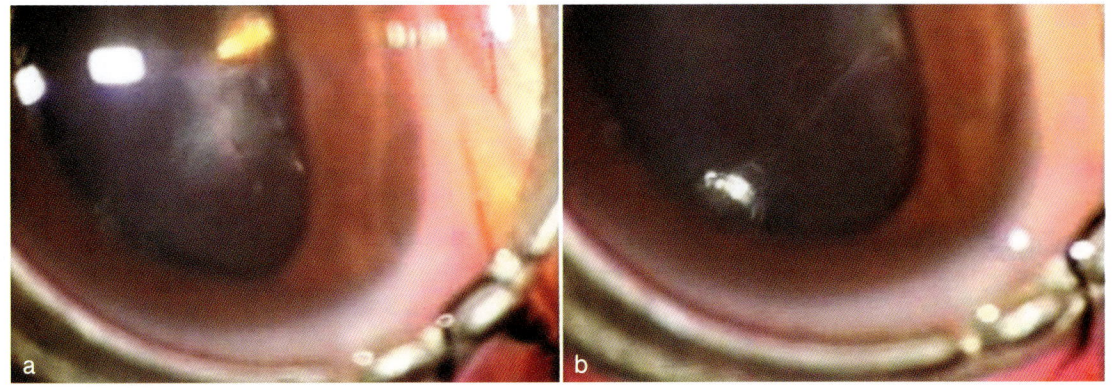

**図1 強膜創線維血管増殖とその処理**
術後の硝子体出血の原因としては最も多い．線維血管膜形成部に連なる周囲の残存硝子体を切除して病巣を孤立させ，出血部を直接ジアテルミー凝固する．

**表1 術後の硝子体出血の原因病巣**

1. 残存後部硝子体膜の再収縮
　→エピセンターの牽引や新裂孔形成
2. 残存前部硝子体起因性の硝子体出血
　① 強膜ポート嵌頓残存硝子体→新生血管
　② 格子状変性など網膜硝子体癒着部→新生血管・新裂孔形成
　③ 硝子体基底部→新生血管
　④ びまん性に形成された新生血管（ルベオーシス含む）
　　→ oozing
　⑤ 孤発性の血管異常（細動脈瘤など）→破綻

**表2 術後の硝子体出血の発生要因**

1. 強膜創：創傷治癒で生じる血管新生
2. 網膜に残存する相対虚血に伴う新生血管形成
3. 残存硝子体に生じる収縮：付着部位間の牽引

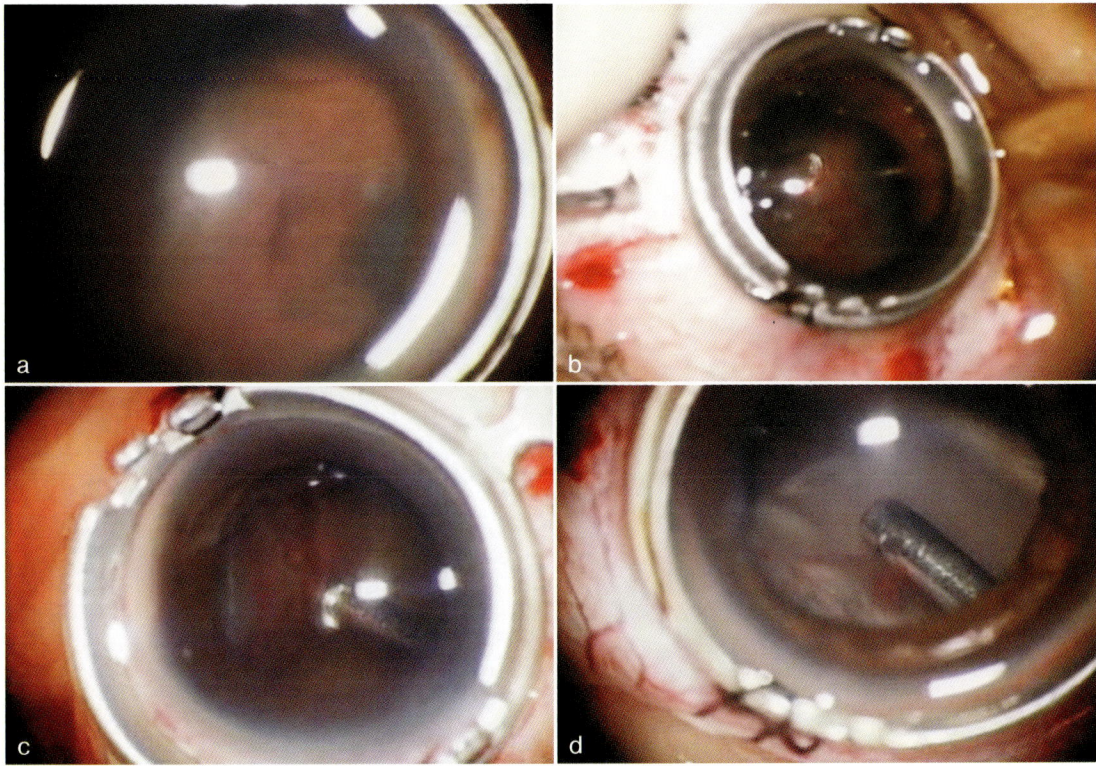

**図2 初回硝子体手術で観察される硝子体基底部新生血管**
特に血管新生の活動性の高い症例では，初回手術時既に硝子体基底部にもしばしば新生血管が形成されている．

10 硝子体出血

なる．また，血管新生の活動性のきわめて高い症例には(図2)，初回硝子体手術時に既に後極部のみならず，硝子体基底部にも新生血管が形成されていることが多い．これらの状態で，眼内に相対的虚血が残存した場合，前部硝子体に向かって旺盛な新生血管形成が生じ，さらに二次的な硝子体の収縮牽引により，出血を生じることになる．

### ● 予防

初回手術で確実に後部硝子体剝離を作製して後部硝子体膜を切除する．また，前部硝子体は可能な限り強膜圧迫を併用して切除(shaving)する．特に，硝子体基底部からの硝子体を強膜創に嵌頓させないように注意する．白内障との同時手術のほうが前部硝子体の処理は行いやすい．また，術後に網膜の相対虚血状態が生じないように，十分に網膜光凝固，特に術後の経瞳孔的な追加が困難な場合を考えて最周辺部網膜への眼内光凝固を行っておく．

トロッカーを用いた MIVS は手術全体としての侵襲，強膜創への侵襲の両面から有用である．しかし，創の閉鎖は確実に行い，術直後の極端な低眼圧を避ける必要がある．創傷治癒がまだ不完全な術後早期に極端な低眼圧の状態にすると，眼内への oozing による出血などが生じる原因となる．強膜創の閉鎖確認は確実に行い，もし漏出の可能性が疑われる場合は確実に縫合するほうがよい．

### ● 対策

術後の硝子体出血に対する再手術の適応と術式の判断は，血管新生の活動性を示す前眼部所見(前房出血や虹彩・隅角ルベオーシス)，網膜剝離や再増殖などを示唆する後眼部所見(超音波Bモード，入院中であれば一晩の両眼帯絶対安静後の早朝の眼底検査)などを考慮して行う．

病態の重症度に応じて再手術の術式を選択する．新たな出血はなく，貯留した硝子体出血の除去のみを行えばよいのであれば，細隙灯顕微鏡下で，点滴につないだ27G針を灌流ラインとして，注射器に接続した27G針のシリンジを助手に吸引させて2本の針で出血を吸引除去することもできる．また，ミリポアフィルターを通した空気で満たした1本のシリンジに27G針を接続し，下耳側から刺入してポンピング操作で液空気置換する方法もある．

しかし，術後に硝子体出血を生じる症例の多くは，その原因病態の処置を同時に要する場合が多い．再手術の際は，前述の後部，前部硝子体の状態を確認し，確実な処理と十分な眼内光凝固を行う．抗VEGF抗体製剤を必要に応じて術前，術後に投与して血管新生の活動性を抑制することも有用である．強膜創部の新生血管に対しては，硝子体基底部から連なる前部硝子体との連続を切断し，創部を直接ジアテルミー凝固する．水晶体が処理の妨げになる場合は，同時に処理し，前部硝子体，最周辺部網膜，強膜創部の処置を確実に行うようにする．

### ● 硝子体腔の出血の吸引操作のコツ

硝子体腔に出血が多くて術野の視認性が悪い場合，吸引を急ぐあまり高い吸引圧で強すぎる吸引をかける術者を見かけるが，それでは灌流が追いつかず低眼圧状態となり，危険なばかりでなく新たな出血が誘発されやすく，吸引効率が逆に悪くなる．特に大血管から出血しているような場合は，吸引すればするほど出血が増えていく結果となる．吸引圧は，灌流量を超えない範囲で最大となるように足踏みで調節しつつ出血を効率よく除去する．その際，両手で支持した器具のシャフトや，眼球にあてた指などで眼圧を触診でモニターし，低眼圧になっていないことを確認しつつ操作するのがコツである．動脈性の出血のため，以上の操作でもなかなか出血がはれない場合は，灌流ボトルを高く設置するなどして眼圧を上げて止血を図る(その際も，器具の出し入れ時は眼圧を下げた状態で行うことを忘れないようにする)．

> **症例2** 68歳 女性
>
> 　左眼の原因不明の硝子体出血に対して'水晶体を温存し'単純硝子体切除と中間周辺部までの眼内光凝固を行った．その際，特に下方の出血を含んだ周辺部硝子体が一部残存した．3か月後，虹彩・隅角ルベオーシスを伴う血管新生緑内障を発症し，眼圧が38 mmHgとなった．速やかに可能な範囲に網膜光凝固を約1,000発追加したところ，約2週間の経過で眼圧は点眼併用で19 mmHgに下降し，ルベオーシスもほぼ消退した．その後も硝子体出血を繰り返し眼底が透見不能となったが，患者がなかなか手術を希望せず，約3か月後，最終的に患者の同意を得て再手術を行った．水晶体を超音波乳化吸引後，3ポートを設置して硝子体腔の出血を除去すると，下耳側の赤道部やや前方から硝子体基底部まで約1象限にわたる範囲に帯状に形成された前部硝子体内の線維血管増殖組織を認めた(図3)．同部に連なる硝子体を切断し，網膜上の増殖組織をshaving操作と双手法により可能な限り切除した後，出血部位をジアテルミー凝固し，病巣部とその周囲に対して密に光凝固を行った後，眼内レンズを挿入して手術を終了した．術後，さらに1度の再洗浄を要したが，最終的にLV(0.2)を維持した．術後，精査により同側の内頸動脈に狭窄があることが判明した．

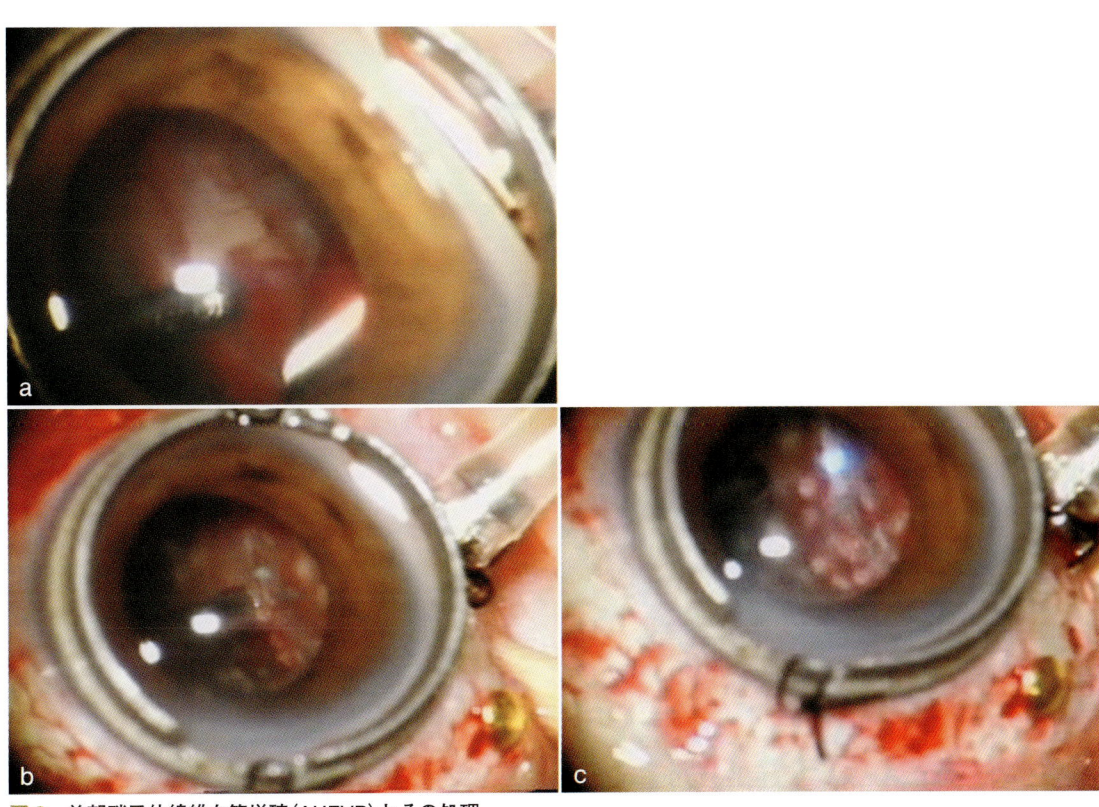

**図3　前部硝子体線維血管増殖(AHFVP)とその処理**
硝子体術後眼または後部硝子体剥離が既に生じている眼に強い眼内虚血が生じると，唯一の網膜硝子体境界面である硝子体基底部付近から前部硝子体に向かって激しい線維血管増殖膜形成が生じる．早期に対応しないと予後不良に至る場合がある．
a：瞳孔領から周辺部に向かって増殖膜の切除を進める．
b：shaving操作とジアテルミー凝固を交互に行うことにより可能な限り網膜・毛様体上の線維血管増殖膜を切除し，周囲の組織に連なる硝子体線維を切断して病巣を孤立化させる．
c：周囲の網膜を含めて病巣全体を密に光凝固し，全体を瘢痕化させるようにする．

| 解説 | ● **前部硝子体線維血管増殖(anterior hyaloid fibrovascular proliferation；AHFVP)** |

　初回硝子体手術の際，水晶体を温存した症例には，前部硝子体が残存しやすく，術後にさらに眼内に強い虚血が生じた場合は，そこに向かって強い新生血管形成を生じることになる．特に血管新生の活動性が激しい場合，水晶体後囊直下の前部硝子体全体に線維血管毛様体剥離から眼球癆に至る予後不良例もある．

前部硝子体に形成された線維血管増殖膜の処理の要点は，①線維血管形成部と他の部位に連なる硝子体を切断して病巣部を孤立させる，②線維血管膜を可能な限り切除して出血部をジアテルミー凝固する，③病巣部とそれを囲むように密に光凝固を置き，全体を瘢痕治癒させることにある．さらに，十分に汎網膜光凝固を追加して網膜の虚血状態を改善する．

## ● 内頸動脈狭窄症・閉塞症に伴う虚血性眼症

網膜病変に対して十分な治療が行われているにもかかわらず新生血管の活動性が鎮静化しない場合や原因不明の眼内の虚血病変が示唆される場合は，動脈硬化などにより内頸動脈から眼動脈の循環に障害がある可能性を疑い，頭頸部の主幹動脈の状態を MRA で確認してみる．

狭窄による虚血が強く，全身状態からその解決も困難な場合，眼科的治療をどのように行っても最終的に慢性進行性に虚血性網膜視神経障害が進み，視機能の低下に至る場合がある．

### 参考文献
・野田　徹，他：血管新生緑内障に対する網膜硝子体手術．眼科手術 15：447-454, 2002.
・野田　徹：硝子体出血の原因と手術適応．網膜硝子体手術―PVR と特殊例．ES NOW illustrated 16：72-81, 2000.
・Lewis H, et al：Anterior hyaloidal fibrovascular proliferation after diabetic vitrectomy. Am J Ophthalmol 104：607-613, 1987.
・Lewis H, et al：Clinicopathologic findings in anterior hyaloidal fibrovascular proliferation after diabetic vitrectomy. Am J Ophthalmol 104：614-618, 1987.
・Chen E, et al：Use of intravitreal bevacizumab as a preoperative adjunct for retinal detachment repair in severe proliferative diabetic retinopathy. Retina 26：699-700, 2006.

（野田　徹）

## アドバイス

### ● 硝子体手術後の硝子体出血についての歴史的概観

1970 年代初頭の硝子体手術黎明期から硝子体手術後の硝子体出血は術者を悩ませる病態であった．術後硝子体出血はすべての硝子体手術後に生じる可能性があるが，特に問題となるのは糖尿病に代表される虚血性眼疾患に生じた場合である．当時，糖尿病網膜症の遷延する硝子体出血に対する硝子体手術では，混濁硝子体ゲルの可及的切除のみで終了されていた．術後硝子体出血の頻度が極めて高かったことは容易に想像できる．

1980 年代，Charles により眼内光凝固装置が開発され，糖尿病硝子体手術における術中汎網膜光凝固の施行により術後硝子体出血の頻度は大幅に低下した．また増殖膜による牽引を除去するという概念が導入され手術成績は飛躍的な向上を遂げた．それでも術後硝子体出血のリスクは術者を怖れさせるに十分なものであった．糖尿病硝子体手術後の早期硝子体出血の原因は初回手術時の不十分な増殖膜処理や止血操作であり，晩期出血の原因としては強膜創血管新生が大半であると提唱されはじめた．

1990 年代初頭まで硝子体手術に先立つ水晶体除去はかたく戒められていた．これは一面理解できることではあったが，水晶体温存硝子体手術では強膜創に残存硝子体が嵌頓することは必発であった．眼内虚血の活動性が高い場合，残存硝子体を足場に生じた新生血管が破綻し硝子体出血を生じるメカニズムが理解されはじめてきた．荻野は糖尿病硝子体手術における水晶体除去，眼内レンズ挿入併用の優位性を主張し，以来この方法が日本における糖尿病硝子体手術の一般的な手法になりつつある．

### ● 現状についての考察

上記の努力にもかかわらず，糖尿病硝子体手術後の硝子体出血の存在が現在でも大きな問題であることは事実である．これは何に由来するのであろうか．糖尿病網膜症という虚血性眼疾患の本質に迫るものであろうが，網膜虚血に対する根本的な処置の必要性を感じる．

本文にもあるように，①確実に後部硝子体剥離を作製し後部硝子体膜を切除する．現在では硝子体皮質

の可視化による後部硝子体剝離の確実な施行が可能となり，後極部における足場の存在が消失したため術後硝子体出血の頻度はさらに低下することとなった．②鋸状縁までの徹底的な術中汎網膜光凝固を施行する．相対的網膜虚血を改善するためには現時点でもこの方法しか存在しない．③圧迫を併用しながら強膜創付近の前部硝子体を切除する．広角観察システムや眼内内視鏡などはこの目的のための優れたツールと考えられる．本文の中でも水晶体を温存した硝子体手術を施行後に硝子体出血を繰り返したとある．52歳という年齢を考慮すれば悩ましいが，残存硝子体の強膜創嵌頓が必発であることを念頭に置くべきであろう．網膜症の活動性の高低を問わず，初回手術から水晶体除去を行い，強膜創への硝子体嵌頓の憂いを排除すべきと考える．

小切開硝子体手術（micro incision vitrectomy surgery；MIVS）はトロッカーを使用することにより，強膜創への硝子体嵌頓の低減が期待される．当初MIVSは25Gから開始されたが，器具がまだ発展途上にあったことから当時はあまり注目されなかった．次いで23Gの出現で大きく飛躍し，さらに洗練された25Gの登場で硝子体手術のスタンダードとなりつつある．MIVSの登場により強膜創血管新生や前部硝子体線維血管増殖（AHFVP）などの術後硝子体出血の危険因子が低減するのであれば大変望ましいことである．

● 術後硝子体出血に遭遇したらどうすべきか

本文でも触れられているが，一晩の両眼帯絶対安静による出血量の評価は役立つ．視神経乳頭が全く透見できないような場合，自然吸収は期待できないので躊躇なく再手術に踏み切るべきであろう．

● 術後硝子体出血予防

最近注目されるのは，眼内血管新生に血管内皮増殖因子（vascular endothelial growth factor；VEGF）が重要な役割を果たしており，抗VEGF製剤を用いることにより眼内血管新生が抑制されることである．これは術後硝子体出血予防の上でも価値あるものではないかと思われる．

**参考文献**

・Charles S：Endophotocoagulation. Retina 1：117-120, 1981.
・荻野誠周，他：糖尿病網膜症に対する硝子体手術，水晶体除去および眼内レンズ挿入同時手術の成績．日眼会誌 98：672-678, 1994.

（前田耕志）

# 11 前房出血

> **対策**
> - 眼圧上昇を防ぐ(降圧処置)
> - 瞳孔管理(虹彩後癒着の予防)
> - うつむき姿勢の中止か変更(坐位か側臥位)
> - 前房洗浄(＋硝子体洗浄)

> **予防策**
> - 硝子体出血を残さない．再発させない
> - 強膜トロッカーを毛様体突起部に刺入しない
> - 血管新生緑内障を併発している症例は，術前に降圧処置やベバシズマブ(アバスチン®)注射を施行して，術前後の眼圧変動幅を減らし，ルベオーシスの活動性を低下させる
> - 網膜下血腫除去術では，できるだけ出血を取り残さない
> - 2象限を超えるような多量の血腫除去術の際は，シリコーンオイルタンポナーデとして，うつむき姿勢をそれほどしないようにする

**症例1** 59歳 男性

　右眼黄斑前膜，白内障に対して25G硝子体手術＋水晶体再建術を施行した．術中周辺部に網膜裂孔を生じたため，眼内レーザー凝固を行い10％$SF_6$ガスタンポナーデを施行，術後はうつむき姿勢とした．術翌日の診察で，高さ2mm程の前房出血を認めた(図1)．トロッカーによる毛様体からの出血と考えられた．うつむき姿勢は中止，散瞳し坐位にて比較的安静とすると，前房出血は幾分後房から硝子体側へ移動した．術後3日目，眼圧が48mmHgとなり，アセタゾラミド(ダイアモックス®)内服，ブリンゾラミド(エイゾプト®)点眼を処方した．その後，眼圧は26mmHg以下となり，出血は吸収された．

**解説**　硝子体手術後に生じる前房出血で，最も頻度の高いのは，術後硝子体出血が前房に回ってくることであろう．増殖糖尿病網膜症の手術後には術後数週間で硝子体出血をきたすことがある．水晶体再建術をしている場合は，前後房の交通は容易であり，硝子体出血は前房出血を伴う．出血が薄く，眼圧上昇がなければ経過観察でよいが，前房の大半を占めるほどの出血で50mmHg以上の眼圧が数日続くようなら角膜染血症となるので洗浄する．経過観察中は虹彩後癒着の発生や進行に気をつける必要がある．稀に，目立った出血が退いて時が経ってから全周の虹彩後癒着による緑内障発作を経験することがある．

### ● MIVSトロッカーによる合併症

　さて，本症例は黄斑前膜に対する25G MIVS(micro incision vitrectomy surgery)を用いた白内障手術併用硝子体手術である．この症例が裂孔を生じずにガス置換と術後のうつむき姿勢をしなくてすめば

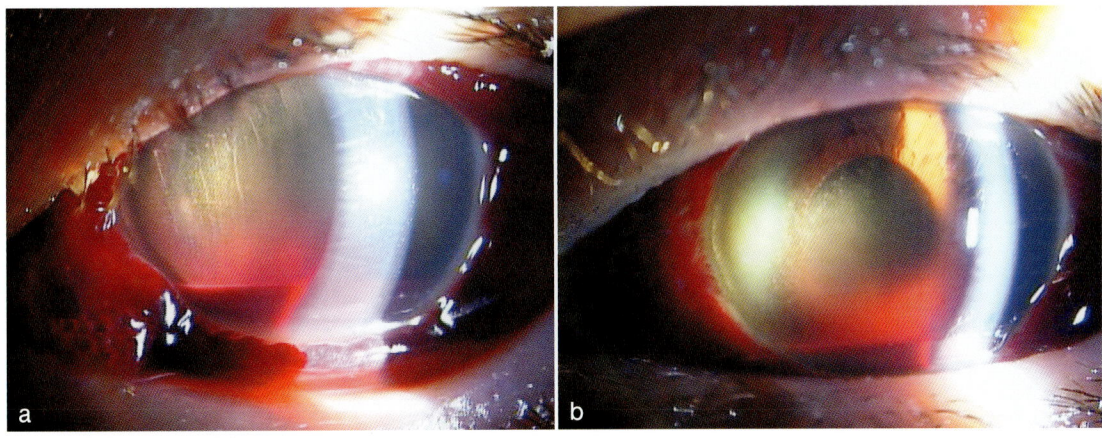

**図1 前眼部写真：強膜創からの出血**
a：手術翌日．前房出血は強膜創の内側（毛様体）からの出血が回ってきたもので，著しい結膜下出血は強膜創の外側からの出血による．
b：坐位にて比較的安静にした後．出血が下方へたまり瞳孔領が確認できる．

（つまり，型通りに液で終わっていれば），翌日からの前房出血やその後の高眼圧はもっと軽かったであろうと思われる．最近の黄斑前膜手術は，術後早期からの視力改善や社会復帰が望まれる手術であるので，こうした合併症をいかに減らすかは大きな課題である．MIVSでは，トロッカーを斜めに刺入してポートとするため，トロッカーを用いない20G手術では稀である強膜創作製に伴う合併症が起こりやすいことを忘れてはいけない．毛様体突起部をトロッカーが斜めに穿通すると出血をきたしやすい．逆に，刺入する輪部からの距離を離し過ぎると脈絡膜下もしくは網膜下灌流してしまうおそれがある．瞼裂の非常に狭い場合や，deep set eye でも正しく輪部から3.5～4.0 mmの位置に刺入する．そして，あまりに斜めにし過ぎない．

　起こってしまった強膜ポートからの出血であるが，たいていは術中に止まり問題になることは少ない．しかし，術終了前にMIVSであろうとも周辺を圧迫してよく観察すること，ポート付近の周辺硝子体をていねいに切除することは，基本術式である．本症例でもしっかり圧迫してポートを裏から観察して，出血が止まっていることを確認すべきであった．抗凝固薬を内服している患者や透析患者の硝子体手術では，出血が止まりにくい心配がある．年齢が若くて重症の増殖糖尿病網膜症に対する手術を除いては，術中止血にそれほど難渋した経験はないが，内科主治医の許可を得て，抗凝固薬なら術1週間前から中止し，透析の場合は周術期はナファモスタットメシル塩酸（フサン®）で行ってもらうことにしている．

### ● ガス注入下でも前房洗浄をするか？

　ガスを注入してうつむき姿勢を行っている患者に前房出血が生じた場合，対策は悩ましい．薄くて眼圧に問題がなければうつむき姿勢を予定通り続けるべきだが，出血が多い場合，たいてい眼圧は40 mmHg程度以上に上がる．幸い，本症は坐位でもよい位置の裂孔だったため，うつむき姿勢を中止した．散瞳させたのは瞳孔管理を行い虹彩後癒着の予防が目的である．前房洗浄術を行うと，術中の仰臥位中にガスが後房を通じて前に出て抜けるので，改めて液ガス置換術が必要になる．

---

**症例2　65歳　男性**

　コントロール不良の糖尿病あり．右眼に網膜中心静脈閉塞症（CRVO）を生じた．出血や網膜浮腫は著明でRV（0.03）であった．蛍光眼底検査の結果，無灌流域が広範にみられ，早急な治療を考えて水晶体再建術＋硝子体切除＋視神経鞘切開＋汎網膜光凝固（PRP）を施行した．術後1か月目に濃い硝子体出血を生じたため，硝子体洗浄＋PRP追加を施行した．しかし，術後虹彩ルベオーシスが生じ，眼圧は42 mmHg以上となり，薬物治療では低下せず，トラベクレクトミーを施行した．その後，濾過胞再建術を要し眼圧は低下したが，ルベオーシスは退かず．最後の術後3週間して硝子体出血，前房出血を生じた．眼圧に注意して経過をみていたが，一時消退した出血が，2か月後再発し，1～2 mmの前房出血が遷延している（図2）．視力は光覚弁．

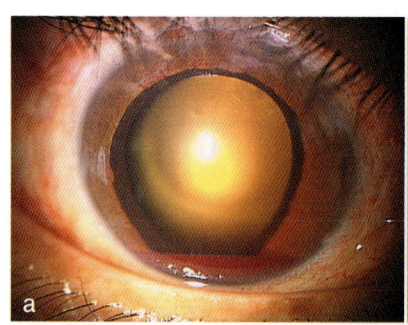

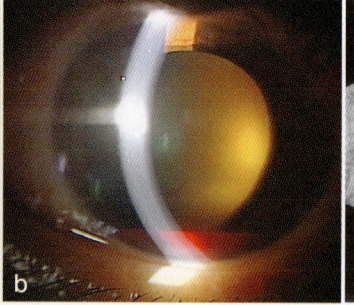

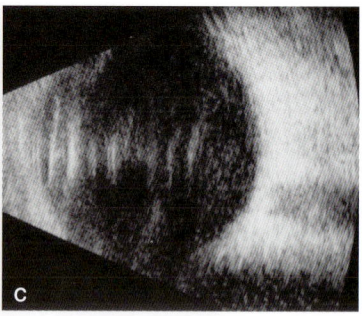

**図2 硝子体出血とルベオーシスからの出血を繰り返す症例**
a：びまん性光での前眼部写真．眼圧は高くないために角膜浮腫はない．ぶどう膜外反を認める．
b：スリット写真．器質化した硝子体出血のため前部硝子体は黄色調である．上方の虹彩ルベオーシスは赤い．
c：超音波Bモード像．びまん性硝子体出血を認める．網膜剥離はなし．

## 解説

### ● ルベオーシスからの出血

　前房出血の量が多い場合は，出血自体による眼圧上昇にも気をつけないといけないが，それよりも悪いのは，急速にルベオーシスが生じて血管新生緑内障となることである．出血中には血管内皮増殖因子(VEGF)などの血管新生因子が豊富に含まれている．濃い前房出血は洗浄すべきであろう．バイマニュアルI/Aを用いての洗浄は手技的に簡単であるが，有水晶体眼では器具がヒットしないように注意しなければならない．凝血している場合は吸引のみでは除去できない．その場合は，硝子体カッターで切開を加えながら吸引するか，もしくは鑷子で摘出する．少量(3μg)の組織プラスミノーゲンアクチベータ(t-PA)を前房に注入して溶血させる方法もある．また，除去の傍ら隅角(ルベオーシス)からの出血をきたすこともある．その際は，いったん粘弾性物質を前房に注入して止血を待つ．

　本症例のような虚血型CRVOの予後は不良であるが，術後に虹彩ルベオーシスが形成されて重篤な緑内障となると極めて悪い．初回手術(硝子体切除＋水晶体再建術)が結果的には中途半端であったことが，増殖のカスケードを助長し，血管新生→硝子体出血，前房出血，ひいては血管新生緑内障を合併することとなってしまった．同様なことは，増殖糖尿病網膜症，家族性滲出性硝子体網膜症でも起こるので，注意が必要である．

　術前から既に血管新生緑内障を併発している症例は，術前の高眼圧から一気に眼圧が低下してルベオーシスの破綻をきたし出血するので，術前に降圧処置やベバシズマブ(アバスチン®)注射を施行して，眼圧の変動幅を減らし，ルベオーシスの活動性を低下させておく．アバスチン®注射は1.25 mg/0.05 mLが当たり前のように注射されているが，0.25 mg/0.01 mLでも十分である．注射後は2～3日目には手術する．

---

**症例3　71歳　男性**

　右眼加齢黄斑変性からの網膜下出血を生じた．一次的にSF₆ガス硝子体注射とうつむき姿勢による血腫移動を行ったが，その後網膜下出血が著しく増加し，眼底3象限に及ぶ出血性網膜剥離となり硝子体出血も合併したため，硝子体切除術＋網膜下血腫除去(t-PA使用)＋シリコーンオイルタンポナーデを施行した(図3)．術後はなるべくうつむき姿勢をするように指導していた．術後6日目の再診の際，高さ3 mmの前房出血を認め，眼圧は48 mmHgであった．D-マンニトール(マンニットール®)点滴などの処置では35 mmHg以下には低下せず，眼底観察不能の状態であったため，バイマニュアルI/Aによる前房洗浄を施行した(シリコーンオイルは抜かず)．その後，うつむき姿勢をは中止するが長時間仰臥位にはならないように指示した．眼圧は変動があるも13～27 mmHgであり，前房出血の再発はなかった．薄く残っていた網膜下出血も吸収され，脈絡膜新生血管は瘢痕化した．10か月後にオイル抜去＋黄斑パッカーの除去を施行した．RV(0.08)．

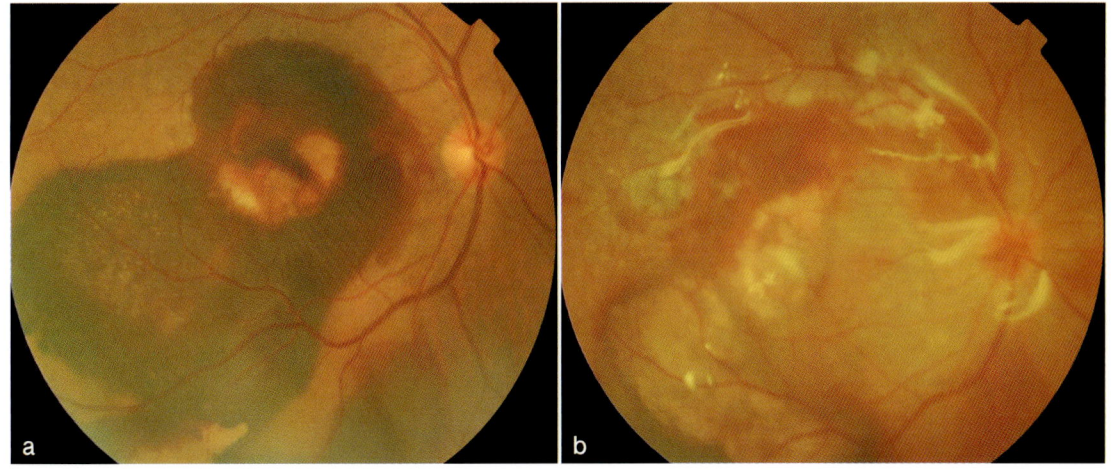

**図3 眼底写真**
a：網膜下血腫．後極部の出血が一部薄いところは，網膜色素上皮剝離である．この後網膜下出血は著明に増加し，硝子体出血を併発した．
b：術後．シリコーンオイル注入下で後極部の網膜はフラットになっている．黄斑部耳側にCNVを認め，下方に残存する網膜下の凝血を認める．

## 解説

### 網膜下血腫除去手術の難しさ

　多量の網膜下出血は，硝子体出血となる．裂孔がなくとも生じるが，網膜下血腫除去術で意図的裂孔を作製した場合は，残存した網膜下出血は硝子体腔へより出てきやすいものと思われる．したがって，網膜下血腫除去術では，できるだけ出血を取り残さない．ガス置換しうつむき姿勢をすると，少量の出血でも前房出血となる．

　本症例は，網膜下出血が3象限に及び，かつ厚い血腫であったため，とてもすべては取りきれず，ガス注入ではたとえガスが退いても当分の間は硝子体混濁（出血）のためほとんど見えないであろうと予想された．シリコーンオイルを充填すれば術後早期から少しの視機能なら期待できる．反省すべき点は，術後になるべくうつむき姿勢をとるように指示したことである．生真面目な患者であり，うつむき姿勢を長時間6日目までがんばったので，6日後に残った網膜下出血の一部がついに前房へ流れ着いたのである．こうした症例の場合，術後数時間うつむき姿勢をすれば，その後はしないほうがよかったと思われる．

　眼圧が上昇し，薬物治療では十分な効果が得られなかったため，バイマニュアルI/Aを用いて前房洗浄を施行した．非散瞳下で行い，幸いシリコーンオイルが前房に漏出してくることはなかった．

### 参考文献

- McDonnell PJ, et al : Blood staining of the cornea. Light microscopic and ultrastructural features. Ophthalmology 92 : 1668-1674, 1985.
- Boldt HC, et al : The lowest effective dose of tissue plasminogen activator for fibrinolysis of postvitrectomy fibrin. Retina 12 : S75-79, 1992.
- Hattori T, et al : Dose of intravitreal bevacizumab (Avastin) used as preoperative adjunct therapy for proliferative diabetic retinopathy. Retina 30 : 761-764, 2010.
- Wakabayashi T, et al : Intravitreal bevacizumab to treat iris neovascularization and neovascular glaucoma secondary to ischemic retinal diseases in 41 consecutive cases. Ophthalmology 115 : 1571-1580, 2008.
- Lewis H : Intraoperative fibrinolysis of submacular hemorrhage with tissue plasminogen activator and surgical drainage. Am J Ophthalmol 118 : 559-568, 1994.

（高須逸平）

## アドバイス

### ● 前房出血の原則

　前房出血の視機能に対する影響は，中間透光体の障害として出血量に応じた視力障害，眼圧上昇による角膜浮腫，また角膜染がある．視神経障害としては，眼圧上昇による視力，視野障害があげられる．

　術後合併症としての前房出血の治療には，対症療法（一時的処置）と原因療法（根治的処置）とがある．対症療法としては，t-PA を併用したり，特に角膜染にヒアルロン酸を利用して前房洗浄を行い，前述の視機能の障害を少しでも緩和することにある．そして，一時的前房洗浄を行い視機能を保っている間に，前房出血の原因検索を行い，根治的治療に持ち込むことが必要である．ただし，一時的処置と言っても，ガスやシリコーンが入っている症例では，これらを除去そしてまた再注入という，すべてやり直さなければいけない場合があり，フルセットの硝子体手術の準備が必要となる．

　そもそも出血は，正常血管からのものと異常血管からのものとに大別される．いずれにせよ，治療は止血がポイントとなる．正常血管からの出血であれば，眼球は閉鎖腔のため自然に止血が可能である．新生血管からの出血であれば，直接的には除去もしくは焼灼で，根治的には虚血の解消や炎症の消退が必要である．

### ● 正常血管からの出血

　25G 硝子体手術時のトロッカー刺入場所からの出血は，正常血管からの出血で，閉鎖腔だから自然に止血される．刺入場所は，キャリパーで正確に決め，瞼裂狭小などで術野を確保しにくい場合には，外眥切開を考慮する．硝子体腔のトロッカー刺入部は，灌流液を流す前に確認が必要で，その後3か所のトロッカー周囲を切除する．誤灌流による脈絡膜網膜剝離防止はもちろん血塊除去ならびに，眼内炎の原因と考えられる混入結膜周囲組織の除去のためである．術終了時の低眼圧は，術後出血を助長するので，必要であれば積極的に縫合を行う．

### ● 新生血管からの出血

　網膜中心静脈閉塞症（CRVO）しかも虚血型になると予後不良で，これに対する治療の選択肢も多岐にわたる．CRVO，黄斑浮腫の硝子体術後の前房出血（硝子体出血，虹彩ルベオーシス）は，主に新生血管によるものである．したがって，直接的には新生血管を見つけ処理すると同時に，新生血管の原因を探り（再手術時の所見が参考になる），新しい病態として，その治療を考えていかなければならない．

　単純に CRVO からの前房出血，硝子体出血であれば，出血の消退もしくは切除後，徹底した光凝固を施行する．それでも眼圧のコントロールが不良であれば，ベバシズマブ（アバスチン®）併用のトラベクレクトミーが有効である．背景にコントロール不良の糖尿病（他眼の所見が参考になる．）がある場合，強膜創血管新生増殖膜や晩期においては前部硝子体線維血管増殖も考慮すべきであろう．この場合は，膜の切除，凝固となる．また，内頸動脈閉塞や網膜虚血をきたす全身疾患も頭の隅に置いておくべきだろう．

### ● 脈絡膜新生血管からの出血

　加齢黄斑変性（AMD）における血腫除去術後の前房出血の原因は，脈絡膜新生血管である．したがって，脈絡膜新生血管が瘢痕化もしくは処理されれば，止血が完成し結果的に前房出血も消失する．加齢黄斑変性も大出血を起こすと眼圧コントロールが不可能になり，疼痛のため眼球摘出など不幸な転帰をとる場合もある．視力不良例では，あえて中心部でも光凝固をすることによって長期的な予後は良好との報告もある．

　出血をなるべく残さない方法としては，t-PA を事前に硝子体内注射をしておき，後部硝子体剝離，残余硝子体の徹底切除後，周辺部に比較的大きめの意図的裂孔を作製し，液体パーフルオロカーボン（PFCL）で出血を押し出し除去する方法がある．

### 参考文献

- Michels RG, et al : Retinal Detachment, 2nd ed, Mosby, St. Louis, p999, 1997.
- Shimada H, et al : Incidence of endophthalmitis after 20- and 25-gauge vitrectomy causes and prevention. Ophthalmology 115 : 2215-2220, 2008.
- Lewis H, et al : Anterior hyaloidal fibrovascular proliferation after diabetic vitrectomy. Am J Ophthalmol 104 : 607-613, 1987.
- Oshima Y, et al : Pars plana vitrectomy with peripheral retinotomy after injection of preoperative intravitreal tissue plasminogen activator : a modified procedure to drain massive subretinal haemorrhage. Br J Ophthalmol 91 : 193-198, 2007.
- Macular Photocoagulation Study Group. : Laser photocoagulation of subfoveal recurrent neovascular lesions in age-related macular degeneration. Results of a randomized clinical trial. Arch Ophthalmol 109 : 1232-1241, 1991.

（新里悦朗）

# 12　フィブリン析出

> **対策**
> - 術翌日から数日間の早期フィブリン析出に注意する
> - 瞳孔領を覆うフィブリン膜では，組織プラスミノーゲンアクチベータ(t-PA)の投与が有効
> - t-PA投与後フィブリンの分解を確認できれば，眼内液空気置換を施行

> **予防策**
> - 手術侵襲が強い手術であれば，術終了時のトリアムシノロンアセトニド投与で軽減可能
> - 渦静脈の損傷や過剰に後極寄りの輪状締結による網脈絡膜循環不全を避ける
> - 極力網膜切開や切除を避ける
> - 術前に脈絡膜剥離を併発している場合は，術後フィブリン析出の可能性がある
> - 毛様体扁平部や毛様体突起部への手術操作は，必要最小限にとどめる

**症例**　66歳　男性

　右眼網膜剥離のために約3か月前に白内障・硝子体同時手術を受けた．術後網膜は復位したが，1週間前より視力が低下し増殖硝子体網膜症(PVR)の診断で紹介され手術となった．網膜は全剥離しており，術中所見で周辺部残存硝子体の収縮と線維増殖膜の形成でanterior PVRとなっていたため，眼内レンズを抜去した．毛様体扁平部の線維増殖膜を処理し，シリコーンバンドにて輪状締結と眼内光凝固の後，ガスタンポナーデで手術を終了した．
　術翌日に瞳孔領をほぼ覆うフィブリンの析出を認め，フィブリン膜のために眼底透見は不良であった(図1)．このため，t-PAを前房内に25 μg注入し，1時間後にフィブリン膜はほぼ分解された(図2)．濃度調整したガスで眼内を置換して終了した．その後，フィブリンの再析出なく網膜は復位し，経過良好である．

**解説**

## 術後フィブリン析出の原因

　手術侵襲によって生じる血液眼関門の破綻で，血液凝固系の外因系凝固の組織因子と活性化VII因子が眼内へ放出されることで凝固系のカスケードが活性化され，トロンビンによるフィブリン形成が促進される．
　また手術によって生じる炎症はアラキドン酸カスケードを活性化させて，その産物であるトロンボキサンA2を介して血液凝固系を促進させる．
　このような術後の血液凝固系カスケードの活性化が，血液眼関門が破綻した毛様体からフィブリン析出を引き起こして，瞳孔領や前房・硝子体中へフィブリン膜を形成することになる．

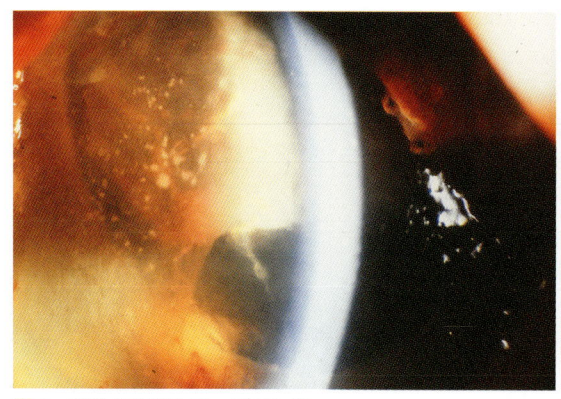

**図1 術後の強固なフィブリン膜**
術翌日の前眼部写真で，瞳孔領の約70%を厚いフィブリン膜で覆われている．前房水はフレアが強く，眼底透見も不良である．術中 anterior PVR に対して毛様体部の増殖膜処理と網膜周辺部への光凝固を施行したので，今後数日間フィブリン膜の増悪が危惧された．このため，25μgのt-PAを角膜輪部より眼内へ注入した．

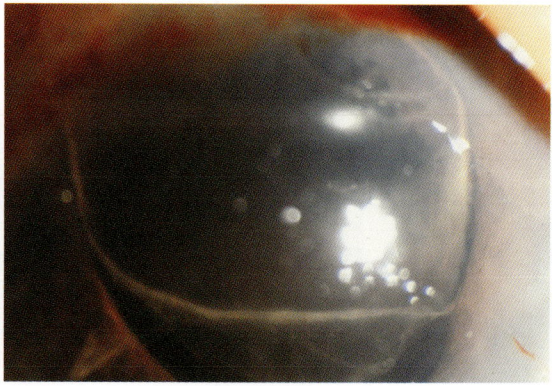

**図2 t-PA注入後1時間の前眼部**
anterior PVR 27G 鋭針で25μgのt-PAを角膜輪部より眼内へ注入した後，伏臥位で1時間経った前眼部写真である．瞳孔領にわずかなフィブリンが索状に存在するが，ほぼ分解されている．この後，フィブリン分解産物を眼内に残すと化学走性で炎症を惹起するため，液ガス置換でフィブリン分解産物を除去した．

## ● フィブリン析出の危険因子

　血液眼関門への侵襲が大きい術式がフィブリン析出を生じるので，本症例のように前部硝子体および毛様体に生じた線維増殖膜の処理は，術後フィブリン析出の危険因子である．さらに，渦静脈の損傷や過剰に後極寄りの輪状締結では，網脈絡膜循環不全を生じて強い術後炎症を引き起こす．これによって術後フィブリンを析出する危険性が増加する．術前の脈絡膜剥離を併発した症例でも，網脈絡膜循環不全に伴う術後フィブリン析出の可能性が高い．再剥離・再手術時の網膜切開や網膜切除が必要な場合では血液網膜柵の破綻が顕著なうえ，輪状締結併設などの手術侵襲も大きく，術後フィブリンは避けられない．

## ● フィブリン析出の問題点

　術後に生じるフィブリン析出は生体防御反応であるが，眼組織にとっては重大な合併症を生じることがあるので問題となる．

　瞳孔領や硝子体内に生じたフィブリンは，網膜色素上皮細胞や網膜グリア細胞の増殖の足場となる．また，毛様体を覆うようなフィブリン膜を形成すると，anterior PVR による網膜再剥離だけでなく，毛様体剥離を生じて房水産生の低下から低眼圧を引き起こすこともある．

　硝子体中のフィブリン膜形成によって，フィブリノイド症候群といわれるフィブリン膜による牽引性網膜剥離を生じることもある（図3）．

## ● 対処法

　術後のフィブリン析出は，術翌日から数日間で増悪することが多い．これは，手術侵襲によって活性化された血液凝固系のカスケードがフィブリン形成を増幅し，この期間はアンチトロンビンⅢなどの抑制効果を凌駕していると考えられる．一度析出を始めたフィブリンは，次々と安定したフィブリン膜を形成していくことになる．

　瞳孔領を覆うようなフィブリン膜は，術後の眼底観察の障害となるだけでなく，先に述べた多くの合併症の原因となる．

　このようなフィブリン膜を分解する有効な処置として，組織プラスミノーゲンアクチベータ（t-PA）の眼内投与がある．250μg/mL の濃度に希釈した t-PA を 27G 鋭針で前房内へ 0.1 mL（25μg）注入し，フィブリンが分解されるのを待つ．約1時間でフィブリン膜はほぼ分解されるので，化学走性を持って炎症を引き起こす要因となるフィブリン分解産物を液ガス置換で除去しておく．

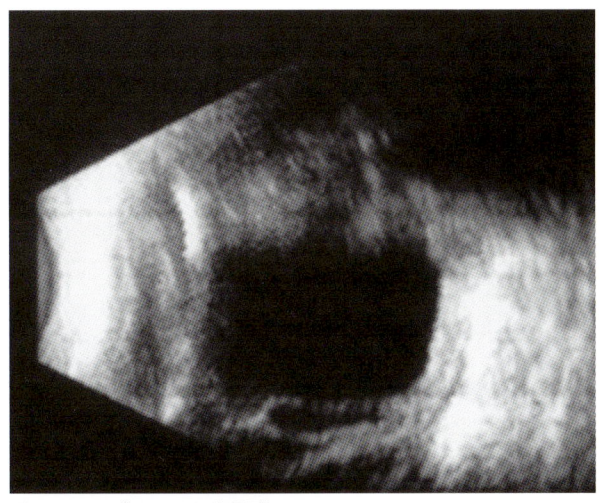

**図3 フィブリノイド症候群**
術後に瞳孔領だけでなく，硝子体中にもフィブリン析出を生じることがある．本症例は，脈絡膜剥離を併発した網膜剥離に対して硝子体手術を施行後，眼内ガスの消失に伴って眼内液のフレアが増加した．当初硝子体内のフィブリン析出も確認できたが，徐々に増加して眼底透見が不良になった．超音波Bモードで，フィブリンによる牽引性網膜剥離を認める．この症例も，t-PAの眼内投与によって，フィブリン膜による牽引性網膜剥離は消失した．

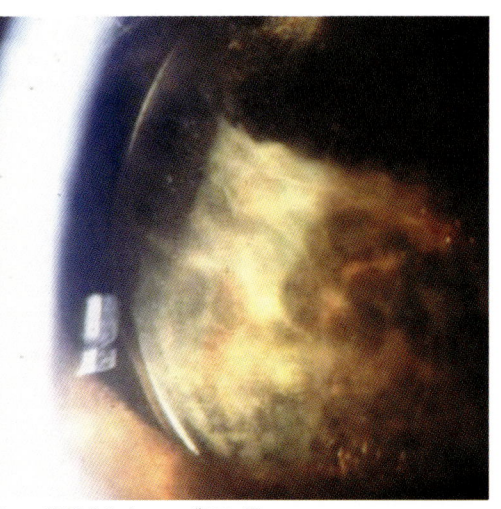

**図4 線維化したフィブリン膜**
術後に形成された厚いフィブリン膜は，早期に処置して分解しておかないと徐々に線維化を生じる．t-PAによる分解も，線維化を生じる前に効果がある．フィブリン析出に対する処置は，術後早期が大切である．

## ● t-PA使用の注意点

t-PAは，フィブリン分解に関して即効性があり，半減期も短くて比較的安全に使用できる薬剤である．しかし，増殖糖尿病網膜症の症例では，術中に止血したフィブリン血栓を溶解して，処置後に大量の硝子体出血を引き起こすおそれがあるので慎重に投与すべきである．また，虹彩や隅角に新生血管を認める症例でも，t-PA投与後に出血を生じる危険性があることに留意すべきである．

術後フィブリンは時間経過とともに線維化するため，t-PAの投与は線維化を生じる前に投与すべきである（図4）．

## ● その他の対処法

術後フィブリン析出を生じる可能性が高い術式を施行した場合，術終了時にトリアムシノロンアセトニドをテノン嚢下（場合により硝子体内）へ投与しておくことで，フィブリン析出をある程度押さえることが可能である．また軽度のフィブリン析出では，蛋白濃度の高い眼内液を液ガス置換で排除することだけで，その後の増悪を防ぐことも可能である．

術後析出したフィブリン膜に対して，抗トロンビン効果をもつヘパリンの投与もあるが，処置後硝子体出血の可能性も存在するため積極的に使用はされていない．

近年は，小切開硝子体手術（MIVS）の登場で毛様体への手術侵襲が軽減され，トリアムシノロンアセトニドの併用で術後フィブリンの析出する頻度は減少した．しかし，硝子体手術後のanterior PVRによって再剥離を生じる症例は存在する．前部線維増殖膜の処理や網膜切開が回避できない場合には，術後フィブリンの析出が予後に影響するため，その対処は知っておくべきと考える．

**参考文献**
- Jaffe GJ, et al : Risk factors for postvitrectomy fibrin formation. Am J Ophthalmol 109 : 661-667, 1990.
- Johnson RN, et al : A prospective, randomized, clinical trial of heparin therapy for postoperative intraocular fibrin. Ophthalmology 95 : 312-317, 1988.
- Sebestyen JG : Fibrinoid syndrome, A severe complication of vitrectomy surgery in diabetics. Annals of ophthalmology 14 : 853-856, 1982.
- Jaffe GJ, et al : Tissue plasminogen activator for postvitrectomy fibrin formation. Ophthalmology 97 : 184-189, 1990.

・前野貴俊, 他：硝子体手術後の瞳孔フィブリン膜に対する組織プラスミノーゲンアクチベーター(tPA)治療. 日眼 95：1124〜1128, 1991.

（前野貴俊）

## アドバイス

広範な増殖を伴う増殖硝子体網膜症に対する硝子体手術は侵襲が大きく，術後に前房内のフィブリン析出をきたすことが多い．瞳孔を閉鎖するほどの著明なフィブリン析出も稀ではない．

### ● フィブリンはどのように析出するか

フィブリン析出の病態と治療を考えていく上で，凝固線溶の基礎知識は欠かせない．まず，凝固線溶のカスケード反応を簡単に述べる．

フィブリンは止血機構の最終産物であるが，止血には血小板がかかわる血小板凝集とそれに続く血液凝固がある．

血管が破綻し血管内皮下組織が露出するとそこに血小板が粘着し，次いで血小板細胞膜のリン脂質からアラキドン酸が遊離する．その過程で血小板が活性化されるとともにアラキドン酸カスケードが進行する．活性化した血小板はADPやトロンボキサンA2を外部に放出し血小板を凝集させる．凝集した血小板のリン脂質は血液凝固反応が効率的に進行するための場となり，血液凝固を促進する．

一方の血液凝固には2つの経路がある．手術侵襲によるフィブリン形成にかかわるのは外因系凝固反応で（図1），損傷組織から放出された組織因子が第VII因子と複合体を形成し凝固のカスケード反応を活性化する．そして図1に示す複雑な過程を経て，最終的にフィブリンを形成する．生じたフィブリンのモノマーは互いに重合してフィブリンポリマーとなり，さらにポリマー中のモノマー分子間に架橋結合が形成されフィブリンはより強化される．

### ● 血液眼関門の破綻が関与

生理的な状態において，房水中にはプラスミノゲンとプラスミノゲンアクチベータ(PA)を除いて，凝固，線溶系の因子はごく微量しか含まれていない．しかし，手術侵襲および術後炎症による血液眼関門の破綻が，これらの因子を房水，硝子体中へ漏出させる．

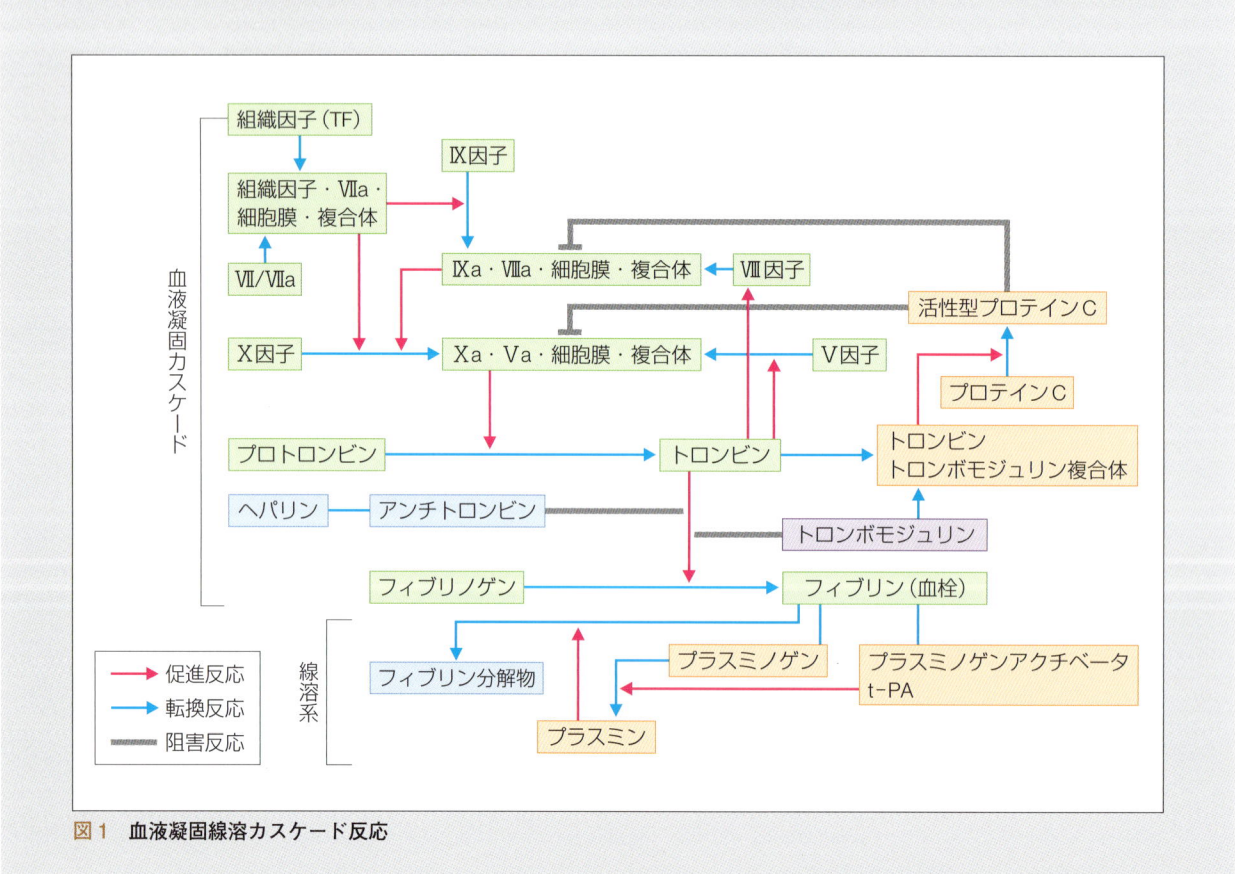

**図1** 血液凝固線溶カスケード反応

● **炎症により凝固反応は促進される**

　炎症性サイトカインは血管内皮細胞表面に組織因子，トロンビン受容体，細胞接着因子などを発現させフィブリンの形成を促進する．また，活性化された好中球由来のエラスターゼなどによりトロンボモジュリンが分解され，その結果，重要な凝固阻止因子であるプロテインCの活性化が低下し，フィブリン形成が促進される．また，炎症性サイトカインはトロンボモジュリンの発現自体を抑制する．房水と接する角膜内皮細胞，毛様体無色素上皮細胞，隅角線維柱帯などにはトロンボモジュリンが発現しており，炎症に伴うこれらの減少が前房内のフィブリン析出をより促進すると考えられる．

　炎症が凝固反応を促進することから，消炎はフィブリンの析出を抑制するために重要で，手術終了時のトリアムシノロンアセトニド投与は有用である．また，術後のステロイド結膜下注射も有効ではあるが，いったん形成されたフィブリンを溶解する効果はない．

● **フィブリンの溶解に用いる薬物は**

　プラスミノゲンアクチベータ(PA)はプラスミノゲンをプラスミンに活性化する酵素である．生じたプラスミンはフィブリンを分解するとともに，フィブリンの前駆体であるフィブリノゲンを分解する．PAのうち今回使用されているのは組織PA(t-PA)で，一般に尿由来のウロキナーゼ(u-PA)は用いない．t-PAが用いられる理由は，u-PAとは異なりフィブリンに対する親和性が高いためである．t-PAは血漿中のプラスミノゲンにはほとんど作用せず，フィブリン存在下で初めてプラスミノゲンを活性化し，血栓内にプラスミンを生成する．一方，u-PAは血漿中のプラスミノゲンをプラスミンに直ちに活性化するが，フィブリン溶解に作用するのは一部に過ぎない．他方，血漿中のプラスミノゲンを活性化するため全身線溶系の著しい亢進を生じる．

　ヘパリンナトリウムは強力な血液凝固阻止薬であるが，その抗凝固能は凝固阻止因子の活性促進にある．重要な凝固阻止因子である血漿中のアンチトロンビンのトロンビン阻害反応は，ヘパリンナトリウムの存在下で著明に促進される．そのためヘパリンナトリウムは抗凝固療法薬として血栓形成の防止，血液凝固活性化の進展阻止には用いるが，いったん形成されたフィブリンの溶解にはt-PAによる線溶療法が適している．

〔池田誠宏〕

# 13　黄斑浮腫

### 対策
- 裂孔原性網膜剥離は，術後網膜が復位しても黄斑浮腫が生じて視力低下を生じる可能性がある
- 網膜剥離後の黄斑浮腫は，高齢者・無水晶体眼で多い傾向にある
- 術後1〜2か月は特に注意し，その後も定期的に観察する必要がある
- OCTは診断に有用である

### 予防策
- 裂孔の凝固操作は，侵襲をできるだけ小さくする．特に冷凍凝固には注意する
- 黄斑浮腫のリスクにつき術前に説明する義務がある．特に高齢者・無水晶体眼の患者は注意する

### 症例1　47歳　男性

　以前から飛蚊症を自覚していたが，急に右眼の症状の悪化があり眼科受診．右眼下方に裂孔原性網膜剥離が存在した(図1)．網膜格子状変性に伴う下方裂孔からの剥離であった．その他にも上方に2か所の裂孔と複数個の網膜円孔も認めていた．手術は硝子体切除・水晶体切除，冷凍凝固，$SF_6$ガスタンポナーデを施行した．冷凍凝固はすべての裂孔・円孔に対し計19か所行った．初回手術により網膜は復位した．外来での観察にて術後5週頃より，術眼の視力低下が生じ，黄斑に囊胞様黄斑浮腫(CME)を認めた．光干渉断層計(OCT)にて図2のごとく術前にはなかった浮腫像が認められた．通常の術後点眼である抗生物質・ステロイド・NSAIDsを続け，特に黄斑浮腫に対する点眼・内服薬は投与しなかった．OCTより，浮腫像と視力はほぼ相関していると考えられた．フルオレセイン蛍光造影(FA)検査にてもCMEを呈していた(図3)．術後20週頃よりRV(1.0)に回復し，OCTでも正常の黄斑形態を呈した．それ以降は視力の低下はなく現在まで経過している．

### 症例2　67歳　男性

　左眼に急激な視力低下と視野欠損を自覚し眼科受診．左眼上方から耳側および下方の広範囲な黄斑を含む裂孔原性網膜剥離を認めた(図4)．原因裂孔は上方の網膜格子状変性のエッジに生じた裂孔からの剥離であった．比較的大きな格子状変性は下方にも認めた．手術は硝子体切除，水晶体切除，冷凍凝固，$SF_6$ガスタンポナーデを施行した．冷凍凝固は上方の裂孔および格子状変性に対し計4か所行った．初回手術にて網膜は復位し，その後経過観察を行っていた．術後6週頃より視力低下を訴え，再剥離はなかったが術前には認めなかったCMEを呈した．OCTと視力の経過は図5に示す．視力は初回手術時では黄斑剥離の症例であり十分な視力回復はしていないが，術直後はLV(0.5)まで回復していた．黄斑浮腫を認めると同時にLV(0.3)に低下し自覚症状も伴っていた．症例1と同様にルーティンな術後点眼を続けるのみで黄斑浮腫に対する薬物投与は行っていない．黄斑浮腫が生じていない術後2週と同程度以上の視力回復したのは術後19週であり，OCT上の黄斑浮腫が回復したとみられる11週よりかなり視力の回復は遅れている．それ以降は視力の変動なく浮腫も生じていない．

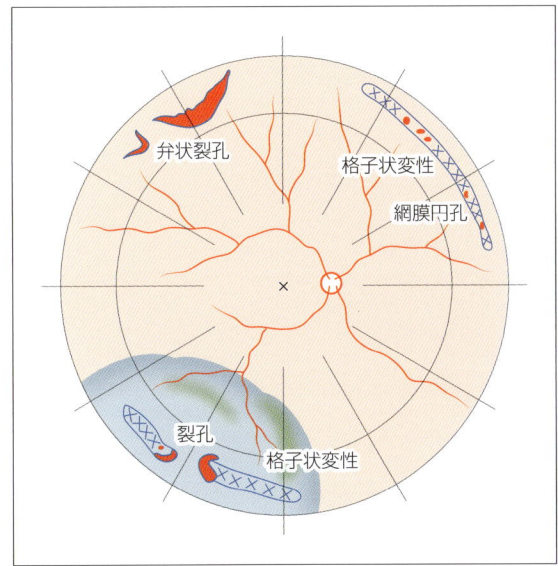

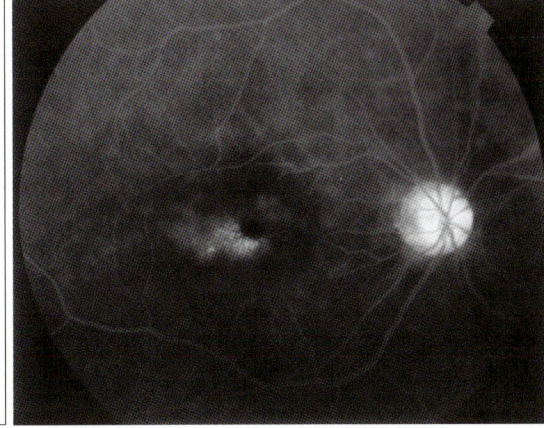

図1 術前右眼底スケッチ

図3 術後FA像

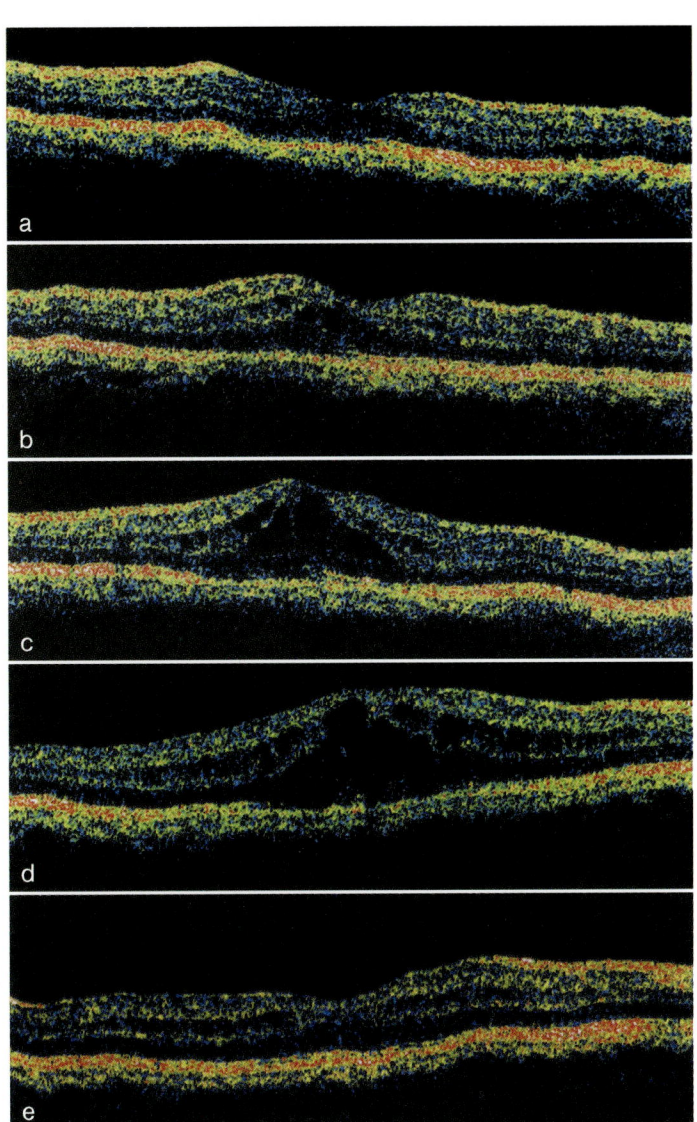

図2 術後黄斑部OCT所見
a：術後2週．視力(0.9)．
b：術後5週．視力(0.7)．
c：術後11週．視力(0.7)．
d：術後15週．視力(0.7)．
e：術後20週．視力(1.0)．

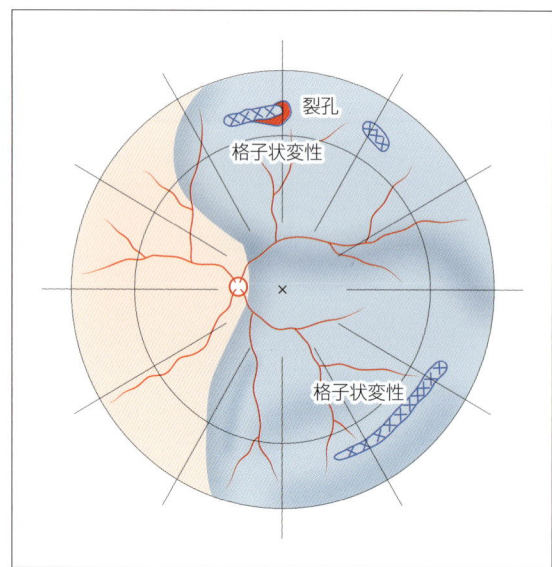

図4　術前左眼底スケッチ

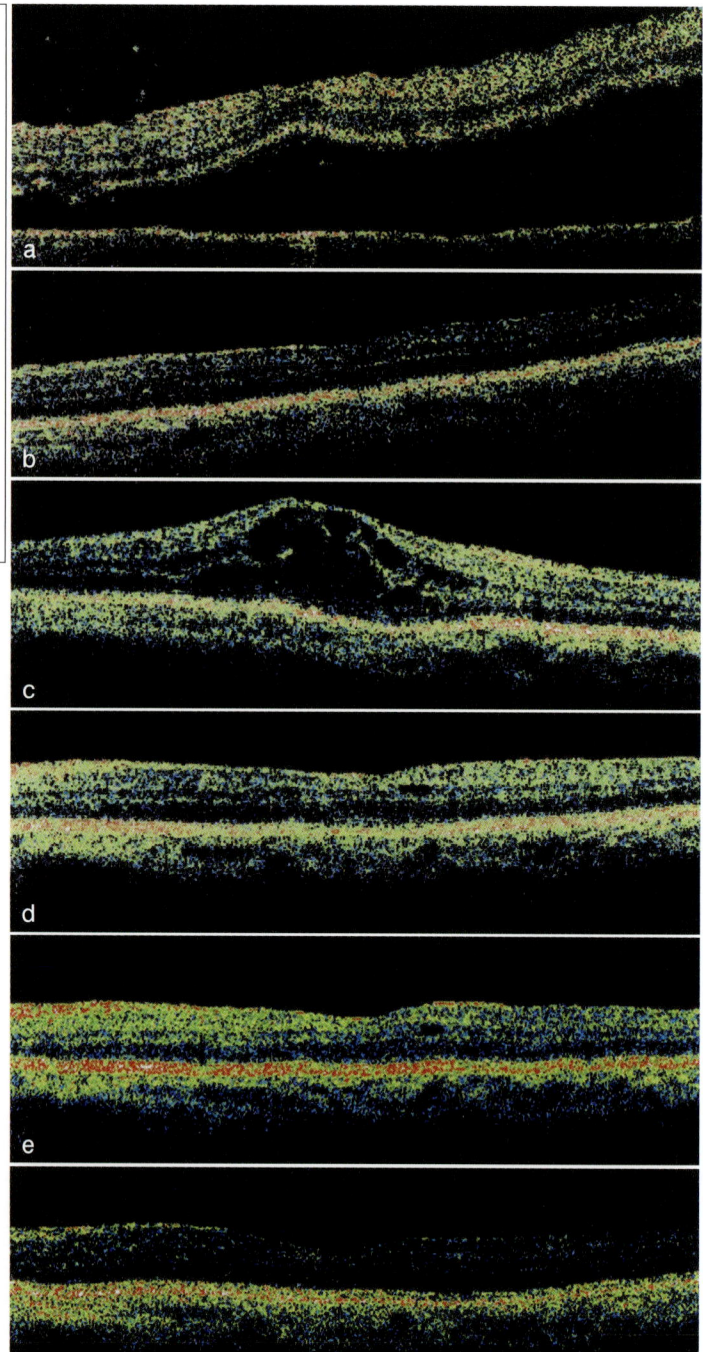

図5　術後黄斑部 OCT 所見
a：術前．視力(0.2)．
b：術後10日．視力(0.5)．
c：術後6週．視力(0.3)．
d：術後11週．視力(0.3)．
e：術後19週．視力(0.4)．
f：術後32週．視力(0.6)．

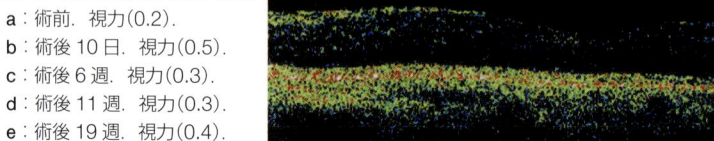

**解説**

　嚢胞様黄斑浮腫(CME)は，裂孔原性網膜剝離の復位後に生じる合併症の一つである．中心窩周囲毛細血管からの漏出により網膜内に浮腫を生じ視力低下の原因となる．黄斑浮腫は硝子体手術だけでなく，強膜バックリング手術や網膜冷凍凝固のみの手術でも生じる．その頻度は過去の報告よりばらつきはあるものの30〜40％とも言われ，実際にはわれわれが想像するより頻繁に生じている可能性がある．術後早期の1〜2か月頃に生じる場合が多く，それ以降の発症も認められるが頻度は低いと報告されている．有水晶体眼より無水晶体眼での発症頻度が高く，高齢者に多く生じるとされ，網膜凝固術である冷凍凝固とジアテルミーでは前者に多いと報告されている．

　今回の2例とも複数個の網膜格子状変性の処理，多発裂孔(**症例1**)が認められ，冷凍凝固を多用している．**症例1**は黄斑未剝離例であり，**症例2**では黄斑部は剝離していた．黄斑部の剝離の有無に関係なく黄斑浮腫は生じる．

　視力予後については自然に浮腫が軽減することが多く，視力の回復も期待できる場合も多い．しかし浮腫の遷延化する症例もあり，視力回復が乏しく予後に重大な影響を及ぼすこともある．OCTは黄斑

浮腫を明確に捉える手段であり，黄斑形態の変化を見ることや視力予後を判定するために大いに役立つ．

CMEの発症原因はまだまだ明確にはされていない．後部硝子体剥離が生じている高齢者に多く発症することより後部硝子体の関与の可能性は低いと考えられ，剥離のない網膜裂孔に対する冷凍凝固だけの手技でさえ黄斑浮腫が生じるため，やはり血液・房水関門の破綻によるprostaglandinsなどのchemical mediatorの関与が考えられる．予防的には手術侵襲が少ない手術を目指すべきであり，過剰凝固は控えるべきだと考える．原因裂孔に対しては硝子体手術の場合，できるだけ眼内レーザーで凝固すべきであり冷凍凝固はなるべく控えるべきと考える．しかし，浮腫が生じた症例のすべてが冷凍凝固など過剰凝固から浮腫が生じているわけでなく，侵襲が少ないと思われる症例でも黄斑浮腫が生じることもあり，原因を断定できるものではない．

手術前の患者説明の際に，特に高齢者はそうであるが，網膜が復位しても黄斑浮腫をきたす可能性も述べておく必要があり，患者に対し術式・復位率だけの説明に終始してはならない．

#### 参考論文
- Meredith TA, et al：Cystoid macular edema after retinal detachment surgery. Ophthalmology 87：1090, 1980.
- Lobes LA Jr, et al：Incidence of cystoid macular edema following sclera buckling procedure. Arch Ophthalmol 98：1230, 1980.
- 三宅謙作，他：網膜剥離手術後の囊腫状黄斑浮腫発生に関する計画的長期観察．眼臨医報 77：831-834, 1983.

（澤　浩）

## アドバイス

### ● OCTでみえてきた網膜剥離の病理

光干渉断層計（OCT）が著しく進化して，これまで検眼鏡，蛍光眼底造影でも検出できなかった網膜の微細な変化が病理組織像をみるように描出されるようになり，網膜剥離でもさまざまな変化がとらえられるようになってきている．

黄斑におよぶ網膜剥離（macula-off）の網膜は網膜の層構造に変化ないもの（40％），網膜の外層側で分離しているもの（28％），分離様の所見に外層のうねりのみられるもの（32％）に分類されたが，意外にも剥離した黄斑網膜に限ると分離様の頻度は20％と少なかった（図1a）．網膜剥離眼の非剥離部の網膜の厚さを僚眼と比べた報告では，視細胞外節の長さが剥離眼で延長し，健常にみえる非剥離部の網膜でも構造的に少なからず変化が生じている可能性が示唆されている．

一方，復位した黄斑をみると黄斑が復位しても網膜下液が残存している例（図1b）が少なくない（15～55％）こと，網膜下液は硝子体手術のほうが強膜バックリング手術よりも早く吸収されること，術前にmacula-onであっても術後に黄斑に網膜下液が存在している例があることがわかり，さらに術後視力回復が不良な例では視細胞内節/外節（IS/OS）の不連続性を示す例が多いなど，OCTの解像度が増すにつれて網膜復位後の黄斑中心窩の新知見が明らかになってきた．

### ● 黄斑合併症

網膜剥離の術後の黄斑合併症には黄斑パッカーが代表的で，黄斑出血，循環障害，囊胞様黄斑浮腫（CME），色素沈着などがある．蛍光眼底撮影でみるとCMEは20～40％と高い頻度で認められるが，術後，網膜復位にもかかわらず視力が低下した症例をOCTで観察して，IS/OS junctionの乱れが82％と多く，次いで網膜上膜（黄斑パッカー）59％，網膜下液の残存18％，次いでCMEが12％とCMEの検出は以外と少なく，蛍光眼底撮影のほうが感度は高い．

### ● 術後CMEの原因

CMEは内眼手術，ぶどう膜炎などの炎症で生じ，強膜バックリング手術による循環障害で生じることもある．冷凍凝固では網膜色素上皮細胞（RPE）の硝子体への播種から増殖性硝子体網膜症の引き金になりうるので，過剰凝固に気をつけなくてはならない．強膜バックリング手術では排液後でも網膜下液が少し残っ

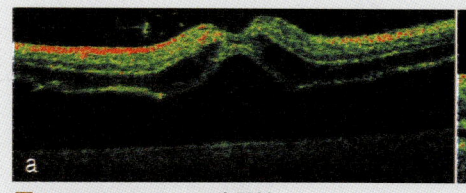

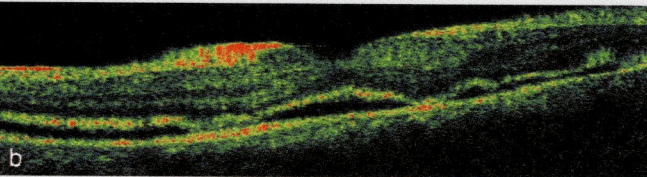

**図1 macula-off 19歳男性**
a：矯正視力0.4．剝離した網膜は分離様所見．中心窩はほぼ正常．
b：強膜バックリング術後3週間．矯正視力1.0．検眼鏡的には網膜剝離なし．OCTでは網膜下液が残存．

ている状態（裂孔周囲がwet）で冷凍凝固を行うことになり，アイスボールがでてから剝離した感覚網膜側が凍結するまでに時間がかかり，感覚網膜の凝固は脈絡膜-RPE側よりも弱くなる．一方，硝子体手術では液空気置換が行われており，裂孔周囲の網膜下液はほとんど残っていない状態（dry）にあり，アイスボールが出現すると脈絡膜-RPEと感覚網膜はほぼ同時に，同等に凝固され，それだけ感覚網膜側は過剰凝固，炎症過多に陥りやすい．また，本文の2症例とも原因裂孔以外に裂孔や変性巣があって凝固処理が必然的に多くなった（特に**症例1**）ことであり，CMEの原因を炎症という面から考えると，この2症例のCMEには冷凍凝固が関与していた推察される．

● 術後CME

この2症例の特徴は①黄斑がOCTで正常に回復してから出現したこと，②特別な治療もなく視力，OCT所見は回復したことである．蛍光眼底撮影は網膜血管からの蛍光漏出の所見を敏感にとらえることができるが，"網膜剝離手術"という広義の"炎症"でも蛍光漏出は起こりうるし，術後，網膜が復位していれば視力はさまざまな速度で，半年や年余にわたって回復する．したがって，経過とともに徐々に消退する軽度な潜在的なCMEは意外と多いのかもしれないし，視力の回復過程で徐々に消退していっているのかもしれない．また，硝子体手術によって，毛細血管の透過性を亢進させている起炎物質，サイトカインなどが硝子体腔に速やかに拡散・消失して，CMEの遷延化に至らなかったことも考えられる．ただ，CMEが遅れて出現してきた理由は不明であった．

**参考文献**

- Hagimura N, et al : Optical coherence tomography of the neurosensory retina in rhegmatogenous retinal detachment. Am J Ophthalmol 129 : 186-190, 2000.
- Yetik H, et al : Structural features of attached retina in rhegmatogenous retinal detachment. Retina 24 : 63-68, 2004.
- Schocket LS, et al : Ultra-resolution optical coherence tomography in patients with decreased visual acuity after retinal detachment repair. Ophthalmology 113 : 666-672, 2006.

（鈴木純一）

# 14 再増殖

### 対策
- 硝子体手術の要点は，網膜の伸展を妨げる増殖膜を除去して網膜の可動性を回復させ，網膜凝固（retinopexy）と適切な眼内タンポナーデにより網膜を復位させることにある
- 健常な網膜上の増殖膜は剥離操作で，残存硝子体，網膜変性巣，新生血管などに固着する増殖組織は，必要に応じて双手法による delamination により処理する．その際，後極部の膜剥離は前部硝子体の処理後に行う
- 復位困難と判断される伸展不能な網膜部分は，網膜切開（retinotomy）を加えて伸展させる
- 再増殖により低眼圧を生じた場合は，速やかに毛様体を障害する増殖組織を取り除く

### 予防策
- 裂孔から網膜色素上皮を散布する量を最小限にするため，裂孔は確実に閉鎖し，冷凍凝固，retinotomy，ガスなどの眼内注入などの操作は必要最小限にする
- 硝子体手術では，後部硝子体膜の確実な切除と前部硝子体の処理を徹底する．特に強膜ポート部へ硝子体が嵌頓した状態を残さないようにする
- 水晶体温存より白内障同時手術により，さらに毛様小帯を含めた全切除を行えば硝子体処理はより徹底して行えるが，術後のクオリティとリスクを判断して適した術式を選択する
- トロッカーを用いた小切開硝子体手術（MIVS）は低侵襲，強膜創の問題の両面から有用である

---

**症例1**　59歳　女性

　左眼の網膜剥離に対して，強膜バックリング手術，硝子体手術を受けたがさらに再剥離したとのことで，当院へ紹介された．網膜は増殖硝子体網膜症（PVR）の状態で全剥離していた．

　再手術の際，眼内の状態を眼内内視鏡でそのまま観察すると，眼内全体に増殖膜が形成されていた（図1）．後極部は open funnel の状態であったが，残存した前部硝子体が前回硝子体手術の強膜創部に嵌頓しており，全周の格子状変性を伴った赤道部付近の網膜を前方につり上げ，バックル上に位置する大きな弁状裂孔は，前方のフラップが大きく開口していた．

　残存している前部硝子体を硝子体カッターで切除し，強膜創，硝子体基底部，毛様体突起，網膜変性部との間に形成されていた増殖膜を鑷子と垂直剪刀を用いた双手法で切除した後に後極部の増殖膜を剥離し，網膜の可動性を確認した上で，液空気置換により網膜を復位させ，シリコーンオイルに置換して手術を終了した．術後網膜の復位を確認し，1.5か月後にシリコーンオイルを抜去し，LV(0.15)を維持した．

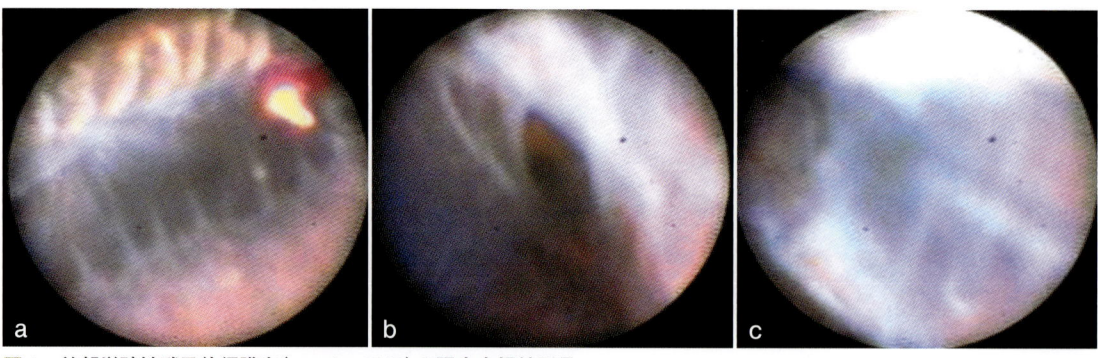

図1 前部増殖性硝子体網膜症(anterior PVR)の眼内内視鏡所見
a：前回手術の強膜創 前部硝子体が嵌頓して強い牽引が生じている．
b：原因裂孔．
c：赤道部の網膜変性巣全体を円周状に収縮させ，上方に挙上している残存硝子体と増殖組織．

## 解説

### 再増殖の病態とその予防策

　PVR機序による再増殖は，主に網膜色素上皮(RPE)細胞が遊走して網膜上に付着し，線維芽細胞に化生，増殖して増殖膜が形成されることにより生じる．増殖膜および残存硝子体の収縮により裂孔が再開すると，網膜剥離の進行とともにさらにRPEの散布が増加して病態が加速される．したがって，網膜裂孔の閉鎖は確実に行い，かつ，RPEが剥離，散布する冷凍凝固などの操作は必要最小限とする．医原性網膜裂孔などの形成をできる限り避け，また，網膜下液を不用意に網膜前に漏出させないようにする．また，眼内へのガスなどの注入は必要最小限とし，手術侵襲をできる限り最小限とする．

　また，残存硝子体はPVR，線維血管増殖膜いずれも機序でも再増殖の足場となるため，硝子体手術を行う際には，後部硝子体は後部硝子体膜を確実に剥離除去し，前部硝子体はその処理を十分に行うことが重要である．

### 再増殖の観点から：初回硝子体手術の考え方

　術後に再増殖が生じた場合，硝子体の固着がなく比較的健常な網膜面においては，増殖膜が付着していても比較的容易に剥離することが可能であるが，組織に固着した残存硝子体を基礎に形成された増殖組織は単純な剥離操作では処理できない．したがって，初回硝子体手術の際には，残存硝子体に起因する術後の影響の可能性を十分に考慮する必要がある．

　水晶体を温存した場合は，どうしても術後早期の白内障形成を避けるために水晶体周囲の前部硝子体が残存しやすく，それは術後の再増殖の際のリスク因子として残る．眼内レンズ(IOL)挿入を含む水晶体再建術併施硝子体手術を選択すれば，硝子体の処理はずっと行いやすくなる．しかし，特に，液空気置換後，うつむき姿勢が維持されれば，術中，術後に眼内に散布された細胞は，毛様小帯などにからんだ組織などに沈殿付着するため，それらの組織を基調とした再増殖の可能性は残る．

　したがって，再増殖予防と対処すべき病態の観点からは，初回手術で水晶体を全摘し，毛様小帯を含めて前部硝子体をできる限り切除することが最良であるが，それでは重症度の低い症例では，不必要に術後のクオリティが低下し過ぎる．手術予後を判断し，手術後の状態とリスクとの折り合いから最良の術式を選択することになる．

### 再増殖の観点から：硝子体切除・バックリングの考え方

　後部硝子体の「処理」には，後部硝子体膜を網膜から「剥離」して「切除」する2つの操作を要する．近年の硝子体カッターの性能は進化し，安全に網膜面に接した硝子体まで切除できるようになったが，高速カッターによる単なるshaving操作だけでは，硝子体を薄くするのみで，再増殖の足場は残ったままの状態となる．たとえ限りなく薄くしたとしても，残った硝子体は術後に収縮し，また，その部分は細胞が付着した場合，強い再増殖の足場となる．

　強度近視眼・朝顔症候群(赤道部より周辺部に広く硝子体基底部様の網膜硝子体癒着がある)，格子状

変性などの周辺部変性が広範に存在する症例，周辺部網膜血管形成障害（未熟児網膜症・家族性滲出性硝子体網膜症など）では，周辺部網膜に剝離不能な硝子体癒着が広範に存在するため，完全な硝子体の剝離は不可能である．同部は，時にきわめて薄く，術後収縮しやすく，気づかないような微細な裂孔も生じやすく，空気置換後うつむき姿勢をとれば，さらに細胞が集積しやすい状態にさらされる．それを凹面である眼球壁上においた場合，術後に収縮して「弦」のように網膜剝離を生じることは想像に難くない．

それに対する古典的対策の1つが，網膜が接着する面を凸面とすることである．つまり，凹面上の網膜は収縮すれば剝離するが，凸面上ではある程度収縮しても剝がれない．それが増殖硝子体網膜症で幅広の輪状締結によるバックリングを併用する意義であり，さらにバックル上の網膜全体をretinopexyにより接着させれば効果は高まる．つまり，再増殖（PVR）の観点からは，①網膜面から後部硝子体膜を可能な限り剝離する，②後部硝子体膜が完全に「剝離」できない部分はバックル上に置き，retinopexyで接着する．この組み合わせがPVR手術の古典的原則となる．網膜最周辺部を確実に復位させておくことは，術後の毛様体剝離に伴う低眼圧の発生も防止する．

しかし近年，輪状締結によるバックリングを併用しない硝子体手術が多く行われるようになっている．その場合は，上記の病態をふまえ，術後に再増殖が生じないような環境で手術を終わる，つまり手術侵襲が少ない手術を行うことが必要条件となる．トロッカーを用いた小切開硝子体手術（MIVS）は，侵襲の点からも強膜創関連の問題の観点からも有効な手段となっている．

きわめて熟練した術者が，多くの症例に対して短時間で最小限の硝子体処理のみで良好な術後経過を得るのを時に目にする．それは最小限の侵襲で行われる適切な処理が前提となっている．処理も中途半端，侵襲も中途半端な手術が最もよくない．

## ● 再増殖（PVR）に対する硝子体手術：増殖組織の処理

網膜の可動性を損ない，復位を妨げる増殖組織は取り除く必要がある．その際，比較的健常な網膜上の増殖膜は可能な限り「剝離」操作により除去する．しかし，前述したような部分には増殖膜が組織に固着しており単純な剝離操作では処理できない．その場合は，delamination操作により網膜上で分層して切除するが，その際は双手法で，増殖組織を片手の鑷子で把持し，もう一方の手で剪刀を網膜面に押し当てながら強制的に網膜面上で分層する操作が有用である．また，赤道部付近に円周状に形成された増殖組織がどうしても切除困難な場合は，鑷子と垂直剪刀による双手法で増殖膜に何本か経線方向に切開を加えて円周方向の牽引を解除する．さらに可能であればその部分から増殖膜をさらにdelaminationして可能な限り除去する．

増殖膜処理の原則は，前部を先，後極部を後に行う．先に後極部の膜剝離を行うと，網膜の可動性が高くなり，前方に浮いてくるため，安全な前部硝子体の切除が困難になる．そのような場合は，液体パーフルオロカーボン（PFCL）などで後極を押さえると操作しやすくなる．また，網膜下の増殖組織については，網膜上の増殖組織を処理した後に，なお復位に必要な伸展が得られない場合にのみ意図的裂孔から鑷子で剝離，抜去する．

---

**症例2** 38歳　男性

3か月以上前に左眼が暗くなっていることに気づくも眼科を受診しなかった．眼科を受診した際は既に，赤道部付近の複数の弁状裂孔に伴う網膜剝離で，全剝離からPVRに至っていた．輪状締結を併用した硝子体手術が行われたが復位せず，当院へ紹介された．

後極部は再増殖により全剝離し，前部は赤道部から毛様体突起上にびまん性に増殖組織の形成を認めた．残存していた水晶体囊を切除し，前部増殖組織は双手法を併用して可能な限り処理したが，周辺部網膜には広く硝子体癒着があり剝離困難であったためshaving操作で処理し，バックル上には密に光凝固をおいた．シリコーンオイルタンポナーデとした．

術後，後極部および全周のバックル上網膜は復位したが，下方約120°にわたってバックル辺縁部から中間周

辺部網膜が復位しなかった．初回手術の際の所見より，これ以上の網膜の伸展は困難と判断し，さらに再手術で下方約180°にわたり，バックル辺縁で円周状にretinotomyを行った(**図2**)．PFCLを用いて後極側網膜を接地させ，網膜辺縁部を光凝固し，直接シリコーンオイルに置換した．さらに，術後2～3週間の経過で後極側の網膜上に厚い増殖膜が形成され，強く収縮するとともに再剥離した．再々手術を行い，後極部の増殖膜を剥離した後，シリコーン付きバックフラッシュニードルを用いて網膜の辺縁を吸引伸展させつつ液空気置換し，SF₆ガスタンポナーデとした．ガスの消失後も網膜の復位が保たれ，1年後もLV(0.1)を維持した．

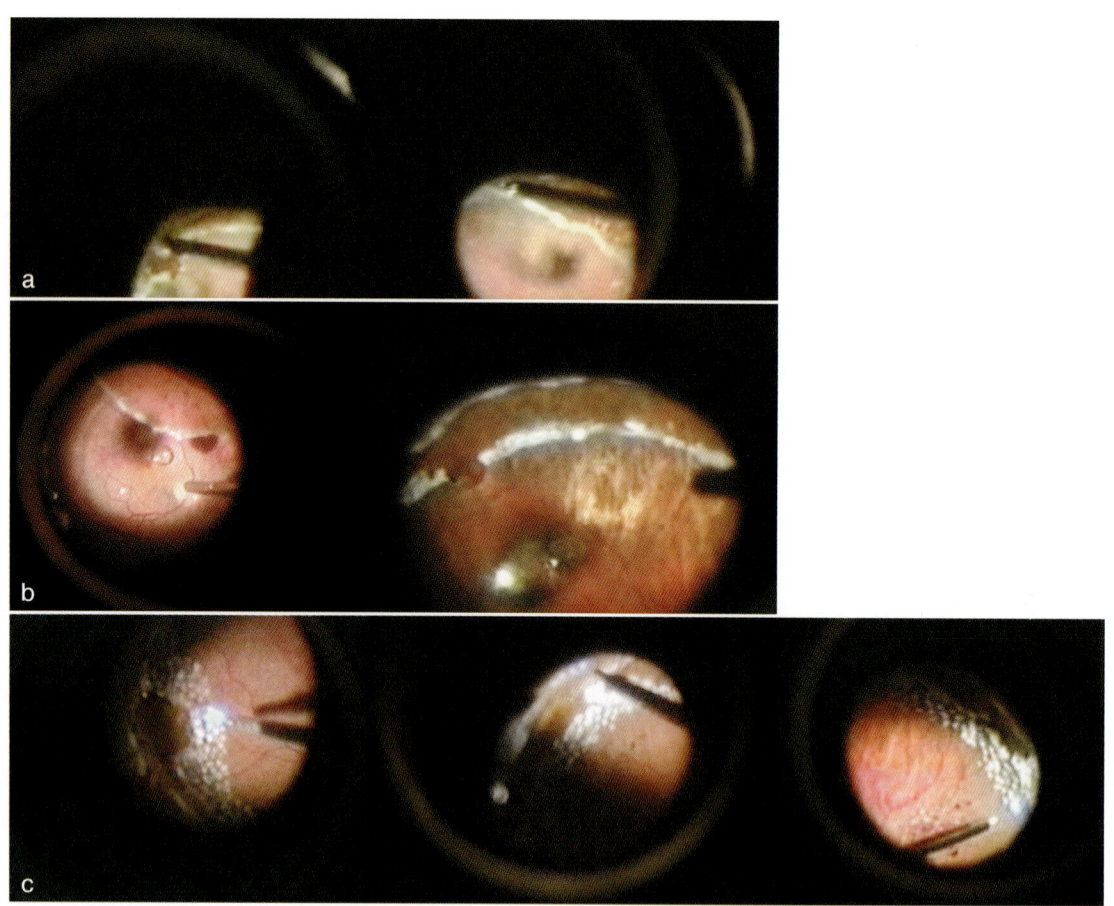

**図2　広範な円周上 retinotomy**
網膜全体の復位が不能と判断された場合は，バックル上に接地させる前部網膜と比較的可動性のよい後極側網膜を切断して，それぞれ分離して復位させる．
a：180°にわたる垂直剪刀による網膜切開．
b：PFCLを滴下して網膜を復位させる．
c：網膜辺縁部を眼内光凝固した後，直接シリコーンオイルで置換する．

**解説**

## ●再増殖(PVR)に対する硝子体手術：retinotomy

　再増殖組織が組織に固着して解除できない場合や網膜自体の収縮などで，網膜が伸展せず復位困難と判断されるような場合には，その部分をretinotomyして伸展させ，牽引を解除する．retinotomyは著しく手術侵襲を増すため，不完全な処理はさらに激しい再増殖を生じるため慎重を要する．また，retinotomyを行うのであれば中途半端に牽引を残存させず完全に解除できるまでの範囲を大胆に行う必要がある．

　さらに，網膜が収縮し，全体を接地させること自体が不能と判断される場合には，周辺部網膜と後極部網膜を切断して別々に処理をする方針に切り替える．つまり，広範にバックル辺縁でretinotomyを行い，上記の部分はバックル上にretinopexyで，後極部網膜はそれとは独立して接着させる究極的な

選択をとる．その際，広範な retinopexy 後，網膜復位にもかかわらず毛様体剥離から低眼圧に至る症例が過去に多く報告された．後極部が復位しても前部硝子体の処理が不十分であればよい予後は望めない．

ところで，広範な retinotomy を必要とする症例は，手術の難易度が高い症例，複数回の再手術例であることが多く，retinotomy を最後の手段として選択することが少なくない．したがって，その結果が再増殖，再剥離となった場合は復位をあきらめるとの判断に至ることもありえる．しかしその際，考慮すべき事項がある．広範に露出した RPE は，1度は多くの細胞を網膜上に飛散させるものの，その後は薄い膜状の組織に覆われて安定した状態になることが多く，再増殖により形成された後極側の増殖膜をうまく剥離できれば，その後は病態が意外に落ち着くことが多い．このことを知っておくべきである．著者は，広範な retinotomy は，常にもう1度の再手術とのセットとして考えている．

### 症例3　44歳　男性

下耳側のやや深い位置に形成された大きな弁状裂孔を原因とする網膜剥離に対して，20G 硝子体手術が行われたが，その際，上鼻側の強膜創に網膜嵌頓を生じて，同部が大きな裂孔となった．いったん網膜の復位が得られたが，術後 PVR により全剥離となったため，シリコーンタイヤ（#287）による輪状締結，水晶体乳化吸引術とともに残存前部硝子体の切除と増殖膜の処理を行い，$SF_6$ ガス置換で術後網膜の復位を得た．IOL は二次挿入を予定していた．術後3週間目，網膜は復位していたにもかかわらず，強いフレアの増強とともに低眼圧となった．水晶体嚢・毛様小帯付近の増殖組織の収縮による毛様体剥離と判断し，再手術を行い，水晶体嚢とともに毛様体突起を求心性に強く牽引していた増殖組織を切除した（図3）．術後，眼圧は正常化し，RV（0.2）の視力が維持された．

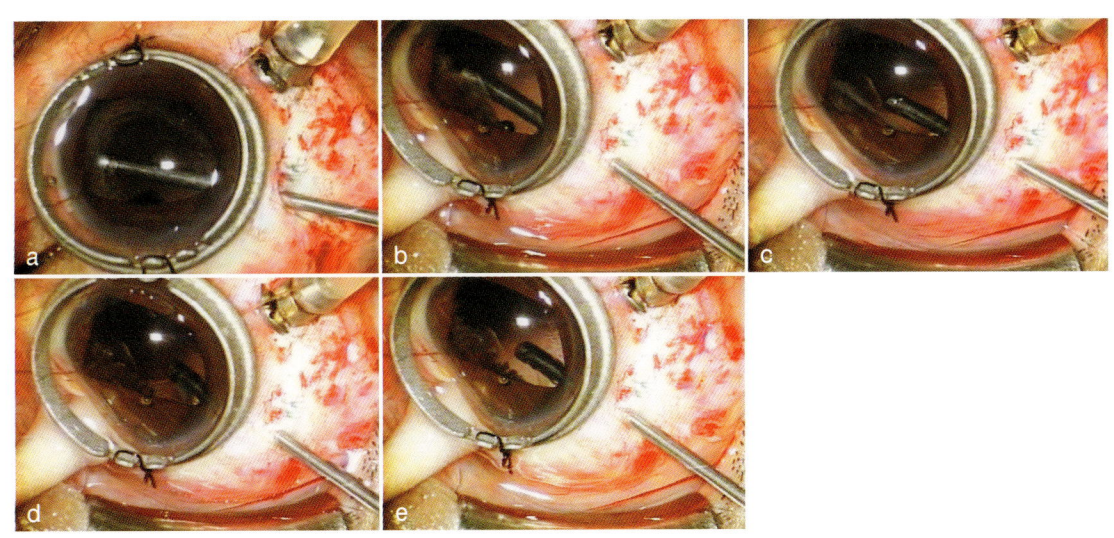

**図3　残存水晶体嚢・前部硝子体により形成された増殖組織の輪状収縮による毛様体剥離とその処理**
残存する水晶体嚢と前部硝子体が増殖組織により収縮し，毛様体上皮剥離を生じ，低眼圧に至った．
a：残存する水晶体嚢と輪状に収縮した増殖組織の切除．
b, c：毛様体突起は，増殖膜に覆われ，求心性に牽引されている．
d, e：毛様体突起に付着する増殖組織を切除すると，それぞれの毛様体突起が眼球壁側に勢いよく戻っていく所見が確認される．

### 解説　●再増殖（PVR）に対する硝子体手術：術後の低眼圧

網膜の復位にもかかわらず術後に低眼圧から眼球癆に至る症例がある．毛様体上皮上に形成された増殖組織の牽引による毛様体上皮剥離または毛様体全体を増殖組織が覆ってしまうために生じる毛様体ブロックが原因病態とされている．いずれにせよ毛様体の機能低下を生じてきた場合には早期手術による

障害組織の除去が必要であり，長期に経過した症例や後者のように毛様体上皮に増殖組織が固着した症例では，手術を行っても毛様体上皮自体の障害により機能の回復は難しくなる．

**症例3**のように水晶体囊，毛様小帯組織を足場にした増殖組織の求心性の収縮により毛様体が強く牽引されている場合には，早期の手術でその組織を切除すると，強く引かれていた毛様体突起が1本1本戻っていく様子が確認され，術後，眼圧の回復が速やかに得られることが少なくない．

**参考文献**
- 野田　徹：術後合併症対策—網膜剝離．網膜硝子体手術PVRと特殊例．ES NOW illustrated 16：154-157, 1999.
- Lewis H, et al：Anterior proliferative vitreoretinopathy. Am J Ophthalmol 105：277-284, 1988.
- 澤　浩，他：増殖性硝子体網膜症—網膜剝離．あたらしい眼科 16：33-41, 1999.
- 井上　真：極小切開硝子体手術　黄斑部外．あたらしい眼科 25：1367-1371, 2008.

〔野田　徹〕

## アドバイス

再増殖は残存した硝子体ゲルや線維血管増殖組織を足場として網膜色素上皮細胞や線維芽細胞が増殖することが多く，初回手術でのそれらの組織の処理の程度が再手術の手術成績に大きく影響する．しかし，再増殖をきたして再手術の適応となってから紹介受診される症例も多く，第三者が行った手術症例の再手術は初回手術の侵襲度がわかりにくく，難易度が高くなる．以下に，再増殖例に対する手術のポイントをあげる．

### ● 閉鎖されていない網膜裂孔はないか？

再増殖による増殖硝子体網膜症（PVR）と考えられる症例でも，網膜裂孔の閉鎖が不十分で裂孔原性網膜剥離の要素が強い症例があるので，術前の詳細な眼底検査が不可欠である．既存裂孔の閉鎖不全，新裂孔の形成，あるいは検出できない裂孔の可能性などを考慮して，眼底を精査する．そのような網膜裂孔が再剥離の原因と考えられる場合には，まず完全な裂孔閉鎖を計画する．網膜牽引の完全な除去と術中レーザー光凝固による十分な sealing を行い，必要であれば輪状締結を行う．

### ● 主要な増殖膜を切除すれば網膜は復位する

再増殖による PVR では剥離網膜の広い範囲にわたって増殖組織がみられることが多いが，網膜を牽引している主要な増殖組織のみを剥離・除去すれば網膜を復位させられることができる．軽度な増殖膜は鉗子で把持しても網膜から剥離することが困難で，このような増殖膜は切除しなくても網膜復位の妨げにはならない．網膜固定皺襞の間にある明瞭な増殖膜をていねいに除去していき，網膜の可動性が改善した段階で液空気置換により網膜を気圧伸展させて網膜の復位状況を確認する．液空気置換により網膜が復位しない場合には再度灌流液下で増殖膜を切除するか，切除すべき増殖膜が見当たらない場合には網膜切開（relaxing retinotomy）を行って網膜を復位させる．

### ● 複数回の手術施行症例では輪状締結の併用を考慮する

前部増殖硝子体網膜症（anterior PVR）では輪状締結の併用は必須であるが，anterior PVR でなくても複数回の手術を必要とした難治症例では輪状締結を併用したほうが確実で復位率も向上する．硝子体基底部のゲルを完全に除去することは不可能であり，複数回の手術を施行されている症例では残存ゲルが線維化して網膜牽引をかけていることも考えられ，また複数の強膜創にも硝子体線維が嵌頓して牽引となっていることも想定されるので，輪状締結を行い，場合によっては網膜が剥離していた象限のバックル上をレーザー光凝固する．著者は，輪状締結が必要な PVR ではほとんどの場合，MIRA のシリコーンベルト（#240，2 mm）のみで行っており，シリコーンタイヤなどの幅広なバックルは行っていない．

### ● 網膜下増殖組織の処理の必要な症例

重症あるいは陳旧性の PVR では網膜の復位に網膜下増殖膜の処理が必要となることがある．網膜下に索状の増殖組織が透見できる場合には近傍に網膜切開を行い，鉗子にて除去する．軽度の増殖膜では除去しなくても網膜の復位の妨げにならない場合もある．

閉鎖した漏斗状網膜剥離（closed funnel retinal detachment）では網膜下に著明な増殖組織を伴っていることがあるので，網膜上の増殖組織を除去しても漏斗が開放されない症例では網膜下増殖組織の処理が必要である．このような重症例では大きな網膜切開を行い，双手法により網膜下の増殖膜を切除する．

### ● 糖尿病網膜症の再増殖による PVR は難治

筆者の経験では，増殖糖尿病網膜症に対して硝子体手術が施行されている症例の再増殖による PVR は進行が早く，きわめて難治である．したがって，発見次第可及的速やかな手術が必要である．網膜は再増殖により固く可動性が乏しくなっており，血管線維性再増殖組織では増殖膜切除の際に出血をきたしやすくなっている．初回手術で取り残された血管増殖組織は網膜との癒着がより強固なものとなっているのでその剥離には慎重な処置が必要となる．PVR が著明な症例では網膜切開やシリコーンオイルタンポナーデが必要である．

（小椋祐一郎）

## 15　黄斑円孔非閉鎖・再開孔

**対策**
- 初回手術で内境界膜(ILM)剝離が確実に行われている場合はガス追加(硝子体腔内全置換が望ましい)を行う
- 初回手術でILM剝離が行われていない，ないし残存が疑われる場合は，再手術でILMを剝離しガス置換を行う

**予防策**（初回手術時）
- ILM剝離を確実に行う
- 長期滞留ガスを使用する
- 十分なうつむき姿勢を指示する
- 特にスモールゲージ手術において，カニューラ抜去時のガス抜けに注意する

**症例**　69歳　男性

　4か月前より右眼視力低下に気づき当科を紹介された．RV(0.4)．右黄斑円孔の診断で(図1a)，白内障硝子体同時手術を行った．約3乳頭径大のILM剝離を行い20%$SF_6$でタンポナーデし，術後うつむき姿勢を指示した．術後5日目に黄斑円孔が閉鎖していないことがわかった(図1b)．再手術は患者の都合により1か月後に施行となったが，その間に円孔形態がやや変化し，視力が若干低下した(図1c)．約1乳頭径分のILM剝離の追加および空気置換後0.7 mLの$C_3F_8$を眼内に注入．円孔は術後早期に閉鎖が確認されたが，中心窩に漿液性剝離様所見がみられた(図1d)．約半年後には中心窩の形態も正常化し，再手術後1年でRV(1.0)まで回復した(図1e)．

**解説**

　黄斑円孔に対する硝子体手術の非閉鎖例・再開孔例には，以前は自己血清やTGF-βを術中に円孔部位に滴下したり，円孔底の網膜色素上皮を擦過したりするなどの方法が報告されていた．しかしながら2000年頃より一般化してきたILM剝離の併用により初回閉鎖率はかなり良好になり，ILM非剝離時の84～98%から91.4～100%に向上したとされる．これに伴い，非閉鎖例の状況，対応についての報告は激減した．ただ，現在でも黄斑円孔の閉鎖率が全施設で100%になっているわけではなく，かえって非閉鎖・再開孔時の対応に苦慮している可能性がある．

　以下に円孔の非閉鎖ないし再開孔に関連すると思われる因子について述べる．

### ● ILM剝離

　ILM剝離は非閉鎖例・再開孔例のいずれにも関与する問題と考えられる．

　初回手術でILM剝離を行っていなかった場合，非閉鎖例ないし再開孔例の再手術時にILM剝離を追加することで円孔の閉鎖が得られたとする報告はいくつかあり，実際当院でも同様の症例は全例(過去7年270眼中5眼)閉鎖している．ここから考えれば，再手術時においても，初回手術においても，円

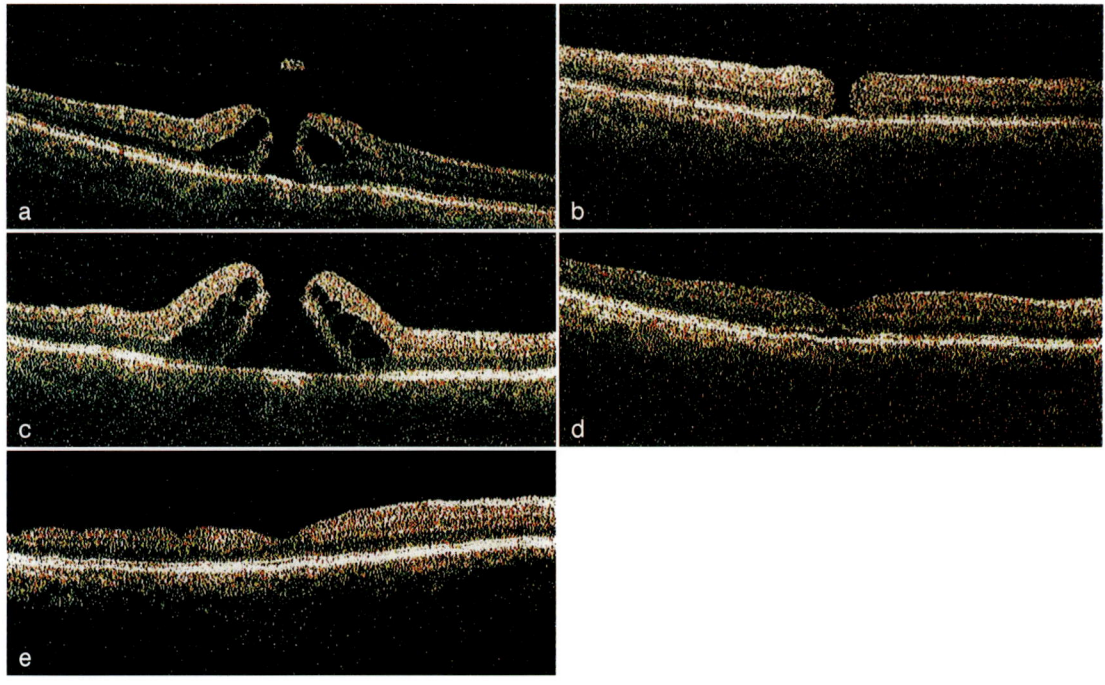

**図1　OCT**
a：術前．RV(0.4)
b：初回手術後6日目．円孔の非閉鎖が確認されている．RV(0.3)
c：初回手術後22日目．非閉鎖の円孔縁にfluid cuffが形成されている．RV(0.2)
d：再手術後12日目．円孔は閉鎖したが，中心窩に漿液性剥離様変化が残存している．
e：再手術後1年．中心窩の漿液性剥離様変化は消失し，円孔は閉鎖している．RV(1.0)

孔閉鎖のみを目的とするならILM剥離は必要と思われる．

　ちなみに，初回にILM剥離を行われている症例において，その範囲を再手術時に広げる必要があるかどうかは，現時点で十分なデータはない．特発性黄斑円孔においては，ILM剥離の範囲を1乳頭径程度と狭くして通常群と比較した報告がある．それによれば閉鎖率に有意差はないが，剥離範囲が狭いほうが不良である傾向があるので，非閉鎖・再開孔例でも，ILM剥離範囲が狭そうなら拡大剥離すべきかも知れない．

　なお，当院の症例で，初回手術でILM剥離を行ったとの記載があるものの，再手術時に剥離したはずの部位から膜様物が再び剥離できたものがあった．これは膜様物が術後に形成された可能性も否定できないが，初回手術でILMが取れていなかった可能性が高い．初回手術時にはトリアムシノロンアセトニドを使用してILM剥離を行ったようだが，膜様の硝子体皮質をILMと誤認した，ないし硝子体皮質に伴いILMも除去できたと判断してしまった可能性がある．トリアムシノロンアセトニド，ないし全くの無染色でILM剥離を行う際に注意すべき問題と思われる．

　なお，ILM剥離の目的は，ILMを除去することによりその表面の硝子体成分を確実に取り除くことと一般に考えられている．しかし，ILMを取り除くこと自体が網膜の可塑性を高め，円孔の閉鎖に寄与している可能性は否定できない．

## ● 眼内タンポナーデ

　初回にILM剥離を行った黄斑円孔手術で非閉鎖の場合，ガス追加を勧める報告がある．ただ，これらはおおむね非膨張濃度の$C_3F_8$ないし$SF_6$で硝子体腔内をほぼ全置換するものである．細隙燈顕微鏡下で，非膨張性ガスを満たした5〜10 mL程度のシリンジに27G針(30Gでも差し支えないが，流出入の抵抗が大きく時間がかかる)を付け，下方のpars plana(毛様体扁平部)より硝子体腔内に刺入，ピストンのポンピング操作によりガス注入と硝子体液吸引を繰り返し，置換を行う．なお，まずガスの少量注入を勧める成書もあるが，明確なデータは示されておらず，効果の程度は上記より劣るのではないかと考えられる．

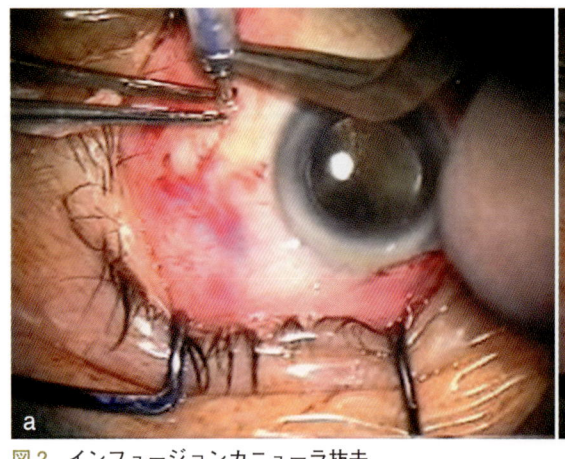

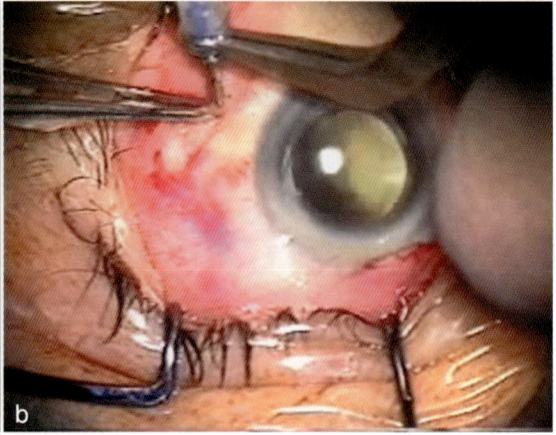

**図2　インフュージョンカニューラ抜去**
a：カニューラ基部の強膜を創の両側から鑷子ではさみながらカニューラをゆっくり抜いていく．
b：カニューラが抜けた瞬間．鑷子により強膜創が挟み込まれ，ガスの抜けを最小限にしている．

　黄斑円孔の閉鎖においては，円孔部位に一定期間液体成分が存在しない状況になっていることが必要と考えられている．上述のように，ガス追加で非閉鎖例が閉鎖するのであれば，初回手術時のガスの量，滞留期間，ないしうつむき姿勢のいずれかが不十分であったため，円孔部分に気体が十分にあたっていなかったことにほかならない．うつむき姿勢をやめた後に円孔が再開し，再びうつむき姿勢を指示することで閉鎖したとする症例も報告されている．

　最近の傾向としてうつむき姿勢期間の短縮化の報告が多いが，上記の問題を考えればそれらには容易に賛同しがたいところがある（もっともそれらの報告の多くは$C_3F_8$などのかなり長期に滞留するガスで，それにより姿勢の制限を弱めるものと考えられる）．このような問題は，初回閉鎖率がある程度よければ，少数の非閉鎖例でのガス注入処置はやむを得ないと考えるか，長期滞留ガスや厳密な頭位指示による患者の苦痛より閉鎖率を優先させるかどうかの選択ではないかと考えるが，これについては各施設の成績，診療方針で考えるべき問題であろう．

### ● 手術終了時のガスの抜け

　手術の翌日に診察すると，予想よりガスの量が少ない，という経験があるのではないだろうか．特に，強膜創に縫合のための前置糸をおかないスモールゲージ手術において生じやすいように思われる．このような事例では，術後にガスが漏出したというより，手術終了時カニューラ抜去の時点でかなりガスが抜けている可能性が高いと考えている．眼窩内圧が高くなっている場合，実際には眼球が虚脱した状態に相当するのに，眼窩内組織に押されて触診上眼圧がそれほど低くないように感じられる場合があり，このような場合は開瞼器を緩めると低眼圧であることに気づくことが多い．このような事例ではインフュージョンカニューラを抜去する前に可能な限り開瞼器を緩めておくことが勧められる．また，開瞼器を外す操作で創が変形し，ガスが流出している事例も見受けられ，注意を要する．手術終了時からガスの量が少ない場合，かなり厳密な頭位をとらない限り気泡が円孔をカバーせず，円孔閉鎖率に影響を及ぼす可能性がある．

　なお，筆者はカニューラを抜く時には，カニューラ基部の強膜を両側から鑷子で挟み込んだ状態にしておき，カニューラが抜けた瞬間に強膜創を確実に閉鎖するようにしている（**図2**）．もちろん，明らかに眼圧が低いと感じられる場合は30G針でガスの追加注入を行うようにしている．

### ● 再手術での非閉鎖例

　自験例で再手術でも閉鎖しなかったのは，円孔縁の大部分に網膜色素上皮萎縮が存在しているもの（特発性ではなく，外傷性の一部，強度近視眼などが該当する）のみであった．

**参考文献**

・Kumagai K, et al : Incidence and factors related to macular hole reopening. Am J Ophthalmol 149 : 127-132, 2010.
・Iwase T, et al : Additional gas injection after failed macular hole surgery with internal limiting membrane peeling. Clinical and Experimental Ophthalmology 35 : 214-219, 2007.
・Imai M, et al : Additional intravitreal gas injection in the early postoperative period for an unclosed macular hole treated with internal limiting membrane peeling. Retina 25 : 158-161, 2005.
・Valldeperas X, et al : Is it worth reoperating on macular holes? Ophthalmology 115 : 158-163, 2008.
・調枝聡治,他:黄斑円孔術後早期に円孔が再開した1例.臨眼 61 : 1725-1728, 2007.

〔塚原康友〕

## アドバイス

### ● 陳旧所見のある黄斑円孔は閉鎖しにくい

特発性黄斑円孔に対する硝子体手術は確立された手術となっているが，やはり100%の閉鎖は難しい．比較的新しい円孔であればほぼ100%近い閉鎖率が得られると思われるが，古い円孔の場合は閉鎖率が低下する．つまり閉鎖率を上げるためには平坦なfluid cuffや増殖所見など陳旧所見のある，視力不良の症例を手術しなければ閉鎖率は上がり，初回円孔非閉鎖例は少なくなる．しかし硝子体術者としては，できるだけ少ないうつむき姿勢期間で，陳旧所見があっても100%閉鎖させたいと考える術者も多いだろう．

Gesserらは，空気タンポナーデで，3日目には79%の閉鎖が得られた（OCTによる確認）が，これは従来の円孔閉鎖率に比較すると約10%低い．閉鎖が得られない場合は4～8日目に再手術を行い，最終復位率96%が得られたと報告している．タンポナーデ物質およびうつむき姿勢期間は，円孔非閉鎖例を避けるため，本文にあるように各施設で慎重に決定する必要がある．

### ● 内境界膜（ILM）切除は術後非閉鎖・再開孔を減少させる

図1に示した術中眼底写真は，他院で円孔が小さく，新鮮例であったためILM切除をしないで行われたもので，硝子体手術後非閉鎖であった症例である．初回手術では後部硝子体剥離を起こした後黄斑部に残存硝子体がないことをトリアムシノロンアセトニドで確認したとのことであったが，再手術時にトリアムシノロンアセトニドとインドシアニングリーン（ICG）で可視化すると円孔周囲耳上側にトリアムシノロンアセトニドが付着し，ICGで染色されない部分（矢印の部分）がわずかにあり，硝子体皮質の残存が考えられた．それ以外にもトリアムシノロンアセトニドが付着している部分が耳側の○印部にあり，大きめにILMを切除し，SF$_6$ガス注入により閉鎖を得た．

トリアムシノロンアセトニドによるILM切除を行う場合，トリアムシノロンアセトニド顆粒が灌流液の水流で流れてしまうと切除した範囲がわからなくなってしまうため，灌流圧を低めにし，硝子体鉗子を抜かないように気をつけることが肝要である（クロージャーバルブの使用が推奨される）．

ILM切除の範囲であるが，1乳頭径では81%，3～4乳頭径では96%の閉鎖率であると報告したが，有意差はないものの大きめの切除範囲が望ましい可能性が高い．これは円孔非閉鎖を避けるためには必要だろう．

再開孔はILM切除を行わない場合25%に生じるという報告や4%に生じるという報告がある．ILMが切除されていない場合もしくは不十分な場合は，再度ILM切除を追加する．

### ● ILM切除された再開孔はどうするか

ILM切除が比較的広い範囲で施行されている場合，さらに大きくILM切除を施行し，グリア増殖などで網膜が硬くなっていればシリコーンチップなどで，軽く網膜表面を擦過しているが（ILMが切除されている場合は網膜が障害されやすいので），科学的根拠はなく，賛否両論あり，注意が必要である．

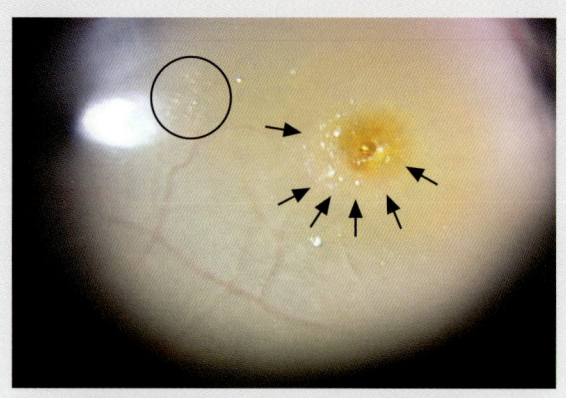

**図1 初回非閉鎖黄斑円孔症例の再手術時術中写真**
円孔周囲耳上側（矢印）と耳側（○印）にICGで染色されない部分がある．

**参考文献**

- Gesser C, et al : Macular hole surgery with air tamponade : Does air suffice for short-term tamponade? Ophthalmologe [Epub ahead of print] 2010.
- 上松聖典，他：特発性黄斑円孔に対する内境界膜切除の範囲の影響．眼臨 96：844-846, 2002.
- Brooks HL Jr : Macular hole surgery with and without internal limiting membrane peeling. Ophthalmology 107：1939-1948；discussion 1948-1949, 2000.
- Yoshida M, et al : Pathogenesis of macular hole recurrence and its prevention by internal limiting membrane peeling. Retina 27：169-173, 2007.

（北岡　隆）

# 16 　内境界膜(ILM)剝離に伴う合併症

**対策**
- 医原性網膜裂孔には液空気置換
- 黄斑円孔網膜剝離にはインドシアニングリーン(ICG)が有効
- 眼球運動の著明な症例は球後麻酔も考慮する
- ILM 剝離はできるだけ網膜に対して接線方向に行う

**予防策**
- 乳頭黄斑線維束を避けて剝離を始める
- 硝子体鉗子の操作は不意の眼球運動に注意して慎重に行う
- 後部ぶどう腫の辺縁を常に意識する
- 使用する染色法の濃度に注意する

**症例　68歳　男性**

　左眼の強度近視に伴う黄斑円孔網膜剝離のため白内障・硝子体同時手術を施行した．テノン囊下注射の局所麻酔で手術を施行し，トリアムシノロンアセトニドで残存硝子体皮質を剝離して(図1)インドシアニングリーン(ICG)で ILM 染色し，硝子体鉗子で剝離を試みるも眼球運動が激しいため，球後麻酔を追加して手術を続行した．ILM 剝離を後部ぶどう腫の範囲に拡大していく過程で(図2)，硝子体鉗子が後部ぶどう腫の辺縁に接触したために医原性網膜裂孔を生じた(図3)．液空気置換して光凝固は施行せずにガスタンポナーデで手術を終了した(図4)．術後網膜は復位している．

## 解説

### ● 麻酔の種類

　硝子体手術も近年は小切開手術(MIVS)が主流となりつつあり，麻酔もテノン囊下麻酔で施行することも多くなっている．ただ症例によっては，テノン囊下麻酔では眼球運動が十分に抑制されない．ILM 剝離は，硝子体鉗子で網膜表層の操作が必須であり，その手術器具の影を追う眼球運動を生じる症例も存在する．不意の眼球運動は，網膜損傷の危険があり，そのような症例では躊躇せずに球後麻酔を追加すべきである．

### ● ILM の染色法

　2000 年に Kadonosono らが ICG で ILM を染色する報告をして以来，ILM 剝離の際に染色して行うことで比較的容易かつ安全に施行できるようになった．その後，ICG の高濃度での網膜毒性が報告されたが，0.5％以下であれば安全であることが確認された．それ以外にも ILM の染色法として，0.15％濃度のトリパンブルー，0.25 mg/mL 濃度のブリリアントブルー G(BBG)が使用されている．いずれも，

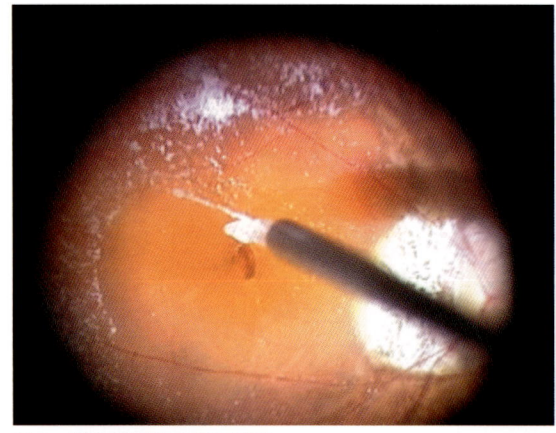

**図1　残存硝子体皮質の剝離**
後部ぶどう腫を伴う黄斑円孔網膜剝離の症例に対して，トリアムシノロンアセトニドを使用して硝子体皮質を可視化させて剝離する．剝離範囲は後部ぶどう腫を越えるアーケードの外側まで十分に施行する．

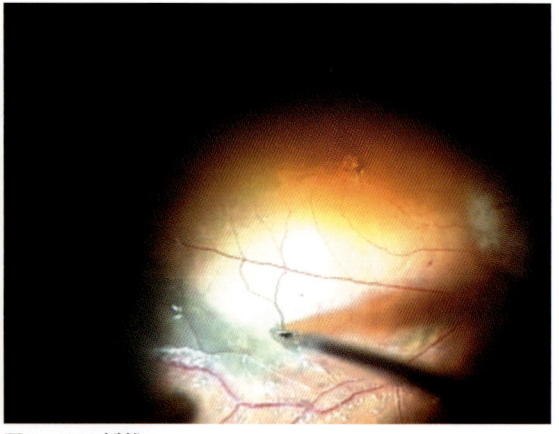

**図2　ILM剝離**
後部硝子体皮質の剝離の後に，ICGを用いてILMを染色させる．マイクロフックニードルできっかけを作り，ILM鑷子でILMを剝離する．後部ぶどう腫を伴う黄斑円孔網膜剝離では，後部ぶどう腫の辺縁にいたるまで広範囲に剝離する必要がある．

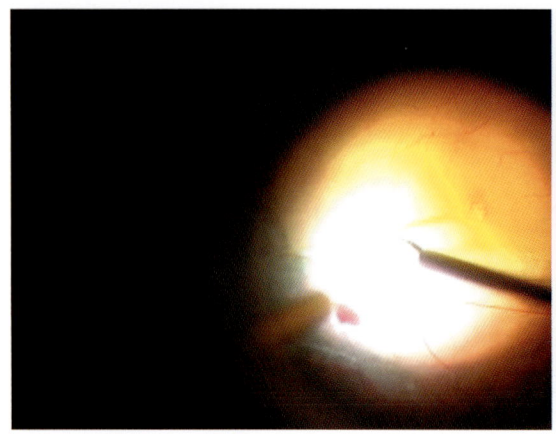

**図3　ILM剝離に伴う合併症**
後部ぶどう腫内のILM剝離では，ILM鑷子を網膜と接線方向に操作する際に後部ぶどう腫の辺縁にILM鑷子をぶつけてしまう危険性がある．思わぬ出血や医原性網膜裂孔を生じてしまう．

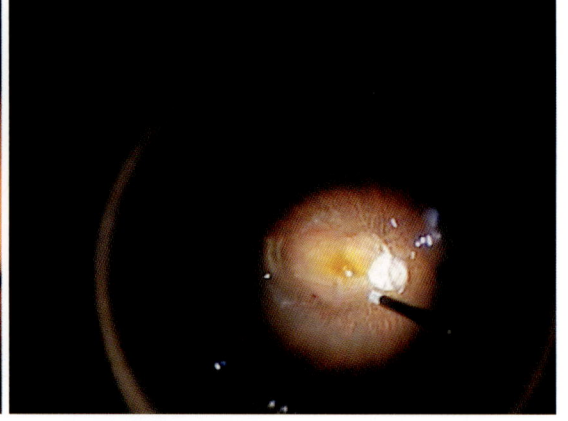

**図4　医原性網膜裂孔の処置**
後部ぶどう腫の辺縁に硝子体鑷子によって医原性裂孔を生じたため，光凝固は施行せずにガスタンポナーデのみで終了した．血管アーケード内で，硝子体皮質もILMも既に剝離しており術後に裂孔を牽引する可能性はほとんどない．

　低濃度での網膜毒性は否定されているが，黄斑円孔症例では円孔に直接吹きかける操作は慎むほうがよい．術者により，染色する際に粘弾性物質に混ぜた状態で施行することもある．
　また，染色されたILMの色調は，ICGが最も可視化されやすいので，脈絡膜萎縮の強い強度近視に伴う黄斑円孔網膜剝離では有効である．

## ● ILM剝離の手技

　市販のILM鑷子であれば，ILMを直接把持することも可能である．しかし黄斑円孔網膜剝離のような症例では，ILM剝離のきっかけが作りづらいこともあり，Vランスブレードやマイクロフックニードルで剝離のきっかけを作る．ILM剝離を始める部位として，硝子体鑷子やマイクロフックニードルで神経線維に傷害を作るおそれがあるので乳頭黄斑線維束は避けるべきである．また，テノン嚢下麻酔では眼球運動が十分に抑制されないので，黄斑部を横切るような位置にILM鑷子を持っていくと，患者がその影を追って眼球運動が激しくなることが多い（図5）．よって，黄斑部に影を落としにくい部位でILM鑷子を操作するように心がける．ILM剝離の範囲は原因疾患や症例によって異なるが，黄斑円孔網膜剝離では，アーケード血管内あるいは後部ぶどう腫の辺縁まで剝離する必要がある．

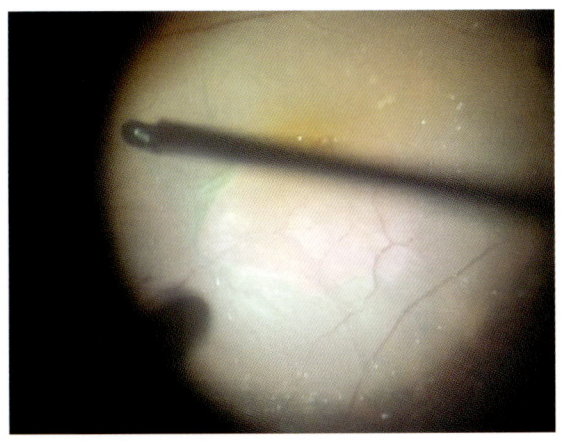

**図5　硝子体鑷子の影が黄斑を横切る操作**
硝子体鑷子にかぎらずマイクロフックトニードルなどの器具でILM剥離を行う際に，黄斑部を器具が横切る操作では注意が必要である．特にテノン囊下麻酔では，患者が眼内で動く器具の影を追うような不意の眼球運動がしばしば生じるからである．

## ● 対処法

### 1）硝子体鑷子の操作法

　ILM鑷子の操作法としては，ゆっくりと網膜に対して接線方向に近い角度でILM剥離を行うほうがよい．ILMを把持して，網膜に対して前後方向に強い牽引をかけると，網膜への傷害を引き起こす危険性がある．ILM剥離による網膜傷害といわれるDONFLは，ILM剥離の際にミュラー細胞に傷害を起こして神経線維束に亀裂が入ることで縞模様の所見が生じると考えられている．

　後部ぶどう腫に生じる黄斑円孔網膜剥離では，広範囲のILM剥離を必要とするが，操作中に後部ぶどう腫の辺縁に硝子体鑷子が意図せずに接触することがあるので注意が必要である．

### 2）医原性裂孔の処置

　ILM剥離の際に，黄斑円孔を生じることが稀にある．操作法で述べたように，硝子体鉗子による牽引方向に注意することが肝要であるが，それでも円孔を生じた場合は，特発性黄斑円孔に準じて液空気置換で手術を終了する．

　後部ぶどう腫の辺縁に硝子体鉗子を衝突させて医原性裂孔を作ってしまった場合は，裂孔が大きくなければ光凝固は施行せずにガスタンポナーデのみで終了してよい．血管アーケード内で，硝子体皮質もILMも既に剥離しており術後に裂孔を牽引する可能性がほとんどないからである．一方，光凝固を施行すると凝固瘢痕によって黄斑円孔の閉鎖を障害することが危惧される．

**参考文献**
- Tadayoni R, et al : Dissociated optic nerve fiber layer appearance of the fundus after idiopathic epiretinal membrane removal. Ophthalmology 108 : 2279-2283, 2001.
- Mitamura Y, et al : Relationship of dissociated optic nerve fiber layer appearance to internal limiting membrane peeling. Ophthalmology 112 : 1766-1770, 2005.
- Kadonosono K, et al : Staining of internal limiting membrane in macular hole surgery. Arch Ophthalmol 118 : 1116-1118, 2000.
- Enaida H, et al : Brilliant blue G selectively stains the internal limiting membrane/brilliant blue G assisted membrane peeling. Retina 26 : 631-636, 2006.

（前野貴俊）

## アドバイス

### ●眼球運動の制御

疼痛という欠点を除けば，十分に効いた球後麻酔は完全に眼球運動を制御でき結膜切開をしない手術では球後麻酔のほうが適しているのではないかと思われる．球後麻酔は，曲がりの球後針を用い，2.5 mL ずつの 2％キシロカイン＋0.5％マーカイン計 5 mL を注入する．内上方を凝視させ下眼瞼を眼窩骨縁で押さえ，骨縁のすぐ眼球側より眼窩骨に沿って刺入する．下眼瞼刺入部の眼輪筋と下斜筋を緊張させるのが，テノン膜を突き抜けて球後に入るコツである．

次に，①ポートの位置を 3 時，9 時に近い水平にもっていくと，左右および上下に回転する眼球運動を制御できないこと，②黄斑部までの距離が遠くなることによって，黄斑部手術では特に 10 時，2 時よりの位置にポートを作製する．強度近視では眼底からポートまでの距離が長く，眼球運動を制御しにくいことよりポートの位置は重要である．強度近視眼では 25G ではなく，より rigidity の高い 23G を用いるのも手である．

### ●内境界膜（ILM）剥離のノウハウ

#### 1）ILM 鑷子の選択

20G では個人的には直接 ILM のみを把持できる硝子体鑷子がよい．網膜に食い込むようなシャープなものはよくない．鑷子一つひとつに個体差があるので自分の使っている鑷子の性格をよく理解し，いくつかの中からベストのものを選ぶのが，コストはかかるものの結局効率がよいことになる．23G ではリボリューションタイプのディスポーザブル鑷子が先端把持力と把持持続性のバランスが優れている．ただし 25G では，このタイプのものはやや ILM はちぎれやすい．

#### 2）ILM 染色の方法

ICG 染色は，網膜内層傷害，視野欠損を生じる危惧があることは過去の報告から明らかである．ガスと併用すると内層機能傷害は増強し，長時間の黄斑操作では光障害として，網膜外層にも傷害を生じる可能性がある．見えないから ICG を使う—それは見えるよう努力すべきであると常日頃感じている．傷害はどのような染色法を用いても起こりうるが，今のところあまり傷害が報告されていないのは，トリアムシノロンアセトニドである．濃すぎると厚く染まりすぎて見にくいので，三方活栓を用いて BSS PLUS® を用いて洗浄し 5 mL の BSS PLUS® に溶いたうち，2 mL を

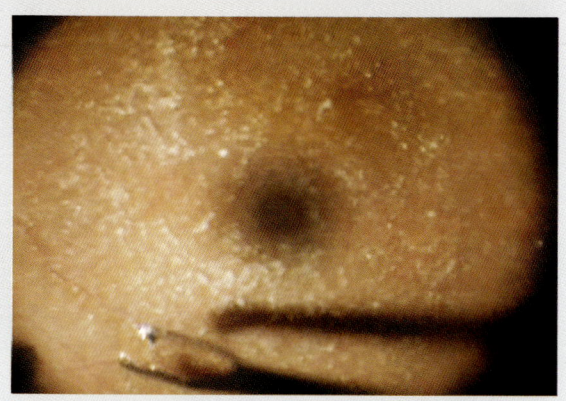

図1　トリアムシノロンアセトニドによる ILM 可視化
トリアムシノロンアセトニドの染色はこの程度がよい．眼圧を低くして吸い込まれるような感じで後極部に粒子を落とす．たくさん硝子体内にふりまかないようにし，カッターによる洗浄は行わない．

術野に出すとよい（図1）．最近市販されるようになったマキュエイド® は硝子体染色用のトリアムシノロンアセトニドで，5 mL の BBS PLUS® で溶解するとよい．一度振ってからインフュージョンをオフにして，そっと ILM 上に流し込むようにし薄くふりまく．そのあとカッターでの洗浄は必要ない．

#### 3）ILM 剥離の開始場所

ILM を剥離する前に，剥離しようとする範囲の硝子体（薄くて見えにくいときはトリアムシノロンアセトニドで染色）や，厚い黄斑前膜は鑷子やダイヤモンドダスト付きメンブレンスクレーパーなどで除去しておかないと，ILM を剥離していったとき，ちぎれてしまう．

アーケード血管の上の ILM は薄いので，血管のすぐ後極のところで鉗子で ILM をつまむとプチッと切れて小さなフラップができる．それを大事に引っぱって大きくする．

強度近視では，この部分の血管に沿った網膜では，ILM が欠損して（inner layer cleavage）網膜は薄くなっていて，少しの牽引で裂孔を作る可能性があるので，ここにストレスがかからないようもう少し後極でつまむ．強度近視の症例で網膜を傷害した場合，下方の視野は自覚症状に現れやすいことから，6 時方向，下方でスタートしている．

網膜を傷害した場合，強度近視では血管の牽引により，網膜剥離を発生する可能性があるため，レーザーが必要と判断される場合が多い．それによる視野の損失は多大であるので，まずは網膜を損傷しないよう，細心の注意を払うことである．

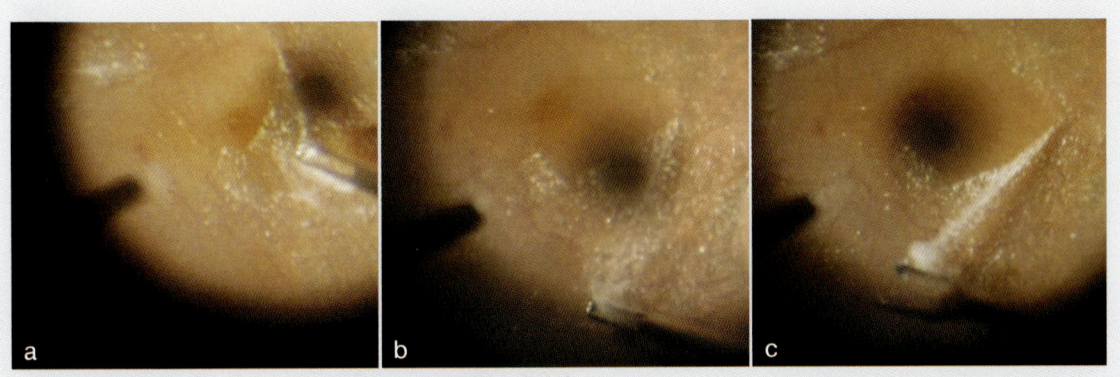

**図2 トリアムシノロンアセトニドを用いたILM剥離の進め方**
ILMは中心窩に取り残さないように，小さくなってもよいので中心窩を巻くように剥離し，あとで適当なサイズに拡大する．

## ● ILM剥離の進め方

　ILM剥離は本文にあったように，上に持ち上げないで網膜面から折り返すようにしてむいていくため，強度近視では，後部ぶどう腫縁に当たらないように注意する．眼内レンズが入っているときも，屈折率の違いによる距離感に注意する．そのためには，急がず少しずつ剥離する．

　黄斑円孔の予防，あるいは黄斑円孔周囲のILMや円孔縁の硝子体を残さないため，まず中心窩を通るように剥離したあと，広げていく（**図2**）．または，円周状に剥離していくが求心性に巻いていき中心窩縁のILMを確実に取るようにし，その後均等に大きく広げていく．1度でカッコよく取れないが，確実に中心窩の部分をとる1つの方法である．

## ● 強度近視眼の黄斑前膜，網膜分離の手術時期と難易度

　視力が0.7以上で良好，偽円孔で，中心窩周囲が少し分離している時期は，硝子体やILMが取れにくい．視力が0.1程度になり，中心窩剥離を伴った時期には，黄斑円孔を発生するリスクは増えるのではないかと思われる．視力低下が中等度で網膜分離が進み，中心窩剥離がない時期は，ILMは取りやすく，視力が正常化する可能性もある．

　中心窩剥離が分離の割に大きいときは，アーケード血管に沿った，別の円孔があることもあるので，できればその辺のOCTをスキャンしておくことも重要である．

〔寺崎浩子〕

# 17 低眼圧，創閉鎖不全

### 対策
- 低眼圧の原因を検討
- 硝子体術後の低眼圧は，ほとんどの症例で経過観察のみで数日で改善する
- 創口からの明らかな漏出や，著しい低眼圧，脈絡膜ひだの持続がみられれば強膜創の縫合を行う

### 予防策
- 斜めにトロッカーを刺入し（oblique-parallel 法）強膜創作製を行う
- 手術終了時の強膜創の閉鎖が不十分であれば，無縫合にこだわらずに縫合する
- 強度近視，再手術症例などは創口閉鎖不全を起こすことがあり縫合する

### 症例　57歳　男性

　20 年来の糖尿病を患っており，手術時の HbA1c は 9.3% であった．増殖糖尿病網膜症（PDR），硝子体出血，黄斑浮腫を認め水晶体超音波乳化吸引術＋眼内レンズ（IOL）挿入術＋硝子体手術を行った．経結膜小切開 23G 硝子体手術システム（MIVS）にてトロッカーを斜め刺しにて強膜にカニューラを設置した．白内障手術は強角膜切開にて行い，IOL 挿入後に強角膜切開創は無縫合で創口の閉鎖を確認した．その後，硝子体切除，増殖膜を切除し周辺部硝子体を圧迫し徹底的に切除，周辺部を圧迫し，全周，レーザー光凝固を鋸状縁まで追加した．術終了時にカニューラを抜去し，綿棒でマッサージし，わずかに灌流液の漏出を認めたが将来の緑内障手術の可能性もあるため，強膜創，結膜の縫合は行わずに手術終了となった（図 1）．手術終了時に眼軟膏を点入し金眼帯をした．

　術翌日に硝子体出血はなかったが，眼圧 4 mmHg と低眼圧であった．前房には炎症細胞を認めた．硝子体腔内にはフィブリンを認めた．眼底には脈絡膜ひだと脈絡膜剥離を認めた（図 2）．強膜創からの明らかな灌流液の漏出は認めなかった．

　術後，抗生物質，ステロイド，NSAIDs 点眼を使用するとき以外は眼帯にて保護し，安静を保った．術後 3 日には眼圧は 9 mmHg に改善し，脈絡膜ひだも改善がみられた．

　術後 1 週間では眼圧 15 mmHg と正常化し脈絡膜ひだも消失した．

### 解説

#### 術後低眼圧の原因

　術後の低眼圧の原因には，創口閉鎖不全，毛様体剥離，毛様体機能低下によるものが考えられ，術後に低眼圧がみられた場合はその原因について検討が必要である．

　創口閉鎖不全の際には強膜創からの灌流液や空気の漏出が結膜下にみられ低眼圧をきたす（図 3）．鑑別のためには，創口の状態や結膜下の灌流液や気体の漏出の有無を確認する．

　増殖糖尿病網膜症で硝子体手術を行い，周辺部までの徹底した硝子体切除，周辺部まで圧迫してレー

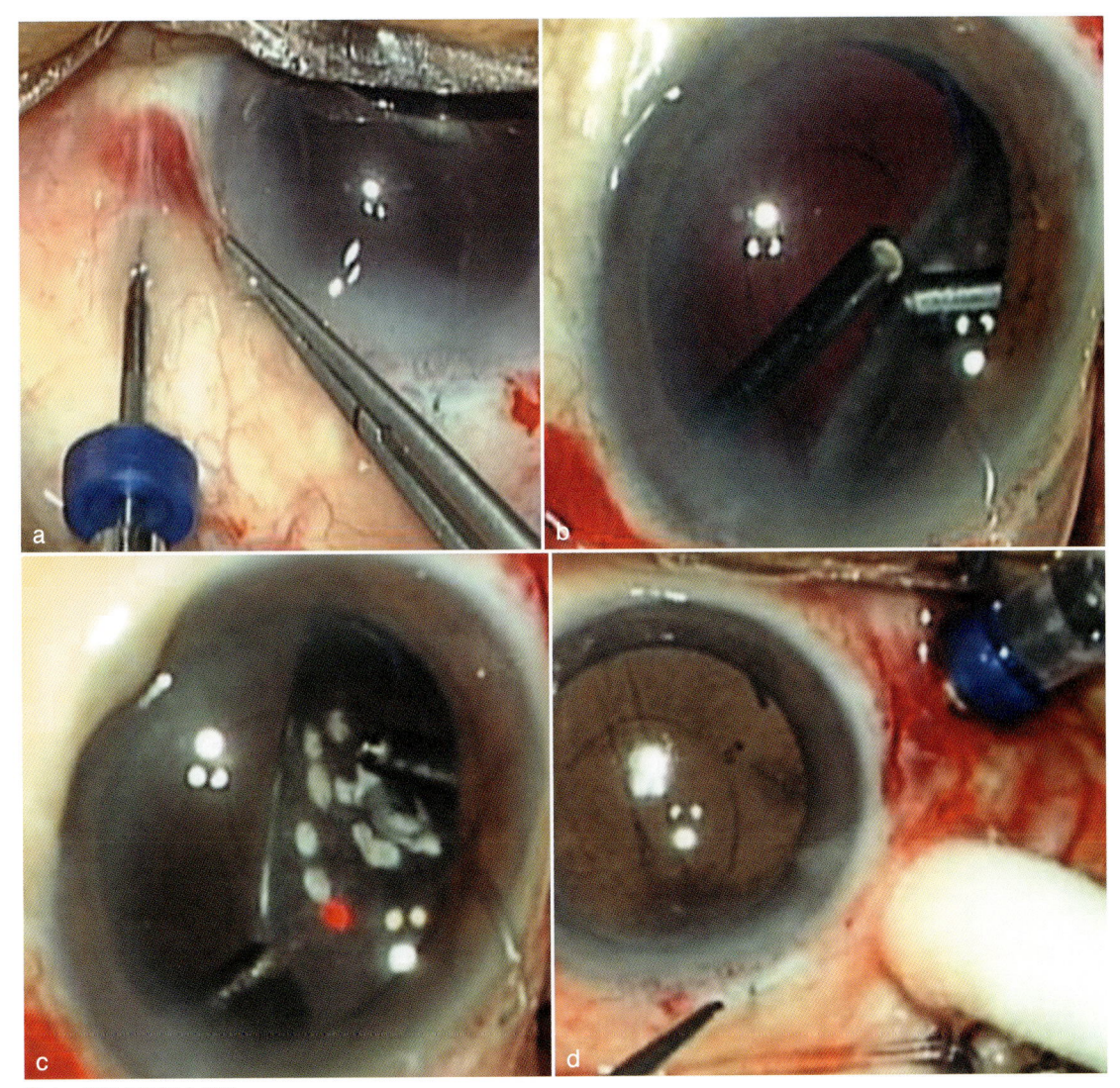

図1 症例の手術中所見
a：斜めにトロッカーを刺入しカニューラを設置．
b：周辺部硝子体を強膜圧迫しながら切除．カニューラ先端の硝子体も切除している．
c：最周辺部まで強膜圧迫しながらレーザー光凝固を施行．
d：カニューラ抜去後綿棒で強膜創をマッサージして閉鎖させる．

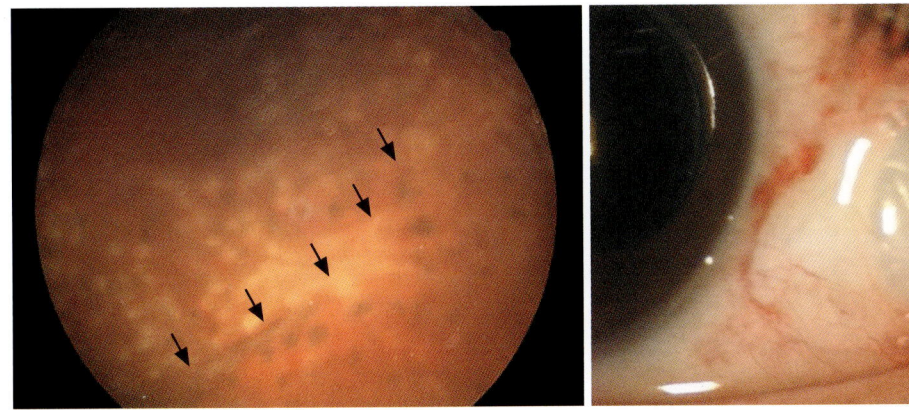

図2 術後1日にみられた脈絡膜ひだ

図3 術後1日にみられた結膜下の気泡
液気体置換を行った症例で創口の閉鎖不全をきたすと結膜下に気泡を認める．

17 低眼圧，創閉鎖不全 | 225

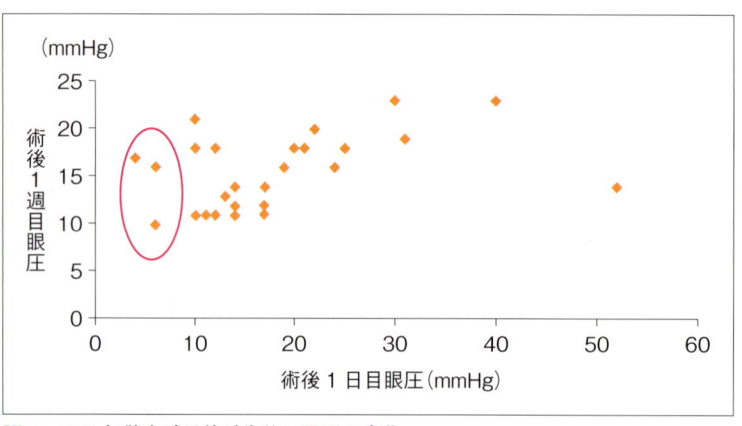

**図4　23G無縫合硝子体手術後の眼圧の変化**
術後1日目に眼圧4mmHgの症例を1例，眼圧6mmHgの症例を2例認めた．3例とも1週間以内に眼圧は正常化した．

ザー光凝固を施行した場合は，術後炎症などの手術侵襲によって毛様体機能の低下をきたすことがある．最近は硝子体を可視化するために使用するトリアムシノロンアセトニドの抗炎症作用や，23Gや25GなどのMIVSによる灌流液使用量の減少，広角観察システムの使用による強膜圧迫の減少などにより術後炎症の軽減，低侵襲化により毛様体機能低下をきたすことは少なくなっているが，症例によっては毛様体機能低下による低眼圧をきたすことがあり注意が必要である．

MIVSは無縫合術にて手術が終了した場合，術後低眼圧は10%程度でみられる．当院で無縫合にて行った23G硝子体手術，小切開白内障手術の術後1日と術後1週間の眼圧の変化を検討すると，26眼中3眼に術後1日に8mmHg以下の低眼圧を認めたが，全例1週間後には経過観察のみで正常眼圧となった（図4）．

● **低眼圧によるリスク**

術後の低眼圧は，術後感染症，駆逐性出血，再出血のリスクを高めることが懸念される．特に創口の閉鎖不全による低眼圧は，眼表面の流体が眼内に入り込む可能性が発生し，眼内炎発症のリスクを高める一因となる．また，低眼圧により，手術後の炎症が増強，遷延し，脈絡膜剥離を促し低眼圧黄斑症を起こすこともある．

黄斑円孔や網膜剥離では原疾患の治療のために液空気置換を行うが，創口からガスの漏出がみられると低眼圧になるばかりではなく，早期のガス消失による原疾患の治療の妨げになることも考えられ注意が必要である．

● **確実な強膜創の閉鎖を得るためには**

20G硝子体手術では結膜を切開し強膜切開を行い，手術終了時には強膜創の縫合が必須であった．25G，23G MIVSの開発，導入により，低侵襲で術後異物感の少ない，無縫合での手術が可能となってきた．強膜創が無縫合で終了できるためには，強膜創を斜めに弁状に作製することが必要である（oblique-parallel法）（図5）．術中は，なるべく強膜創に不必要なストレスをかけないようにする．広角観察システムを使用し眼内挿入器具により眼球を回転することを少なくすることも重要である．手術終了時にカニューラを抜去後，創口を綿棒などでマッサージすると閉塞する．創口周囲の硝子体が残存していると，創口を垂直に作製しても硝子体が嵌頓し創口の閉鎖が得られるが，術後の感染，網膜剥離，強膜創新生血管の発生率の上昇が懸念され，避けるべきである．硝子体内を液空気置換することにより創口の閉鎖が得られる場合もあるが，病態によっては液空気置換が手術侵襲を大きくする場合もあり，適応については，無縫合のメリットと液空気置換による侵襲の大きさを検討して決めるべきである．

● **強膜創の縫合**

手術終了時，カニューラの抜去後に強膜のマッサージを行っても創口からの漏出がみられた場合は，

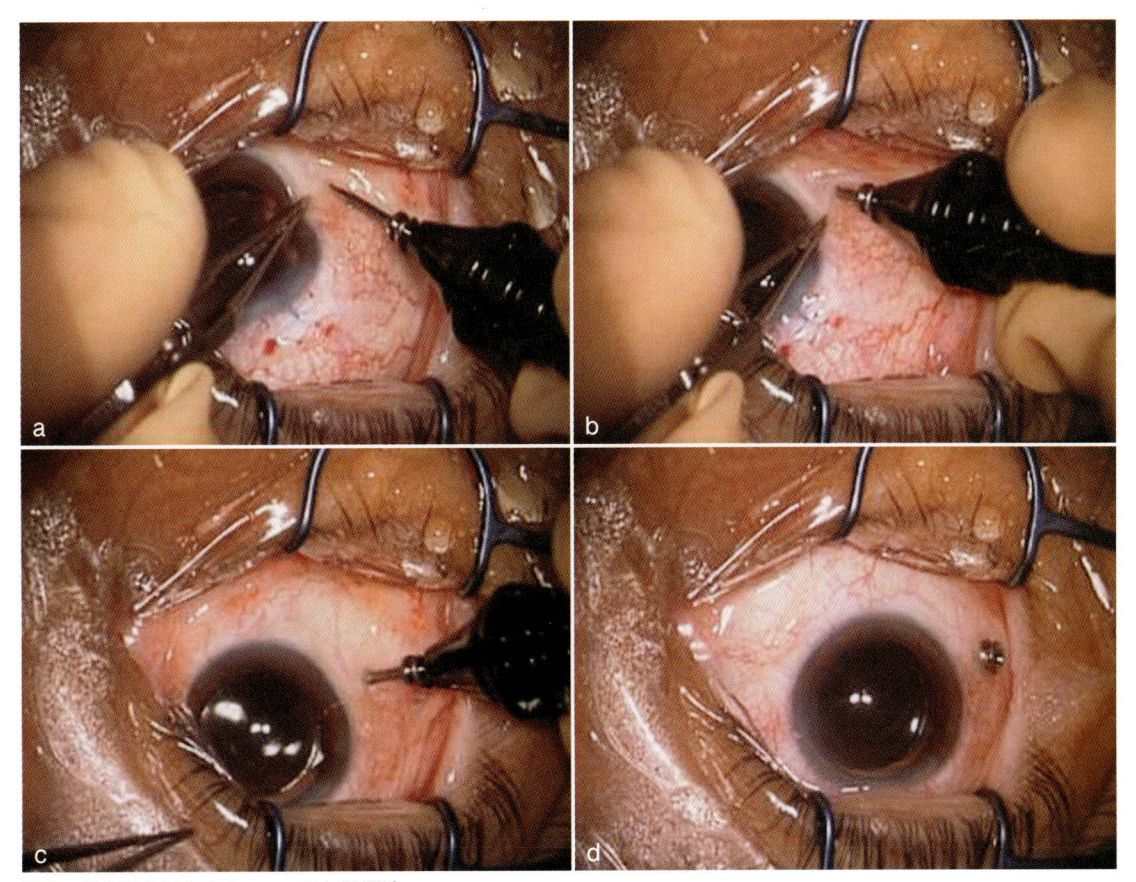

**図5 斜め刺入によるカニューラの設置法**
a, b：結膜をずらし，トロッカーを強膜に対して約30°傾けて刺入する．
c：その後，トロッカーを硝子体中央に向けて刺入．
d：カニューラを設置する．

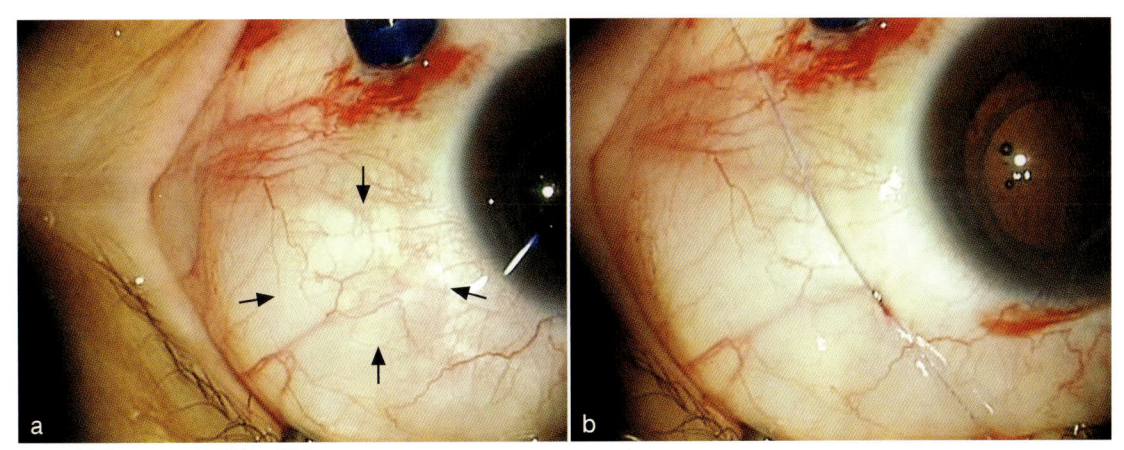

**図6 結膜上からの強膜創の縫合**
a：カニューラ抜去後，創口周囲の結膜下に灌流液の漏出を認める(矢印)．
b：強膜創は結膜上から確認できた．

　創口が結膜上から確認できれば結膜上から縫合を行う(図6)．結膜下の出血や浮腫のために結膜上から創口を確認できなければ結膜を切開して，強膜を露出させ直接，強膜縫合を行う．その後，結膜を切開していれば結膜縫合も行う．強膜縫合は可能であれば角膜輪部に対して平行に行う．
　術後に数日間にわたり強膜創からの漏出がみられ，著しい低眼圧により脈絡膜ひだ，脈絡膜剥離がみられる場合は強膜創の追加縫合を行う．この際には，結膜を切開し強膜創を露出させ，強膜創を確実に縫合することが重要である．強膜縫合を行っても低眼圧や脈絡膜剥離が継続する場合は，前房内に粘弾性物質を挿入し一時的に高眼圧状態にすることにより改善がみられた報告があり，持続する低眼圧にまず試みてよい方法と思われる．

#### 参考文献

- 北岡　隆：低眼圧と脈絡膜剝離．田野保雄，(編)：眼科プラクティス 17　みんなの硝子体手術，文光堂，pp295-297，2007.
- López-Guajardo L, et al : Oblique sclerotomy technique for prevention of incompetent wound closure in transconjunctival 25-gauge vitrectomy. Am J Ophthalmol 141 : 1154-1156, 2006.
- 島田宏之：低眼圧．門之園一明，他(編)：今日から実践小切開硝子体手術．pp118-121，メジカルビュー，2008.
- 渡邉洋一郎，他：極小切開硝子体手術：合併症とその対策．あたらしい眼科 25 : 1355-1358, 2008.
- 松永裕史，他：前房内粘弾性物質注入が有効であった硝子体手術後の低眼圧黄斑症の 1 例．臨眼 55 : 1203-1206, 2001.

〔渡邉　朗〕

## アドバイス

硝子体手術後の低眼圧は重要な合併症の 1 つである．本文にも記載されているとおり，原因は創口閉鎖不全，毛様体上皮剝離による房水産生能の低下などが考えられる．したがって，対策はこれらを予防することであるが，毛様体上皮剝離の予防に関しては周辺部硝子体切除を徹底的に行うと，その際の硝子体〜毛様体牽引によって生じる可能性があるので，それを控える，あるいは切除する場合にはカッターの回転数を上げ，吸引量を減らすなどの対策が考えられる．しかし，毛様体上皮剝離は強膜バックリング手術後でも高率にみられるなど，その発生機序が必ずしも明らかでないので，実際には創口閉鎖不全の防止が主体となる．

### ● 創口の自己閉鎖を得るには

本文にあるとおり，無縫合でも創口の閉鎖性をよくするか，創口を縫合することが有効な対策となる．無縫合創口の閉鎖性をよくするには，以下のようなことが考えられる．

#### ● 強膜創口付近の硝子体切除を控える

再手術症例の強膜創を眼内から観察すると強膜創へ硝子体嵌頓は必ずと言ってよいほど生じているので，硝子体嵌頓が創口閉鎖に関与していることは疑う余地がないであろう．術後感染を考える場合，眼内と眼外が交通している状況は非常にリスクが高いので，いわゆる vitreous wick(硝子体が創口から露出している状態)は避けるべきである．対策は M.Q.A.®などで創口を軽く触ることで，結膜上に露出している硝子体を探り，もし存在する場合には剪刀などでこれを切除することが有用である．

#### ● 強膜創のトンネルを長くするべく，創口を強膜に対して斜めに作製する

#### ● 術中の機器の操作を最小限にして創口へのストレスを避け，創口の構造が術終了時に保たれているようにする

トンネルを長くするのは創口閉鎖をよくするのには有効であるが，これは術終了時にこの状態が保たれる場合であり，あまり強膜に対して浅い角度で創口を作製すると術中の操作で創口の損傷を起こしてしまい，閉鎖性はかえって低下すると思われる．どの程度の角度がよいかは術者の意見が分かれるところであるが，筆者は強膜に対して 30°程度としている．

#### ● 閉鎖性のよい形状の創口を作製する

直線状の創口のほうが閉鎖性はよい．したがって，2-ステップ法(まず V ランスで創口を作製し，次に先端が鈍なインサーターに装着したカニューラを挿入する方法)が 1-ステップ法(先端が鋭なトロッカーに装着したカニューラで強膜を穿刺してカニューラを挿入する方法)より有利である．ただし，最近ではより直線状の創口が形成できる改良型のトロッカーが各社から開発されてきており，今後は 1-ステップ法が主流になるかも知れない．

### ● 創口の自己閉鎖が得られなければどうするか

実際には，上記の点に留意して手術を行っても創口の自然閉鎖が得られないことはよくある．創口閉鎖が得られにくい症例は，再手術例，強度近視，小児，周辺硝子体切除を徹底的に行った症例などである．術終了時に創口を軽くマッサージしても閉鎖が得られない場合には自己閉鎖にこだわらず創口を縫合することが重要である．用いる縫合糸は抜糸する手間が省けるので吸収糸は有用であるが，症例によっては強い充血を生じることがあるため，炎症反応を生じにくいナイロン糸を用いて，術後 1〜2 週程度で抜糸するのがよい．

### ● 本文症例の反省点

本文の症例に関しては，(結果をみてから批判する

のは簡単であるが)術終了時に創口からの漏出を認めた時点で縫合を行うべきであったと考えられる．また，緑内障手術のことを考えるなら角膜切開白内障手術を選択すべきであったと思われる．術後低眼圧に脈絡膜ひだを合併した場合，これが黄斑部を含むと，いわゆる低眼圧黄斑症となり，しばらくして眼圧が回復しても視力が回復しないことがある．したがって，創口からの漏出が明らかでなくても，創口の縫合，前房に粘弾性物質の注入（ただし，眼圧が高くなりすぎるリスクに要注意），硝子体中に気体注入などの対策を早めに取るべきであろう．また，以前からの慣習で広く行われているが，術後の安静が眼圧上昇に寄与するかどうかは不明であり，いたずらに長期安静を強いることは血栓症の誘発や筋力の低下，認知症の発症，進行の観点から慎むべきであろう．

**参考文献**

- Chen D, et al : Sutureless vitrectomy incision architecture in the immediate postoperative period evaluated in vivo using optical coherence tomography. Ophthalmology 117 : 2003-2009, 2010.
- Persson AV, et al : Deep venous thrombosis and pulmonary embolism. Surg Clin North Am 71 : 1195-1209, 1991.
- Shimada H, et al. Vitreous prolapse through the scleral wound in 25-gauge transconjunctival vitrectomy. Eur J Ophthalmol 18 : 659-662, 2008.

〔日下俊次〕

# 18 感染性眼内炎

### 対策
- 眼内炎の初期症状を見逃さない
- 硝子体液を採取した上で，早急に硝子体手術を行う
- 灌流液にバンコマイシンとセフタジジムを添加しておく

### 予防策
- 手術眼の無菌化と術野の消毒，確実なドレーピングを行う
- 小切開硝子体手術（MIVS）では自己閉鎖性の高い創口を構築する
- 低眼圧のままで終了せず，必要なら空気注入や縫合を行う
- 脱出硝子体を見逃さない

### 症例1　64歳　女性

　左眼裂孔原性網膜剥離に対して超音波乳化吸引術と23G硝子体手術，$SF_6$ガスタンポナーデを施行した．術翌日の眼圧は26 mmHgで，網膜上にトリアムシノロンアセトニドが残存していたが，炎症は軽度で経過良好と思われた．術後2日目，角膜浮腫と前房蓄膿がみられ，眼底は既に透見不能の状態であった（図1）．眼痛の訴えはなかったが，細菌性眼内炎を疑い，同日前房・硝子体洗浄を施行した．

　前房水，硝子体液を採取したうえで，バンコマイシン，セフタジジム（モダシン®）を添加した灌流液で洗浄と水晶体嚢切除を行った．耳側のもともとの剥離網膜は復位しており，鼻側網膜に限局性で色調蒼白な漿液性網膜剥離と，網膜全体に散在する点状出血を認めた．白内障手術創を含め，すべての手術創に感染所見のないことを確認した上で，液空気置換は行わず手術を終了した．

　術後4日目に腸球菌が検出され，抗菌薬投与を継続したところ，漿液性網膜剥離と点状出血は術後11日目までに消失した．術後8か月に眼内レンズ縫着術を施行し，LV(1.0)となった．

### 解説

#### ● 硝子体手術後の感染性眼内炎

　硝子体手術の術後眼内炎の発生率は非常に低い印象があるが，実は白内障手術後と同じくらいの頻度（0.03〜0.05％），すなわち2,000〜3,000件に1件程度の頻度で発生していることが知られている．

　原因菌は外傷眼以外では外眼部細菌叢の常在菌であるグラム陽性球菌がほとんどであり，コアグラーゼ陰性ブドウ球菌（CNS），腸球菌，黄色ブドウ球菌が上位を占める．腸球菌や黄色ブドウ球菌による術後眼内炎の発症時期は術翌日から1週間以内で症状経過は激しいものが多く，急速に眼球全体に波及するためきわめて予後不良である．一方，CNSによる眼内炎は術後数日から2週間に発症する比較的マイルドな症状経過を呈するため，治療後の予後は比較的良好という報告が多い．

　術後眼内炎のリスクが高い全身疾患として糖尿病，免疫抑制状態，アトピー性皮膚炎があげられる．

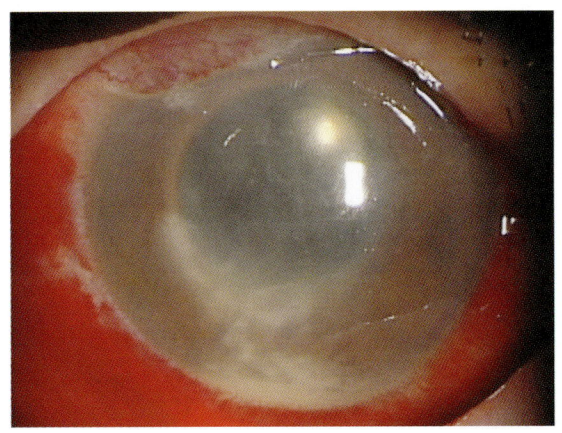

**図1 眼内炎発症時の前眼部所見**
高度の角膜浮腫，前房内のフィブリン析出，前房蓄膿を認めた．

　免疫抑制状態に関しては，ステロイドの長期内服や悪性腫瘍の治療だけでなく，術中に使用したトリアムシノロンアセトニドの残存が局所の免疫抑制状態を招く可能性も指摘されている．アトピー性皮膚炎の患者では外眼部細菌叢の常在菌が健常者と大きく異なり，眼内炎の原因菌として黄色ブドウ球菌が多く，とりわけ薬剤耐性菌の感染に注意する必要がある．

　本症例は白内障同時手術であったため，前房を経由した感染経路も否定できない．しかしガス置換眼であるにもかかわらず既に広範な網膜病変を認めたことから，硝子体腔が炎症の主座と考え，トロッカー刺入による経結膜感染の可能性が高いと考えた．さらに本症例では硝子体の可視化の目的で術中にトリアムシノロンアセトニドを使用しており，比較的多量に残存したために感染を助長した可能性もある．

## 小切開硝子体手術（MIVS）と術後眼内炎

　近年25Gや23GのMIVSが積極的に行われるようになり，日本でも全硝子体手術の半数以上がスモールゲージ手術で行われるようになった．初期の25Gシステムでは，トロッカーを強膜に垂直に穿刺していたため，米国では術後低眼圧や眼内炎（0.23〜0.84％）が頻発した．しかし，日本では早期から斜め切開の導入などの術式の工夫が試みられていたことや術前減菌法への関心が高かったこともあり，MIVSの術後眼内炎の頻度は20Gのそれと大きく違わないことが報告されている．

## MIVSの術後眼内炎の予防対策

　創口閉鎖に問題のあるMIVSでは細菌は術中だけでなく術後にも眼内に侵入する可能性がある．術中の細菌の眼内への持ち込みを避ける対策は白内障手術のそれとほぼ同様である．手術眼の無菌化と術野の消毒を行い確実なドレーピングを行う．開瞼器の装着直後や手術終了時にも4倍希釈ポリビニルアルコールヨウ素液（PAヨード）で洗眼する．ヨード製剤の殺菌効果は30秒以上たってから現れるため，すぐにBSS PLUS®で洗い流すのはよくない．

　術後のcontaminationは創口閉鎖不全によって起こる．これを避けるポイントはよい創口を作ることと，正常眼圧で手術を終了することである．詳細は前項を参照されたい（17．低眼圧，創閉鎖不全，224ページ）．術終了時にガスか空気を注入しておくと創口からの漏出が停止して術後早期の低眼圧も少なくなることは経験的によく知られている．筆者は前房内に空気が迷入するおそれがある症例をのぞいたほぼ全例で，カニューラから灌流液が出てこなくなる程度までの部分的液空気置換を追加している．カニューラ抜去後に創口をよく確かめて漏出や硝子体脱出がないことを確認する．漏出があると判断すれば迷わず縫合する．縫合は結膜ごと行うのが簡易でよいが，漏出でblebができるとしばしば結膜下の強膜創が判別できなくなる．上述した部分的液空気置換をしてあれば，強膜創が見えなくなることはほとんどない．また脱出硝子体をM.Q.A.®などで探る際にも確認が容易になる．

　灌流液に抗菌薬を添加することが眼内炎予防の上で有効であるとのエビデンスはない．Kunimotoら

は3,103眼の25G手術で灌流液にゲンタマイシンを添加していたが，7眼（0.23％）もの症例に眼内炎を生じたことから，灌流液中の抗菌薬の添加が眼内炎の発生率を低下させるとは考えにくい，と米国では考えられている．抗菌薬の一時的な使用で耐性菌の発生につながることは考えにくく，添加する抗菌薬の種類も含めて日本では今後も議論されるポイントと思われる．

## ● 眼内炎の診断と治療

　房水は感染抵抗性であるが硝子体は細菌に対してあたかも培地のように作用する．したがって硝子体手術後の感染性眼内炎は白内障術後のものよりはるかに速く進行する緊急性の高い状態であることを銘記する必要がある．早期発見のためには，霧視や視力低下，眼痛などの訴えをよく聞き，眼内炎の初期症状を見つけるチャンスを逃さないことである．眼内炎であると判断できれば，硝子体液を採取したうえで早急に硝子体洗浄，必要なら残存硝子体切除を追加する．バックル感染などがなければMIVSで対応してもかまわない．グラム陽性球菌が想定されるため，灌流液にはバンコマイシン，万が一のグラム陰性菌への備えとしてセフタジジムを添加しておく．手術は安全第一を旨として，周辺部網膜近傍の混濁硝子体は多少取り残しがあってもよい．医原性網膜裂孔から網膜剝離を生じるのはご法度である．

---

**症例2** 60歳　男性

　草刈り中に右眼に異物が飛入し，眼痛が生じた．右眼視力は手動弁で，眼球突出と眼瞼腫脹があった．右眼角膜に異物刺入創があり，眼内異物と感染性眼内炎と診断した．手術までの数時間中に角膜混濁が急速に進行した．摘出した水晶体内に鉄片異物があり，硝子体切除術を施行した．手術で得られた硝子体液から*Bacillus cereus*が検出された．バンコマイシンとアミノ配糖体系抗生物質を投与したところ，術後14日目までに炎症所見は軽減したが，低眼圧になり，最終視力は手動弁であった．

---

**解説**

## ● 外傷性眼内炎

　秦野らの報告では眼内炎の34％（93眼）が外傷に続発するものであり，眼内異物が40眼，その他の穿孔性外傷が53眼あった．穿孔性外傷に眼内炎が続発する頻度は0〜13％と報告されている．Essexらによれば，12時間以上の治療の遅れ，水晶体囊の破囊，汚染された創口が眼内炎発症に関連していたという．原因菌としてはグラム陽性菌だけでなく，緑膿菌をはじめとするグラム陰性菌や真菌が検出される点が一般の術後眼内炎と異なっている．

　Bacillus菌属による眼内炎は穿孔性眼外傷に続発し，外傷性眼内炎の15〜46％で検出されているが，視力予後は極めて不良である．著明な眼痛，眼球突出，角膜の輪状膿瘍がみられる．バンコマイシン，アミノ配糖体系，ニューキノロン系に感受性がある．

**参考文献**

● 症例1

・Eifrig CW, et al : Endophthalmitis after pars plana vitrectomy ; incidence, causative organisms, and visual acuity outcomes. Am J Ophthalmol 138 : 799-802, 2004.
・Scott IU, et al : Endophthalmitis after 25-gauge and 20-gauge pars plana vitrectomy ; incidence and outcomes. Retina 28 : 138-142, 2008.
・Shimada H, et al : Incidence of endophthalmitis after 20-and 25-gauge vitrectomy causes and prevention. Ophthalmology 115 : 2215-2220, 2008.
・Kaiser RS, et al : The Microsurgical Safety Task Force : evolving guidelines for minimizing the risk of endophthalmitis associated with microincisional vitrectomy surgery. Retina 30 : 692-699, 2010.
・Kunimoto DY, et al : Incidence of endophthalmitis after 20-and 25-gauge vitrectomy. Ophthalmology 114 : 2133-2137, 2007.

- 症例2
  - 秦野 寛, 他：日本の眼内炎の現状—発症動機と起炎菌. 日眼 95：369-376, 1991.
  - Essex RW, et al：Post-traumatic endophthalmitis. Ophthalmology 111：2015-2022, 2004.
  - Miller JJ, et al：Endophthalmitis caused by *Bacillus* species. Am J Ophthalmol 145：883-888, 2008.

（桐生純一）

## アドバイス

0.25％ヨード液で眼表面を繰り返し洗浄しながら硝子体手術を行う.

小切開硝子体手術（MIVS）では，0.25％ヨード液で洗浄した状態で自己閉鎖性の高い創口を構築する.

### ● 眼表面の常在細菌サイクル

感染性眼内炎は，起炎菌の種類や遺伝子検査から，術眼の眼瞼・結膜常在細菌叢から細菌が眼内に迷入して生じるとされている. 健常結膜には常在細菌が60～98％で認められている. 術前に抗菌薬点眼を繰り返し行っても常在細菌は40～50％程度にしか減菌しない. 手術時にヨード液で眼瞼，結膜を洗浄して，ドレーピングを行い，開瞼器を設置した直後には既に細菌が5％程度に出現している. 術中には20％程度に細菌が増加している. このため，眼表面液を介して眼内に細菌が迷入しやすい. 術後は，抗菌薬点眼を繰り返し行っても常在細菌は40～50％程度に増菌し，点眼を終了すると60～98％と健常な状態に戻るといったサイクルを示すと推測する（図1a）. 眼表面の常在細菌を一時的に無菌化できれば，眼内への細菌迷入を極めて少なくできる（図1b）.

### ● ヨード液の選択

海外では，皮膚の消毒，結膜の消毒にはポビドンヨード液が使用されている. 日本では，結膜洗浄には2％ポリビニールアルコール（PA）・ヨード液が保険適用となっているため，8倍希釈（0.25％）PA・ヨード液を使用している施設が多い. ポビドンヨード液に関しては基礎的研究を含め多数の論文がある（ポビドンヨード2,958件，PA・ヨード3件；PebMed 2011年8月）. 日本で使用されているポビドンヨード液の原液は10％と，PA・ヨード液の原液2％より5倍高く設定されている. 40倍希釈した10％ポビドンヨード液は，8倍希釈した2％PA・ヨード液と同じヨウ素濃度（0.25％），約pH5.0であり，点眼時の刺激は少ない.

### ● 安全著効濃度0.25％ヨード液で眼表面を洗浄する

眼内炎予防対策として，抗菌薬の灌流液添加よりもポビドンヨードによる術前洗眼のほうがエビデンスのある消毒法である. ポビドンヨードは安価で，薬剤耐性がなく，殺菌に要する時間が短く，世界中で使用されているという利点がある.

ポビドンヨードの殺菌効果は0.0005～10％と広範囲で認められている. ポビドンヨードの眼毒性（ウサギ）は，2.5％ 0.5 mLの結膜洗浄で角膜上皮障害，1.5％ 0.05 mL前房注入で角膜内皮障害，5％ 0.1 mL硝子体注入で網膜障害が生じることが報告されている（図2）. これらの研究結果から，眼組織に安全で殺菌効果の高い濃度は0.05～0.5％とされ，0.1％に殺菌効果のピークがある. 殺菌時間は，2.5～10％（30～120秒）より0.1～1.0％（15秒）のほうが短い. この理由は，希釈液のほうがヨウ素を遊離しやすいため殺菌効果が高いためである. 反面，殺菌効果が持続しにくい.

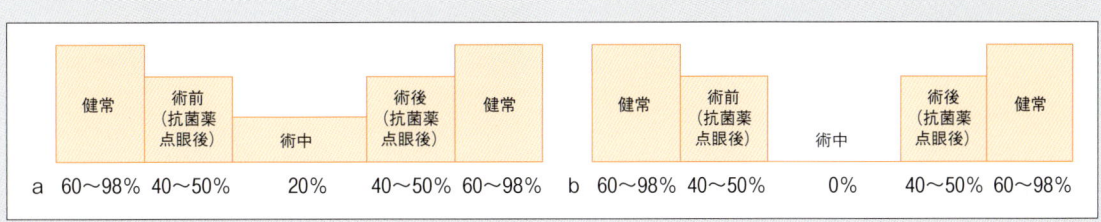

| | 健常 | 術前（抗菌薬点眼後） | 術中 | 術後（抗菌薬点眼後） | 健常 |
|---|---|---|---|---|---|
| a | 60～98％ | 40～50％ | 20％ | 40～50％ | 60～98％ |
| b | 60～98％ | 40～50％ | 0％ | 40～50％ | 60～98％ |

**図1 眼表面の常在細菌サイクル**
a：手術眼における眼表面の常在細菌サイクル.
b：一時的に，眼表面の常在細菌を無菌化することが理想.

（次頁につづく）

| ヨード濃度 | 0.001 | 0.01 | 0.1 | 1.0 | 10% |
|---|---|---|---|---|---|
| 角膜上皮障害（ウサギ） | | | | | 2.5% 0.5 mL 結膜洗浄 |
| 角膜内皮障害（ウサギ） | | | | | 1.5% 0.05 mL 前房注入 |
| 角膜障害（ウサギ） | | | | | 5% 0.1 mL 硝子体注入 |
| 有効ヨード濃度 | | 0.005〜10% | | | |
| 安全著効ヨード濃度 | | 0.05〜0.5% | | | |
| ポビドンヨード原液（10%） | | | | | 10% |
| ポビドンヨード原液（2%） | | | | 2% | |
| 40倍希釈ポビドンヨード液（8倍希釈PA・ヨード液） | | | 0.25% | | |
| 前房ヨウ素濃度 | 0.008% | | | | |
| 硝子体ヨウ素濃度 | 0.001% | | | | |

図2 ヨード濃度と眼毒性，安全著効濃度

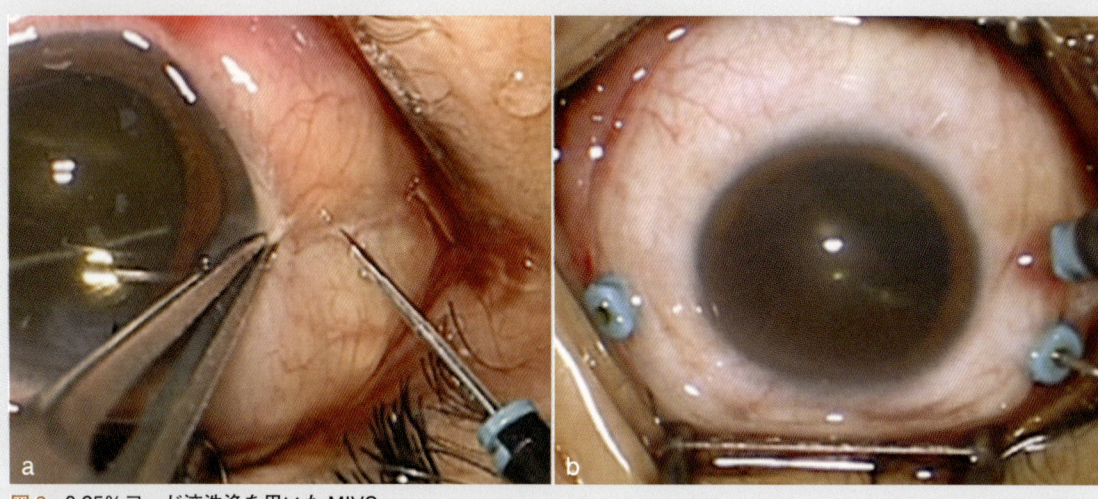

図3 0.25%ヨード液洗浄を用いたMIVS
a：MIVSでは，0.25%ヨード液で洗浄した状態で自己閉鎖性の高い創口を構築する．
b：0.25%ヨード液で眼表面を繰り返し洗浄しながら硝子体手術を行う．

殺菌効果を持続させるためには，0.05〜0.5%ヨード液で眼表面を繰り返し洗浄すればよいといえる．0.25%ヨード液で眼表面を繰り返し洗浄した際の前房ヨウ素濃度は約0.008%，硝子体ヨウ素濃度は約0.001%と低い．25G硝子体手術時に希釈ヨード液で眼表面を洗浄した状態で創口を作製することで，硝子体内細菌検出率を手術開始時0%（0/152眼）にできる（図3）．白内障手術でも0.25%ヨード液で眼表面を洗浄することで手術終了時の前房内細菌検出率を0%（0/200眼）にできる．

### 参考文献

- Shimada H, et al : Incidence of endophthalmitis after 20-and 25-gauge vitrectomy causes and prevention. Ophthalmology 115 : 2215-2220, 2008.
- Ciulla TA, et al : Bacterial endophthalmitis prophylaxis for cataract surgery ; an evidence-based update. Ophthalmology 109 : 13-24, 2002.
- Trost LW, et al : The effect of intravitreally injected povidone-iodine on Staphylococcus epidermidis in rabbit eyes. J Ocul Pharmacol Ther 23 : 70-77, 2007.
- Shimada H, et al : Reduction of anterior chamber contamination rate after cataract surgery by intraoperative irrigation with 0.25% povidone-iodine. Am J Ophthalmol 151 : 11-17, 2011.
- Shimada H, et al : Effect of operative field irrigation on intraoperative bacterial contamination and postoperative endophthalmitis rates in 25-gauge vitrectomy. Retina 30 : 1242-1249, 2010.

（島田宏之）

# 19 ガス白内障

**対策**
- しっかりうつむき姿勢をとってもらい，経過観察
- 網膜が復位しているなら，ガス抜去を考える

**予防策**
- 不必要な水晶体後方の硝子体郭清はしない
- 必要十分なガスタンポナーデにとどめる
- 術後のうつむき姿勢は厳格に行うことを原則とする

**症例** 50歳　男性

右眼上方視野欠損と飛蚊症を自覚し，眼科受診．RV(1.2)．水晶体はほぼ透明．右眼耳下側に網膜裂孔を伴う胞状の網膜剥離を認めた（図1）．裂孔の位置が深かったため，水晶体温存で23G硝子体手術を施行し，液空気置換して手術を終了した．手術により網膜は復位したが，翌日の診察で水晶体後嚢下に魚鱗状の空胞形成を伴う混濁を認め，ガス白内障と判断した（図2）．その後，硝子体腔の空気の減少とともに水晶体混濁は軽減してきたため，経過を観察した．術後2週間目の診察時に水晶体の混濁はほぼ消失し，RV(1.0)となった．

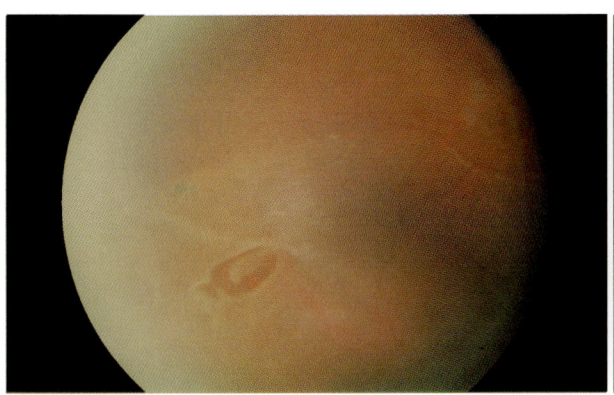

**図1　術前の眼底所見**
右眼耳下側に網膜裂孔を伴う網膜剥離を認めた．硝子体手術と空気タンポナーデを施行した．

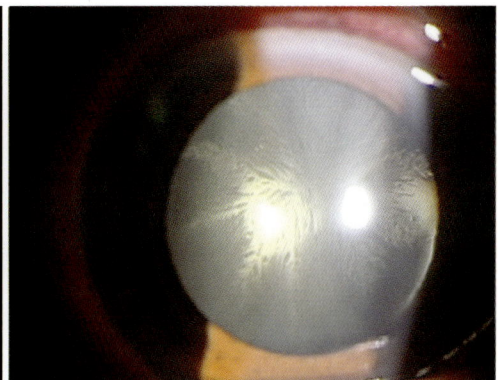

**図2　術翌日の細隙灯顕微鏡所見**
後嚢下に魚鱗状の空胞形成を伴う混濁を認めた．

**解説**

● ガス白内障の病像

網膜硝子体手術において硝子体腔内ガス注入を併用した場合，術翌日に水晶体後嚢下の混濁を認めることがある．羽毛状の後嚢下混濁あるいは後嚢下の魚鱗状の空胞形成を認められ，眼底の視認性は大き

く低下する．発生のメカニズムは明らかではないが，体位の保持不良やガスの量・滞留期間などが危険因子として指摘されており，水晶体の後面とガスの接触によるものであることは間違いない．ガスの減少とともに軽快していく一過性の混濁の頻度が高いが，ときに不可逆性の混濁を残して白内障手術を余儀なくされる場合もある．

## ● ガス白内障は予防できるか

水晶体後方の硝子体をできるだけ残すこと，長期滞留型ガスの使用を控えることなどが考えられるが，原疾患の治療に悪影響を与えては本末転倒である．うつむき姿勢を厳格化すること以外によい予防法はないと考えておいたほうがよさそうである．

## ● あわてて白内障手術をしない

ガス白内障が出現しても，ほとんどの症例ではガスの減少とともに消失していく．また混濁していない部分を通して眼底の観察はある程度可能であることが多い．ガスと水晶体の接触が原因であることを患者に説明して，しっかりとうつむき姿勢を守ってもらい原疾患の治療経過を観察する．眼底の状態によってはガスの抜去を考えることもあるが，タンポナーデ効果消失の得失をよく吟味してから行う必要がある．

#### 参考文献
- 池田恒彦, 他：ガス白内障. 臨眼 43：956-959, 1989.
- 駒井　昇, 他：ガス白内障を再発した1例. 臨眼 44：1728-1729, 1990.
- 大野克彦, 他：強膜内陥術後にみられた一過性ガス白内障の1例. 眼紀 1：976-978, 2008.
- deBustros S, et al：Nuclear sclerosis after vitrectomy for idiopathic epiretinal membranes. Am J Ophthalmol 105：160-164, 1988.
- Mclean EB, et al：Use of intraocular air and sulfur hexafluoride gas in the repair of selected retinal detachment. Mod Probl Ophthalmol 12：428-435, 1974.

〔桐生純一〕

# 20 視野欠損

## 対策
- 硝子体手術後の視野欠損が回復したという報告は少ない．予防が第一となる
- 術前に視野障害の可能性を説明・明記し，十分な理解を得ることが必須
- 手術以外の原因としては，疾患自体による視野障害の残存，緑内障の悪化などがあげられる

## 予防策
- 手術侵襲の少ない操作を心掛ける
- トリアムシノロンアセトニドやブリリアントブルー G(BBG)を用いて，操作の確実性を向上させる
- 灌流空気を加湿する
- 液空気置換時には眼内灌流圧を下げる
- 液空気置換後の操作を手際よく行う
- インドシアニングリーン(ICG)や BBG の使用時には適切な方法での染色と，処置後は十分に眼内を洗浄する

### 症例　30歳　男性

　ドライアイスを入れたペットボトルが破裂し，左眼を打撲．外傷による上耳側(2時方向)の網膜裂孔に光凝固を施行した．受傷後6か月でLV(1.2)で，特に異常はなかった．

　受傷後10か月の診察時にLV(0.2)と低下し，後部硝子体剥離を伴った黄斑円孔を認めた(図 1a)．円孔閉鎖を目的とした硝子体手術の内容は，20Gシステムでの硝子体切除後に0.125% ICG溶液を黄斑部にふきかけ速やかに洗浄する方法で染色し，内境界膜(ILM)を剥離した．術中上鼻側(10時方向)の網膜最周辺部に新たな裂孔を生じたので，水晶体切除と網膜光凝固，眼内レンズの囊外固定を実施．液空気置換を灌流圧 30 mmHg の受動吸引で行い，強膜ポートの閉鎖後に100% $SF_6$ ガス 1.5 mL を注入した．術後数日はうつむき姿勢で安静とした．

　円孔の閉鎖を得て，術後1か月でLV(0.3)となった(図 1b)．同時期に耳側の視野狭窄を自覚．動的視野検査で耳下側に広く，鼻側に狭い欠損が判明した(図 2a)．このためカルナクリン®とメチコバール®の内服を開始した．視力は術後6か月でLV(0.5)，12か月でLV(0.7)に回復したが，視野欠損に大きな改善はなかった(図 2b)．

### 解説

● 原因

　手術は侵襲であり，網膜の神経線維層や視神経を侵すことで，視野は欠損する．
　器具の操作に伴う直接の外傷や光凝固，ジアテルミーでの熱凝固，冷凍凝固では損傷部位が明らかであり，該当する視野が障害される．
　一方で眼内灌流の圧負荷による循環障害や液空気置換後の灌流空気による乾燥，薬剤による化学的刺激，手術用顕微鏡や眼内照明による光障害を原因とする場合には，損傷の部位や程度の予想が難しい．

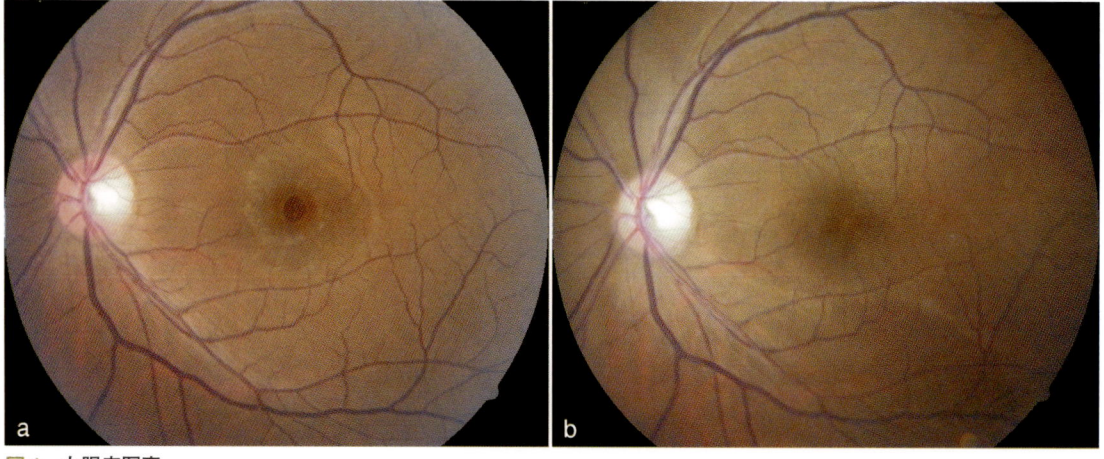

**図1　左眼底写真**
a：術前．眼球打撲後10か月で黄斑円孔を生じた．
b：術後1か月．黄斑円孔は閉鎖した．

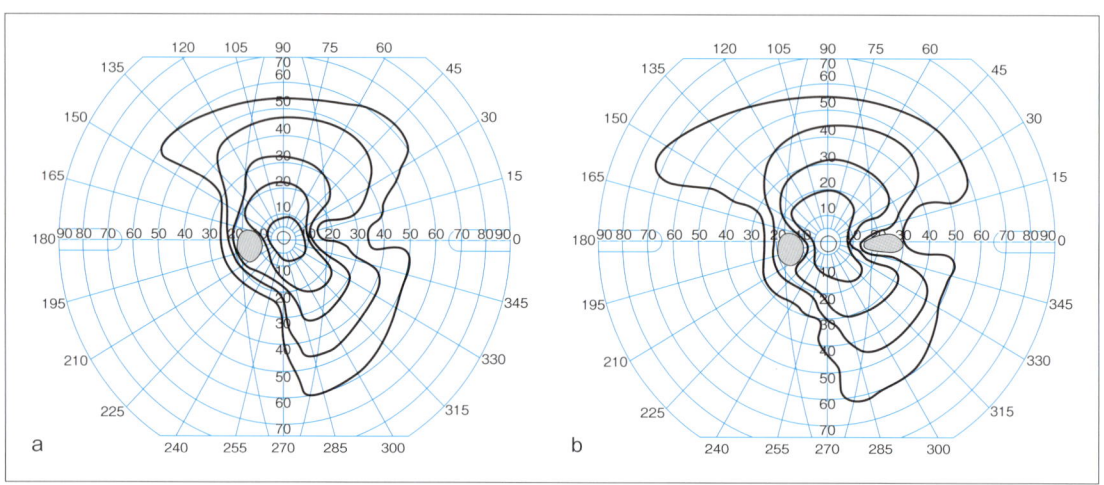

**図2　左眼動的視野検査結果**
a：術後1か月．耳下側に広く，鼻側に狭い欠損があった．
b：術後12か月．欠損した視野に大きな改善はなかった．

本症例の視野欠損の原因としては，液空気置換後の乾燥と薬剤の化学的刺激の可能性を考えた．

## ● 黄斑疾患での術後視野欠損

硝子体手術後の視野欠損についての報告は，黄斑円孔症例での報告が最多である．主な理由として，①黄斑疾患に中心視野ではなく，周辺視野に欠損を生じたこと，②手術操作に液空気置換が必要なこと，③ICG染色後の内境界膜(ILM)剝離が広く施行されてきたことの3点を考える．

液空気置換後には硝子体腔の液体がなくなり，灌流空気が流れ込む方向の網膜を乾燥させることで，視野が欠損すると考えられている．つまり灌流ポートが耳下側にあれば，網膜の鼻上側が障害され，視野の耳下側が欠損する．術後1か月以内の比較的早期に視野異常を自覚することが多いが，術後3年を経て同様の欠損を生じたという報告もあり多様性がある．液空気置換時の灌流圧35 mmHg以下かつICG不使用の条件下での黄斑円孔術後の報告では，視野欠損の発生率は5％前後であった．この灌流空気を原因とする視野欠損は，欠損の位置と楔形の形状，そして進行のないことを特徴とする．

網膜の乾燥防止には，灌流空気の加湿と灌流量を減らすことが有効である．加湿装置を組み入れた手術の報告も散見され，よい結果を得ている．灌流空気の量は眼外への流出量で増減するので，灌流圧と液空気置換後の手際が問題になる．器具の入れ替えに際して，まめにプラグでポートを一時閉鎖すれば流出量は減る．縫合を必要としない23Gや25Gの小切開硝子体手術(MIVS)でも予防効果が期待されるが，液空気置換の開始から数分で強膜ポートの閉鎖を完了した場合でも，視野欠損を生じたとする報告

がある．また灌流カニューラを改良し，気流を拡散させる方法も提案された．

空気灌流を必要としない黄斑前膜や黄斑浮腫の手術で，ICG染色とILM剥離を実施したところ，約半数で術後視野が欠損したことが報告された．この欠損は鼻側や中心視野にも発生し，全周の狭窄例もあった．ICG染色とILM剥離を行う黄斑円孔の手術でも，同様の視野欠損が生じうる．ICGの細胞毒性や眼内照明による増強の可能性が指摘され，原因の解明が望まれる．

ILMを剥離する際のICG染色は，手技の確実性と安全性を向上させた．ICG染色後のすべての症例に視野障害があるわけではなく，適切な染色方法と十分な眼内洗浄が視野欠損を予防するかも知れない．ICGに代わり，毒性が低いとされるBBGの使用も一法である．

黄斑疾患では，ILM剥離などの操作に伴う眼内照明を原因とする光障害も生じうる．この場合は後極網膜が障害され，周辺視野には影響が少ないと考える．

● **黄斑疾患以外の術後視野欠損**

黄斑疾患以外の硝子体手術においても，液空気置換やICG染色が施されるならば，視野欠損の可能性がある．むしろ治療の範囲が広がり手術が複雑になるほど，手術時間は長くなり危うさを増す．

術中に生じた動脈からの出血に対し，灌流圧を上げて対処すれば虚血性の網膜障害となるかも知れない．網膜剥離の手術に際して，液空気置換後に網膜下液の吸引と光凝固を行えば，灌流空気量は通常の黄斑円孔の手術よりも多くなり，網膜はいっそう乾燥する．

しかしながら症例の視力障害が重度であれば視野欠損の自覚や評価は難しく，認識されない視野欠損が少なからず存在すると推察する．

● **まとめ**

液空気置換やICG染色を用いたILM剥離に伴った視野欠損に対して，有効な治療法が確立されていない現在では，予防が第一である．不幸にして術後視野が欠損した場合にも，離齬や誤解を生じないよう術前の説明は不可欠である．

現時点で可能な予防策は，①侵襲の少ない操作を心掛ける．②トリアムシノロンアセトニドやBBGを用いて操作の確実性を向上させる．③灌流空気を加湿する．④液空気置換時には眼内灌流圧を下げる．⑤液空気置換後の操作を手際よく行う．⑥ICGやBBGの使用時には適切な方法で染色し，処置後は十分な眼内洗浄を行う．

これらの策を組み立て，本症例のような視野欠損を予防したい．

**参考文献**

・Melberg NS, et al：Visual field loss after pars plana vitrectomy with air/fluid exchange. Am J Ophthalmol 120：386-388, 1995.
・Ohji M, et al：Prevention of visual field defect after macular hole surgery by passing air used for fluid-air exchange through water. Am J Ophthalmol 127：62-66, 1999.
・細田進悟，他：特発性黄斑円孔に対する25ゲージ経結膜硝子体手術での術後視野欠損．眼臨紀 5：439-441, 2010.
・Uemura A, et al：Visual field defects after uneventful vitrectomy for epiretinal membrane with indocyanine green-assisted internal limiting membrane peeling. Am J Ophthalmol 136：252-257, 2003.

（八木橋朋之）

## アドバイス

硝子体手術後の視野欠損の頻度はTabanらによる文献的調査では1〜71％であったと述べている．無症候性が多く，忘れがちになりやすいため注意が必要である．

● **原因**

実験的研究もあるが，多くは臨床結果からの仮説である．それらの説をまとめると，①人工的後部硝子

体剥離(PVD)などの術中操作による網膜，血管，視神経乳頭障害，②網脈絡膜循環障害，③灌流空気による網膜の乾燥，④網膜染色，⑤光毒性，⑥術中術後の高眼圧などがあげられる．

● 対策

術後視野欠損は早期から現れ，非進行性であるが，ほとんどの場合非可逆性である．したがって対策は予防しかない．現段階では原因因子をできる限り排除する．

硝子体手術後の視野欠損の報告は黄斑円孔手術後のものが最も多いためこの手術について筆者の行っている方法を述べる．

①小切開硝子体手術(MIVS)

眼内灌流空気量が少なくなり，網膜の乾燥が軽減される可能性がある．できるだけカニューラが開放した時間を少なくすることが望ましい．

②空気灌流圧の設定

網膜の乾燥を防ぐため低いほうがよいとされる．筆者はアキュラス®で30mmHgとしている．

③人工的PVDと硝子体切除量

手術器具が，直接当たる以外は，人工的PVD操作が最も網膜，視神経乳頭を傷つけやすい．通常トリアムシノロンアセトニドで硝子体を可視化した後，カッターで吸引圧を上げて起こすが，あまり無理に引き上げない．網膜硝子体癒着が強ければVランスで乳頭から少し離れた耳下側でわずかに後部硝子体を持ち上げ，そこからゆっくり拡大していく．場合によっては乳頭辺縁の後部硝子体を残す．周辺への硝子体剥離，切除は平凹レンズで見える範囲内とする．このほうが合併症としての裂孔形成が少ない．この方法で円孔閉鎖率が低下することはない．前後方向へはレンズのすぐ後ろまで硝子体ゲルをとる(図1)．

④灌流空気の加湿

Ohjiの報告以来，自作加湿器を用いて灌流ラインに取り入れていたが，その後製品化されたものを用いていた．しかし製造中止となり今に至っている．硝子体ゲルをあまりとらないため周辺網膜表面は乾きにくい環境にあると考えている．

⑤網膜染色

ILM剥離にインドシアニングリーン(ICG)は0.125%以下でしか使わない．光毒性の増強も考えられる．通常はトリアムシノロンアセトニドを用いている．確実性，安全性の向上にはブリリアントブルー

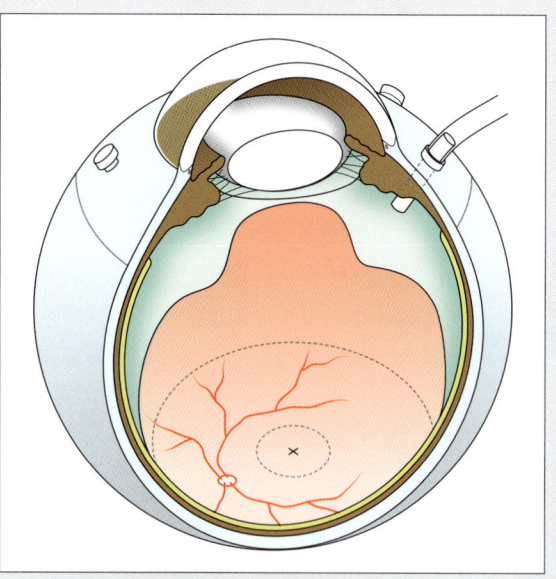

図1 硝子体切除範囲
硝子体ゲルは平凹レンズで見える範囲まで，前後はレンズのすぐ後ろまで取る．周辺は乾燥を防ぐため取らない．

G(BBG)がよい．

⑥高眼圧

術中では人工的PVDを行う際はやむを得ないが，それ以外ではむだな出血を起こして灌流圧を上げないようにする．循環障害を起こす可能性がある．術後は25mmHg以下となるよう心がける．

以上が注意点であるが，黄斑円孔以外の疾患ではより複雑な手術操作が多くなり，やはり視野欠損の可能性は常に存在する．原因因子をできるだけ排除するしかないが必要な手技まで省いては本末転倒である．

**参考文献**

・Taban M, et al : Nonarteric anterior ischemic optic neuropathy and visual field defects' following vitrectomy : could they be related? Graefe's Arch Cin Exp Ophthalmol 245 : 600-605, 2007.
・Hirata A, et al : Effect of infusion air pressure on visual field defects after macular hole surgery. Am J Ophthalmol 130 : 611-616, 2000.
・Ohji M, et al : Prevention of visual field defect after maculr hole surgery by passing air used for fluid-air exchange through water. Am J Ophthalmol 127 : 62-66, 1999.
・Cullinane AB, et al : Prevention of visual field defects after macular hole surgry. Br J Ophthalmol 84 : 372-377, 2000.

〈中野賢輔〉

# 21 網膜光障害

**対策**
- 網膜〜網膜色素上皮レベルでの炎症抑制の目的でステロイドの点眼や眼内投与を行うが，その効果は不明である

**予防策**
- 顕微鏡照明や眼内照明の黄斑部への長時間の照明を避ける
- 光源装置からの光量を落とすように出力を絞る
- 使用するライトパイプを極力網膜に近づけない
- シャンデリア照明を用いる
- 光毒性の懸念のある染色剤を極力使用しない

**症例** 65歳 女性

　右眼の黄斑前膜に対して他院で23G硝子体手術を受け，術中合併症なく手術を終えたが，術翌日より淡い中心暗点が出現して徐々に濃くなり，術前はRV(0.6)であった矯正視力が術後1か月ではRV(0.1)まで低下したため，当院を紹介受診した．術後1か月の眼底では暗点の範囲に一致して黄斑部周囲に網膜色素上皮の変性がみられ，光干渉断層計(OCT)所見では黄斑部に網膜外層の欠損と網膜内の浮腫を認めた．視力改善がみられず，網膜光毒性によるものと考えられた．

**解説**

## 網膜光障害の原因と病態

　現在の硝子体手術において，顕微鏡照明以外に，内部照明は手術を行ううえで欠かせない重要なアイテムである．しかし，網膜に一定強度以上の短波長の光線を照射することによって網膜光障害が惹起されることが古くから知られている(図1)．とりわけ，硝子体手術の進歩によってその適応が拡大し，黄斑部操作を必要とする適応疾患がますます増加している最近では，長時間に強い照明光を黄斑部に照らすことで生じた網膜や網膜色素上皮のダメージで，視力に不可逆的な後遺症を残してしまう手術合併症を避けなければならない．

　網膜に対する光障害は紫外光と短波長の可視光線によって惹起される．前者は主に視細胞を障害し，後者は主に細胞色素上皮細胞を障害する．マウスの動物実験においては，長時間の青色光を当てると，視細胞外節がまずダメージを受けて空胞化が観察され(図2)，その後に外顆粒層まで障害が及んで細胞死(アポトーシス)が生じる．また，黄斑部領域で特に網膜色素上皮が光による障害を受けやすい理由には，加齢とともに黄斑部網膜や網膜色素上皮に多く蓄積されるリポフスチンが光感受性物質として光線エネルギーを吸収し，一連の化学反応のなかで活性酸素を生じて細胞障害を起こすことが明らかとなっている．

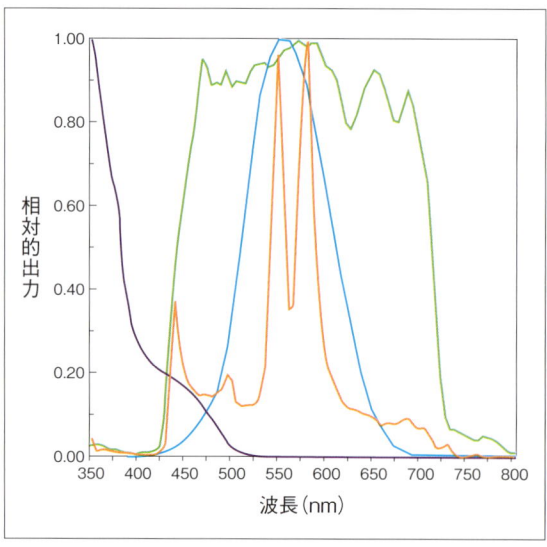

**図1** 水銀蒸気灯光源とキセノン光源の波長曲線
橙線：水銀蒸気灯光源の波長曲線（550 nmと580 nmの波長ピークを有する），緑線：キセノン光源の波長曲線，青線：健常人網膜の比視感度分布曲線，紫線：無水晶体眼の網膜に対する光障害波長曲線を示し，短波長光領域で網膜毒性が強い．

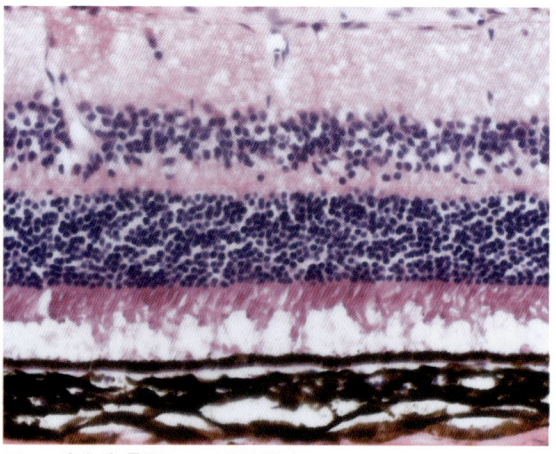

**図2** 青色光曝露による細胞障害
マウスの網膜に青色光（1000 Lux）を長時間当てることによって，視細胞外節がまずダメージを受けて空胞化が観察される．
（大阪大学眼科・瓶井資弘先生ご提供）

**表1** 各種光源による網膜光毒性の出現に対する算定許容時間

| 各種光源装置における最大出力 | 網膜からの距離 4 mm | 網膜からの距離 8 mm |
|---|---|---|
| Alcon Accurus Halogen 20G light pipe High 3 | 13分02秒 | 43分32秒 |
| B&L Millennium Metal Halide 20G light pipe on Max | 6分44秒 | 22分28秒 |
| DORC Hexon Metal Halide 20G light pipe on Max | 7分13秒 | 27分01秒 |
| Synergetics Xenon 20G light pipe Max | 9分14秒 | 30分50秒 |
| Synergetics Xenon 25G Chandelier on Max | | 4時間17分39秒 |

## ● 網膜光障害の予防と対策

　近年の小切開手術の普及によって，ゲージ（G）のスリム化に伴って使用するライトパイプの照度は従来の20Gに比較すると約40〜50％以下にも低下するので，より明るい光源としてキセノンや水銀蒸気光源が用いられるようになった．これらの光源装置には435 nm以下の短波長の光線をほぼ完全に遮断するバンドパスフィルターが内蔵されているが，図1に示すようにすべての短波長光が完全に遮断されたわけではない．リポフスチンの重要な構成成分であるA2E（N-retinyledin-N-retinylethanolamine）を網膜色素上皮細胞に取り込ませて行った柳らの細胞実験の結果によると，光源の種類やゲージ数にかかわらず，照度が同じであれば同様の光毒性による細胞障害が生じることから，いかなる術式や光源装置を用いるのであれ，網膜光毒性の危険性には常に注意を払うべきである．

　具体的には，光線曝露の時間を最小限にする，光源と網膜の距離を離し，最小限の明るさから照明を明るくし至適照度に調節する．そして，光毒性を増幅させる可能性のある薬剤，例えば内境界膜（ILM）剥離におけるインドシアニングリーン（ICG）染色の手技をできるだけ控えることが勧められる．照明を後極部に集中しないよう単一面積当たりの照度を減らし，さらには網膜と照明の距離を常に開ける観点において，従来のライトパイプの使用よりもシャンデリア照明のほうが網膜光毒性の予防に適しており，表1に提示したように，同じ光源からの出力であれば，ライトパイプの使用よりもシャンデリア

照明のほうが網膜光毒性に対する限界時間がはるかに長いことが知られている．最近では，27Gや29Gなどの細いシャンデリアファイバーも市販されるようになったので，小さい創口から挿入するシャンデリア照明のもとで，双手法による手術操作で手術時間を短縮する工夫も長時間の光線曝露を避ける意味で網膜光毒性の予防に有用と思われる．

　また，水銀蒸気灯に代表する550～580 nm前後の黄緑色光(図1)はヒトが最も低出力ながら明るく感じる波長領域であるので，このような波長光を用いるとより低いエネルギーで手術を行うことができ，網膜に対する光毒性は軽減できると考えられる．また，使用する照明ファイバーの口径に合わせて最大出力が自動にコントロールされ，バンドパスフィルターを変更することで遮断する波長を変更できるように光毒性の予防に対する配慮が施されている光源装置も発売されている．近年，手術の低侵襲化が盛んに提唱されているが，手術器具のスリム化のみならず，硝子体手術時の網膜に対する光毒性を軽減する工夫が本当の低侵襲手術を目指すうえで重要である．

**参考文献**

・Ham WT, et al : Retinal sensitivity to damage from short wavelength light. Nature 260 : 153-155, 1976.
・Meyers MS, et al : Retinal irradiance from vitrectomy endoilluminators. Am J Ophthalmol 94 : 26-29, 1982.
・Michels M, et al : Macular phototoxicity caused by fiberoptic endoillumination during pars plana vitrectomy. Am J Ophthalmol 114 : 287-296, 1992.
・柳　靖雄：硝子体手術の眼内照明による網膜光傷害について．日眼会誌 112 : 975-983, 2008.
・Charles S : Illumination and phototoxicity issues in vitreoretinal surgery. Retina 28 : 1-4, 2008.
・大島佑介：硝子体手術用キセノン光源装置とシャンデリア方式の眼内照明．眼科手術 18 : 515-518, 2005.
・若林　卓，他：水銀光源装置灯(Photon II TM)．眼科手術 20 : 497-500, 2007.

〈大島佑介〉

## アドバイス

### ● 網膜光障害の歴史

網膜光障害は古くて新しい問題である．紀元前400年頃のギリシャの哲学者プラトンが既に太陽を凝視することの危険性を説き，ソクラテスは日蝕観察を水面に映る太陽でみるよう警告している．図1は日中太陽を45分凝視した後に生じた日光網膜症の眼底写真と光干渉断層計（OCT）像である．中心窩の色素上皮は退色し，円形に黄灰色を示し，OCTでは外境界膜ラインから色素上皮層にかけて障害がみられる．これは，太陽光による直接の温度障害ではなく，光化学障害によると考えられている．

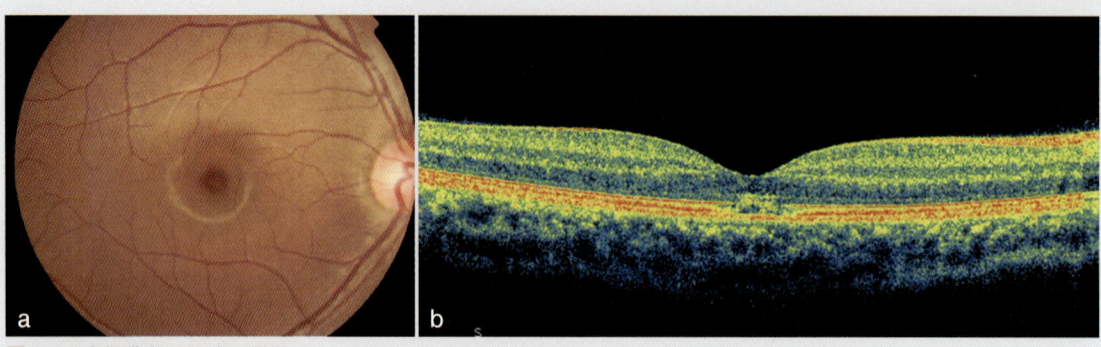

**図1　日光網膜症　14歳　男児**
a：太陽を45分凝視した後，1週間後の眼底写真．RV(0.1).
b：OCT所見．外境界膜から網膜色素上皮にかけての障害がある．

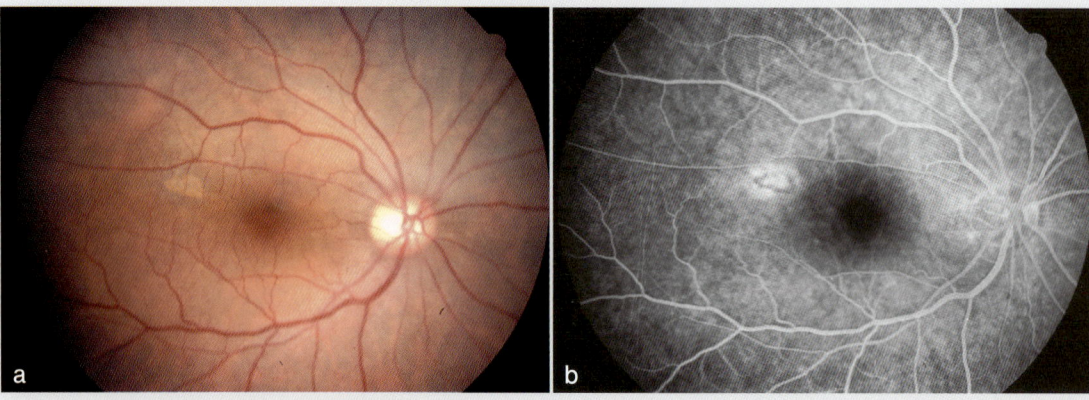

**図2　白内障囊外摘出術，眼内レンズ挿入術後3日目**
a：眼底写真．黄斑耳上側に境界鮮明な黄白色病巣が出現した．
b：フルオレセイン蛍光眼底写真．蛍光色素の染色と漏出がみられる．

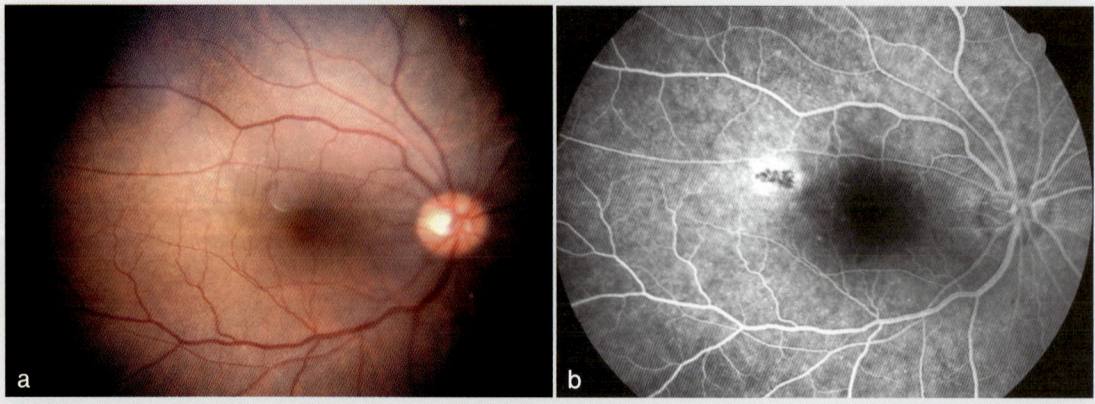

**図3　図2と同一症例　術後1か月**
a：眼底写真．色素脱色は薄れ，色素のまだらな増殖がみられる．
b：蛍光眼底写真．色素の増殖があり，漏出は減少している．

● 白内障手術と網膜光障害

　眼科診療器具照明の改良とともに診療光源による網膜光障害は基礎学者により20世紀半ばから危惧されていたが，それが現実に証明されたのは1983年に報告された白内障手術における手術顕微鏡光による網膜光障害であった．これは眼内レンズ（IOL）の導入によるところが大きい．IOLによる集光，散瞳，前嚢切開時の同軸照明などの因子が関与する．超音波乳化吸引術が普及する以前の嚢外摘出の時代には35％に発症した報告もある．幸いこの全症例で，病巣は中心窩をはずれており，自覚症状もなく，術後視力は全例（1.0）であった．視野検査では病巣に一致する相対暗点が検出されている．眼底鏡では認識しにくく，術後の蛍光眼底撮影で発見されている．図2はその1例で，術後3日目に黄斑耳上側に境界鮮明な黄白色病巣が出現し，時間とともに色素増殖がみられる（図3）．当時は手術に約1時間を要しており，現在の手術では発生は少ないと推測されるが，20分の手術時間でも発生をみており，最小限の光量での手術を心がける必要がある．

● 硝子体手術時の留意点

　さて，硝子体手術においても実験的には光ファイバーの照明で網膜光障害は起こりうる．しかし臨床的に図2のような境界鮮明な病巣の報告はない．報告がないから安心というわけではなく，むしろ顕正化していないと考えるべきである．病巣が小さいことや，長期間同じ場所に照明が固定されることがあまりないため図2のような病巣とは異なる病態を呈し，もともとの網膜病変にマスクされているとも考えられる．組織学的には秒単位の曝露で障害が起こることが示されており，細胞学的には環境光でさえ毒性があり将来の変性につながり得ることを常に念頭に置いて術中の照射は最小限に抑える努力をすべきである．網膜とファイバーの距離をとり，インドシアニングリーン（ICG）などの光毒性のある材料を使用するときには十分留意することが肝要である．実験的には灌流液の温度を下げることも抑止に有効とされる．

**参考文献**

・McDonald HR, et al : Light-induced maculopathy from the operating microscope in extracapsular cataract extraction and intraocular lens implantation. Ophthalmology 90 : 945-951, 1983.
・根木　昭，他：人工水晶体移植眼にみられた網膜光障害．臨眼 41 : 325-329, 1987.
・Rinkoff J, et al : Temperature-dependent light damage to the retina. Am J Ophthalmol 102 : 452-462, 1986.

（根木　昭）

## 22 角膜上皮障害

> **対策**
> - 角膜上皮障害が起こったら点眼薬の減量を考慮する
> - 上皮が一様に張ったら，眼帯をはずして眼表面を空気に触れさせる

> **予防策**
> - 診察時には角膜所見に気をつけ，適宜フルオレセインで染色して，早期の点状表層角膜症を見落とさない
> - 術中にトリアムシノロンアセトニドの硝子体内注入やテノン囊下注射を併用し，術後の抗炎症薬を最低限に減らす

### 症例1　62歳　男性

　両眼の増殖糖尿病網膜症を認め，網膜光凝固は全く入っていなかった．乳頭から血管アーケードにかけて増殖膜が存在し，硝子体牽引によって黄斑部に剥離が及びつつあったため，硝子体白内障同時手術を施行した．術中，思ったよりも広範な増殖膜の処理に苦労し，手術は数時間に及んだ．術中，角膜浮腫で眼内透見性が不良となったため，角膜上皮を剥離して視認性を確保し，手術を続行した．

　術後数日で剥離した角膜上皮は再生し，上皮欠損部は4日目には被覆されたが，角膜上皮の接着不良があり，瞬目で角膜上皮層が動く状態であった．

　手術翌日から，ベタメタゾンリン酸エステルナトリウム点眼とニューキノロン系抗菌薬点眼を4回/日，ジクロフェナクナトリウム点眼を3回/日，および眠前の抗菌薬軟膏，眠前1回/日を投与しつつ，眼帯を続行していた．手術から2週間を経て，眼底は落ち着いてきたが，角膜上皮の接着不良は残存し，被覆した角膜上皮は機械的刺激で容易に剥離，脱落する状態で改善を認めないため（図1），ヒアルロン酸ナトリウム点眼，4回/日を追加して様子をみた．術後1か月を経過しても，上皮接着不良は残存し，今後の治療に苦慮している．

### 解説

#### ●糖尿病患者の角膜上皮脆弱性

　糖尿病患者の角膜上皮は脆弱で，いったん上皮障害が起こった場合には，接着不良や再発性角膜上皮剥離が生じることは，既によく知られていることである．角膜上皮の基底膜異常，各種増殖因子の変化，anchoring fibril の短縮などが報告されているが，治療の際に実際の臨床の場で使える手段は多くない．術中の角膜上皮浮腫は，灌流ボトルを下げ，眼内圧を下げることで，ある程度回復する可能性もあり，時間的に余裕がある場合には，浮腫が引くのを待って手術を続行し，角膜上皮の剥離操作は避けたほうがよいであろう．

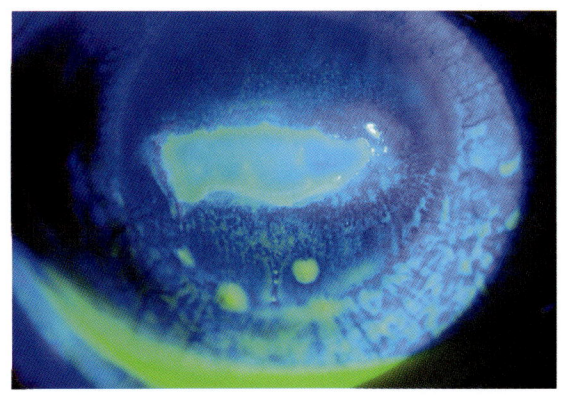

**図1 角膜上皮の接着不良**
術中に角膜上皮剥離を行った部では，上皮の接着が不良で，いったん上皮化しても容易に剥離，脱落し，上皮欠損が遷延している．

### ● 角膜上皮に対する薬剤毒性

　糖尿病患者の内眼手術の場合には，術後炎症が強く起こる場合も多く，前房へのフィブリン析出や瞳孔後癒着が起こることがある．そのため，どうしても抗炎症薬を強く効かせるべく，ステロイド点眼やNSAIDsの点眼回数を増やしてしまいがちである．しかし点眼薬に含まれる塩化ベンザルコニウムなどの防腐剤には角膜上皮毒性があり，頻回点眼により角膜上皮障害を助長してしまうことにつながる．一方，ニューキノロン系抗菌薬やNSAIDsそのものにも，本来の効果の他に角膜上皮を障害する副作用があり注意を要する．またステロイド点眼は角膜上皮障害の修復を遅延させる可能性があり，これらを複数同時に投与している場合には，角膜上皮障害を遷延，悪化させてしまうことになる．角膜保護目的で使用されるヒアルロン酸点眼も防腐剤を含有しており，上皮障害性があることには留意する必要がある．

---

**症例2　58歳　男性**

　未治療の増殖糖尿病網膜症で紹介された．眼底には部分的な硝子体出血と増殖膜形成を認め，網膜光凝固は入っていなかった．いずれ硝子体手術が必要と判断したが，術前に約2か月をかけて，硝子体出血を避けながら汎網膜光凝固を完成させた．その後間もなく，左眼では硝子体出血が増強するとともに，黄斑部の牽引も強まって，LV(0.5)に低下した．そこで硝子体白内障同時手術を施行し，増殖膜処理，硝子体切除，眼内レーザーによる最周辺部への網膜光凝固の追加を行った．なお，術中，網膜前に残存する硝子体の可視化の目的で，トリアムシノロンアセトニドを眼内に投与している．

　術後は，防腐剤を含まないベタメタゾンリン酸エステルナトリウム点眼とニューキノロン系抗菌薬点眼を4回/日，ジクロフェナクナトリウム点眼を2回/日で投与し，術翌々日から眼帯をオープンとした．眼内の状態は順調に経過していたが，術後8日目から角膜に点状表層角膜症を認めた(図2, 3)．点眼薬による角膜上皮障害と考えて，ベタメタゾンを3回/日，抗菌薬を1回/日，ジクロフェナクを1回/日へ減量し，約1週間で点状表層角膜症の消失をみた．経過良好で術後2か月でLV(0.9)に回復している．

---

**解説**

### ● 角膜上皮障害を認めたら，点眼薬の減量を考慮する

　前述のとおり，術後に用いられるほとんどすべての点眼薬には角膜上皮障害性があると考えるべきである．角膜上皮障害を認めたら，その時点で減量できる可能性のある点眼薬を選び出し，とにかく回数，種類を減らすことが重要である．多くの場合，点眼薬の減量だけで角膜上皮障害は徐々に軽快，治癒する．

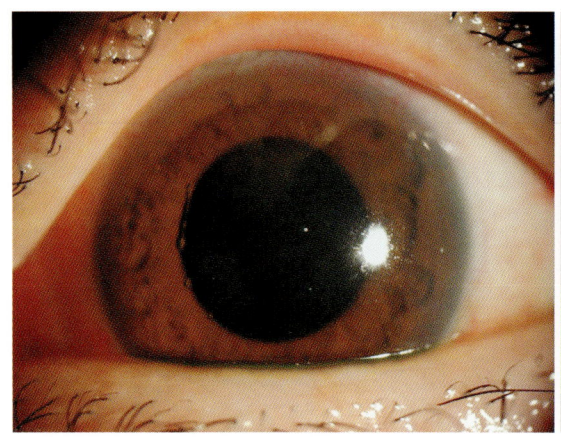

**図2　術後8日目に認められた角膜上皮障害**
細隙灯顕微鏡でdiffuserを用いての観察．diffuserを入れずにスリット光を細くして見た場合には気がつかない角膜の上皮の乱れが，diffuserを入れて観察すると明瞭に把握できる．

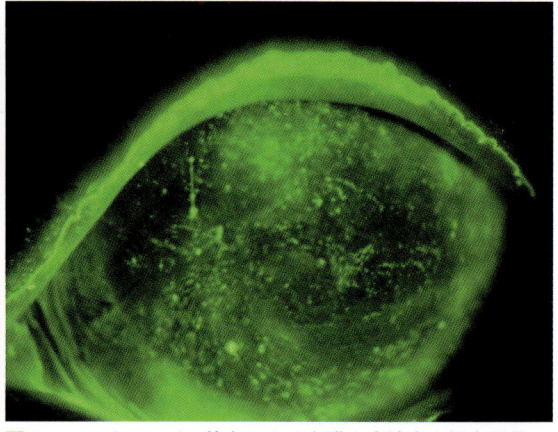

**図3　フルオレセイン染色による角膜上皮障害の観察所見**
主として角膜上に点状の染色が認められる．ドライアイによる場合と異なり，薬剤毒性の場合には，角膜上のフルオレセイン点状染色が強く認められる．この時期に点眼薬を減量することが望ましい．

### ● 角膜上皮障害の存在を早期に見極める

　硝子体手術後の診察では，ともすれば眼内の観察に集中してしまうあまり，角膜表面の軽微な所見に注意が向かないことが多い．通常の細隙灯顕微鏡検査でも，diffuserを用いて角結膜全体を適度な光量で照らして観察したり，スリット光を細くして横に振り輪部付近を照らすことで角膜所見を捉えるscleral scatter法で観察したりすれば，角膜の異常を早期に捉えることができる．そして怪しいと思ったら，必ずフルオレセインで染色して角膜の点状染色を確認する．より早い段階で角膜障害を診断できれば，重症化する前に点眼薬を減量でき，早期の治癒を得られる．

### ● 術後の炎症を減らして点眼をシンプルにする

　点眼を減らしたいと思っても，術後炎症が強いときにはなかなか抗炎症薬の減量は難しい．術後炎症が軽くなるようにする工夫が必要だが，トリアムシノロンアセトニドの硝子体内投与やテノン囊下投与が普及することで，術後の眼内炎症は大幅に軽減した．硝子体可視化目的でも術中に使うことが多くなっており，術後の点眼をシンプルにする上で有利な状況になっている．

　一方，糖尿病網膜症の症例については，手術までになるべく十分な網膜光凝固を済ませておくことが必要である．網膜光凝固が入っていない眼に対して，いきなり硝子体手術と大量の網膜光凝固を行うと，術後に惹起される炎症は高度になり，ステロイドの頻回点眼が必要となって，角膜上皮障害を避けるには不利になる．やむを得ない場合を除いては，術前にできるだけ光凝固を入れておくことが重要である．

### ● 防腐剤フリーの点眼薬

　防腐剤フリーの点眼薬としては各種のものが市販されている．投与点眼薬の種類が多くなる内眼手術後には，少なくとも防腐剤の副作用をなくすことができるため，糖尿病症例などの角膜脆弱性が予想される症例に用いると，術後の角膜上皮障害を減らすことができる．

### ● なるべく早く眼帯をはずす

　眼部保護の目的で眼帯ガーゼを装用するわけであるが，角膜上皮欠損部が被覆されるまでは必要なものの，いったん上皮化が完成したら早期に眼帯ガーゼをはずして眼表面が空気に触れるようにすることが大切である．眼表面が空気に触れることで角膜上皮が安定する．角膜上皮間のtight junctionは空気に触れることで発現することが報告されており，実際の臨床上も早期に眼帯をはずすことで正常な眼表面が得られることが多い．術中に角膜上皮剥離を行った症例でも，上皮被覆後速やかに眼帯ガーゼをはずすことで，安定した接着不良のない角膜上皮が得られている．

## 参考文献

● 症例1

- Azar DT, et al : Decreased penetration of anchoring fibrils into the diabetic stroma. Arch Ophthalmol 107 : 1520-1523, 1989.
- Lazarus HM, et al : An in vitro method which assesses corneal epithelial toxicity due to antineoplastic, preservative and antimicrobial agents. Lens Eye Toxic Res 6 : 59-85, 1989.
- Becquet F, et al : Histopathological effects of topical ophthalmic preservatives on rat corneoconjunctival surface. Curr Eye Res 17 : 419-425, 1998.
- Gaynes BI, et al : Topical nonsteroidal anti-inflammatory drugs for ophthalmic use ; a safety review. Drug Saf 25 : 233-250, 2002.
- Sosa AB, et al : Evaluation of toxicity of commercial ophthalmic fluoroquinolone antibiotics as assessed on immortalized corneal and conjunctival epithelial cells. Cornea 27 : 930-934, 2008.

● 症例2

- Ban Y, et al : Comparison of ultrastructure, tight junction-related protein expression and barrier function of human corneal epithelial cells cultivated on amniotic membrane with and without air-lifting. Exp Eye Res 76 : 735-743, 2003.

〔小泉　閑〕

# 索 引

## 数字・欧文

4ポート双手法　114

### A

anterior displacement　158
anterior hyaloid fibrovascular proliferation（AHFVP）　114, **189**
anterior loop traction　158
anterior PVR　115, 122, 149, **157**
　―― とシリコーンオイル網膜下迷入　161
appositional suprachoroidal hemorrhage　41
Atkinson blunt needle　126

### B

BBG　156
　―― の使用，PVR　117

### C

CCC の大きさ，IOL 脱臼　72, 74
choroidal effusion　45
chromovitrectomy　117
closed funnel retinal detachment　213
CME　204

### D

D-ACE 法　11
delamination　119

### E

Eckardt 代用角膜　43
expulsive hemorrhage　41

### I

ICG
　―― の細胞毒性　239
　―― の使用，PVR　117
ICG 染色　86, **88**
　―― の細胞毒性　242
　―― の視認性　89
ILM
　―― が染まらない　85
　―― の厚みと ICG の染色性　88
　―― の断裂欠損　86
ILM 有無の確認法　87
ILM 染色
　―― のコツ　87
　―― の方法　86, 219, 222

ILM 剝離
　――，黄斑円孔　214, 218
　――，黄斑パッカー　153, 156
　―― に伴う合併症　219
　―― の開始場所　222
　―― の手技　220
　―― のノウハウ　222
ILM 鑷子
　―― の選択　222
　―― の操作法　221
IOL
　―― 挿入，水晶体損傷　78
　―― 挿入眼，シリコーンオイル留置　171
　―― 挿入時期　73
　―― 脱臼　71
　―― の処置，anterior PVR　159
　―― の処理，再剝離　147
　―― の問題，視認性低下　60

### M

membrane peeling　114, 119
membranectomy　113, 118
micro incision vitrectomy surgery（MIVS）　48
MIRAgel　142, 144
MIVS
　―― と術後眼内炎　231
　―― に特有な視認性低下　56

### O・P

oblique-parallel 法　226
PDR　67, **112**
　―― 術後の再剝離　149
PFCL　65
　―― 注入時の注意　100
　―― の使用，PVR　117
PFCL・シリコーンオイル直接置換　97, **100**
phacodonesis　121
pneumatic retinopexy　39, 40
primary posterior CCC（PPCCC）　75
PVD が起こせない　90
PVR　67, 115, 146, **157**, 207
　―― 術後の再剝離　149

### R

radial buckle　26
Refojo implant　142
relaxing retinotomy　66
retinectomy　117

retinopexy　10, 210
retinotomy　117, 210
Rice 氏フック　91

### S

sticky silicone oil　170
subretinal infusion　122
suprachoroidal hemorrhage　41

### T

t-PA　199
　――，フィブリン析出　198, 199
　―― による血腫溶解　46

### V・W

vascular epicenter　114
vented gas forced infusion（VGFI）　48, **110**
viscodelamination　114, 119
vitreous wick　228
Weiss リング　93

## 和文

### あ

アトピー性皮膚炎合併の網膜剝離　135
悪性緑内障　185
圧迫止血，術中出血　108

### い

インドシアニングリーン染色　86, 88
インフュージョンカニューラ設置，脈絡膜剝離　121
医原性裂孔　**61**, 146
　――，ILM 剝離　221
　――，後極部の　64
萎縮円孔　3
意図的裂孔の作製　106

### う

うつむき姿勢期間　216
運針　18, 20

### え

エピセンターの切断，PDR　114
液体パーフルオロカーボン（PFCL）　65
　―― 注入時の注意　100
円周バックル　27

## お

黄斑円孔
　──，術後視野欠損　238
　──，陳旧所見のある　218
　──におけるPVD作製　93
　──非閉鎖，再開孔　214
黄斑合併症　205
黄斑疾患での術後視野欠損　238
黄斑前線維増殖　153
黄斑前膜　153
　──の除去，ILM染色　86, 88
黄斑パッカー　150
　──の治療　153, 156
　──の病態　153
　──の予防　153, 154
黄斑浮腫
　──，術後　202
　──の合併，術後眼球運動障害　144
黄斑部を含む上方網膜剝離，網膜ずれ　98

## か

カッターによる処理とその限界，PDR　113
カニューラ
　──の抜け　129
　──への挿入困難，手術器具の　129
　ガス
　　──の過剰注入　39
　　──のトラブル　36
　　──の膨張率　39
　　──の迷入，網膜下への　37
ガス注入眼の全身麻酔下再手術時の注意　39
ガス白内障　78, 235
ガスバブル　36
下方周辺虹彩切除　171
加圧式インフュージョン　110
加齢黄斑変性　196
渦静脈の障害，脈絡膜剝離　166
外傷性眼内炎　232
角膜
　──が原因となる場合，視認性低下　59
　──の乾燥による視認性低下　56
　──の点状染色　248
角膜混濁　3
角膜上皮障害　246
　──の予防　5
角膜上皮脆弱性，糖尿病　246
角膜上皮に対する薬剤毒性　247
角膜上皮浮腫　3
　──の対処法　5
角膜染血症　43
核落下，水晶体損傷　77
感染性眼内炎，術後　230
鉗子のトラブル　129
灌流圧の上昇，止血　110
灌流液がなくなった　128
灌流空気の加湿　238, 240
灌流空気量の低減　238
灌流に関するトラブル　131
灌流ポートのトラブル　47
眼圧上昇
　──，術後　180
　──，術中　31
眼球運動障害　139
眼球運動の制御，ILM剝離　222
眼球虚脱　41
眼球穿孔，球後麻酔　124
眼瞼異常の合併，術後眼球運動障害　144
眼内炎
　──外傷性　232
　──の診断と治療　232
眼内タンポナーデ，黄斑円孔非閉鎖　215
眼内レンズ（IOL）
　──挿入，水晶体損傷　78
　──挿入眼，シリコーンオイル留置　171
　──挿入時期　73
　──脱臼　71
　──の処置，anterior PVR　159
　──の処理，再剝離　147
　──の問題，視認性低下　60
眼表面の常在細菌サイクル　233

## き

既存バックルの処置，anterior PVR　159
既存裂孔を用いた内部排液　105
吸引付きスパーテル　20
球後出血，球後麻酔　125
球後のステロイド注射　127
球後麻酔の合併症　124
巨大裂孔網膜剝離　167
　──，網膜ずれ　95, 100
強度近視
　──の黄斑円孔網膜剝離におけるPVD作製　94
　──の黄斑前膜，網膜分離の手術時期と難易度　223
強膜開窓，上脈絡膜出血・駆逐性出血　45
強膜穿孔，網膜凝固時の　12
強膜創
　──の自己閉鎖　228
　──の閉鎖　226
　──の縫合　226, 228
　──閉鎖不全　224
強膜創部（外傷）の眼内組織の処理　106
強膜通糸時の穿孔　16
強膜バックリング手術
　──後の循環障害　162
　──後の脈絡膜剝離の病態　174
強膜ポートの拡大　102
凝固時の穿孔　12
凝固斑が出ない　6, 81, 84, 102

## く

駆逐性出血　41, 123, 181
空気灌流下の視認性低下　57

## け

経角膜輪部膨張ガス注入＋血液ドレナージ　44
経毛様体扁平部水晶体切除　79
血液眼関門の破綻　200
血液凝固線溶カスケード反応　200
血管新生緑内障　185
血管閉塞性疾患におけるPVD作製　94

## こ

広角観察システム　56
　──使用時のセンタリングのずれ　130
抗VEGF抗体
　──，術中出血予防　110
　──，術後出血予防　191
抗血小板薬・抗凝固薬の術前投与休止期間　118
後極部の医原性裂孔　64
後囊破損　74, 79
後部硝子体剝離が起こせない　86, 90
格子状変性　3
高眼圧
　──，術後　180
　──，術中　31
　──，瞳孔ブロックによる　181
高灌流圧，IOL脱臼　72
高浸透圧薬の点滴，術中高眼圧　32
高度な脈絡膜剝離眼への対処　120

## さ

再増殖　207
　──に対する硝子体手術　209, 210, 211
　──の病態とその予防策　208
再剝離　146
　──，PDR術後の　149
　──，PVR術後の　149
　──，裂孔原性網膜剝離術後の　149

## し

シャンデリア照明　114, 118, 242
シリコーンオイル
　──注入眼と前房維持　171
　──と角膜障害　172
　──に伴う術後合併症　167
　──によるタンポナーデ，再剝離　148
　──の誤った使用法，anterior PVR　160
　──のくも膜下腔への迷入　173
　──の乳化　172
　──の迷入　170
ジアテルミー凝固　6, 7, 14
　──，術中出血　108
　──，網膜出血に対する　107

―― 後の再手術　12
子午線バックル　26, 28
子午線ひだ　26
　―― 形成原因　29
　―― 形成後の網膜下液の排液　29
　―― を放置した場合のリスク　29
視認性低下　55
　――, MIVS に特有な　56
　――, 空気灌流下の　57
　――, 縮瞳による　57
　――, 前囊収縮による　57
　――, 非接触型広角観察システムに特有の　56
視野欠損
　――, 術後　237
　―― の対策　240
手術機器・器具関連のトラブル　128
手術終了時のガスの抜け　216
手術侵襲，脈絡膜剝離の原因　178
縮瞳による視認性低下　57
術後視野欠損，黄斑疾患での　238
術後低眼圧　224
術前洗浄，ポビドンヨードによる　233
術中出血　107
　―― の予防対策　110
術野の確保　18, 20
循環障害
　――, 術後　162
　――, 脈絡膜剝離の原因　178
初回硝子体手術の考え方，再増殖の観点から　208
小切開硝子体手術（MIVS）　48
　―― と術後眼内炎　231
硝子体カッターによる誤切除で生じた出血　109
硝子体腔
　―― の出血の吸引操作　188
　―― へのガス注入，上脈絡膜出血　44
硝子体腔内注射，術中低眼圧　33, 35
硝子体手術
　―― 後の感染性眼内炎　230
　―― 後の硝子体出血　186
　―― 後の硝子体出血についての歴史的概観　190
　―― 後の前房出血　192
　―― 後の脈絡膜剝離　177
　―― 中の IOL 脱臼　71
　―― 中の汎網膜光凝固　165
　―― による循環障害　164
硝子体出血
　――, 術後　186
　―― の原因病態　186
硝子体切除・バックリングの考え方，再増殖の観点から　208
硝子体皮質除去，ILM 染色　86, 88
上脈絡膜出血　41, 123, 181
新生血管からの出血　196

### す

水晶体
　―― の処置，anterior PVR　159
　―― の動揺，脈絡膜剝離　121
　―― の問題，視認性低下　59
水晶体温存硝子体手術　78
水晶体再建術直後の問題，視認性低下　59
水晶体再建術併施硝子体手術　71
水晶体損傷　76
水晶体乳化吸引術　79

### せ

正常血管からの出血　196
接触型コンタクトレンズの問題，視認性低下　59
浅前房　175, 185
穿孔
　――, 凝固時の　12
　――, 通糸時の　16
穿孔性眼外傷　53
線維血管性増殖膜処理による出血　109
前眼部虚血，強膜バックリング手術後　162
前置レンズ
　―― の結露　56
　―― のトラブル　131
前囊収縮による視認性低下　57
前部硝子体線維血管増殖　114, 189
前部増殖硝子体網膜症　115, 122, 157
前部輪状牽引　158
前方移動　158
前房虚脱　72
前房出血
　――, 術後　192
　―― の原則　196
前房深度が安定化する条件　72
前房穿刺，術中高眼圧　33, 34
前房洗浄　193
前房内が原因となる場合，視認性低下　59

### そ

ソフトシリコーンチップ付きバックフラッシュニードル　93
組織プラスミノーゲンアクチベータ（t-PA）　198, 199
　―― による血腫溶解　45
双眼倒像鏡検査，仰臥位での　10
双手法　114, 117
創閉鎖不全　224, 231
増殖細胞の除去，ILM 染色　86
増殖硝子体網膜症（PVR）　67, 115, 146, 157, 207
　―― 術後の再剝離　149
増殖組織の処理，再増殖　209
増殖糖尿病網膜症（PDR）　67, 112
　―― 術後の再剝離　149
増殖膜
　―― が取れない　112
　―― の処理，anterior PVR　159
　―― の切除，再増殖　213

### た

タンポナーデ，anterior PVR　160
ダイヤモンドダスト付きメンブレンスクレーパー　94
　―― のカニューラへの挿入困難　129
多焦点眼内レンズと眼底視認性　58
帯状角膜変性，シリコーンオイル注入　172

### ち

超音波生体顕微鏡（UBM）　48
陳旧性網膜静脈閉塞症　61
　―― の増殖膜　64

### つ

通糸時の穿孔　16
　―― を防ぐ工夫　18

### て

低眼圧
　――, 術後　211, 224
　――, 術中　31
　――, 脈絡膜剝離の原因　178
　―― によるリスク　226
　―― の原因　224
低眼圧黄斑症　226, 229
電気分解針を用いた排液法　24

### と

トーリック眼内レンズと眼底視認性　58
トリアムシノロンアセトニド　86, 90, 118
　―― の使用，PVR　117
トロッカーによる前房出血　192
糖尿病黄斑浮腫　88
糖尿病角膜上皮脆弱性　246
糖尿病網膜症
　―― における PVD 作製　94
　―― の再増殖　213
瞳孔
　―― に起因する問題，視認性低下　59
　―― の処理，再剝離　147
瞳孔ブロック　184
　――, シリコーンオイル迷入による　170
　―― による高眼圧　181
鈍的損傷，水晶体　79

### な

ナプキンリング　117
内境界膜（ILM）
　―― が染まらない　85
　―― 染色の方法　86, 219, 222
　―― の厚みと ICG の染色性　88
　―― の断裂欠損　86
内境界膜剝離
　――, 黄斑円孔　214, 218
　――, 黄斑パッカー　153, 156
　―― に伴う合併症　219
　―― の開始場所　222

内境界膜剥離
　——の手技　220
　——のノウハウ　222
内頸動脈狭窄症・閉塞症に伴う虚血性眼症　190

### に・ね

二次的硝子体手術，上脈絡膜出血・駆逐性出血　43, 46
日光網膜症　244
粘弾性物質による分層　114

### の

囊胞様黄斑浮腫　204
　——の原因　205

### は

バックフラッシュソフト（バックフラッシュニードル）
　——によるPVD作製　93
　——のカニューラへの挿入困難　129
バックル
　——の感染・脱出　135
　——の除去方法　138
パーフルオロオクタン　170
破囊の処理，水晶体損傷　76
白内障手術
　——，脈絡膜剥離　121
　——切開創，IOL脱臼　71, 74
　——と網膜光障害　245
汎網膜光凝固
　——，硝子体手術中の　165
　——の量　166

### ひ・ふ

非接触型広角観察システムに特有の視認性低下　56
フィッシュエッグ　36
フィッシュマウス　26
フィブリノイド症候群　198
フィブリン析出　197
フィブリンポリマー　200
フックによるPVD作製　91
ブリリアントブルーG　156
部分硝子体切除，術中高眼圧　33
複視，術後の　140

### ほ

ポビドンヨードによる術前洗眼　233
ポンピング　183
胞状網膜剥離
　——，網膜ずれ　100
　——における液空気置換　103
膨張性ガスの注入　179

### ま

マイクロフックトニードル　94

マイラゲル　142, 144
麻酔中毒　125
麻酔に関するトラブル　124
麻酔の種類，ILM剥離　219

### み・む

脈絡膜下灌流　49
脈絡膜誤切除　109
脈絡膜新生血管からの出血　196
脈絡膜穿刺　24
脈絡膜剥離　120, 162, 181, 224
　——，術後　174
　——，硝子体手術後の　177
　——の発生，循環障害　166
　——の病態，強膜バックリング手術後の　174
　——の予防　176
　——を意識した術式選択・手術操作　179
脈絡膜ひだ　224
無水晶体眼，シリコーンオイル留置　171

### も

毛様小帯の問題，視認性低下　59
毛様体剥離　175
毛様体ブロック　211
網膜
　——がずれる　95
　——との距離の問題，レーザー不照射　82
　——の滑落　97
　——の乾燥防止　238
網膜下液
　——，粘稠な　25
　——が出ない　23
　——残留，レーザー不照射　83, 84
　——の残存　106
　——排液時のトラブル　22
　——排液創への網膜嵌頓　23
網膜下灌流　49, 122
網膜下血腫除去手術　195
網膜下出血　38, 67
　——，網膜下液排液時　23
　——，レーザー不照射　83, 84
網膜下増殖　117
　——，PVR　117
　——組織の処理，再増殖　213
網膜下の問題，レーザー不照射　83
網膜下へのガスの迷入　37
網膜嵌頓　51
　——，網膜下液排液創への　23
　——，癒着，強膜裂傷部への　103
網膜凝固斑が出ない　6
網膜牽引，レーザー不照射　83, 84
網膜減張切開　66
網膜格子状変性　29

　——巣の周辺側の硝子体処理　160
網膜誤切除　109
網膜自体の問題，レーザー不照射　83
網膜出血に対するジアテルミー凝固　107
網膜静脈分枝閉塞症に伴う硝子体出血　65
網膜静脈閉塞症におけるPVD作製　94
網膜切開　117
網膜切除　117
網膜前面の問題，レーザー不照射　82
網膜中心静脈閉塞症　196
　——，循環障害　166
網膜剥離
　——が復位しない　102
　——の病理，OCTでみえてきた　205
網膜光凝固術後の循環障害　165
網膜光障害　241
　——，白内障手術と　245
　——の予防と対策　242
　——の歴史　244
網膜ひだ　98, 100
網膜浮腫，レーザー不照射　83, 84
網膜弁状裂孔　29
網膜翻転　95
網膜裂孔
　——が同定できなくなった　3
　——の閉鎖，再増殖　213

### や・ゆ・よ

薬剤毒性，角膜上皮に対する　247
有水晶体眼，シリコーンオイル留置　171
ヨード液による消毒　233

### り・る

リドカインの網膜毒性　127
リポフスチン　241
輪状締結　100, 122
　——，anterior PVR　160
　——の併用，再増殖　213
ルベオーシスからの出血　194

### れ・ろ

レーザーが出ない　81
レーザー器械のトラブル　82, 84
レーザー光凝固の量　166
レーザープローブによる凝固の相違　84
レンズ毛様体ブロック　185
冷凍凝固　6, 9
　——，CMEの原因　205
裂孔原性網膜剥離　204
　——術後の黄斑パッカー　153
　——術後の再剥離　149
　——における術後の網膜ずれ　99
裂孔の再開　146
漏斗状網膜剥離　213